AF546687

Haug

Iris Eisenmann-Tappe, Johannes Gottfried Mayer

Klostermedizin bei Erkrankungen des Verdauungstrakts

Altes Wissen für die moderne Naturheilpraxis

90 Abbildungen

Karl F. Haug Verlag · Stuttgart

Anschrift
Dr. rer. nat. Iris Eisenmann-Tappe, HP
Lehmgrubenweg 19
97199 Ochsenfurt
Deutschland

Bibliografische Information der Deutschen Nationalbibliothek
Die Deutsche Nationalbibliothek verzeichnet diese Publikation in der Deutschen Nationalbibliografie; detaillierte bibliografische Daten sind im Internet über http://dnb.d-nb.de abrufbar.

Ihre Meinung ist uns wichtig! Bitte schreiben Sie uns unter:
www.thieme.de/service/feedback.html

Karl F. Haug Verlag in Georg Thieme Verlag KG
Rüdigerstraße 14, 70469 Stuttgart, Germany
www.haug-verlag.de

Printed in Germany

Covergestaltung: © Thieme
Pflanzenbildtafeln auf dem Cover: Papst G, Hrsg. Köhler's Medizinal-Pflanzen in naturgetreuen Abbildungen mit kurz erläuterndem Texte: Atlas zur Pharmacopoea germanica, austriaca, belgica, danica, helvetica, hungarica, rossica, suecica, Neerlandica, British pharmacopoeia, zum Codex medicamentarius, sowie zur Pharmacopoeia of the United States of America. Gera-Untermhaus: Fr. Eugen Köhler; 1883–1914. Foto: Kirsten Oborny, Thieme Group
Redaktion: Ute Haßfeld, Dortmund
Satz: Druckhaus Götz GmbH, 71636 Ludwigsburg; gesetzt in 3B2, Version 9.1, Unicode
Druck: Grafisches Centrum Cuno, Calbe

DOI 10.1055/b-006-161645

ISBN 978-3-13-241641-3 1 2 3 4 5 6

Auch erhältlich als E-Book:
eISBN (PDF) 978-3-13-241642-0
eISBN (epub) 978-3-13-241643-7

Wichtiger Hinweis: Wie jede Wissenschaft ist die Medizin ständigen Entwicklungen unterworfen. Forschung und klinische Erfahrung erweitern unsere Erkenntnisse, insbesondere was Behandlung und medikamentöse Therapie anbelangt. Soweit in diesem Werk eine Dosierung oder eine Applikation erwähnt wird, darf der Leser zwar darauf vertrauen, dass Autoren, Herausgeber und Verlag große Sorgfalt darauf verwandt haben, dass diese Angabe **dem Wissensstand bei Fertigstellung des Werkes** entspricht.
Für Angaben über Dosierungsanweisungen und Applikationsformen kann vom Verlag jedoch keine Gewähr übernommen werden. **Jeder Benutzer ist angehalten**, durch sorgfältige Prüfung der Beipackzettel der verwendeten Präparate und gegebenenfalls nach Konsultation eines Spezialisten festzustellen, ob die dort gegebene Empfehlung für Dosierungen oder die Beachtung von Kontraindikationen gegenüber der Angabe in diesem Buch abweicht. Eine solche Prüfung ist besonders wichtig bei selten verwendeten Präparaten oder solchen, die neu auf den Markt gebracht worden sind. **Jede Dosierung oder Applikation erfolgt auf eigene Gefahr des Benutzers.** Autoren und Verlag appellieren an jeden Benutzer, ihm etwa auffallende Ungenauigkeiten dem Verlag mitzuteilen.

Marken, geschäftliche Bezeichnungen oder Handelsnamen werden nicht in jedem Fall besonders kenntlich gemacht. Aus dem Fehlen eines solchen Hinweises kann nicht geschlossen werden, dass es sich um einen freien Handelsnamen handelt.

Wo datenschutzrechtlich erforderlich, wurden die Namen und weitere Daten von Personen redaktionell verändert (Tarnnamen). Dies ist grundsätzlich der Fall bei Patienten, ihren Angehörigen und Freunden, z. T. auch bei weiteren Personen, die z. B. in die Behandlung von Patienten eingebunden sind.

Thieme nennt Autorinnen und Autoren konkrete Beispiele, wie sich die Gleichstellung von Frauen und Männern sprachlich darstellen lässt. Wo im Text (z. B. aus Gründen der Lesbarkeit) nur das generische Maskulinum verwendet wird, sind alle Geschlechter gleichermaßen gemeint.

Geleitwort

„Mit neuen Augen sehen“ – das dürfen nicht nur jene erleben, deren Sehkraft etwa durch einen chirurgischen Eingriff um ein Wesentliches verbessert wurde. Dies geschieht auch dann, wenn eine Einsicht das Leben samt unserer Weisheit um ein gutes Stück vertieft, eine herzliche Begegnung wieder mehr Licht ins Gemüt strahlen lässt oder ein Sachverhalt nach langem Grübeln und Suchen in seiner Gesamtheit erfasst wird. Ich möchte dem allen noch hinzufügen, dass Geschichtsforschung zur Erhellung unserer Gegenwart immens viel beitragen kann. Das bewies im Bereich all dessen, was wir unter dem Begriff der Traditionellen Europäischen Medizin zusammenfassen können, seit dem Jahr 1999 die damals neu gegründete Forschergruppe Klostermedizin an der Universität Würzburg. Unter der Leitung von Dr. Johannes Gottfried Mayer wurde durch das gesamte Team dieser Institution vieles unter die Lupe genommen, was zwar veröffentlicht war, jedoch oft seit dem Mittelalter in Archiven und Bibliotheken ruhte und darauf wartete, neu entdeckt und untersucht zu werden.

Der Treffpunkt der ersten persönlichen Begegnung von Dr. Mayer und mir war das Stift Melk an der Donau, ein herausragendes Beispiel europäisch-klösterlicher Kulturtradition. Ein Interview führte uns zusammen und wir unterhielten uns sehr lange über die Sichtweise, die es meiner Meinung nach braucht, um die Wirkkraft der Heilkräuter in ihrer ganzen Vielfalt und Breite zu erschließen. Dieses Gespräch hat mich sehr ermutigt, eben auch als Kräuterpfarrer sozusagen „am Ball zu bleiben“, um die Grünkraft der Natur – wie Hildegard von Bingen es oft in ihren Werken formulierte – vielen Interessierten und Gesundheitsbewussten nahezubringen.

Es ist daher äußerst wertvoll, dass Dr. Iris Eisenmann-Tappe, die an der Seite von Dr. Johannes Gottfried Mayer ihre Energie der Erforschung der Klostermedizin widmete und widmet, um mit Fachkenntnis und dem dafür nötigen Sensorium Pflanzen und deren Verwendung gezielt zu beleuchten und für viele von uns zu erschließen, mit diesem Buch eine Brücke zu diesen Überlieferungen geschaffen hat. Das vorliegende Werk lenkt unsere Aufmerksamkeit auf die Verdauung und die damit verbundenen Organe. Die moderne Medizinwissenschaft zeigt uns ohnehin auf, wie wunderbar z. B. der Darm daran beteiligt ist, den ganzen Organismus immun und vital zu halten. So gesehen kann es nur recht und gut sein, die Verbindung der Menschen mit den gottgegebenen Hilfen, die sich in der grünenden Natur Jahr für Jahr erneuern und uns damit erneut zur Verfügung stehen, wieder zu intensivieren und uns deren Nutzen für den Verdauungstrakt bewusst zu machen.

Wenn wir Erdenbewohner uns Gedanken machen, wie wir die Zukunft unserer Lebenskultur samt Gesundheitspflege angehen möchten, um mit der Schöpfung konform zu gehen, dann ist es sicher nicht schlecht, auf die althergebrachten Wege zu achten. Die antiken und vor allem die mittelalterlichen Quellen sowie die neuere Literatur der praktizierten Klostermedizin sind für mich so etwas wie Meilensteine, die uns sowohl in die Vergangenheit zurückblicken lassen als auch für die Zukunft Orientierung und Ermutigung vermitteln können. Möge viel Segen darauf liegen, wenn diese alten Schätze gehoben werden, um im Hier und Heute Wege des Heils zu weisen.

Abtei Geras,
am Gedenktag des hl. Albertus Magnus,
dem 15. November 2020
Benedikt R. Felsinger O.Praem., Kräuterpfarrer

Vorwort

Warum Klostermedizin?

Dieses Buch beschäftigt sich mit Heilpflanzen und Behandlungsmethoden für den Magen-Darm-Trakt, deren Anwendungen in Europa seit gut 2000 Jahren tradiert wurden, wie wir aus den Schriften der Klostermedizin schließen können. Die Epoche der Klostermedizin im frühen und hohen Mittelalter war eine Brücke, über die medizinisches Wissen der Antike in die beginnende Neuzeit hinein transportiert und für uns gerettet wurde. Während der Jahrhunderte, in denen die Mönche in den Klöstern die alten Quellen immer wieder abgeschrieben und neu zusammengestellt haben, nahmen sie auch Kenntnisse der arabischen Medizin und das Heilkräuterwissen aus der lokalen Volksheilkunde in ihren Literaturbestand auf. Das so angesammelte theoretische Wissen musste sich aber auch in der **medizinischen Praxis** bewähren, denn den Klöstern oblag die gesundheitliche Versorgung der Bevölkerung. So wurde unsere **„Traditionelle Europäische Medizin“** gleichzeitig dokumentiert und weiterentwickelt.

Die theoretische Basis der Traditionellen Europäischen Medizin war die **galenische Qualitäten- und Humoralpathologie,** die erst ab dem 19. Jahrhundert an Bedeutung verlor. Im Gegensatz zu anderen Kulturkreisen, z. B. in China oder Indien, wo die Traditionelle Chinesische Medizin respektive das Ayurveda ihre Bedeutung und Wertschätzung behielten, kam es in Europa zu einem Bruch mit der traditionellen Medizin und ihren therapeutischen Verfahren. Erkenntnisse der Zellularpathologie und moderne diagnostische Methoden lenkten in Europa die Aufmerksamkeit der Mediziner auf erkrankte Organe, Gewebe und Zellen und weg vom Menschen als Einheit von Körper, Psyche und Geist.

Heute lassen Neuerscheinungen von Büchern zur TEM, der Traditionellen Europäischen Medizin, den Eindruck entstehen, dass die Humoralpathologie eine Renaissance erlebt. Moderne Therapeuten interessiert ihr **ganzheitlicher Heilungsansatz,** der die Beschwerden des Patienten im Zusammenhang mit seiner Konstitution und seinen Lebensumständen sieht. Dazu zählen Alter und soziales Umfeld, weiterhin Arbeitsbedingungen, Umwelt- und Klimafaktoren und – ausgesprochen modern – die zentrale Bedeutung der Ernährung für die Gesundheit. Auf der Seite heutiger Patienten wiederum findet sich der Wunsch, vom Therapeuten stärker als Person wahrgenommen zu werden. Viele suchen nach „sanfteren“ Behandlungsmethoden als Ergänzung zur modernen Medizin, deren Grundlagen und Methoden für viele nicht mehr verständlich und nachvollziehbar sind und deshalb auch diffuse Ängste hervorrufen können.

Die **Pflanzenheilkunde** war immer eine tragende Säule der Traditionellen Europäischen Medizin, und das gilt ganz besonders für die Zeit der Klostermedizin, in der das Wissen der Antike über die menschliche Anatomie und chirurgische Verfahren großenteils verlorengegangen war. Man war zur Behandlung von Erkrankungen vorrangig auf diätetische Maßnahmen und auf pflanzliche Arzneimittel angewiesen: Hier liegen die Wurzeln unserer modernen Phytotherapie. Das Repertoire der in der Klostermedizin dokumentierten Heilpflanzen mit ihren Verwendungen bei verschiedensten Indikationen ist so groß, dass wir beschlossen haben, uns im vorliegenden Buch auf ein Teilgebiet zu beschränken.

Es gibt verschiedene Gründe dafür, die **Behandlung des Mund-Magen-Darm-Trakts** in den Vordergrund zu stellen, wenn man das Wissen der Klostermedizin für den heutigen Praxisalltag nutzbar machen möchte. Zunächst einmal verzeichnen die historischen medizinischen Werke für dieses Indikationsgebiet zahlenmäßig die meisten Einträge (gefolgt meistens von den Rezepturen zur Behandlung von Wunden und Frauenleiden). Zweitens können wir feststellen, dass unsere heutige, moderne Phytotherapie zur Behandlung von Beschwerden des Magen-Darm-Trakts überwiegend die gleichen Arzneipflanzen einsetzt, die die Klostermedizin bereits als bewährt dokumentiert. Man kann sagen, dass wir hier Heilmittel zur Verfügung haben, für die es eine mehr als zweitausendjährige **Anwendererfahrung** gibt. Wir haben für die Rezepturen und Therapieempfehlungen in diesem Buch ausschließlich Arzneipflanzen gewählt, für die eine **HMPC-Monografie,** eine Monografie des **C**ommittee on **H**erbal **M**edicinal **P**roducts (HMPC), des Ausschusses für pflanzliche Arzneimittel innerhalb der europäischen Arzneimittelagentur (EMA), sowohl die Wirksamkeit als auch die Unbedenklichkeit bestätigt.

Es ist nur auf den ersten Blick erstaunlich, dass die traditionelle Humoralpathologie für Beschwerden des Magen-Darm-Trakts Arzneipflanzen fand, deren Wirksamkeit wir heute mit modernen wissenschaftlichen Methoden bestätigen können. Die genaue Beobachtung der Wirkung eines Arzneimittels auf den menschlichen Organismus war die einzige Methode, die dem Humoralmediziner zur Evaluierung zur Verfügung stand. Gerade die Reaktionen des Verdauungstrakts auf bestimmte Arzneimittel teilen sich dem Patienten spürbar und unmittelbar mit, sodass dem Therapeuten rasch konkrete Rückmeldungen gegeben werden können. Arzneipflanzen, denen damals eine „erwärmende Qualität" zugesprochen wurde, enthalten nach unserem heutigen Wissen oft ätherische Öle, die gegen ein breites Spektrum von Keimen wirken. „Erwärmende" Pflanzen enthalten häufig Bitterstoffe, die nach heutigen Erkenntnissen sekretionsfördernd und allgemein tonisierend wirken. „Befeuchtende" Mittel halfen nachweislich gegen Verstopfung, „trocknende" (gerbstoffhaltige) Mittel gegen Durchfall oder Verletzungen. Es ist plausibel, dass die Klostermediziner mit ihren Heilpflanzen gute Heilerfolge erzielen konnten. Das bedeutet auch, dass es für uns lohnend sein kann, die Klostermedizin-Literatur weiterhin auf verlorengegangenes und vergessenes Heilpflanzenwissen zu durchforsten.

Das neu erwachte Interesse an der Klostermedizin und ihren Heilpflanzen ist wesentlich der Arbeit der **Forschergruppe Klostermedizin** zu verdanken, die 1999 am Institut für Geschichte der Medizin der Universität Würzburg gegründet wurde. Ihr Anliegen war, die mittelalterliche Heilpflanzenliteratur systematisch auf Hinweise zu untersuchen, die für die moderne Phytotherapie nutzbar gemacht werden könnten. **Dr. phil. Johannes Gottfried Mayer** machte die Forschergruppe in der Öffentlichkeit bekannt, und dies nicht nur durch die Veröffentlichung von Büchern und Fachartikeln zum Thema Klostermedizin. Durch sein Charisma und seine Fähigkeit, zu begeistern, konnte er über Fernseh- und Radiosendungen, Veröffentlichungen in Zeitschriften und Illustrierten sowie bei seinen zahlreichen Vorträgen bei vielen Menschen das Interesse für die Klosterheilkunde und ihre Pflanzen wecken. Dazu gehörten nicht nur Ärzte und Heilpraktiker, die für ihre Praxen nach einer sinnvollen Erweiterung ihres naturheilkundlichen Therapiespektrums suchen (wie es auch bei mir selbst der Fall war). Viele Patienten erhoffen sich durch die traditionelle Klosterheilkunde eine Besserung ihrer Beschwerden. Dies hat nicht nur mit klangvollen Namen wie dem Hildegard von Bingens zu tun. In unserer globalisierten Welt ist das Interesse an den eigenen Traditionen, so auch der traditionellen Heilmethoden, gewachsen. Hierbei spielen die Heilpflanzen, als sinnlich wahrnehmbare und erlebbare Heilmittel, eine ganz besondere Rolle.

Von 2015 bis 2019 betreute ich als Heilpraktikerin in Kooperation mit der Forschergruppe Klostermedizin Patienten, die eine phytotherapeutische Behandlung suchten; Erfahrungen daraus fließen in dieses Buch ein. Zwei Aspekte traten für mich in dieser Zeit in den Vordergrund. Zunächst zeigte sich, dass das Konzept der Klosterheilkunde bei **Patienten mit langwierigen Krankheitsverläufen** auf positive Resonanz stößt. Meist eignen sich die „Klostermedizin-Pflanzen“ sehr gut für eine **begleitende Therapie** zur modernen ärztlichen Behandlung, wenn chronische Beschwerden vorliegen. Dazu gehören z. B. Dyspepsien, Reizmagen oder Reizdarm, chronisch-entzündliche Darmerkrankungen, psychovegetative Störungen, Burnout und depressive Verstimmungen oder auch die **Nachsorge** bei Krebserkrankungen. „Klosterheilkunde“ bedeutet immer, den Einsatz der Heilpflanzen mit weiteren Maßnahmen (z. B. Ernährungsberatung, ordnungstherapeutische Hinweise, Psychotherapie) zu kombinieren. Dies entspricht der Behandlungstradition der antiken Mediziner und der Mönchsärzte. Unverzichtbar ist dafür eine fortgesetzte, beratende Begleitung der Patienten, zu der die **Patientenmerkblätter** im Praxisteil dieses Buches beitragen sollen. Ziel ist, die **Selbstverantwortlichkeit des Patienten** für seine Gesundheit zu stärken und zu einer bewussten und gesunden Lebensführung anzuleiten.

Der zweite Aspekt ist die Eignung der Klostermedizin-Pflanzen für eine **Selbstmedikation** des Patienten – unter **Anleitung des Therapeuten**. Praktische Hinweise dazu finden sich in diesem Buch in Teil 3 „Praktisches Wissen für den Alltag“. Die meisten traditionellen Heilpflanzen haben eine große therapeutische Breite (abgesehen, zum Beispiel, von den Laxanzien). Eine bestimmte Patientengruppe profitiert sehr von der Möglichkeit, Heilmittel **selbst herstellen** zu können. Die Pflanzen eventuell sogar selbst zu sammeln, zu fühlen, zu riechen und zu schmecken, und dann arzneiliche Tees, Tinkturen und Ölauszüge daraus herzustellen, erhöht die Compliance bei der Einnahme wesentlich. Das kann den Nachteil ausgleichen, dass auf diese Weise häufig die tatsächlich therapeutisch wirksame Tagesdosis der Arzneipflanzen nicht erreicht wird. Letzteres garantieren die **phytotherapeutischen Fertigarzneimittel,** die in Teil 2 bei der Behandlung der einzelnen Beschwerden immer als Alternative aufgeführt werden. Es liegt im Ermessen des Therapeuten, für seinen jeweiligen Patienten das Passende auszusuchen – im Übrigen schließt das eine das andere nicht aus. Phytotherapeutika sind meist gut kombinierbar, sodass Patienten sich beispielsweise in Ergänzung zu den verordneten Tabletten oder Kapseln selbst Kräutertees zusammenstellen können.

Dr. Johannes Gottfried Mayer verstarb leider plötzlich und unerwartet im März 2019. Seine Arbeit an dem ihm zugedachten Part dieses Buches musste unvollendet bleiben. Der größte Teil der Pflanzenmonografien im lexikalischen Teil dieses Buches stammt aus seiner Feder, den Grundlagenteil über die Medizin- und Pharmaziegeschichte konnte er aber nicht mehr verfassen. Für den Abschnitt „Eine kurze Darstellung der Humoralpathologie“ wurden Textpassagen aus seinem Vortrag „Klostermedizin als Teil der TEM“ vor der Wiener internationalen Akademie für Ganzheitsmedizin (GAMED), der 2019 im 28. Tagungsband der Schriftenreihe der GAMED [9] veröffentlicht wurde, übernommen; wir danken der GAMED für die Abdruckgenehmigung. Für die **Illustration des lexikalischen Teils** dieses Buches hatten wir uns noch gemeinsam für die Abbildungen aus *Köhler's Medizinalpflanzen* entschieden, einer Sammlung von Arzneipflanzenmonografien aus dem späten 19. Jahrhundert. Da uns aus dem frühen und hohen Mittelalter keine umfangreich illustrierten Pflanzenbücher überliefert sind, fiel unsere Wahl auf Köhlers Abbildungen wegen der vorhandenen Vielzahl an Pflanzenporträts, ihrer botanischen Genauigkeit und nicht zuletzt wegen ihrer ästhetischen Schönheit.

Ein berühmtes medizinisches Handbuch des 11. Jahrhunderts war das *Tacuinum sanitatis,* das von dem arabischen Arzt Ibn Butlan geschrieben wurde [31]. In dessen Einleitung spricht er sich für eine kurze und übersichtliche Darstellungsweise der medizinischen Fakten aus, da „das viele Gerede der Weisen und die Vielfalt vieler einander entgegengesetzten Buchweisheiten oft genug die Zuhörer nur verwirren“ würden. Und weiter: „Denn die Menschen wollen von den Wissenschaften nichts anderes als wirksame Hilfe, nicht aber Beweise oder Definitionen. Daher ist es unsere Absicht in diesem

Buche, umständliches Gerede abzukürzen und verschiedene Redeweisen übereinzustimmen […]“

Ganz in diesem Sinne haben auch wir uns bemüht, mit diesem kompakten Buch interessierten Therapeuten die Möglichkeit zu geben, sich mit wenig Zeitaufwand einen Überblick über die Geschichte der Klostermedizin zu verschaffen. Die Auswahl der Rezepturen und Arzneimittel in Teil 2 „Beschwerden in Mund, Magen- und Darmbereich“ ist naturgemäß subjektiv und soll nicht die Konsultation von Standardwerken der Phytotherapie ersetzen. Sie ist bewusst eingeschränkt auf diejenigen Präparate und Anwendungen, die sich in meiner Naturheilpraxis bei der Behandlung von Patienten mit Beschwerden des Mund-Magen-Darm-Trakts bewährt haben. Die Heilpflanzenporträts in Teil 4 können dazu herangezogen werden, für einzelne Patienten nach Bedarf Heilpflanzenkombinationen zusammenzustellen. Teil 3 mit dem „Praktischen Wissen für den Alltag“ soll dabei helfen, diejenigen Patienten anzuleiten, die sich pflanzliche Heilmittel selbst herstellen möchten.

An dieser Stelle möchte ich Herrn Christian Böser vom Haug Verlag für sein stets offenes Ohr und die unzähligen ausführlichen Gespräche danken, die grundlegend waren für die Konzeption dieses Buches. Auch Frau Eva Wallstein und Frau Ute Haßfeld vom Haug Verlag gebührt mein herzlicher Dank für die vielen Anregungen und die immer angenehme und konstruktive Zusammenarbeit.

Es ist mir eine Ehre, dass Herr Benedikt Felsinger O.Praem., der bekannte Kräuterpfarrer aus dem Stift Geras in Niederösterreich, ein so berührendes Geleitwort für dieses Buch verfasst hat, herzlichen Dank dafür!

Für ihre geduldige und liebevolle Unterstützung bei technischen Problemen danke ich meiner Tochter Beeke Tappe, und meiner ganzen Familie dafür, dass sie mir während der Arbeit an diesem Buch immer den Rücken sowohl freigehalten als auch gestärkt hat.

Ich darf sicher auch im Namen von Dr. Johannes Gottfried Mayer sagen, dass wir hoffen, mit diesem Buch unsere Leser anzustecken mit der Faszination für die Klostermedizin. Denn es war eine Epoche, von deren Wissen wir bis heute profitieren.

Im Dezember 2020
Dr. Iris Eisenmann-Tappe

Inhalt

Teil 4 Heilpflanzenporträts

Teil 5 Anhang

Patientenmerkblätter im Überblick

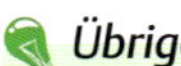

Übrigens

Alle Patientenmerkblätter stehen Ihnen unter dem Link www.thieme.de/klostermedizin auch zum bequemen Download zur Verfügung.

Die Patientenmerkblätter (alphabetisch sortiert).

Autorin und Autor

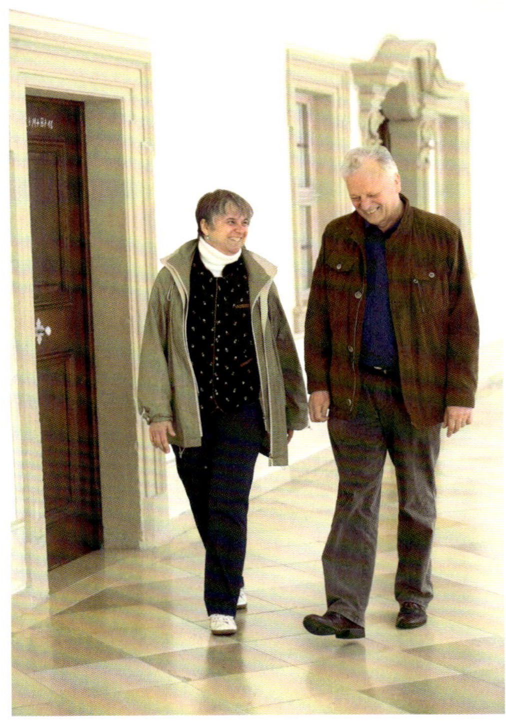

Iris Eisenmann-Tappe und Johannes Gottfried Mayer 2017 im Kloster Oberzell bei Würzburg. Beide sind gerade auf dem Weg, letzte Vorbereitungen für ein Fastenseminar zu treffen, das sie im Kloster angeboten und durchgeführt haben (Quelle: Peter Raider Fotografie).

Dr. rer. nat. Iris Eisenmann-Tappe, HP

Dr. Iris Eisenmann-Tappe ist Biochemikerin und studierte und promovierte an der Universität Tübingen. Nach wissenschaftlicher Tätigkeit an der Universität Würzburg machte sie sich selbstständig mit einer Einrichtung zur pädagogischen Therapie von Lese-/Rechtschreibschwächen und Lernstörungen bei Kindern.

Seit 2013 ist sie Heilpraktikerin. Ihre Praxis mit den Schwerpunkten Phytotherapie, Ernährungsheilkunde und Darmgesundheit betrieb sie von 2015 bis 2019 in Kooperation mit der Würzburger Forschergruppe Klostermedizin.

Sie ist derzeit freiberuflich tätig als Dozentin und Fachautorin für die Themengebiete Phytotherapie, Ernährung sowie Geschichte der Heilpflanzenkunde.

Dr. phil. Johannes Gottfried Mayer †

Dr. Johannes Gottfried Mayer war Medizin- und Pharmaziehistoriker sowie Literaturwissenschaftler. Er studierte in Würzburg, promovierte an der KU Eichstätt-Ingolstadt und arbeitete als wissenschaftlicher Mitarbeiter an den Universitäten in Würzburg und Eichstätt, wo er sich mit Klostermedizin und der Geschichte der Heilpflanzen beschäftigte.

Er war Gründungsmitglied der Akademie für Traditionelle Europäische Medizin e.V. (2006) und hat den Studienkreis Entwicklungsgeschichte der Arzneipflanzenkunde mitgegründet (1999). Er war außerdem Gründungsmitglied, wissenschaftlicher Koordinator und ab 2009 auch Geschäftsführer der Forschergruppe Klostermedizin in Würzburg, deren Ziel es war, Erkenntnisse aus mittelalterlichem Schrifttum im

Hinblick auf dessen evidenzbasierte Anwendung in der modernen Medizin kritisch zu bewerten.

Bis zu seinem plötzlichen Tod mit 65 Jahren war Johannes Gottfried Mayer auch an den Universitäten Würzburg und Erlangen als Dozent für Phytotherapie und Medizinethik sowie für Geschichte der Naturwissenschaften tätig und veröffentlichte zahlreiche Publikationen zur Geschichte der europäischen Arzneipflanzen und zur Epoche der Klostermedizin.

Daneben war er auch jedes Jahr mit daran beteiligt, die Arzneipflanze des Jahres auszuwählen.

Teil 1
Grundlagen

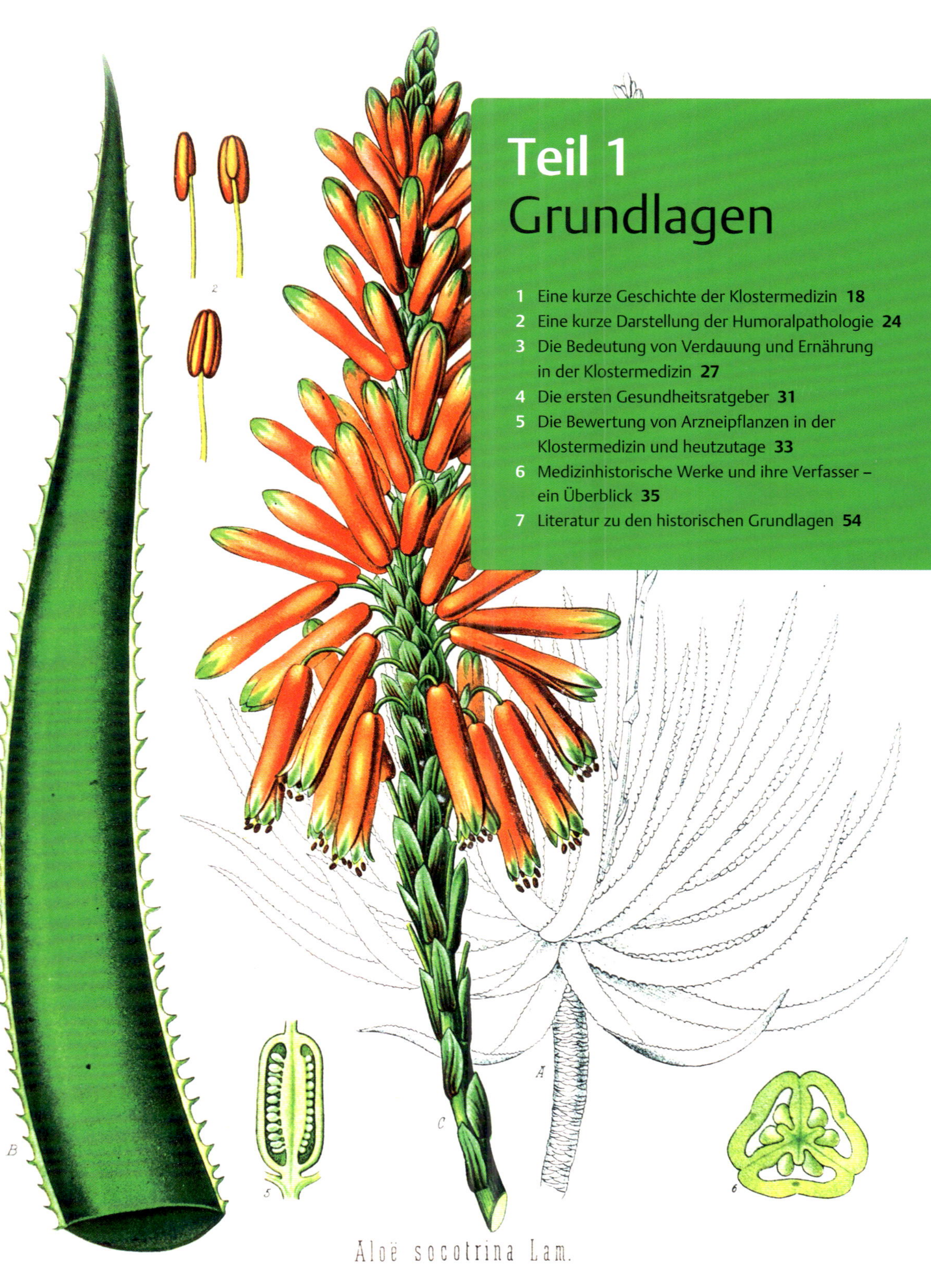

Aloë socotrina Lam.

1 Eine kurze Geschichte der Klostermedizin

Der Begriff „**Klostermedizin**“ stammt aus der europäischen Medizingeschichte und bezeichnet keine Therapierichtung, sondern eine historische Epoche im frühen und hohen Mittelalter, etwa vom 8. bis zum 12. Jahrhundert n. Chr. In dieser Zeit lag die gesundheitliche Versorgung der Bevölkerung weitgehend in der Verantwortung der Klöster, die zudem die wichtigsten Träger der medizinischen Wissensüberlieferung waren.

Die Klostermedizin, die „Epoche der Mönchsärzte“, nahm ihren Anfang im Karolingischen Reich in der Mitte des 8. Jh., als der fränkische König und Kaiser **Karl der Große** (747/748–814 n. Chr.) sein Reich nach dem Vorbild des römischen Imperiums reformieren wollte. Die Wirren der Völkerwanderungszeit und die verheerenden Auswirkungen der sogenannten Justinianischen Pestwellen (ab 543–ca. 700 n. Chr.) hatten zum Zusammenbruch des spätantiken römischen Gesundheitssystems geführt. Es existierte auch keine gebildete Oberschicht mehr, die des Lesens und Schreibens mächtig war und Ausbildungsfunktionen hätte übernehmen konnte. Lediglich die Klöster verfügten noch über Bibliotheken und Archive, sodass sie zu Zentren von Schrifttum, Lehre und Kultur wurden. Im Zuge seiner Bildungsreformen, die heute unter dem Begriff „Karolingische Erneuerung“ zusammengefasst werden, übertrug Karl der Große den Klöstern vielfältige Verwaltungsaufgaben. Ihnen sollte auch eine umfassende Sozialfürsorge obliegen: In den Klöstern fanden fortan Kranke und Arme, Obdachlose und Pilger Schutz sowie medizinische Versorgung.

Die Mönchsärzte benötigten für die Bewältigung dieser Aufgaben medizinische Handbücher, und zwar sowohl für die tägliche praktische Arbeit als auch für die eigene Aus- und Weiterbildung. In den Klosterbibliotheken fanden sie Handschriften aus früheren Jahrhunderten vor, in denen das medizinische Wissen der Antike und Spätantike überliefert worden war. Diese Texte wurden von den Mönchen gesammelt, abgeschrieben und neu kompiliert. Ein Beispiel für ein solches Handbuch ist das *Lorscher Arzneibuch*, so benannt, weil es um 790/95 n. Chr. im Kloster Lorsch, östlich von Worms geschrieben wurde. Es ist das älteste erhalten gebliebene Dokument der Klostermedizin im deutschsprachigen Raum [39].

Aufgrund seiner Bedeutung für die Medizingeschichte wurde das *Lorscher Arzneibuch* 2013 in das Weltdokumentenerbe der UNESCO aufgenommen. Es dokumentiert mit der Auflistung von etwa 500 Heilpflanzen und Rezepturen für deren Verwendung nicht nur das breite phytotherapeutische Wissen dieser Zeit. Besondere Beachtung verdient auch die Einleitung, die der nicht namentlich genannte Verfasser seinem Werk voranstellte: Sie rechtfertigt die Ausübung der Medizin in einer Zeit, in der die gläubigen Christen den Versuch des Heilens als einen anmaßenden Eingriff in die göttlichen Pläne betrachteten. Krankheiten wurden damals als Prüfung für die Glaubensstärke eines Menschen oder als Strafe Gottes für seine Sünden betrachtet, und waren demütig hinzunehmen. Auch Argumente für die Verwendung der antiken, nach christlicher Auffassung „heidnischen" Medizinliteratur bei der Ausbildung der Mönchsärzte mussten gefunden werden. In seiner Einleitung gelingt es dem Verfasser durch kundiges Zitieren passender Bibelstellen, die antiken Autoren zu legitimieren. Sein Vorgehen zeigt uns, dass der Wissensschatz der vorchristlichen Zeit in den Klöstern nicht nur archiviert und für nachfolgende Generationen bewahrt, sondern von den Mönchsärzten auch für die praktische Arbeit genutzt wurde.

Dass die Klöster bereits vor den Karolingischen Bildungsreformen einen medizinisch-wissenschaftlichen Bibliotheksbestand pflegten, ist wesentlich dem Wirken des römischen Gelehrten **Cassiodorus Senator** (485–580 n. Chr.) zu verdanken. Als gebildeter und wohlhabender Staatsmann hatte dieser im italienischen Ostgotenreich hohe Ämter innegehabt. Nach der Wiedereroberung Italiens durch Kaiser Justinian zog er sich ins Privatleben zurück. Die Kriegswirren hatten seinen langgehegten Wunsch vereitelt, eine christliche Universität zu gründen. Unter dem Eindruck, dass während der Gotenkriege große Teile des weströmischen Literaturschatzes verloren gegangen waren, gründete er um 554 auf seinem Landbesitz in Kalabrien ein eigenes, als Bildungsinstitution konzipiertes Kloster, das **Monasterium Vivariense**. Mit seiner Schrift *Institutiones divinarum et saecularium litterarum* (Einführung in die geistlichen und weltlichen Wissenschaften) verfasste er einen klösterlichen Lehrplan und listete alle Werke auf, die es zu sammeln und zu kopieren galt. Die *Institutiones* wurden wegweisend für die Bildungsarbeit der Klöster auf dem Gebiet der Heilkunde: So wurden sie häufig zitiert, beispielsweise auch im bereits erwähnten *Lorscher Arzneibuch*, am Ende des Einleitungskapitels [16]. Der unbekannte Autor wendet sich dort direkt an seine Leser: „Nun aber spreche ich zu euch, hochgeachtete Brüder, die ihr für das Wohlergehen des menschlichen Leibes mit emsiger Aufmerksamkeit tätig seid […]." Weiter empfiehlt er Cassiodors Kanon medizinischer Literatur:

> *„Sollte es euch an der Kenntnis griechisch geschriebener Schriften fehlen, so gibt es das Pflanzenbuch von Dioskurides, der die Feldkräuter mit staunenswerter Sachkunde behandelt und beschrieben hat. Danach lest den Hippokrates und den Galenos in lateinischer Übersetzung. […], schließlich des Caelius Aurelianus Schrift über die Heilkunst […]. Diese also lest, und so, wie sie gesagt haben, stellt die Arzneien her und helft auf diese Weise den Kranken."*
>
> Lorscher Arzneibuch

Diese Passage zeigt beispielhaft, welche Werke für die frühe Phase der Klostermedizin von wesentlicher Bedeutung waren: die Schriften von Hippokrates, Galen und Plinius dem Älteren. Aus der umfangreichen Naturgeschichte (*Historia naturalis*) des Plinius waren im 4. Jh. n. Chr. die medizinischen Aussagen in der *Medicina Plinii* zusammengefasst und bearbeitet worden. Eine weitere Überarbeitung dieses Werks aus dem 6. Jahrhundert wird als *Physica Plinii* bezeichnet. Unter der fälschlichen Zuschreibung an den römischen Arzt Caelius Aurelianus diente die *Physica* als eine der Hauptquellen des *Lorscher Arzneibuchs* [38]. Geschichtlich interessierte Leser seien auf **Tab. 1.1** und Kap. 6 (S. 35) verwiesen, in dem die wichtigsten Quellenwerke der Klostermedizin in chronologischer Reihenfolge vorgestellt werden.

Karl der Große erklärte die *Institutiones* Cassiodors im Rahmen seiner Reformen zum verpflichtenden Lehrstoff für alle Kloster- und Kathedralschulen, sodass sich auf ihrer Grundlage die Klosterheilkunde zu einer eigenständigen Disziplin entwickeln konnte.

Ein Zeitgenosse Cassiodors war **Benedikt von Nursia** (ca. 480–547 n. Chr.), der als „Vater des abendländischen Mönchtums" gilt. Nach langen Wanderjahren, in denen er als Einsiedler und Mitglied verschiedener Mönchsgemeinschaften lebte, gründete Benedikt um 529 sein eigenes Kloster, die Abtei Montecassino bei Neapel. Für das Zusammenleben seiner Klostergemeinschaft verfasste Benedict ein neues Klosterregularium, die sog. *Regula benedicti*.

Tab. 1.1 Wichtige in der Zeit der Klostermedizin genutzte Quellenwerke.

Werk	Autor
Corpus Hippocraticum	Hippokrates von Kos (ca. 460– ca. 377 v. Chr.)
Materia medica	Dioskurides (1. Jh. n. Chr.; keine genauen Lebensdaten bekannt)
Naturalis historia, Physica Plinii	Gaius Plinius Secundus der Ältere (23–79 n. Chr.)
Methodus medendi, Corpus Galenicum	Galen von Pergamon (129–ca. 210 n. Chr.)
Regula benedicti	Benedikt von Nursia (ca. 480–547 n. Chr.)
Institutiones divinarum et saecularum litterarum	Cassiodorus Senator (ca. 485–580 n. Chr.)
Lorscher Arzneibuch (Bamberger Codex Med. 1)	unbekannter Autor bzw. Kompilator, Entstehung um 795 n. Chr.
Hortulus (Liber de cultura hortorum)	Walahfrid Strabo (809–849 n. Chr.)
Canon medicinae	Avicenna (980–1037 n. Chr.)
Tacuinum sanitatis in medicina	Ibn Butlan († ca. 1066 n. Chr.)
Liber graduum	Constantinus Africanus (1010/20–1087 n. Chr.)
Macer floridus	Odo Magdunensis (Ende 11. Jh.; keine genauen Lebensdaten bekannt)
Circa instans	Matthaeus Platearius († 1161 n. Chr.), Entstehung um 1130/40
Physica	Hildegard von Bingen (1098–1179 n. Chr.)

Diese Regelsammlung besteht aus 73 Kapiteln, die das Leben der Klostergemeinschaft bis ins Detail behandeln. Von besonderer Bedeutung für die Klosterheilkunde ist das 36. Kapitel, in dem es um die Pflege der Kranken geht. Hier heißt es: „Die Sorge für die Kranken steht vor und über allen anderen Pflichten [...].“ Wichtigste Aufgabe eines Benediktiners sollte demnach die Krankenversorgung sein. So wurde das 36. Kapitel der *Regula* sozusagen zur „Gründungsurkunde“ der Klostermedizin [8].

Im 48. Kapitel stellt Benedikt den regulären Tagesablauf der Mönche dar, bei dem sich Arbeit, gemeinschaftliches Gebet und Studium stets abwechseln sollen. Wie Cassiodor legte auch Benedikt großen Wert auf die Bildung der Mönche; beispielsweise verfügte er, dass jeder Mönch zumindest ein religiöses Buch im Jahr lesen sollte. Zahlreiche Mönchsorden widmeten sich in der Folge dem Aufbau von Bibliotheken, und konservierten überliefertes antikes und zeitgenössisches Wissen in ihren Skriptorien und Klosterbibliotheken. Für die Entwicklung der Klosterheilkunde ergänzten sich die Ansätze Cassiodors und Benedikts auf ideale Weise: Während der Fokus des Ersteren auf der medizinischen Wissenschaft lag, behandelte Benedikt in seiner *Regula* spirituelle, praktische und psychologische Aspekte der klösterlichen Krankenpflege.

Um diese Aufgaben erfüllen zu können, bedurfte es eines ausreichend großen Bestandes an Heilpflanzen. Viele Klöster begannen, diese in eigens angelegten Gärten zu kultivieren. Einen Eindruck davon, welche Pflanzen als besonders nützlich oder heilsam angesehen wurden, vermittelt die Landgüterverordnung *Capitulare de villis vel curtis imperii* Karls des Großen, die dieser um 812 n. Chr. verfassen ließ. In diesem Erlass, der sich an seine Krongüter richtete und genau festlegte, was dort produziert werden sollte, wird auf noch vorhandenes Wissen über die Landwirtschaft und den Gartenbau der römischen Antike zurückgegriffen. Im letzten Kapitel sind 89 Pflanzen und Heilkräuter aufgelistet.

Ein wichtiges Dokument dieser frühen Phase der Klostermedizin ist auch der *St. Galler Klosterplan*. Er war an den Abt Gozbert vom Kloster St. Gallen adressiert, wohl für einen geplanten Klosterneubau. Der Plan stammt aus der Zeit zwischen 819 und 826 n. Chr. und entstand im Inselkloster Reichenau im Bodensee. Dargestellt ist ein idealtypischer Klosterbauplan, der uns zeigt, welchen großen Stellenwert die Mönche dem Auftrag zur Krankenversorgung beimaßen: So kann man beispielsweise vermuten, dass schwerkranke Patienten im Hause des Mönchsarztes beherbergt wurden, damit dieser sie jederzeit versorgen konnte [13]. Im östlichen Teil der Anlage zeigt der Plan zudem die Entsprechung eines modernen Gesundheitszentrums mit Spital, Ärztehaus und Arzneikräutergarten samt Auflistung der anzubauenden Heilpflanzen sowie einem Lagerhaus für Drogen, also einer Apotheke.

Die Liste der Heilpflanzen im *St. Galler Klosterplan* stimmt in großen Teilen überein mit denen, die **Walahfrid Strabo** in seinem bekannten Lehrgedicht mit dem Titel *Liber de cultura hortorum* (Buch über die Gartenkultur) beschreibt. Walahfrid war von 838 bis zu seinem Tod im Jahr 849 n. Chr. Abt des Klosters Reichenau und gilt als einer der talentiertesten Dichter seiner Zeit. Inspiriert wurde er zu seinem in Hexametern abgefassten Lehrgedicht, dessen Titel häufig auch einfach mit *Hortulus* (Das Gärtchen) abgekürzt wird, durch seinen Kräutergarten auf der Reichenau. Das Lehrgedicht beschreibt Mühen und Freuden des Gartenbaus und erlangte Berühmtheit wegen seiner lyrischen Schönheit. Man kann es auch als eine praktische Anleitung zur Anlage eines Heilkräutergartens mit 24 Arzneipflanzen lesen, oder als Darstellung der zeitgenössischen pharmazeutischen und botanischen Kenntnisse über Heilpflanzen [15].

Das am weitesten verbreitete Heilpflanzenbuch des Mittelalters war der *Macer floridus*, der viel später, nämlich in der zweiten Hälfte des 11. Jahrhundert geschrieben wurde. Aus dem 10. Jahrhundert besitzen wir, abgesehen von einigen Rezeptsammlungen, keine neuen, wegweisenden Werke der Klostermedizin. Der *Macer* wurde um 1065 von dem Benediktinermönch **Odo Magdunensis** (auch: Odo von Meung an der Loire, Lebensdaten unbekannt) verfasst [15]. Das Buch beschreibt die Heilwirkungen von 77 Pflanzen und ist, wohl in Anlehnung an Walahfrids *Hortulus*, wiederum in Gedichtform verfasst. Im *Macer* stehen jedoch die praktischen Anwendungen im Vordergrund: Die Pflanzen werden nun nach den Primärqualitäten der Humoralpathologie geordnet und bewertet.

In der Klostermedizin wird die heilende Wirkung von Arzneipflanzen oder diätetischen Maßnahmen im Wesentlichen auf humoralpathologische Prinzipien zurückgeführt. Der berühmte griechische Arzt Galen (129–ca. 210 n. Chr.) hatte dieses ganzheitliche medizinische Konzept aus Elementen entwickelt, die aus dem 5. und 4. vorchristlichen Jahrhundert stammen. Seit Galens Veröffentlichungen in der römischen Kaiserzeit war die Humoralpathologie zur wichtigsten Grundlage ärztlichen Handelns geworden. Dennoch finden wir wirklich systematische Darstellungen ihrer Anwendung erst in Schriften der **arabischen Medizin** vor, beispielhaft im *Canon medicinae* des persischen Arztes, Denkers und Universalgelehrten Ibn Sina, genannt **Avicenna** (ca. 980–1037 n. Chr.).

Um zu verstehen, welche wichtige Rolle die Araber in der europäischen Medizingeschichte einnehmen, bedarf es eines kurzen Rückblicks in die frühe Geschichte des **Islam**. Dieser entstand zu Beginn des 7. Jahrhunderts unter der Führung des Propheten Mohammed (ca. 570–632 n. Chr.) auf der arabischen Halbinsel. Nach seinem Tod begannen die zum Islam bekehrten Araber, Kriegszüge zu unternehmen, um für ihre Religion weitere Gebiete auch außerhalb der arabischen Halbinsel zu erobern. Viele Historiker setzen den Beginn dieser islamischen Expansion mit dem Ende der griechisch-römischen Antike gleich. Im Jahr 711 begann mit dem Sieg der Araber über die Westgoten die Eroberung der iberischen Halbinsel; nach Osten reichte das muslimische Einflussgebiet bereits bis zum Indus. Die arabischen Gelehrten widmeten sich nun dem Kulturgut, das sie in den eroberten Gebieten vorfanden. Sie ließen zahlreiche griechische Werke, aber auch syrische und persische Handschriften ins Arabische übersetzen. Dabei interessierten sich die Araber vor allem für praktisch verwertbares Fachwissen, etwa aus der Mathematik und der Alchemie, vor allem aber auch aus der Medizin und der Pflanzenheilkunde. Zu diesem Zweck importierten arabische Gelehrte sogar Pflanzen aus den eroberten Gebieten, um sie auf ihre Heilwirkung zu untersuchen. Bis zum 10. Jahrhundert war ein Großteil der auffindbaren griechischen Medizinschriften ins Arabische übertragen worden. Auf Basis dieser Übersetzungen sowie der selbst gewonnenen neuen Erkenntnisse aus der Pflanzenheilkunde entwickelten die Araber nun eine eigene Medizinliteratur. Vorherrschende Autoritäten der Medizintheorie in der islamischen Welt blieben jedoch Hippokrates und Galen. Somit behielt die Humoralpathologie ihren wesentlichen Stellenwert.

Eine eigenständige Leistung der arabischen Medizin war jedoch, dass die empirischen Erfahrungen ihrer Ärzte zum Wissenskanon hinzugefügt wurden, wodurch sich eine experimentell begründete Medizin entwickelte. Ein Beispiel für diese Synthese aus Dogmatik und Empirik ist Avicennas *Canon medicinae*, der bis ins 16. Jahrhundert ein leitendes medizinisches Handbuch sowohl in der arabischen als auch in der westlichen Welt blieb [32].

Auf dem Umweg über die arabische Welt gelangte das in der Spätantike weitgehend verloren gegangene griechische Heilwissen ab dem 11. Jahrhundert – neu zusammengestellt und teilweise weiterentwickelt – durch Übersetzungen ins Lateinische zurück in den Westen. Einen Anteil daran hatte das Lebenswerk des **Constantinus Africanus** (1010/20–1087 n. Chr.). Er stammte vermutlich aus Karthago und bereiste den Mittelmeerraum auf ausgedehnten, langjährigen Handels- und Studienreisen, die er wohl durch den Handel mit Arzneipflanzen finanzierte. Constantinus lernte mehrere Sprachen, studierte Medizin in Bagdad und stellte eine umfangreiche Sammlung medizinischer Literatur aus verschiedenen Ländern zusammen. Um das Jahr 1075 ist seine Anwesenheit an der Medizinschule von Salerno belegt, wo er als Lehrer tätig war. Schließlich arbeitete er erfolgreich als Arzt, bevor er 1078 n. Chr. als Laienbruder in das von Benedikt von Nursia gegründete Kloster Montecassino eintrat. Dort übersetzte er zahlreiche medizinische Schriften aus dem Griechischen und Arabischen ins Lateinische. Dabei entstand auch eine Arzneimittellehre, der *Liber graduum*. Seine Übersetzungen konnten, unterstützt durch die Arbeit der Mönche im Skriptorium Montecassinos, vervielfältigt und für den Unterricht in der nicht weit vom Kloster entfernten **Medizinschule von Salerno** genutzt werden. Diese Institution erfreute sich bereits seit dem 10. Jahrhundert über die Grenzen Italiens hinauswachsender Bekanntheit, denn die dort tätigen Ärzte – oft Mönche aus Benediktinerklöstern oder aus dem Mutterhaus Montecassino – genossen hohes Ansehen. Durch die Arbeit des Constantinus entwickelte sich Salerno zur damals wichtigsten ärztlichen Ausbildungsstätte in ganz Europa und die mittelalterliche Medizin erlebte einen enormen Aufschwung. Gleichzeitig läutete die Entwicklung Salernos zur ersten medizinischen Hochschule Europas den Niedergang der Klostermedizin ein, da die Medizinausbildung und in der Folge auch die Krankenversorgung zunehmend in weltliche Hände übergingen.

Indirekt dürften die Werke des Constantinus auch **Hildegard von Bingen** (1098–1179 n. Chr.) beeinflusst haben, denn auch sie stand in der Tradition der Humoralpathologie – auch wenn sie dabei ganz eigene Vorstellungen entwickelte. Die Benediktinerin und Äbtissin der Klöster Rupertsberg und Eibingen verfasste zwischen 1150 und 1160 das letzte große Werk der Klostermedizin. Ihr umfangreiches Buch *Liber subtilitatum diversarum naturarum creaturarum* (Buch von den Geheimnissen der verschiedenen Naturen der Geschöpfe) ist uns nicht in der Originalfassung erhalten. Bereits im 13. Jahrhundert wurde das Werk aufgeteilt in ein *Liber simplicis medicinae*, das eine Naturkunde und Heilmittellehre darstellt, und ein *Liber compositae medicinae*, in dem Hildegard die antike Humoralpathologie mit der christlichen Schöpfungslehre verbindet. In den Ausgaben des Buchdruckers Schott von 1533 wurden die beiden Buchteile erstmals mit den Titeln *Physica* (Heilmittel) respektive *Causae et Curae* (Ursachen und Behandlungen der Krankheiten) belegt.

Die *Physica* enthält Hildegards Heilpflanzenkunde mit Beschreibungen von über 200 Arzneipflanzen und Anleitungen zu deren Anwendung. Oft greift Hildegard dabei auf Galens Anweisungen zurück, lässt aber stets auch eigene religiöse und moralische Betrachtungen mit einfließen. Ihre Heilkunde ist nur vor dem Hintergrund ihrer weiteren, visionären und mystischen Werke richtig zu erfassen. Wichtige Aspekte dazu enthält beispielsweise ihre Schrift *Liber divinorum operum* (Über die göttlichen Werke) [86].

Hildegards Werken war – im Gegensatz zum *Macer floridus* – im Hochmittelalter und in der Renaissance eine große Breitenwirkung nicht vergönnt. Das mag auch daran gelegen haben, dass in Salerno ein neuer Typus von Heilkundewerken entstand, der rasch Verbreitung fand (besonders natürlich nach der Erfindung des Buchdrucks im 15. Jh.). Diese Werke zeichnen sich durch einen systematischeren Aufbau aus, der dem Praktiker das Auffinden der benötigten Heilpflanzen und Rezepturen erleichtert. Ein herausragendes Beispiel ist das *Circa instans* (so genannt nach den Anfangsworten der Einleitung), entstanden kurz vor der Mitte des 12. Jahrhunderts und wahrscheinlich verfasst von **Matthaeus Platearius** († 1161 n. Chr.) [41]. Jede der 270 Pflanzenmonografien ist nach dem gleichen 2-teiligen Schema aufgebaut. Am Anfang steht die Beschreibung der Pflanze mit Namen und ggf. Synonymen, es folgen Aussehen, Vorkommen, Standort und Primärqualitäten bzw. Wirkweisen nach humoralpathologischen Prinzipien. Der zweite Teil stellt die Zubereitungen und Rezepturen vor.

Praktisch orientierte Bücher dieser Art konnten nicht nur von Ärzten, sondern auch von Apothekern als Nachschlagewerk benutzt werden. Zudem eigneten sie sich hervorragend als Quellen für die sogenannten **Enzyklopädisten**, die im 13. und 14. Jahrhundert mit ihren Werken für eine Verbreitung des Heilpflanzenwissens auch außerhalb der Klöster sorgten. Zu ihnen werden unter anderen Albertus Magnus (S. 48), Konrad von Megenberg (S. 49) und **Thomas Cantimpratensis** gezählt. Das 15. Jahrhundert brachte keine neuen Gesamtenzyklopädien hervor, zeichnet sich aber dadurch aus, dass viele für die Klostermedizin wichtige Werke ins Deutsche übersetzt und damit breiteren Bevölkerungsschichten zugänglich gemacht wurden. Für medizinisch-botanische Werke, die zwischen 1470 und 1670 gedruckt wurden, etablierte sich die Bezeichnung „**Kräuterbücher**". Das erste erhaltene, durchgehend illustrierte Kräuterbuch in deutscher Sprache war der *Gart der Gesundheit*, der 1485 bei Schöffer in Mainz erschien. Sowohl der *Gart* als auch eine Bearbeitung dieses Werkes durch **Adam Lonitzer**, die 1557 als *Kreuterbuch* bei Egenolff in Frankfurt/Main erschien, entstanden nicht mehr in der Zeit der Klostermedizin. Sie stellen aber durch die Kompilation der Standardwerke der vorvergangenen Jahrhunderte eine Quintessenz des Heilwissens dieser Epoche dar. Für den heutigen Leser spiegeln sie Methoden und medizinisches Denken der Klostermedizin wider.

Im 14. Jahrhundert hatte sich an verschiedenen europäischen Universitäten eine akademische medizinische Ausbildung etabliert, und jede größere Stadt konnte einen Stadtarzt aufweisen. Damit war die Blütezeit der Klostermedizin endgültig vorüber. Ihre theoretische Basis, die Humoralpathologie, verlor allerdings nur langsam an Bedeutung. Der berühmte Arzt **Paracelsus** (ca. 1494–1541) kritisierte sie heftig und verbrannte öffentlichkeitswirksam die Werke von Galen und Avicenna [11]. Verbesserte Anatomiekenntnisse und die Entdeckung des Blutkreislaufs im 16. und 17. Jahrhundert waren mit der Humoralpathologie unvereinbar; vgl. Zusatzinfo zu Christoph Wirsungs „Annahmen zur Organisation der Blutgefäße" (S. 28). Dennoch beeinflusste die Humoralpathologie Medizin und Naturwissenschaften noch bis in die Mitte des 19. Jahrhunderts, als die von **Rudolf Virchow** (1821–1902) begründete Zellularpathologie sie zunehmend ablöste.

2 Eine kurze Darstellung der Humoralpathologie

Die Lehre von den 4 Körpersäften und den 4 Primärqualitäten aller Stoffe ist die Grundlage der Humoralpathologie. Diese war die wesentliche Krankheitslehre der Klostermedizin; ihre Ursprünge reichen jedoch viel weiter zurück. Schon vor Hippokrates (ca. 460–370 v. Chr.) war in der griechischen Heilkunde die Theorie aufgekommen, dass sich die Gesundheit des Menschen auf ein harmonisches Gleichgewicht von Gegensätzen gründet. Solche Gegensätze sind nach dem griechischen Naturphilosophen Alkmaion (um 500–420 v. Chr.) zum Beispiel warm und kalt, feucht und trocken, süß und sauer, männlich und weiblich, hell und dunkel oder ruhend und bewegt. Ein vergleichbarer Dualismus findet sich beim Yin-Yang-Prinzip der traditionellen chinesischen Medizin. In der weiteren Entwicklung der europäischen Medizin erhielten die beiden Gegensatzpaare warm/kalt sowie feucht/trocken die zentrale Bedeutung als **Primärqualitäten** der Humoralpathologie.

Ein weiterer Ausgangspunkt der Humoralpathologie ist die vorsokratische Lehre nach **Empedokles** (ca. 483–ca. 425 v. Chr.), nach der die kleinsten Einheiten der physischen Welt die 4 Elemente sind: Luft, Feuer, Erde und Wasser. In seiner Schrift *Über die Natur des Menschen* ordnete **Polybos**, Arzt und Schwiegersohn des Hippokrates, diesen 4 Elementen im menschlichen Körper **4 Säfte** (*humores*, die Primär- oder Körpersäfte) zu: Die Luft entspricht dem **Blut** (*sanguis*), das Feuer der **Gelben Galle** (*cholera*), die Erde der **Schwarzen Galle** (*melanchole*) und das Wasser dem **Schleim** (*phlegma*). Jeder dieser 4 Säfte wiederum ist auf ein Organ bezogen: das Blut auf das Herz, die Gelbe Galle auf die Leber, die Schwarze Galle auf die Milz und das Phlegma auf das Gehirn (**Tab. 2.1**).

Jedes Organ, jeder Körpersaft sowie jedes Element ist außerdem durch 2 von 4 Primärqualitäten gekennzeichnet: Luft/Herz/Blut sind **heiß und feucht** (*calidum et humidum*), Feuer/Leber/Gelbe Galle sind **heiß und trocken** (*calidum et siccum*), Erde/Milz/Schwarze Galle sind **kalt und trocken** (*frigidum et siccum*) und Wasser/Hirn/Schleim sind **kalt und feucht** (*frigidum et humidum*). Der thermischen Distribution warm/kalt wurde dabei gegenüber der hygrischen (feucht/trocken) ein größeres Gewicht beigemessen.

Befinden sich die 4 Säfte im Körper in einem harmonischen Verhältnis (*eukrasia*; Ausgewogenheit der Säfte), dann herrscht Gesundheit, wobei der Harmoniezustand bei verschiedenen Individuen bei unterschiedlichen Mischungsverhältnissen entsteht. Aus dieser individuellen Säftemischung, bei der meist einer der Körpersäfte vorherrscht, ergeben sich die **4 Temperamente der Menschen**: Sanguiniker, Choleriker, Melancholiker und Phlegmatiker. Die persönliche Säftemischung ist dabei nicht als statisch aufzufassen, denn sie kann sich durch äußere Faktoren ändern, die mit dem menschlichen Organismus in Wechselwirkung stehen. Hierzu gehören vor allem die klimatischen Einflüsse der 4 Jahres-

Tab. 2.1 Humoralpathologie – Viersäftelehre.

Elemente	Säfte (hormores)	Organe	Qualitäten
Luft (*aer*)	Blut (*sanguis*)	Herz (*cor*)	heiß und feucht (*calidus et humidus*)
Feuer (*ignis*)	Gelbe Galle (*chole*)	Leber (*hepar*)	heiß und trocken (*calidus et siccus*)
Erde (*terra*)	Schwarze Galle (*melanchole*)	Milz (*splen*)	kalt und trocken (*frigidus et siccus*)
Wasser (*aqua*)	Schleim (*phlegma*)	Gehirn (*cerebrum*)	kalt und feucht (*frigidus et humidus*)

zeiten. Auch die 4 Lebensalter (Kindheit, Jugend, Erwachsenen- und Greisenalter) haben einen entscheidenden Einfluss auf die persönliche Konstitution und das als harmonisch empfundene Verhältnis der Körpersäfte.

Nimmt nun durch schädliche Einflüsse ein Körpersaft überhand (*dyskrasia*; Unausgewogenheit der Säfte), so entsteht Krankheit, wobei die Krankheit durch die Qualitäten des jeweiligen Saftes bestimmt wird. Um die Harmonie wiederherzustellen, muss eine Arznei mit entgegengesetzter Wirkung gegeben werden. Dazu wurden die Wirkungen der Heilmittel ebenfalls nach ihrer **Komplexion**, d.h. den ihnen innewohnenden Primärqualitäten festgelegt: Es gibt also wärmende und befeuchtende Mittel, wärmende und trocknende, kühlende und befeuchtende sowie kühlende und trocknende Mittel.

In der Terminologie der Humoralpathologie umfasst der Begriff „**wärmend**" anregende und öffnende Wirkungen auf die Schleimhäute von Mundhöhle und Magen-Darm-Trakt. Diese galten als förderlich für die Tätigkeit von Magen, Leber und Gallenblase. Als „**kühlend**" wurden Mittel eingestuft, die eine beruhigende, zusammenziehende oder stopfende Wirkung haben. Sie wurden zur Schlafförderung, zur Blutstillung und Wundheilung, gegen Fieber und Durchfälle eingesetzt. „**Trocknend**" bedeutet in sehr umfassendem Sinn „ausleitend". Dazu gehören Mittel mit diuretischen und aquaretischen Eigenschaften, aber auch all jene, die Körperflüssigkeiten zum Fließen bringen können, z.B. verfestigten Nasen- und Rachenschleim, Speichel, Magen- und Gallensaft, Harn oder Menstruationsblut. „**Befeuchtend**" wirken Mittel, die dem Körper Flüssigkeit zuführen, z.B. saftreiches Obst oder Schleimstoffdrogen wie Eibisch oder Bockshornklee.

Ein Beispiel: Im humoralpathologischen Sinne ist ein Schnupfen eine kalte und feuchte Krankheit, hervorgerufen durch zu viel produzierten Schleim im Gehirn. Ist der Mensch innerlich kalt – sei es, weil seine Organe träge arbeiten, oder wegen der äußeren klimatischen Verhältnisse, wie sie vor allem im Winterhalbjahr herrschen – sammelt sich das kalte Phlegma im Kopf. Es entsteht ein Druck und Kopfschmerz, die Atemwege in der Nase und im Rachen verstopfen. Der Körper versucht nun, die pathogene Flüssigkeit durch Niesen und Husten loszuwerden, oft tränen auch die Augen. **Johannes Platearius** der Jüngere, ein berühmter Arzt der Schule von Salerno, hat um 1125 den Schnupfen so beschrieben [4]:

> *„[…] die Zeichen sind eine fahle Gesichtsfarbe, Tränen werden als kalt empfunden und erkälten die Haut des Gesichts. Der Leidende fühlt Kälte tief im Leib, und er gibt an, er sei durch abkühlende Speisen und Getränke und durch die Kälte der Luft in Befinden und Komplexion verändert worden."*
>
> Johannes Platearius d. J. (zit. nach Goehl)

Eine ganz ähnliche Schilderung gibt Hildegard von Bingen später in den *Causae et Curae*: Wenn die Verdauungsorgane kalt und schwach seien (denn auch eine Darmträgheit oder Verstopfung wurde als Abkühlung der Verdauung betrachtet), würden sie ihren kalten, feuchten Schleim ins Gehirn senden. Dort werde er zu einem Gift, „das unter Schmerzen durch den Rachen und die Nase ausgeschieden wird“ [12].

Um eine Erkrankung durch kalte und feuchte Ursachen zu behandeln, benötigt man warme und trockene Arzneimittel. Mehr als die Hälfte aller Arzneipflanzen werden in den Lehrbüchern der Klostermedizin als warm und trocken bezeichnet – was aber sind „warme Pflanzen“? Dazu zählen z. B. Fenchel, Salbei, Beifuß oder Wermut, Heilziest (Betonie), Rettich und Meerrettich; kalte Pflanzen sind dagegen Spitzwegerich, Rose, Bilsenkraut, Schierling und Schlafmohn (Opium). Nun ist aus unserer heutigen Sicht ein Salbeiblatt nicht wärmer als ein Blatt vom Spitzwegerich. Entscheidend für die Humoralpathologie ist die Wirkung, die eine Droge im menschlichen Körper erzeugt. „Wärmend“ ist ein Begriff, der ein großes Spektrum an konkreten Wirkungen umfasst. Dabei handelt es sich grundsätzlich um anregende Reize, die auch die Tätigkeit des gesamten Verdauungssystems fördern.

Eine Verstopfung oder Darmträgheit wurde als Abkühlung der Verdauung betrachtet. Hier sollten also wärmende und befeuchtende Mittel helfen (z. B. die genannten Heilpflanzen, aber auch heiße Bäder oder heiß-feuchte Wickel). Gegen Durchfall (eine „Überhitzung“ der Verdauung) mussten kühlende und trocknende Mittel eingesetzt werden, z. B. Opium, Bilsenkraut oder Schierling. Diese konnten zudem schmerzstillend und schlaffördernd sein, bei sehr starker Wirkung aber auch den Tod bringen [7].

Tab. 2.2 Die 4 Intensitätsgrade der Wirkung.

Grad	Bedeutung
1	sinnlich kaum wahrnehmbare Wirkung
2	deutlich
3	heftig
4	extrem, z. B. stechend oder brennend

Erst in den Schriften des **Galen** von Pergamon findet sich das vollständige System der Humoralpathologie (**Tab. 2.1**) schriftlich niedergelegt. Da die Wirkungsintensität, wie das eben genannte Beispiel der potenziell giftigen Alkaloiddrogen zeigt, zur Vermeidung unerwünschter Nebenwirkungen sehr wichtig ist, wurden in der Literatur der arabischen Medizin (z. B. bei Avicenna) die Wirkungsqualitäten zusätzlich noch in **4 Intensitätsgrade** (*al-Kindi*) eingeteilt (**Tab. 2.2**).

Die Intensitätsgrade wurden nochmals in **3 Untergrade** unterteilt (*al-Gazzar*): so kommt es zu Bezeichnungen wie „heiß **im Anfang/in der Mitte/im Ende** des 3. Grades". Diese Unterteilung der Grade hat sich in Europa jedoch nur teilweise durchgesetzt.

In den frühen Schriften der Klostermedizin aus karolingischer Zeit finden wir noch keinen direkten Bezug zur Viersäftelehre, weil deren Hauptquelle nicht Galen war, sondern Plinius' *Naturalis historia* bzw. deren Nachfolgewerke (*Medicina Plinii* und *Physica Plinii*). Ab dem 11. Jahrhundert, gefördert durch das Wirken des Constantinus Africanus und seine Übersetzungen arabischer medizinischer Schriften, kommt die Viersäftelehre jedoch zum Tragen.

3 Die Bedeutung von Verdauung und Ernährung in der Klostermedizin

Eine gut funktionierende Verdauung war in der Humoralpathologie die notwendige Voraussetzung für die Gesunderhaltung des Körpers. Hintergrund dieser großen Bedeutung der Verdauungsvorgänge war die Ansicht, dass jegliche Lebensaktivität (z. B. Bewegung, sexuelle Aktivität oder geistige Arbeit) dem Körper Kräfte und damit auch Körpersäfte entzieht. Aufgabe des Verdauungstrakts war es demnach, die aufgenommene Nahrung in Körpersäfte umzuwandeln, um so die entstandenen Verluste auszugleichen und das Gleichgewicht der persönlichen Säftemischung regelmäßig wiederherzustellen. Dabei brachte jedes aufgenommene Nahrungsmittel seine eigene Komplexion ein, die zudem durch die Art der Speisenzubereitung verändert und beeinflusst werden konnte. Auf Basis dieser Vorstellungen erscheint es nur folgerichtig, Erkrankungen auf eine falsche, Heilung oder Gesundheitsprävention auf eine richtige Ernährung zurückzuführen. Treffend formuliert findet sich diese Ansicht im *Lorscher Arzneibuch*, in dem am Ende angehängten Brief *De observatione ciborum* (dt. etwa: Über die Beachtung der Speisen) des byzantinischen Arztes **Anthimus** (um 500 n. Chr.) an Theudoricus, den König der Franken [16]:

> *„Die Gesundheit der Menschen beruht in erster Linie auf der Verträglichkeit der Speisen. […] Sind die Speisen […] richtig zubereitet, erfolgt ihre Verteilung im Körper gut und angenehm und die guten Säfte werden dadurch vermehrt; […] Wer in dieser Weise auf sich achtet, braucht sonst kein Heilmittel.“*
>
> Lorscher Arzneibuch: De observatione ciborum

Hier wird unmittelbar verständlich, warum in der Humoralpathologie bei der Behandlung von Krankheiten **kein grundsätzlicher Unterschied zwischen Nahrungsmitteln und Arzneimitteln gemacht wurde**: Beide waren gleichermaßen geeignet, ein entstandenes Ungleichgewicht der Säfte wieder zu beseitigen. Gleichzeitig ergibt sich, dass aufgrund der Individualität der Säftemischung jegliche Ernährungs- oder Arzneimittelempfehlungen dem einzelnen Patienten persönlich angepasst sein mussten.

Um zu verstehen, wie Ärzte in der Zeit der Klostermedizin die Heilmittel für ihre Patienten auswählten, müssen wir zunächst betrachten, welche Vorstellungen man von der Funktionsweise des Verdauungstrakts hatte. Eine gute Quelle ist **Konrad von Megenbergs** *Buch der Natur*, das um 1350 entstand und damit erst nach der Zeit der Klostermedizin [35]. Konrads Werk ist allerdings im Wesentlichen eine volkssprachliche Übersetzung von Thomas Cantimpratensis' *Liber de natura rerum* aus dem 13. Jahrhundert, und dieser wiederum hatte sich auf antike Autoritäten wie Aristoteles und Plinius berufen.

Exemplarisch zeigt dies, dass das medizinische Wissen der Klostermedizin aus dem Wissensschatz der Antike schöpfte und während des Mittelalters nur in geringem Maße fortentwickelt wurde.

Konrad erklärt, dass der Mensch nach Ansicht von Plinius „**4 Bäuche**“ habe. Dies wurde im Sinne der Viersäftelehre als ein 4-Phasen-Modell der Verdauung interpretiert. Auch in Bezug auf die Verdauungsprozesse bestätigte sich hier für die Menschen der damaligen Zeit die naturphilosophische Allgemeingültigkeit des Vierersystems in der Humoralpathologie. Mit den „4 Bäuchen“ seien, erklärt Konrad, 4 Gefäße gemeint, nämlich der Magen, die Leber, die Adern und die „Glieder“ (synonym für Organe).

Der **Magen** als **1. Gefäß** hatte in dieser Vorstellung die Aufgabe, die Nahrungsmittel aufzunehmen und „zu kochen“ bzw. weiter zu kochen, für den Fall, dass die aufgenommene Nahrung nicht mehr roh war. Eine schlechte Verdauung, die mit Magenproblemen einhergeht (heute würden wir dies als „dyspeptische Beschwerden“ bezeichnen), wurde darauf zurückgeführt, dass der Magen zu kalt sei, um seine Aufgabe zu erfüllen. In einem solchen Fall wurden folglich Wärmebehandlungen empfohlen sowie Nahrungs- bzw. Arzneimittel mit warmer oder heißer Komplexion. Kapitel 11 (S. 145) dieses Buches zeigt, dass diese Überlegungen durchaus zu erfolgreichen Behandlungen führten.

Das **2. Gefäß** war die **Leber**. Es war bereits in der Antike bekannt, dass diese eine höhere Temperatur aufweist als andere innere Organe – wie wir heute wissen aufgrund ihrer hohen Stoffwechselaktivität. Aus der unmittelbaren Nähe der Leber zum Magen zog man den Rückschluss, dass sie diesen wärmen würde – ähnlich einem Feuer unter einem Kochtopf. Durch die Verdauung im Magen, so die Vorstellung, werde der Speisebrei flüssig und klar. Diese, nun als „Chylus“ bezeichnete Masse, werde im Anschluss in die Leber überführt. Diese trenne in einem zweiten Kochungsprozess die unverdaulichen Bestandteile im Chylus ab, um sie zwecks Ausscheidung an Darm und Blase weiterzuleiten. Stuhl und Urin wurden also als Abfallprodukte aus der ersten und zweiten Kochung betrachtet. Aus der verbleibenden, verdaubaren Flüssigkeit stelle die Leber dann, mithilfe der komprimierten Atemluft aus der Lunge, Blut (*sanguis*) her (vgl. Zusatzinfo Christoph Wirsungs „Annahmen zur Organisation der Blutgefäße“).

Das **3. Gefäß**, das **Adersystem**, bringt nach humoralpathologischer Vorstellung nun das Blut zu den **Organen**, die sozusagen in ihrer Gesamtheit das **4. Gefäß** darstellen. In einem letzten Kochungsprozess entstehen jetzt die übrigen 3 Körpersäfte, zunächst Schleim (*phlegma*; entstammt dem Gehirn) und die Gelbe Galle (*chole*; wird mithilfe der Gallenblase in der Leber produziert). Abfallprodukte aus der letzten Kochung werden mit dem Schweiß entsorgt. Durch eine letzte Ausreifung des Blutes in den Organen entsteht schließlich noch als letzter der 4 Körpersäfte die Schwarze Galle (*melanchole*: „Asche des *sanguis*“), die in der Milz gespeichert wird.

Zusatzinfo

Annahmen zur Organisation der Blutgefäße vor Entdeckung des Blutkreislaufes

„Die Blutadern (vena) haben ihren Ursprung im Herzen, das ist die These, die Aristoteles und seine Anhänger vertreten und die von Albertus Magnus im 3. Buch seines Werkes De animalibus heftig verteidigt wird. Hippokrates und Galen hingegen sind überzeugt, dass die Blutadern in der Leber beginnen [...] Wir wollen kurz darauf eingehen, was Hippokrates und andere veranlasst hat, den Beginn der Blutader in der Leber zu vermuten. Es ist nämlich so, dass im ganzen Körper[...] keine Ader größer ist als die Leberader; sie ist wie ein Baumstamm, der unten am Fuß am dicksten und stärksten ist, sich mit vielfältigen Wurzeln nach unten erstreckt und sich beim Aufsteigen in Äste und Zweige ausbreitet.“ (Christoph Wirsung: Heidelberger Artzneybuch, Kap. „Adern“) [46].

Erst 1628 veröffentlichte der englische Arzt und Anatom William Harvey seine Entdeckung des Blutkreislaufes. Er hatte noch Jahre später mit der Kritik der Anhänger Galens zu kämpfen.

Heute wird vermutet, dass die Annahme, es existiere eine Schwarze Galle, auf **Aderlass-Analysen** zurückgeht. Durch Stehenlassen des abgenommenen Blutes setzt sich ein Blutkuchen ab, der sich in den unteren Bereichen schwarz verfärbt. Noch heute werden solche Analysen von Verfechtern des Hildegard-Aderlasses durchgeführt und dem Patienten dabei die 4 verschieden gefärbten Bestandteile der abgesetzten Blutflüssigkeit demonstriert. Dabei interpretiert man dunkle Gerinnsel als Schwarze Galle (*melancholе*) und helle noch als Blut (*sanguis*). Ein weißlicher Serumüberstand soll auf Weißschleim (*phlegma*) hinweisen, ein gelber Serumüberstand auf Gelbe Galle (*chole*). In dem Schwarzgallen-Anteil sollen sich Schlacken und schädliche Stoffe befinden, die durch den Aderlass aus dem Körper entfernt werden.

(i) Zusatzinfo

Der Begriff **Schlacken** als Bezeichnung für Ablagerungen von Stoffwechselendprodukten wurde erst von Johann Schroth (1798–1856) eingeführt, in Erläuterungen zu seinem Fastenprotokoll, der „Schroth-Kur". Schroth war in einer Bergbauregion aufgewachsen und daher mit dem Vokabular der Bergleute vertraut, die taubes, also nicht verwertbares Gestein, als „Schlacke" bezeichneten.

Ausleitungsverfahren sind wichtige therapeutische Methoden in der Humoralpathologie. Die Ausleitung (*evacuatio*) stellt das konträre Prinzip zum Füllen des Verdauungstrakts (*repletio*) durch die Aufnahme von Nahrung dar. Eine Ausleitung galt folglich als geeignet, Fehler auszugleichen, die bei der Ernährung gemacht worden waren. Neben dem Aderlass, dem Schröpfen und dem Setzen von Blutegeln gehörte das Auslösen von Erbrechen oder Durchfällen beziehungsweise das Klistieren zu den anerkannten Techniken. In den Spitalkomplexen der Klöster gab es beispielsweise spezielle Aderlass- oder Klistierhäuser. Überflüssigen Schleim im Gehirn versuchte man durch das Auslösen von Niesen zu entfernen. Hierzu wurden arzneiliche Zubereitungen, z. B. aus der Nieswurz, in die Nase gepustet. Da man auch der Ansicht war, dass der Körperschweiß zum Ausleiten feinster Schadstoffe bestimmt sei, verordnete man heiße Bäder mit Zusätzen aus Arzneipflanzen und entwickelte eine medizinische Badekultur.

All diese aufwendigen Maßnahmen dienten letztendlich dazu, ein aus dem Lot geratenes Gleichgewicht der Körpersäfte wiederherzustellen. Idealerweise sollte natürlich ein solches Ungleichgewicht gar nicht erst entstehen. Für die Erhaltung der eigenen Gesundheit spielte daher die Frage der richtigen Ernährung eine wichtige Rolle. Denn nur, wenn die dem Körper zugeführte Nahrung gemäß dem **Temperament** des jeweiligen Menschen und nach den gültigen Regeln der Diätetik ausgewählt worden war, entstand durch den Verdauungsprozess die individuell richtige Säftemischung.

Demnach war es für einen Menschen wichtig, das eigene Temperament zu kennen. Dazu bedurfte es einer speziellen **humoralpathologischen Diagnostik**. Beispielhaft beschrieben wurde diese von dem persischen Arzt, Denker und Universalgelehrten Avicenna (ca. 980–1037 n. Chr.) in seinem Hauptwerk *Canon medicinae*. Dieses Werk wurde um 1170 in der Übersetzerschule von Toledo aus dem Arabischen ins Lateinische übertragen und nahm über Jahrhunderte hinweg als Standardwerk einen großen Einfluss auf die europäische Medizin. Aufbauend auf Galens Schriften, hatte Avicenna ein ausgefeiltes Anamnesesystem entwickelt. Patienten wurden nicht nur (z. B. mittels Aderlass-, Pulsdiagnose oder Urinschau) auf körperliche Beschwerden hin untersucht. Auch ihr seelisches Befinden und die Erfassung ihres Alters, ihrer Umwelt und ihrer Lebensumstände spielten eine Rolle. War der Ist-Zustand festgestellt, konnte man therapeutische Mittel festlegen, deren Komplexion oder Wirkung denen entgegengesetzt waren, die ein Ungleichgewicht der Körpersäfte verursacht hatten oder in Zukunft mit großer Wahrscheinlichkeit verursachen würden.

Diese Prognostik war von entscheidender Bedeutung, denn die Humoralpathologen sahen es als ihre Pflicht an, ihre Patienten nicht nur zu heilen, sondern sie auch zu beraten und zu einer gesunden Lebensweise anzuhalten, für deren Umsetzung jeder Patient jedoch selbstverantwortlich war. Diese große Bedeutung der Prävention wird verständlich angesichts der Tatsache, dass damals deutlich weniger Therapiemöglichkeiten und eine sehr viel geringere Auswahl an Arzneimitteln zur Verfügung standen als heutzutage.

Für die Erhaltung der eigenen Gesundheit benötigten die Menschen nicht nur Kenntnisse über die Komplexionen einzelner Nahrungsmittel. Das ganzheitliche Theoriegebäude der Viersäftelehre erfordert es, eine komplexe Vielfalt von Umwelteinflüssen und persönlichen Verhaltensweisen in ihren Auswirkungen auf die eigene Gesundheit abschätzen zu können. Da nicht immer ein Mönchsarzt oder ein Stadtarzt erreichbar war, entstand ein Bedarf an Ratgeberliteratur, um angesichts der verwirrenden Vielfalt von Informationen den Weg zu einer richtigen Ernährung und Lebensführung zu finden. Dieser Bedarf wurde durch sogenannte **Regimen sanitatis** (Gesundheitsregeln) gedeckt, die ab Mitte des 13. Jahrhunderts aufkamen und mit der Erfindung des Buchdrucks um 1450 immer populärer wurden, zumal die Klöster ihre zentrale Bedeutung für die Krankenversorgung immer weiter verloren.

4 Die ersten Gesundheitsratgeber

Der Begriff der Diätetik (griech. *díaita* = Lebensweise) bezeichnet heute eine Auswahl bestimmter Ernährungsweisen zu gesundheitlichen Zwecken. Dies war jedoch nicht immer so. Ursprünglich war damit ein ganzheitliches Gesundheitskonzept gemeint. Nach Hippokrates beruht die Heilkunst auf 3 Säulen:

- Diätetik (*diaetetica*),
- Arzneimittellehre (*pharmaceutica*),
- Chirurgie (*chirurgia*).

Diese klassische 3-Teilung der Medizin begegnet uns symbolisch in Darstellungen des Heilgottes Asklepios mit seinen Attributen: ein eiserner Ring repräsentiert die Chirurgie, ein Stab steht für die Diätetik und die sich darum windende Schlange versinnbildlicht die Pharmazeutik. Bei Galen findet sich schließlich eine umfassende Definition der Diätetik. Er ging von der Beobachtung aus, dass viele Krankheiten nicht der Natur zuzuschreiben seien, sondern ihre Ursache im menschlichen Fehlverhalten hätten – etwa in einem ungesunden Lebensstil oder ungünstigen Einflüssen der Umgebung, denen sich eine Person aussetzt. Galen nennt ***Sex res non naturales*** (Sechs nicht natürliche Dinge), womit diejenigen Gesundheitsaspekte gemeint sind, die vom Menschen selbstverantwortlich steuerbar, d. h. nicht in seiner gottgegebenen körperlichen Konstitution vorgegeben sind (**Tab. 4.1**). Durch ihre rechte Beachtung sollten Menschen Verantwortung für ihre Gesunderhaltung übernehmen.

Diese kompakte Aufstellung erwies sich als gute Grundlage für die Formulierung praxisnaher Ratschläge, sodass Galens 6 Gesundheitsfaktoren zum Kerninhalt einer eigenen Litera-

Tab. 4.1 Ganzheitliches Gesundheitskonzept nach Galen (*Sex res non naturales*).

Faktoren	Bedeutung
Aer	Für gesunde Luft und ausreichend Licht sorgen. Im übertragenen Sinn auch: sich den Umweltbedingungen (Wetter, Klima etc.) entsprechend verhalten.
Motus et quies	Gesunden Wechsel von Bewegung und Ruhe erzielen.
Cibus et potus	Getränke und Speisen (im Sinne der Viersäftelehre) sinnvoll auswählen.
Somnus et vigilia	Auf gesunden Wechsel von Schlaf und Wachen achten.
Repletio et evacuatio	Durch Füllen oder Ausleiten ein Gleichgewicht der *humores* wahren. Hier gilt das Augenmerk den Ausscheidungen (Exkreten und Sekreten) des Körpers, auch die Sexualhygiene fällt in diese Kategorie.
Accidentia animae	Die Beachtung von Emotionen und Pflege der psychischen und seelischen Verfassung.

turgattung wurden, den volksnahen Gesundheitsregeln, genannt **Regimen sanitatis**. Das erste Werk dieser Art ist ein anonymes lateinisches Versgedicht über Lebens- und Gesundheitsregeln mit dem Titel *Regimen sanitatis salernitatum*. Es entstand zwischen 1250 und 1300. Die berühmte Medizinschule von Salerno ist allerdings als Entstehungsort nicht eindeutig belegbar. Im Laufe der Zeit entwickelten sich die Regimen sanitatis zu diätetischen Vorschriften in Form von gereimten Merkversen. Sie erschienen oft als Mondkalender mit Ernährungs- und Lebensregeln. Neben vielen anderen Umweltfaktoren maß die Viersäftelehre astronomischen und astrologischen Einflüssen große Bedeutung für die menschliche Gesundheit bei. Häufig wurde zu Beginn einer solchen Monatsdiätetik der Name Hippokrates genannt, so dass sich für diese Schriften die Bezeichnung **Ipokras** etablierte.

Nach der Erfindung des Buchdrucks um 1450 entwickelten sich die Regimen sanitatis zu populären medizinischen Hausbüchern. In Anlehnung an die 6 zu beachtenden Gesundheitsbereiche enthielten die Bücher häufig 6 Kapitel, wobei dasjenige über Getränke und Speisen in der Regel das umfangreichste war. Ein praxisorientierter Gesundheitsratgeber, der weite Verbreitung fand, sind die *Schachtafelen der Gesuntheyt*, die 1533 bei Schott in Straßburg erschienen. Dabei handelt es sich um ein übersichtliches Tabellenwerk, in dem die Leser die Komplexionen oder humoralpathologischen Wirkungen von Speisen, Getränken und Arzneimitteln nachschlagen konnten, sogar die von Faktoren wie Kleidung, Tätigkeiten oder Jahreszeiten werden dargestellt. Der ursprüngliche Verfasser dieses Werkes war der arabische Arzt **Ibn Butlan** († ca. 1066). Er verfasste sein medizinisches Hausbuch *Taqwim es-sihha* (*Tabellarische Übersicht über die Gesundheit*) Mitte des 11. Jahrhunderts und entwickelte dazu die ersten synoptischen Tabellen der Medizingeschichte [31]. Ibn Butlans Anliegen war es, den Benutzern das rasche Auffinden gesuchter Therapiemittel zu erleichtern. Wegen des hervorragenden Rufs der arabischen Medizin wurde auch dieses Werk bald ins Lateinische übersetzt und unter dem Titel *Tacuinum sanitatis* verbreitet. Besonders große Beliebtheit erlangte es bei Medizinern, aber auch gebildeten Laien, nachdem im 14. Jahrhundert die Abschriften des Werks mit Miniaturen versehen worden waren. Der Titel *Schachtafelen der Gesundheyt* der ersten deutschen Druckfassung von 1533 geht auf die ursprüngliche, nicht illustrierte Darstellungsform zurück: Die Tabellen ähnelten einem Schachbrett.

Der bereits zitierte Augsburger Apotheker **Christoph Wirsung** (vgl. seine Annahmen (S. 27) zur Organisation der Blutgefäße) schrieb sein deutschsprachiges, 1568 erschienenes *Heidelberger Artzneybuch* für den „Hausvatter so auf dem Land sitzet und weder Arzet noch Apotheken bey sich habend“ [46]. Die große Beliebtheit deutschsprachiger medizinischer Hausbücher in der Bevölkerung traf jedoch nicht auf Gegenliebe bei den akademischen Medizinern der damaligen Zeit. Sie warfen den Verfassern der Bücher vor, die Patienten zu gefährden, da diese zu ungebildet seien, um aus den medizinischen Texten die richtigen Informationen zu entnehmen. Vor einer solchen Gefahr seien sie vorher bewahrt gewesen, da die lateinischen Texte für die normale Bevölkerung nicht verständlich gewesen waren. Ein wenig wird man hier an Ärzte heutzutage erinnert, die fürchten, ihre Patienten könnten durch die Nutzung medizinischer Informationen aus dem Internet Schaden nehmen.

Das Beispiel von Wirsungs *Artzneybuch* zeigt, dass bis in die frühe Neuzeit hinein das ganzheitliche, humoralpathologische Konzept der Gesundheitsprävention (*Sex res non naturales*) kombiniert wurde mit dem medizinisch-pharmazeutischen Fachwissen, das die Mönche der Klostermedizin und die arabisch-islamischen Medizinautoren aus der Antike ins europäische Mittelalter hinein gerettet hatten. Die Pharmazeutik der Klostermedizin basiert zwar vornehmlich auf antiken Quellen, jedoch wurden diese oftmals nicht eins zu eins übernommen. Vielmehr findet sich in den Werken der Klostermedizin eine Auswahl: Während die Antike beispielsweise häufig auch Organe von Tieren für die Herstellung von Arzneimitteln heranzog, konzentrierte sich die Klostermedizin schwerpunktmäßig, wenn auch nicht ausschließlich, auf die Pflanzenwelt.

5 Die Bewertung von Arzneipflanzen in der Klostermedizin und heutzutage

Auf den ersten Blick ist es erstaunlich, dass die moderne Phytotherapie, die biochemische Stoffwechselvorgänge und Krankheitserreger wie Bakterien und Viren kennt, bei vielen Erkrankungen dieselben Arzneipflanzen verwendet wie die auf der Viersäftelehre basierende Klostermedizin. Als Beispiele kann man den Einsatz von Salbei gegen Mund- und Racheninfektionen, von Kümmel gegen Magenverstimmungen oder von Tormentillwurzel gegen akute Durchfälle aufzählen. Gerade, wenn es um die Behandlung des Mund-Magen-Darm-Trakts geht, finden sich zahlreiche Beispiele. Diese Übereinstimmungen sind nicht zufällig. Bei genauerem Studium der Werke der Klostermedizin fällt auf, dass die humoralpathologische Bewertung der Pflanzen nach den Primärqualitäten in gewissem Maße etwas mit der chemischen Zusammensetzung ihrer Inhaltsstoffe zu tun hat. Pflanzen, die vor allem durch ihr ätherisches Öl wirken, wie Fenchel, Thymian, Rosmarin oder Salbei, wurden als warm und trocken in höheren Graden eingeordnet. Ein Beispiel:

So schreibt Hildegard von Bingen:

„Die Salbei ist warm und von trockener Natur und sie wächst mehr von der Sonnenwärme als von der Feuchtigkeit […]. Wenn jemand wegen des Überflusses an schädlichen Säften zu viel Schleim hat, oder wenn jemand fauligen Atem hat, dann koche er Salbei in Wein […] und trinke oft davon. Dann werden die üblen Säfte in ihm und der Schleim sich verringern […].“

Hildegard von Bingen: Physica

Auch die Bitterstoffdrogen mit ihrer anregenden Wirkung auf die Verdauungsvorgänge wurden in der Regel als warm und trocken bezeichnet. Nicht eindeutig ist die Bewertung der Gerbstoffdrogen mit ihrer zusammenziehenden oder stopfenden Wirkung. Nach humoralpathologischer Theorie müssten sie kühlend sein. Konsistent wiederum wurden Schleimdrogen wie Leinsamen, Eibischwurzel oder Wegerich als kalt und befeuchtend eingeordnet.

Die Verwendung einer „kalten“ Pflanze beschreibt Adam Lonitzer in seinem *Kreuterbuch*, gut 400 Jahre später:

„Psilienkraut, so auch Flöhsaamen […] genennet wird, wächst gern an feuchten Stätten. Der Saame ist kalt und feucht im andern Grad. Er verändert des Menschen Natur und bringt Stulgang, innerhalb des Leibs genossen.“

Adam Lonitzer: Kreuterbuch

Toxische Pflanzen mit hohem Alkaloidgehalt wie Schlafmohn, Bilsenkraut oder Schierling wurden als kalt und trocken im 3. oder 4. Grad bezeichnet. Eine derartige Intensität impliziert im Sinne der Humoralpathologie eine Gefahr der tödlichen Vergiftung durch Unterkühlung und Stockung der Säfte im Körper.

Dem heutigen Leser mögen diese Ausführungen wenig stichhaltig erscheinen. Schon Paracelsus hatte kritisiert: „Im Leib sind die Krankheiten weder kalt noch warm, wider was sollte dann kalte oder warme Arznei fechten?“ (zit. nach Preu [11]).

Es lassen sich dennoch gewisse Beziehungen zwischen der Einschätzung der Klostermedizin und der modernen Phytotherapie ziehen. Das gelingt aber keineswegs immer. Beispielsweise galten die stark riechenden, aromatischen Drogen, wie die Baldrianwurzel oder die Hopfendolde, eher als belebend und diuretisch. Nur wenige Autoren der Klostermedizin haben die sedierende Wirkung dieser Pflanzen erkannt. Das älteste Dokument hierfür ist das *Lorscher Arzneibuch*, das den Baldrian als erste Zutat in einem Mittel zur Beruhigung und Förderung des Schlafes nennt.

Für die moderne Phytotherapie ist es letztlich von untergeordneter Bedeutung, mit welchem Theoriekonzept die Klostermediziner die Wirkweise einer bestimmten Heilpflanze begründeten. Es geht nicht darum, die gesamte Klostermedizin wiederzubeleben, sondern für die phytotherapeutische Forschung viele interessante Einzelhinweise aufzunehmen: Einzelne, fast vergessene Arzneipflanzen, wie Andorn, Heil-Ziest oder Königsfarn auf ihr Wirkspektrum zu untersuchen, traditionelle Arzneiformen und -zubereitungen zu testen, aber auch Präventionsmethoden wie das Fasten in der Klostermedizin wiederzuentdecken.

Vor allem in Bezug auf die Behandlung von Magen- und Darmproblemen erscheinen einige Erkenntnisse der Klostermedizinzeit ausgesprochen modern. Im *Anthimusbrief* im *Lorscher Arzneibuch* heißt es beispielsweise, wer seine Nahrungsmittel richtig auswähle, benötige keine Arzneimittel. Diese Aussage spiegelt unsere modernen Hoffnungen wider, einmal durch gezieltes Etablieren bestimmter Darmkeime mittels individuell zugeschnittener Ernährungsprotokolle eine Vielzahl verschiedenster Zivilisationskrankheiten in den Griff zu bekommen. Unser Wissen über die Wechselwirkungen der Mikrobiota mit unserem Organismus ist noch sehr begrenzt. Möglicherweise wird die Wissenschaft zu der Erkenntnis gelangen, dass die Beachtung der ***Sex res non naturales***, der 6 antiken Säulen der Gesunderhaltung, zwar nicht der Aufrechterhaltung eines Säftegleichgewichts, wohl aber der Stabilisierung einer gesunden Mikrobiota dienlich ist.

Jeder Therapeut, der sich heute darum bemüht, Patienten mit chronischen Magen-Darm-Erkrankungen zu helfen, wird vermutlich bestätigen, dass mit Medikamenten allein – seien sie nun pflanzlicher oder chemisch-synthetischer Natur – in diesen Fällen kaum eine dauerhafte Besserung zu erzielen ist. Wir sind es jedoch seit der Entwicklung der Zellularpathologie durch Virchow gewohnt, nach Zielorganen und Zielzellen für unsere Medikamente zu suchen und ihre Wirkmechanismen mit den molekularbiologischen oder biochemischen Methoden zu erklären, die uns heute zur Verfügung stehen. Wir wissen aber auch um die enge Verbindung zwischen zentralem und enterischem Nervensystem, zwischen Kopf- und „Darmhirn". Wir wissen um die zentrale Bedeutung der Psyche und der Umwelt des Patienten für die Besserungschancen von Erkrankungen des Magen-Darm-Trakts. Galens Zusammenfassung der 6 Gesundheitsbereiche, die in eine ganzheitliche Therapie einbezogen werden sollten, hat somit nichts von ihrer Aktualität verloren – gerade auch im Hinblick auf die notwendige selbstverantwortliche Mitarbeit des Patienten an der Erhaltung seines Wohlergehens.

6 Medizinhistorische Werke und ihre Verfasser – ein Überblick

6.1 Anonymus (16. Jh. v. Chr.): Papyrus Ebers

Der *Papyrus Ebers*, ein vollständig erhaltener medizinischer Text auf einer über 20 m langen Buchrolle, wurde im Alten Ägypten des 16. Jahrhunderts v. Chr. verfasst. Benannt ist der Papyrus nach dem Leipziger Ägyptologen Georg Ebers, der ihn im Jahr 1862 in Luxor von dem US-amerikanischen Antikenhändler Edwin Smith kaufte und später der Universitätsbibliothek Leipzig übergab, wo er sich heute noch befindet. Im Zweiten Weltkrieg wurde er erheblich beschädigt. Smith behielt einen weiteren, wesentlich kürzeren Papyrus aus der Zeit um 1550 v. Chr. selbst, der sich unter dem Titel *Papyrus Edwin Smith* heute in der New York Academy of Medicine aufbewahrt wird.

Die beiden Schriftrollen zählen zu den ältesten medizinischen Aufzeichnungen der Menschheit. Sie sind sorgfältig in akkurater hieratischer Schrift (einer den Hieroglyphen nahestehenden Schreibweise, die mit Pinseln auf Papyrus geschrieben werden konnte) gestaltet und konnten vollständig übersetzt werden, so dass sie einen guten Eindruck vom Stand der Medizin im Alten Ägypten vermitteln. Während sich der *Papyrus Edwin Smith* schwerpunktmäßig mit Chirurgie und Wundbehandlung beschäftigt, finden sich im *Papyrus Ebers* Zaubersprüche und Beschwörungsformeln gegen krankheitsverursachende Dämonen, aber auch eine umfangreiche Sammlung medizinischer Rezepturen gegen ein breites Spektrum von Krankheiten und Verletzungen. Abgehandelt werden z. B. Haut- und Atemwegserkrankungen, die Augen- und Zahnheilkunde, Magen- und Darmerkrankungen sowie gynäkologische Erkrankungen und die Empfängnisverhütung, sogar ein Kapitel über Depressionen ist vorhanden. Die Erwähnung der Staublunge der Steinmetze wird als das älteste Zeugnis der Arbeitsmedizin betrachtet.

6.2 Hippokrates von Kos (ca. 460–377 v. Chr.): Corpus Hippocraticum

Hippokrates von Kos, der „Vater der Heilkunde“, konnte auf eine lange Vorfahrenreihe zurückblicken, aus der traditionell Ärzte hervorgingen: Seine Familie, die Asklepiaden auf der griechischen Insel Kos, führten sich auf Asklepios, den Gott der Heilkunst, zurück. Zu seiner Zeit war es üblich, als angehender Arzt auf Wanderschaft zu gehen und Berufserfahrung zu sammeln. So führten ihn jahrelange Reisen durch Griechenland und Kleinasien. Als er nach Kos zurückkehrte und eine Schule für Mediziner (mit)begründete, war er eine anerkannte Berühmtheit. Seine Söhne führten die Familientradition als Ärzte fort.

Das *Corpus Hippocraticum* ist eine Sammlung von über 60 medizinischen Schriften, die zwischen dem 6. Jh. v. Chr. und dem 2. Jh. n. Chr. entstanden sind. Sechs Texte könnten von Hippokrates selbst stammen. Die Sammlung enthält auch den berühmten hippokratischen Eid, der im 1. Jahrhundert erstmals schriftlich fixiert wurde. Hippokrates hatte sich von der archaischen Auffassung gelöst, dass Gesundheit wie Krankheit des Menschen einzig von den Göttern bestimmt sei. Basierend auf sorgfältiger Beobachtung der Kranken entwickelte er die die ersten Ansätze zur Viersäftelehre (Humoralpathologie). Mit ihrer Hilfe konnte ein Arzt nun eigene Strategien der Heilung (und wichtig: auch der Prävention) erarbeiten, indem er nach einem Ungleichgewicht der Säfte (Dyskrasie) im Kranken suchte und sich um einen Ausgleich (Eukrasie) bemühte. Damit wurde Hippokrates zum Vater der Allopathie: „Entgegengesetztes wird durch Entgegengesetztes geheilt."

Bis heute beeindruckt Hippokrates' Forderung nach Besonnenheit und Empathie im Umgang mit den Kranken. Die Beachtung der Lebensumstände des Patienten und seiner Vorgeschichte ebenso wie seiner seelischen Verfassung waren für Hippokrates wichtige Diagnose-Bausteine und führten zu dem, was wir heute eine ganzheitliche Behandlung nennen würden: Hippokrates ist als Vorbild moderner denn je. Die ihm zugeschriebene Mahnung „eure Nahrungsmittel mögen eure Heilmittel sein und eure Heilmittel eure Nahrungsmittel" ist weithin bekannt, weshalb er hier einmal mit einer anderen bemerkenswerten Aussage zitiert werden soll: „Die Menschen werden krank, weil sie aus Torheit alles tun, um nicht gesund zu bleiben."

6.3 Cato der Ältere (234–149 v. Chr.): De agricultura

Marcus Porcius Cato Censorius, genannt Cato der Ältere, war römischer Feldherr, Historiker und Schriftsteller und einer der einflussreichsten Politiker seiner Zeit. Er bekleidete die Ämter des Römischen Konsuls (195 v. Chr.) und des Censors (184 v. Chr.). Als Censor machte er vor allem durch seine Strenge von sich reden; er verurteilte jeglichen Luxus und trat für eine asketische Lebensweise ein, obwohl er ein wohlhabender Mann war. Seinen römischen Zeitgenossen warf er Verweichlichung vor. Die Schuld daran gab er der griechischen Philosophie, Kunst und Wissenschaft, die sich im Rom seiner Zeit in der Oberschicht großer Beliebtheit erfreuten: „Sie haben sich verschworen, alle Barbaren mit ihrer Medizin umzubringen, und das sogar gegen Bezahlung." Konservativ und überzeugt republikanisch, sah er sich als Wahrer alter römischer Traditionen und Tugenden. Die Weltmacht Rom war hervorgegangen aus einer Republik von einfachen Bauern, und so stellte er das ländliche Ideal in den Vordergrund seiner Staatsideologie.

Seine Schrift *De agricultura* (Über die Landwirtschaft) verfasste er um das Jahr 150 v. Chr. herum. Sie ist bis dato das älteste Prosawerk in lateinischer Sprache, das uns erhalten geblieben ist. Für Historiker stellt sie die wichtigste Quelle zum Ackerbau im römischen Italien der Antike dar, denn sie war eine universale Anleitung für die damaligen Großgrundbesitzer. Vom Kauf von Land und Sklaven bis hin zur Bestellung und Verwaltung eines Gutes, vom Oliven-, Getreide- und Weinanbau bis hin zu Küchen- und Ernährungstipps findet sich alles, was an einschlägigem Wissen zusammenzutragen war, einschließlich medizinischer Hinweise, Hausmittel und Bauernweisheiten.

Generationen von Lateinschülern assoziierten mit Cato d.Ä. denjenigen Senator, der angeblich jede seiner Reden mit der Forderung beendete, Karthago müsse zerstört werden („ceterum censeo Carthaginem delendam esse"). Die Erfüllung seines Wunsches 146 v. Chr. erlebte er aber knapp nicht mehr. Wer sich mit antiker Ernährung und historischen Rezepturen beschäftigt, assoziiert Cato mit seiner Leidenschaft für Kohl:

> *„Kohl und wie er die Verdauung fördert: Es ist der Kohl, der alle anderen Gemüsesorten übertrifft. Iss ihn gekocht oder iss ihn roh; wenn du ihn roh isst, dann tauche ihn vorher in Essig. Er fördert die Darmaktivität wunderbar und auch der Urin [des Kohlessers] ist gegen alle möglichen Beschwerden hilfreich."*
>
> Cato d.Ä.: De agricultura

Von den zahlreichen aufgeführten Anwendungen und Indikationen für Kohlzubereitungen sei hier noch eine Rezeptur zitiert, die Cato zu Anregung des Stuhlgangs empfiehlt: Ein Schweinsfuß (oder eine Keule mit möglichst wenig Fett), zwei Kohlstängel, zwei Mangoldstängel mitsamt Wurzel, etwas Farn, etwas Merkurkraut [antiker Name für Bingelkraut], zwei Pfund Miesmuscheln, einen Großkopffisch [eine Meeräschenart], einen Skorpion, sechs Schnecken und eine Hand voll Linsen. Alles gemeinsam kochen, bis das Fleisch gar ist. Alles mit Wein vermischen und mit Pausen dazwischen trinken.

„Von den beschriebenen Bestandteilen kann jeder einzelne den Stuhl abführen. Doch es sind so viele Sachen, damit du richtig gut abführst. Außerdem schmeckt es gut!"

6.4 Dioskurides (1. Jh. n. Chr.): Materia medica

Pedanios Dioskurides, dessen Lebensdaten nicht bekannt sind, stammte aus Anazarbos in Kikilien in der heutigen Türkei. Er war wohl Militärarzt unter den römischen Kaisern Claudius (41–54 n. Chr.) und Nero (54–68 n. Chr.). In dieser Eigenschaft bereiste er weite Teile des Römischen Imperiums und verfasste auf der Grundlage seiner medizinischen Erfahrungen zwischen 60 und 78 n. Chr. sein 5-bändiges Werk *De materia medica*. In dieser Arzneimittellehre werden, in griechischer Sprache, über 400 Arzneipflanzen „nach Gestalt und Heilwirkung" beschrieben, sowie jeweils etwa 100 mineralische und tierische Mittel. Das erste Buch behandelt u. a. die Öle und Salben sowie die Bäume, das zweite die Tiere, Milch, Honig und Fette sowie Getreide, Gemüse und Gartenkräuter. Das dritte und vierte gehen auf die weiteren Kräuter und die Wurzeln ein; im fünften werden neben den Weinsorten und den übrigen Getränken die Mineralien vorgestellt. Einige Gruppen sind nach ihrer Wirkung zusammengestellt, wie diuretisch, abführend, aphrodisierend, oder nach Verwandtschaften. Für den schnelleren Zugriff wurde die *Materia medica* in eine alphabetische Reihenfolge gebracht und mit Abbildungen versehen. Zu dieser Art gehört der berühmte *Wiener Dioskurides*.

Das Werk galt als so vollkommen und unübertreffbar, dass es über Jahrhunderte hinweg als Standardwerk zitiert wurde. Sogar Galen, der gerne Vorgänger und Zeitgenossen kritisierte, verzichtete unter Verweis auf Dioskurides auf eigene Pflanzenbeschreibungen, und der „Dioskurides" erfuhr bis in die Renaissance und frühe Neuzeit hinein höchste Wertschätzung als Grundlage und Vorbild für alle neu verfassten Herbarien und Arzneibücher.

Die älteste überlieferte Handschrift der *Materia medica* liegt uns im *Wiener Dioskurides* vor, so benannt, weil er sich heute in der Österreichischen Nationalbibliothek befindet (Cod.med. gr.1, ÖNB). Er ist ein mit beeindruckenden Pflanzenporträts illustrierter Codex, der seit 1997 zum UNESCO Weltdokumentenerbe gehört. Seine Entstehung lässt sich auf das Jahr 512 n. Chr. datieren, denn das kostbare Buch war eine Schenkung der Bürger Konstantinopels an Anicia Juliana, eine vornehme Römerin von kaiserlicher Abstammung. Sie erhielt es als Dank für die Stiftung einer Kirche.

Der ***Wiener Dioskurides*** ist ein Sammelband, in dem das Dioskurides-Herbarium den größten Raum einnimmt. Es lässt sich erschließen, dass bei der Herstellung der Abschrift und der Illustrationen auf spätantike Vorlagen aus dem 3. oder 4. Jh. n. Chr. zurückgegriffen wurde, die uns verloren gegangen sind. Es ist unbekannt, ob Dioskurides selbst seinem Werk schon Illustrationen beigegeben hatte.

Der Kodex selbst erlebte eine wechselhafte Geschichte, bedingt durch die wiederholten Eroberungen Konstantinopels. Es entstanden lateinische, arabische, persische und türkische Umschriften des ursprünglich in Griechisch verfassten Werkes. Über Spanien und Italien gelangte der Text der *Materia medica* wieder in den Westen, wurde 1478 aus dem Arabischen ins Lateinische übersetzt und 1499 erstmals wieder in griechischer Sprache herausgegeben. Die Tatsache, dass dem westeuropäischen Mittelalter keine vollständige lateinische Übersetzung zur Verfügung gestanden hat, erklärt wohl, dass während dieser Zeit anderen Quellenwerken der Vorzug gegeben wurde. Nachdem der *Dioskurides* durch die Neuübersetzung wieder zugänglich war, diente er in der Renaissance den „Herbaristen" als wesentliche Quelle, so z. B. Otto Brunfels (1488–1534), Hieronymus Bock (1489–1554), Leonard Fuchs (1501–1566), Adam Lonitzer (1528–1586) und Jakob Theodor Tabernaemontanus (gest. 1590). In diesem Sinne könnte man den (illustrierten) Dioskurides den „Vater der Kräuterbücher" nennen.

Als „Väter der Botanik" wiederum werden vor allem Brunfels, Bock und Fuchs bezeichnet. Mit der zunehmenden Verfügbarkeit von Drucken wurde es möglich, sowohl verschiedene Werke untereinander als auch altes und neues Heilpflanzenwissen miteinander zu vergleichen. Dadurch fielen Widersprüchlichkeiten und Irrtümer bei der Benennung von Heilpflanzen auf, und es wurde unumgänglich, nach Ordnungs- und Identifikationsmöglichkeiten für die Pflanzen zu suchen: Dies war die Wiege der Botanik als eigenständige Wissenschaft.

Der Dioskurides-Titel *Materia medica* (lat. heilende Substanzen) wurde zur historischen Bezeichnung für Sammelwerke zum Thema Arzneimittel und darüber hinaus zum Synonym für die Arzneimittellehre an sich. Erst seit dem 20. Jh. wurde dafür zunehmend der Begriff „Pharmakologie" verwendet. In der Homöopathie blieb der Begriff Materia medica erhalten, er wird weiterhin zur Bezeichnung der homöopathischen Arzneimittellehre benutzt.

6.5 Gaius Plinius Secundus der Ältere (23–79 n. Chr.): Naturalis historia

Plinius der Ältere war römischer Offizier und Verwaltungsbeamter unter den Kaisern Vespasian und Titus, deren Feldzüge er begleitete. Wie er im Vorwort seiner Naturenzyklopädie *Naturalis historia* versichert, widmete er sich tagsüber pflichtbewusst seinen verschiedenen Ämtern, während er nachts seiner Leidenschaft nachging: dem Sammeln des gesamten naturkundlichen und kulturhistorischen Wissens seiner Zeit. Er muss ein Workaholic gewesen sein, der alles las und verarbeitete, was er irgend in die Hände bekommen konnte; um die 2000 Bücher soll er als Quelle benutzt haben, denn „Kein Buch ist so schlecht, dass es nicht in irgendeiner Weise nützlich sein könnte".

Da Plinius der Ältere sehr wenig über sich selbst schrieb, haben wir die meisten Informationen über ihn durch die schriftstellerische Tätigkeit seines Neffen, Plinius des Jüngeren, erhalten. Berühmt und anrührend ist dessen für Tacitus verfasster Bericht über den Tod seines Onkels beim Ausbruch des Vesuvs im Jahr 79 n. Chr. Er ist so detailliert, dass er im zwanzigsten Jahrhundert den zahlreichen Filmen über den Untergang Pompejis als Inspiration und Informationsquelle dienen konnte.

Plinius' *Naturgeschichte* in 37 Bänden ist die älteste vollständig überlieferte, systematisch geordnete Enzyklopädie. Sie umfasst auch mehrere Bände zu den Pflanzen und Tieren mit zahlreichen Hinweisen auf ihre medizinische Verwendung (Bände 20–32). Die medizinischen Aussagen aus der *Naturalis historia* wurden im 4. Jh. in der dreibändigen *Medicina Plinii* zusammengestellt. Der Inhalt ist hier nicht mehr nach Pflanzen und Tieren geordnet wie in der Vorlage, sondern nach den Krankheiten von Kopf bis Fuß (Kopfweh bis Gicht; Band 1 und 2). Im 3. Band folgen Krankheiten, die den gesamten Körper befallen, wie Fieber und Vergiftungen. Diese *Medicina Plinii* wurde sodann durch andere Quellen erweitert, insbesondere durch Gargilius Martialis und die Übersetzung einer Schrift des

Alexander von Tralles. Diese erweiterte Fassung wurde als *Physica Plinii* überliefert.

Von Aufzählungen und Berichten Plinius des Jüngeren wissen wir, dass viele weitere Bücher seines Onkels existiert haben müssen, die verschollen sind. Dazu gehören seine historischen Werke, die Tacitus als Quelle gedient haben sollen. Nicht nur als Universalgelehrter, auch als begabter Schriftsteller hat Plinius d.Ä. bis heute Spuren hinterlassen: von ihm stammen der Begriff „Eselsbrücke" und Bonmots wie „In vino veritas", „Cum grano salis" oder „Schuster, bleib bei deinen Leisten". Von der griechisch dominierten Ärzteschaft des Römischen Imperiums schien der ältere Plinius übrigens, ganz wie vor ihm Cato, nicht viel gehalten zu haben: „Die Ärzte allein dürfen einen Menschen ungestraft umbringen."

Geradezu verblüffend modern erscheint folgendes Zitat, aus dem der Naturwissenschaftler in Plinius d.Ä. spricht: „Was für ein Ende soll die Ausbeutung der Erde in all den künftigen Jahrhunderten noch finden? Bis wohin soll unsere Habgier noch vordringen?"

Die *Naturalis historia* wurde ununterbrochen aufgelegt, galt bis ins 19. Jahrhundert als Grundlage wissenschaftlicher Lehre und Forschung und ist bis heute als vollständige Ausgabe erhältlich.

6.6 Galenos von Pergamon (129–199 n. Chr.): Methodus medendi und Corpus Galenicum

Der Arzt Galen gilt noch vor Hippokrates als der wichtigste antike Wegbereiter der europäischen Medizin. Der Name Galenos bedeutet übersetzt „der Sanfte, der Heitere". Das traf wohl seinen Charakter nicht besonders gut. Sein Genius und seine starke Persönlichkeit ließen ihn zum bedeutendsten römischen Mediziner seiner Zeit werden und er scheint sich selbst auch dahingehend eingeschätzt zu haben: seine Zeitgenossen beschrieben ihn als bissig, und sein Werk ist gespickt mit Polemik gegen andere Ärzte und durchaus auch mit Selbstlob.

Schon früh interessierte sich Galen besonders für Anatomie, und er nahm medizinischen Unterricht bei berühmten Ärzten in Alexandria. Dieses Zentrum der Wissenschaften mit seiner riesigen Bibliothek war der einzige Ort, an dem in der damaligen Zeit Untersuchungen an Leichen durchgeführt werden durften. Galen beschäftigte sich intensiv mit Tiersektionen und Skeletten. Als er mit 28 Jahren nach Pergamon zurückkehrte, befähigten ihn seine Kenntnisse, verletzte Athleten der Olympischen Spiele und schwerverwundete Gladiatoren so erfolgreich zu behandeln, dass er als berühmter Arzt eine gut gehende Praxis führen konnte. Dennoch entschloss er sich 161 n. Chr., nach Rom zu gehen. Aufgrund spektakulärer Heilerfolge wurde er dort zum prominenten Arzt der römischen Aristokratie.

Die Hippokratische Lehre war die einzige Medizinphilosophie, die vor Galens kritischen Augen Gnade fand, und er verschaffte ihr eine Renaissance. Er überarbeitete die *Materia medica* des Dioskurides, indem er sie alphabetisch sowie nach Anwendungsgebieten ordnete. Er vervollkommnete das humoralpathologische Medizinsystem, indem er die Viersäftelehre mit den vier Primärqualitäten (warm-kalt, feucht-trocken) und den vier Geschmacksqualitäten in Verbindung brachte. Seine anatomischen Kenntnisse und Praxiserfahrungen, die Ethik der Hippokratischen Lehre und die Humorallehre wurden von ihm zu einem medizinischen Gesamtsystem vereinigt, das den zeitgenössischen Ärzten eine einheitliche Methodik für Diagnose, Prognose und Therapie an die Hand gab.

Zur Verbreitung seiner Heilmethoden hielt Galen Vorträge, führte öffentlich Tiersektionen durch und hinterließ ein umfangreiches schriftliches Werk. Er soll um die zwanzig Schreiber beschäftigt haben, um Studenten und der Nachwelt sein Wissen weiterzugeben: „Wenn aber jemand gleichfalls durch Taten, nicht durch kunstvolle Reden berühmt werden will, der braucht nur mühelos in sich aufzunehmen, was von mir in eifriger Forschung während meines ganzen Lebens festgestellt wurde."

Obwohl Galen kein Christ war, wird aus vielen Textstellen deutlich, dass er an nur einen Gott glaubte und den Körper als Instrument der Seele betrachtete. Dies erklärt die Anerkennung seiner Autorität durch die christliche Kirche wie auch die Bewahrung seines medizinischen Vermächtnisses durch die arabischen und hebräischen Gelehrten über die folgenden Jahrhunderte hinweg. Noch heute bezeichnen wir als Galenik die Lehre von der Zubereitung von Arzneistoffen zu bestimmten Arzneiformen (z. B. als Tablette, Salben, Suppositorien, Arzneimittelkomposita usw.). Damit wird Galen geehrt, der die Medikamente erstmals nach einem komplexen System einteilte. Seine Pulslehre, die 27 Pulsarten beschrieb, findet sich heute noch in Ansätzen in der Praxis: die bekannten Begriffe *Pulsus magnus, parvus, tardus, celer et altus* stammen von Galen. Erst mit Paracelsus, der die Humoralpathologie ablehnte, und schließlich durch die Aufdeckung seiner anatomischen Irrtümer, z. B. nach Entdeckung des Blutkreislaufs durch William Harvey und Marcelo Malpighi im 17. Jahrhundert, verlor Galens systematisches Medizinkonzept allmählich an Bedeutung. Seine Stellung als herausragender Mediziner bleibt unangefochten.

6.7 Anthimus (um 500 n. Chr.): Der Anthimusbrief De observatione ciborum

„Die Gesundheit der Menschen beruht in erster Linie auf der Verträglichkeit der Speisen" ist das bekannteste Zitat aus *De observatione ciborum*, einem Schriftstück, das als letzter Teil dem Lorscher Arzneibuch (S. 42) beigefügt wurde (und nur hier überliefert ist).

Anthimus war ein griechischer Arzt, der diesen Text über gesunde Ernährung um 500 n. Chr. verfasste. Als Empfänger (vgl. den Untertitel: „Brief des erlauchten Anthimus an Theudoricus, den König der Franken") kommen allerdings verschiedene historische Persönlichkeiten in Betracht.

Abgesehen von der allgemeinen Wahrheit, die in obigem Zitat steckt, ist der Text vor allem eine Quelle für die Ernährungsgewohnheiten der Völkerwanderungszeit. Es finden sich kaum Ratschläge darin, die sich in die heutige Zeit übertragen ließen. Viel interessanter ist der *Anthimusbrief* für Sprachwissenschaftler: Er enthält Hinweise auf den Übergang von der lateinischen zur italienischen Sprache.

6.8 Benedikt von Nursia (ca. 480–547 n. Chr.): Regula benedicti (um 540 n. Chr.)

Benedikt wurde um 480 n. Chr. in Nursia in Umbrien geboren. Die wohlhabenden Eltern schickten ihn zum Studium nach Rom, um ihn auf eine Beamtenlaufbahn im römischen Staatsdienst vorzubereiten. Er verließ jedoch die Stadt auf der Suche nach Ruhe und spirituellen Erfahrungen. In einer Höhle bei Subiaco soll er um das Jahr 500 herum drei Jahre lang als Einsiedler gelebt haben. Wie der Biograph Benedikts, Papst Gregor der Große, in seinem zweiten *Buch der Dialoge* berichtet, beeindruckte sein streng asketischer Lebensstil viele verstreut in dieser Gegend lebende Mönche, die ihm daraufhin Gefolgschaft leisteten. In den kommenden Jahrzehnten lebte Benedikt in verschiedenen Mönchsgemeinschaften und gründete dreizehn Klöster, bevor er 529 auf dem Monte Cassino bei Neapel mit einer Schar von Getreuen das Stammkloster des Benediktinerordens errichtete. Hier verfasste er um 540 n. Chr. seine *Regula benedicti*, die Regeln für ein frommes und friedvolles Zusammenleben in der Klostergemeinschaft. Diese fasste er als eine Familie auf, mit dem Abt als Vater und den Mönchen als Brüdern. Die reichen Erfahrungen seines zurückliegenden Lebens in verschiedenen Mönchsgemeinschaften flossen in das Werk ein, er konnte aber auch auf ältere Mönchsregeln zurückgreifen z. B. die die anonyme *Regula Magistri* (Regel des Meisters) aus dem frühen 6. Jahrhundert und die Regel des Heiligen Basilius des Großen.

Bis heute beeindrucken der Pragmatismus, das psychologische Einfühlungsvermögen und die Menschenkenntnis Benedikts, die aus den Formulierungen dieser Regeln sprechen. Es war ihm wichtig, dass die Mönche ihren Dienst in Freude und ohne Überforderung tun konnten, aber auch durch die ausgeglichene Abfolge von Arbeit, Lesungen und Gebet vor Müßiggang, dem „Feind der Seele", bewahrt wurden. Auch das Murren sah Benedikt als ein Laster an, so dass er mithilfe seiner „Regula" alles aus dem Weg zu räumen versuchte, was den Mönchen dazu Anlass geben könnte:

> *„Man halte sich an das Wort der Schrift: ‚Jedem wurde so viel zugeteilt, wie er nötig hatte.' Damit sagen wir nicht, dass jemand wegen seines Ansehens bevorzugt werden soll, was ferne sei. Wohl aber nehme man Rücksicht auf Schwächen. Wer weniger braucht, danke Gott und sei nicht traurig."*
>
> Regula benedicti 34, 1–7

Benedikt starb im Jahr 547 auf dem Monte Cassino. Im Jahr 580 wurde sein Kloster von den Langobarden niedergebrannt. Die Mönche, die entkommen konnten, nahmen das Manuskript der *Regula benedicti* mit sich nach Rom, von wo aus die Benediktiner es weiterverbreiteten.

Benedikt von Nursia wird heute in der orthodoxen, armenischen und katholischen Kirche als Heiliger verehrt. Er gilt als ein Gründervater des christlichen Mönchtums und Schutzpatron Europas.

6.9 Cassiodorus Senator (ca. 485–580 n. Chr.): Institutiones divinarum et saecularum litterarum

Magnus Aurelius Cassiodorus, später auch Cassiodorus Senator genannt, wurde wahrscheinlich zwischen 485 und 490 in Scyllaceum in Süditalien geboren. Sein Vater war ein Mitglied des römischen Senatsadels und wurde in dieser Eigenschaft der Privatsekretär Odoakers, der 476 nach der Absetzung des letzten römischen Kaisers, Romulus Augustus, zum König von Italien geworden war. Im Jahr 493 wurde Odoaker in Ravenna von dem Ostgoten Theoderich besiegt. Cassiodor wuchs am Hof von Theoderich in Ravenna auf, da sein Vater sich mit dem neuen König arrangiert hatte. Cassiodor selbst trat als Zwanzigjähriger in den Staatsdienst ein und diente Theoderich und den ihm nachfolgenden ostgotischen Königen in verschiedenen Verwaltungsämtern. Er betätigte sich in dieser Zeit auch als Schriftsteller und verfasste beispielsweise für Theoderichs Schwiegersohn eine Geschichte der Goten. Für heutige Historiker von Bedeutung ist sein Werk *Variae*, eine Sammlung von Schriftstücken, die er während seiner Beamtenzeit für die verschiedenen Könige erstellt hatte, für die er arbeitete. Die Rückeroberung Italiens durch den oströmischen Kaiser Justinian wirkte sich für Cassiodor nicht negativ aus, da er sich in seinen Schriften nie negativ über Ostrom geäußert hatte. Bei einem Aufenthalt in Konstantinopel um 550 informierte Cassiodor sich über die Studienordnung an der Schule von Nisbis, einem Zentrum der syrischen Theologie. Zurück in Italien, zog er sich von seinen Ämtern zurück und gründete auf den Ländereien seiner Familie in Süditalien im Jahr 554 die Klosterakademie Vivarium. Er beschäftigte sich mit der antiken Literatur, sammelte viele Schriften und ließ sie von den Mönchen des Klosters Vivarium vervielfältigen. Durch seine Arbeit blieben viele antike Werke der Nachwelt erhalten, die sonst verloren gegangen wären. Er selbst verfasste mit dem Werk *Institutiones divinarum et saecularium litterarum* (Einführung in die geistlichen und weltlichen Wissenschaften) eine Literaturliste als Grundlage für den Aufbau von Bibliotheken und schuf nach dem Vorbild der Schule von Nisbis eine Studienordnung für die Ausbildung der Mönche in den abendländischen Klöstern. Noch im Alter von 93 Jahren verfasste er eine Abhandlung über die lateinische Orthografie und legte diesem letzten Werk eine Liste seiner eigenen Schriften bei.

Cassiodor starb um 580 im Kloster Vivarium, das bald nach seinem Tod aufgelöst wurde. Mit seinem Wirken an dieser Stätte hat Cassiodor einen Grundstein für die Rolle der abendländischen Klöster als Bildungsinstitutionen gelegt.

6.10 Scriptorium des Klosters Lorsch (ca. 795 n. Chr.): Das Lorscher Arzneibuch

Der *Codex Bambergensis medicinalis 1*, eine karolingische Handschrift in lateinischer Sprache, wurde um 795 n. Chr. von mehreren Händen im Scriptorium des Klosters Lorsch erstellt; als Verfasser bzw. Kompilator wird eine hochstehende Persönlichkeit des Klosters vermutet. Der Codex erhielt die Bezeichnung „Lorscher Arzneibuch" von dem Würzburger Medizinhistoriker Gundolf Keil, der mit seinen Mitarbeitern in den 1980er Jahren das vorher nur wenigen Fachleuten bekannte Werk übersetzte und editierte. Diese Forschungsarbeiten brachten die überragende Bedeutung des *Codex* ans Licht, der im Kloster Lorsch bis ins 10. Jahrhundert als Hand- und Lehrbuch der Klostermediziner im Gebrauch gewesen war und bis dato das älteste erhaltene Medizinbuch Deutschlands ist. Seit 2013 gehört das *Lorscher Arzneibuch* zum UNESCO-Weltkulturerbe.

Den größten Anteil des *Codex* machen die medizinischen Rezepte und die galenischen Anweisungen zu ihrer Herstellung und Verwendung aus, von denen viele auf Dioskurides, Plinius und Galen, aber auch auf Autoren der byzantinischen Medizin zurückgehen. Über 600 verschiedene Pflanzenarten kommen als Ingredienzien zum Einsatz. Die am häufigsten genannte Pflanze ist der Fenchel – eine der beliebtesten Arzneipflanzen der ganzen Klostermedizin. Überraschend häufig finden sich aber auch Gewürze aus Asien, allen voran Ingwer und Pfeffer, sowie Harze aus Arabien wie Myrrhe, Mastix, Weihrauch oder Gummi arabicum, das Harz verschiedener Acacia-Arten.

Von besonderer kulturhistorischer Bedeutung ist die Einleitung, denn sie stellt eine Verteidigung der Heilkunde dar, zu der der Verfasser sich genötigt sah. Die frühmittelalterliche Mentalität war medizinfeindlich, denn man sah in den Bemühungen, Menschen zu heilen, einen nicht statthaften Eingriff in den göttlichen Heilsplan. Die Ablehnung der antiken Medizin als „heidnisch" hatte zur Folge, dass uns viel vom medizinischen Wissensschatz der Antike verlorengegangen ist.

So beginnt der Verfasser sein Werk mit den Worten:

> *„Ich bin genötigt, denen zu erwidern, die sagen, ich hätte dieses Buch unnützerweise geschrieben [...] Jedoch wie taub hörte ich nicht auf ihre Worte, weil ich die Notlage der Hilfsbedürftigen für wichtiger ansah als den Tadel derer, die gegen mich tobten [...]"*
>
> Lorscher Arzneibuch

Es gelingt dem Verfasser in der darauffolgenden Argumentation, aus Bibeltexten herzuleiten, dass das Heilen (mithilfe der von Gott gegebenen Kenntnisse) ein notwendiger Akt christlicher Nächstenliebe sei. Das *Lorscher Arzneibuch* gilt damit als ein Zeugnis der Innovationen, die sich mit der Karolingischen Bildungsreform abzuzeichnen begannen. Auch auf einen anderen interessanten Aspekt wirft der *Codex* ein Licht: die schwierige Finanzierung medizinischer Leistungen. Reiche Patienten sollten dem Arzt eine Gelegenheit zum Gewinn sein, schreibt der Verfasser, bei Armen möge er sich mit „einer Winzigkeit" abfinden lassen. Weiterhin waren die in den antiken Quellen angegebenen Pflanzen oder Drogen, die oft aus dem Vorderen Orient stammten, zur Zeit des Verfassers sehr teuer geworden. Aus diesem Grund weist das *Lorscher Arzneibuch* an, auf heimische Heilpflanzen auszuweichen:

> *„Wir dagegen erfreuen uns an den gewöhnlichen Kräutern der Wiesen, welche das flache Land und die hohen Berge hervorbringen. Seid deshalb gegrüßt, ihr heiligen Berge und Felder der Heimat, denn eure Gaben taugen für viele Behandlungen."*
>
> Lorscher Arzneibuch

Für die moderne Phytotherapieforschung birgt das *Lorscher Arzneibuch* daher eine Fülle von Informationen und Anregungen, gerade in Hinsicht auf die Verwendungsmöglichkeiten traditioneller europäischer Arzneipflanzen.

6.11 Walahfrid Strabo (809–849 n. Chr.): Liber de cultura hortorum

Der Benediktinermönch Walahfrid war bereits als Kind von seinen Eltern ins Kloster Reichenau gegeben worden. Er erhielt dort eine ausgezeichnete Ausbildung und studierte anschließend beim Abt des Klosters Fulda, Rabanus Maurus. Dieser war einer der bedeutendsten Gelehrten in der sogenannten Karolingischen Renaissance, der Zeit der Bildungsreformen, die Karl der Große eingeleitet hatte und die sein Sohn Ludwig der Fromme fortführte. Walahfrid wurde zum Erzieher des Kaisersohnes Karl an den Hof in Aachen berufen und hatte dort wohl starkes Heimweh nach seiner geliebten Reichenau, wie man aus einem rührenden Gedicht weiß, dass er nach Hause schickte. Walahfrid war nicht nur ein guter Lehrer, sondern auch ein guter Dichter. Seine Liebe galt außerdem dem Gartenbau und der Botanik. Für Pflanzen hatte er eine gute Beobachtungsgabe, dabei war wohl sein Augenfehler nicht hinderlich, der ihm den Beinamen Strabo, „der Schielende" eingebracht hatte.

Zu Walahfrids Glück machte ihn der Kaiser als Dank für die Erziehung seines Sohnes im Jahr 838 zum Abt des Klosters Reichenau, ein Amt, das er mit einer knapp zweijährigen Unterbrechung bis zu seinem Tod innehatte.

Das *Liber de cultura hortorum* (oder kurz *Hortulus*, das „Gärtchen") ist ein Lehrgedicht, das wir heute als eines der bedeutendsten botanischen Werke des Mittelalters betrachten; Walahfrid schrieb es um das Jahr 840. In lateinischen Hexametern werden ein Klostergarten mit 24 Heilpflanzen, ihr Erscheinungsbild und ihre Anwendung beschrieben. Als belesener Mann und Abt eines Klosters mit einer ausgezeichneten Bibliothek konnte Walahfrid für sein Lehrgedicht auf eine spätantike Quelle zurückgreifen: auf das *Liber medicinalis* des Quintus Serenus aus dem 4. Jahrhundert. Dieser wiederum hatte sein Wissen der *Naturalis Historia* des Plinius entnommen. Dennoch macht die dichterische Begabung Walahfrids und seine Liebe zu den Pflanzen etwas völlig anderes aus der Vorlage. So ist sein Gedicht nicht nur berühmt geworden wegen der botanisch korrekten Vorstellung der Pflanzen und ihrer arzneilichen Wirkung, sondern auch wegen der lyrischen Beschreibung eines Gärtnerglücks, die auch die Mühsal des Gärtnerns nicht verschweigt:

> *„… und nicht allein Lektüre, die schöpft aus den Büchern der Alten:*
> *Arbeit und eifrige Neigung vielmehr, die ich vorzog der Muße,*
> *Tag für Tag, haben dies mich gelehrt durch eigne Erfahrung."*
>
> Walahfrid Strabo: Liber de cultura hortorum

6.12 Avicenna (980–1037 n. Chr.): Canon medicinae

Avicenna (latinisiert für Abū Alī al-Husain ibn Abd Allāh ibn Sīnā) wurde um 980 in der Nähe von Buchara im heutigen Usbekistan geboren;

seine Muttersprache war Persisch. Sein Vater war als hoher Staatsbeamter in der Lage, ihm eine ausgezeichnete Erziehung zugutekommen zu lassen. Avicenna galt früh als Wunderkind, wie wir aus der Feder seines Biografen und Schülers Al-Dschuzdschani wissen. Demnach hatte Avicenna bereits im Alter von 10 Jahren das Studium des Korans und eines Großteils der klassischen Schönen Literatur abgeschlossen, obwohl diese in Arabisch, für ihn also in einer Fremdsprache, verfasst waren. Er wandte sich danach im Selbststudium nahezu allen damals bedeutenden Wissenschaften zu, beispielsweise Rechtswissenschaften, Logik, Physik und Metaphysik. Seine Neigung galt jedoch vorrangig der Philosophie. Mit der Medizin beschäftigte er sich wohl eher aus Gründen des Broterwerbs; er soll gesagt haben, dass diese „keine schwere Wissenschaft" sei. Als Leibarzt verschiedener Fürsten erhoffte er sich den Zugang zu deren Bibliotheken, um seine eigentlichen wissenschaftlichen Interessen befriedigen zu können.

Avicenna war ein großartiger Systematiker, mit dem Ehrgeiz, das gesamte Wissen seiner Zeit, aus griechischen wie arabischen Quellen, geordnet darzustellen. An seiner Enzyklopädie *Richtschnur der Medizin*, latinisiert *Canon medicinae*, arbeitete er von 1013 bis 1024. Als Standardwerk der Medizin hatte Avicennas *Canon* nicht nur im islamischen Mittelalter eine jahrhundertelange Nachwirkung. Nach der Übersetzung ins Lateinische durch Gerhard von Cremona (gest. 1187) wurde er ab dem 13. Jahrhundert an sämtlichen europäischen Universitäten der medizinischen Ausbildung zugrunde gelegt. Die große Akzeptanz erklärt sich auch dadurch, dass Avicennas Medizintheorie auf der anerkannten Humoralpathologie Galens fußte. Aufgrund eigener Interessen und Erfahrungen brachte er aber bemerkenswerte neue Aspekte ein. So beschrieb er als Erster die Beziehung zwischen Gefühlen und Erkrankungen, also die Psychosomatik. Sogar Einflüsse der Musik mit ihren verschiedenen modalen Tonsystemen oder Melodien auf die Körpersäfte und damit auf die Gesundheit der Patienten thematisierte er. Avicenna hatte die Absicht, seinen fünfbändigen *Canon medicinae* noch um eigene praktische Erfahrungen und Kasuistiken zu ergänzen. Seine Aufzeichnungen hierüber sind uns jedoch verloren gegangen. Avicenna, der unverheiratet und kinderlos blieb, führte ein unstetes Leben mit einem hohen Arbeitspensum. Während er tagsüber seinen Pflichten als Leibarzt nachging und beispielsweise seinen Dienstherrn auf Feldzügen begleitete, lehrte er nachts und diktierte seine zahlreichen wissenschaftlichen Werke. Bitten seiner Schüler und Bewunderer, sich zu schonen, kam er nicht nach. Avicenna starb in Hamadan im Westen des heutigen Iran an einer langwierigen Darmerkrankung, die er sich auf einem Feldzug zugezogen hatte. Er soll gesagt haben: „Ich habe lieber ein kurzes Leben in Fülle als ein karges langes Leben." Als charismatische Persönlichkeit und Universalgenie wird Abū Alī al-Husain ibn Abd Allāh ibn Sīnā noch heute in der islamischen Welt verehrt.

6.13 Ibn Butlan (gest. 1066): Tacuinum sanitatis in medicina

Ibn Butlan (Elluchasem Elimithar Ibn Butlan) wurde gegen Ende des 10. Jahrhunderts in Bagdad geboren. Er widmete sich medizinischen Studien und begründete die Tradition der Tabellenform zur Darstellung von Sachinhalten in Gesundheitsbüchern. Sein tabellarisches Werk *Taqwim es-sihha* wurde im 13. Jahrhundert, wahrscheinlich am Hof Manfreds von Sizilien, wegen des hervorragenden Rufs der orientalischen Medizin ins Lateinische übertragen (das arabische Wort „Taqwin" bedeutet „Tabellarische Übersicht", das italienische Wort „Tacuino" so viel wie „Notizbuch"). Als *Tacuinum sanitatis in medicina* erfreute sich das lateinische Werk in ganz Europa großer Beliebtheit. Erst der Verleger Hans Schott gab 1533 eine deutsche Ausgabe unter dem Titel „Schachtafelen der Gesundheyt" heraus.

Aus dem *Tacuinum* ist gegen Ende des 14. Jahrhunderts eine Art Bilderbuch entstanden. In 169 prächtigen Miniaturen übermittelt der Künstler Giovanni de' Grassi eine Fülle zusätzlicher Informationen über das Leben im Spätmittelalter, z. B. über Kleidung und Handwerkszeug. Die Tafeln umfassen nicht nur Heilpflanzen, sondern alle Bereiche der Gesundheit, zu denen neben der Ernährung auch die körperliche Betätigung und eine gesunde Lebensführung gehörten. Die bebilderten Handschriften enthalten allerdings nur winzige Bruchstücke des ursprünglichen Textes, es sind vor allem Bilderbücher.

Ibn Butlan starb 1066 in einem Kloster in Antiocha, wo er in seinen letzten Lebensjahren das *Tacuinum* verfasst hatte. Er war wahrscheinlich Christ und profitierte von der religiösen Toleranz des Islam. So konnte er ein wichtiger Mittler zwischen den Weltreligionen werden.

6.14 Constantinus Africanus (1010/20–1087): Liber graduum

Noch im 10. Jahrhundert entstand in der süditalienischen Stadt Salerno eine medizinische Ausbildungsstätte. Ausgangspunkt war wahrscheinlich ein Hospital, das vom ältesten Benediktinerkloster Montecassino betrieben wurde. 1057 – vielleicht auch etwas später – kam der aus Tunesien (Karthago) stammende Constantinus nach Salerno. Er hatte in Bagdad und vielleicht auch in Kairo Medizin studiert und bestritt seinen Lebensunterhalt mit dem Handel von Arzneidrogen, bevor er sich in Karthago als Arzt niederließ. Von der übrigen Ärzteschaft angefeindet kam er nach Salerno und lernte die Ärzteschule kennen. Erschrocken über die geringe Qualität der dortigen Literatur begab er sich auf eine dreijährige Reise, um griechisch-arabische Werke zu sammeln. 1078 trat er in das Kloster Montecassio ein und verfasste etwa 18 Schriften, die gekürzte Übersetzungen aus dem Arabischen darstellen. Darunter auch die Arzneimittellehre *Liber graduum* (Buch von den Wirkungsgraden). Dieses Werk beschreibt sehr kurz 210 Arzneidrogen, geordnet nach ihren Wirkungsgraden; so behandelt das 1. Buch wärmende und kühlende Mittel im ersten Grad.

Die Übersetzungen Constantins, der sich nach seiner Herkunft Constantinus Africanus nannte, gaben der Ärzteschule von Salerno einen enormen Aufschwung, so dass die Schola Medica Salernitana im 12. Jahrhundert zur wichtigsten Medizinschule Westeuropas wurde. Erst jetzt hatte man in Europa wieder grundlegende Kenntnis vom System der Humoralpathologie, wie das Beispiel vom Wermut aus dem *Liber graduum* zeigt:

> *„Wermut ist warm im ersten Grad, trocken im zweiten. Er stärkt den Magen und führt die rote Galle durch Entleerung ab. Galenus sagt im Brief an Glaucus: Wermut hat zwei Wirkungen, eine abführende und eine zusammenziehende. Wenn er deswegen bei einer Krankheit, die noch nicht verdaut ist, gegeben wird, verhärtet er den Krankheits-Stoff, so dass er ungefügig wird. Daher kommt es gleichsam zu einem Kampf, weil die abführende Kraft den Stoff bewegt, damit er mit der Entleerung hinausgeht, während die zusammenziehende Wirkungskraft ihn härtet und seine Bewegung verhindert. Deswegen leidet der Mensch. Wird Wermut verabreicht, wenn der Stoff der Krankheit verdaut wurde, wird er gefügig und ist leicht auszuscheiden.“*
>
> Constantinus Africanus: Liber graduum

Demnach dürfte man Wermut erst dann verabreichen, wenn die Magen-Darm-Erkrankung schon weitgehend überwunden ist.

6.15 Odo Magdunensis (Ende 11. Jh.): Macer floridus

Im ausgehenden 11. Jahrhundert entstand ein großes Lehrgedicht, das ziemlich ausführlich die Wirkungen und Anwendungen von 77 Heilpflanzen beschreibt. Sein Verfasser Odo Magdunensis (also aus Meung an der Loire) ließ sich wohl von Walahfrid Strabos *Hortulus* inspirieren und übernahm die Versform des lateinischen Hexameters, schuf jedoch ein Werk völlig anderer Art. Er schrieb ein reines Lehrgedicht, das ausschließlich heilkundliches Wissen vermitteln will. Jede Pflanzenstrophe beginnt mit dem Namen, und zumeist werden auch die Primärqualitäten genannt. Odo bezieht sich also auf die Humoralpathologie.

Der ursprüngliche Titel lautete *De viribus herbarum* oder auch *De virtutibus herbarum*, das bedeutet: „Über die (Heil-)Kräfte der Kräuter". In dieser ersten Fassung beschrieb das Gedicht die medizinischen Anwendungen von knapp 60 Pflanzen, wobei Odo unter anderem Plinius d. Ä., Dioskurides, Galen, aber auch Walahfried Strabo zitiert. Sehr bald aber wurde für das Werk ein anderer Titel geläufiger: *Macer* bzw. *Macer floridus* (das bedeutet etwa: der blühende bzw. der wiedererblühte Macer). Dieser Titel bezieht sich auf den antiken römischen Dichter Aemilius Macer aus Verona, der mit Ovid und Vergil befreundet war und im Jahr 16 n. Chr. verstarb. Er war der Autor eines häufig zitierten, uns aber verloren gegangenen Pflanzengedichts. Man glaubte im Mittelalter also, *Macer* sei ein Werk der Antike. In einigen wenigen Handschriften wird als Autor jedoch ein Odo Magdunensis angeben. Über diesen Odo ist sonst nichts bekannt, aber aufgrund der sehr guten Lateinkenntnisse – das Werk ist in fehlerfreien Hexametern verfasst – und des offensichtlich hohen Bildungsstandes des Autors dürfte Odo ein Benediktinermönch, zumindest Kleriker in Orléans gewesen sein. Aemilius Macer kommt als Autor nicht in Frage, denn zum einen wird im Lehrgedicht Walahfrid Strabo (S. 43) zitiert, zum anderen sind die letzten 12 Kapitel – hier werden ausschließlich asiatische Pflanzen behandelt – dem *Liber graduum* des Constantinus Africanus entnommen, allerdings in Hexameter umgesetzt. Demnach kann der *Macer floridus* frühestens zwischen 1080–90 entstanden sein, bereits um 1100 wird er von anderen Autoren zitiert.

Der *Macer floridus* war enorm erfolgreich. Es wurde fleißig abgeschrieben und sogar in Schulen im Lateinunterricht verwendet. Spätere Fassungen und der erste Druck (Neapel 1477) waren mit 86 behandelten Pflanzen noch umfangreicher als die früheren Ausgaben. Auf der anderen Seite sind sehr viele Abschriften unvollständig. Auf jeden Fall war der *Macer floridus* das meistgelesene Werk der Klostermedizin im Mittelalter. Eine sehr erfolgreiche Prosa-Übersetzung ins Deutsche wurde noch in der ersten Hälfte des 13. Jahrhunderts in Thüringen geschaffen.

Odo war ein sehr selbstbewusster und gebildeter Autor. Er kritisierte sogar Plinius, weil dieser unglaubwürdige Wunderheilungen beschreibe. Im Kapitel 25 verteidigt er den Liebstöckel gegen die Ansicht Walahfrid Strabos:

> *„Wálahfrid Strabo sagt, dass Liebstöckel, wenn man es trinkt und an ihm riecht, den Augen schädlich sei, und duldet lediglich, dass man den Samen mit Antidoten mischt; ob er diese Angabe aus sich selbst holt oder aus Büchern anderer Gelehrter, ist mir unbekannt; so viel weiß ich indessen, dass die Alten dies Kraut mit hohen Lobsprüchen erheben, und kann mich nicht entsinnen, einen Autor gelesen zu haben, der die Ansichten Walahfrids bestätigte."*
>
> Odo Magdunensis: Macer floridus

6.16 Matthäus Platearius (um 1130/40): Circa instans

In der ersten Hälfte des 12. Jahrhunderts erreichten Reputation und Einfluss der Medizinschule von Salerno ihren Höhepunkt. Man begnügte sich nun nicht mehr ausschließlich mit Übersetzungen aus dem Arabischen, vielmehr entstanden eigenständige Werke, die allerdings vollkommen der Humoralpathologie verpflichtet sind. Zu Standardwerken der Medizin und Pharmazie für das ganz Mittealter und teilweise bis in die Neuzeit hinein wurden vor allem drei große Schriften: die *Curae* des Johannes Platearius, eine Beschreibung der wichtigsten Krankheiten (Nosologie) und ihrer Therapien; das *Circa instans* des Matthäus Platearius (Neffe des

Johannes), eine Arzneimittellehre zu den einfachen Mitteln (*Simplices*), sowie das *Antidotarium* des Nicolaus von Salerno, auch *Antidotarium Nicolai* genannt, das die komplexen Arzneimittel beschreibt.

Das *Circa instans*, benannt nach den ersten beiden Worten der Einleitung, beschreibt die einzelnen Drogen in einer geradezu modernen Systematik. Man kann hier wirklich von Drogenmonografien sprechen. Nach dem Namen der pflanzlichen, mineralischen oder tierischen Droge erfolgt immer die Angabe der Primärqualitäten warm, kalt, feucht, trocken mit den Wirkungsgraden (1–4), danach folgt eine kurze Darstellung der Droge: Kraut, Strauch, Baum und des verwendeten Organs (Wurzel, Blatt, Blüte, Frucht, Samen) bzw. des Minerals. Falls vorhanden werden auch verschiedene Arten genannt. Des Weiteren werden die beste Qualität der Droge und etwaige Fälschungen beschrieben und erläutert, wie man diese erkennen kann. Auch die Haltbarkeitsdauer wird angegeben und die sekundären Qualitäten, z. B. mit Umschreibungen wie zusammenziehend, laxierend, harntreibend, blutstillend usw. Erst dann erfolgt die Beschreibung der wichtigsten Indikationen, meist mit konkreten Anwendungsformen.

Aufgrund dieses überzeugenden Inhalts wurde das *Circa instans* zum ersten Arzneibuch von europäischer Geltung. Das Werk wurde ständig erweitert, beschrieb es in einer frühen Kurzfassung etwa 250 Drogen, enthielt die jüngste Überarbeitung über 500 Drogen.

Die Einleitung des Matthäus Platearius zeigt seine Einstellung:

„Es ist die anstehende [Circa instans] Aufgabe, die einfachen Arzneien darzustellen, mit der mein Vorhaben sich nun beschäftigt. Eine einfache Arznei aber ist eine solche, die von der Natur selbst hervorgebracht wird, wie Gewürznelken, Muskatnuss und derlei Mittel; zweitens eine Arznei, welche, auch wenn sie kunstfertig verwandelt ist, dennoch mit keiner anderen Arznei vermischt wurde; ein Beispiel sind die Tamarinden, kunstfertig gestampft nach Entfernung der Schalen, sowie die Aloe, hergestellt aus dem kunstfertig gekochten Saft der Pflanze. Man stellt aber hier keine müßige Frage, wenn man sich überlegt, warum denn überhaupt zusammengesetzte Arzneien erfunden worden sind, wenn jede Kraft, die in den zusammengesetzten Mitteln steckt, in den einfachen auch zu finden ist.“

Matthäus Platearius: Circa instans

6.17 Hildegard von Bingen (1098–1179): Physica

Hildegard wurde in Bermersheim in der Nähe von Worms als zehntes Kind in eine adelige und wohlhabende Familie geboren. Der Tradition folgend, dass das zehnte Kind der Kirche geweiht wurde, gaben ihre Eltern die Achtjährige als Oblatin in die Obhut des Benediktinerklosters Disibodenberg an der Nahe. Mit 16 Jahren nahm sie dort den Schleier. Die Klause am Disibodenberg, in der sie in den ersten Jahren ihre Ausbildung erhielt, entwickelte sich mit der Zeit zu einem Nonnenkloster; 1136 wurde Hildegard dort zur Oberin gewählt. Nach eigenen Angaben hatte Hildegard schon als Kind Visionen gehabt, aber erst mit 43 Jahren wagte sie, diese Eingebungen niederzuschreiben. In der Zeit von 1141 bis 1151 entstand ihr Werk *Liber Sci Vias Domini* (Wisse die Wege des Herrn), das veröffentlicht werden konnte, nachdem Papst Eugen III. auf der Synode in Trier 1147 die Erlaubnis dazu gegeben hatte. 1150 konnte Hildegard, gegen den Widerstand der Mönche vom Disibodenberg, ihr eigenes Kloster am Rupertsberg nahe der Stadt Bingen gründen. Für die dortige Liturgie schuf sie ihr eigenes musikalisches Werk, indem sie über siebzig Lieder und Hymnen komponierte. Nach eigener Aussage verfasste sie zudem zwischen 1150 und 1160 ein Werk zur Natur- und Heilkunde, hier handelt es sich wohl um die später so genannte *Physica*. Ein weiteres Werk, die *Causae et curae* (Ursachen und Behandlungen), ist uns nur in einer Handschrift überliefert, die etwa 100 Jahre nach ihrem Tod geschrieben wurde. Wahrscheinlich bildeten *Physica* und *Causae et curae* ursprünglich ein Werk, das *Liber subtilitatum diversarum naturarum creaturarum*, das im 13. Jahrhundert geteilt und überarbeitet wurde. In der Einleitung zur *Physica* wird deutlich, dass Hildegard mit ihrer großen Imaginationskraft und einer Mischung aus religiösen und moralischen Vorstellungen ihre ganz eigene naturkundliche Weltsicht entwickelte:

> *„Und die Erde gab ihre Grünkraft entsprechend Art und Veranlagung und Charakter und jeglichem Umgang des Menschen. Die Erde offenbart nämlich mit den nützlichen Pflanzen, indem sie diese unterscheidet, den Umgang des geistigen Wesens des Menschen, aber an den unnützen Pflanzen zeigt sie seine negativen und teuflischen Züge."*
>
> Hildegard von Bingen: Physica

Parallel zu dieser heilkundlichen Arbeit schrieb Hildegard, von 1158 bis 1163, an ihrem (nach *Sci Vias*) zweiten Hauptwerk, dem *Liber vitae meritorum* (Buch der Lebensverdienste). Im Jahr 1165 gründete sie in einem aufgegebenen Augustinerkloster in Eibingen ihr zweites Nonnenkloster, in das – im Gegensatz zum Rupertsberg – auch nichtadelige Novizinnen aufgenommen wurden. Hildegard reagierte damit wohl auch auf diesbezügliche Kritik. Als Prophetin, Visionärin und Ratgeberin in Glaubensfragen erfuhr Hildegard hohe Anerkennung. Sie korrespondierte selbstbewusst mit Kaiser Friedrich Barbarossa, vier Päpsten und anderen wichtigen kirchlichen und weltlichen Autoritäten ihrer Zeit; über 300 ihrer Briefe sind erhalten geblieben. Sie verließ, trotz ihres zeitlebens fragilen Gesundheitszustands, ihre Klöster für Predigtreisen in verschiedene Städte. Damit setzte sie sich über die Regula Benedicti hinweg, die auch für die Äbte ein zurückgezogenes Leben hinter Klostermauern vorsah. Trotz ihrer vielen Aktivitäten und ihres kirchenpolitischen Engagements fand sie noch Zeit für ihr drittes großes Werk, das in den Jahren 1163 bis 1173 entstandene *Liber divinorum operum* (Buch der göttlichen Werke).

Hildegard von Bingen starb hochbetagt am 17. September 1179 in ihrem Kloster Rupertsberg. Zu Lebzeiten wurde sie bereits wie eine Heilige verehrt. Ein 1228 begonnenes Verfahren zur Heiligsprechung endete allerdings ergebnislos. Das Kloster Rupertsberg wurde 1632 im Dreißigjährigen Krieg durch die Schweden zerstört; die Nonnen fanden Zuflucht im Kloster Eibingen. Dieses wurde 1803 säkularisiert, und aus der Klosterkirche wurde die Pfarrkirche von Eibingen. Die Abtei St. Hildegard wurde oberhalb von Eibingen 1904 neu gegründet.

Papst Benedikt XVI. nahm Hildegard von Bingen offiziell in den Heiligenkalender auf und erhob sie im Jahr 2012 zur Kirchenlehrerin. Ihr Reliquienschrein befindet sich heute in der Pfarrkirche von Eibingen.

6.18 Albertus Magnus (um 1200–1280): De vegetabilibus

Albertus Magnus gilt als der bedeutendste deutsche Gelehrte des Mittelalters. Er wurde in Lauingen an der Donau geboren und stammte aus niederem Adel. Er studierte in Padua und trat 1223 in den Dominikanerorden ein. In Köln studierte er Theologie und wurde Priester. Nach Studien an verschiedenen Ordensschulen wurde er Magister an der Sorbonne in Paris und lehrte dort drei Jahre (1245–1248). Zurück in Köln wurde er Leiter der Ordensschule der Dominikaner, aus der später die Universität Köln hervorging. Zwei Jahre lang war er Bischof von Regensburg (1260–1262), bevor er sich von diesem Amt entbinden ließ. In der Folgezeit war er als Kreuzzugsprediger unterwegs und lebte zwei Jahre in Würzburg. Um 1269 kehrte er nach Köln zurück, wo er am 15.11.1280 verstarb.

Albertus beeinflusste nicht nur bedeutende Persönlichkeiten seiner Zeit wie Thomas von Aquin und Meister Eckhart, er schuf vor allem ein riesiges Gesamtwerk. Von ihm stammt der erste große Kommentar zu Aristoteles aus dem christlichen Europa. Infolge seiner intensiven Beschäftigung mit Aristoteles und damit mit der Naturwissenschaft seiner Zeit verfasste er auch ein umfangreiches Lehrbuch zur Botanik (*De vegetabilibus*) und eines zur Zoologie (*De animali-*

bus). Daneben befasste er sich auch mit der Alchemie.

In *De vegetabilibus* behandelt Albertus auch Heilpflanzen. Eine wichtige Quelle war für ihn dabei das Circa instans (S. 46). Magnus' naturkundliche Werke haben auch Konrad von Megenbergs *Buch der Natur* beeinflusst.

6.19 Konrad von Megenberg (1309–1374): Das Buch der Natur

Konrad von Megenberg gilt vielen Mediävisten als der bedeutendste Wissenschaftsautor seiner Zeit. Er wurde in Mäbenberg, südlich von Nürnberg, geboren. Konrad entstammte einer verarmten Familie und erarbeitete sich seine akademische Karriere mit Fleiß und Mühe. Bereits als Schüler gab er Nachhilfestunden und hielt Vorlesungen. Es gelang ihm, sich ein Studium an der Sorbonne in Paris zu finanzieren, mit dem Ziel, in der kirchlichen Hierarchie aufzusteigen und so seinen Lebensunterhalt absichern zu können. Er erhielt 1134 den Magister Artium und daraufhin eine Stelle als Lektor für Philosophie im berühmten zisterziensischen Collège Saint Bernard in Paris. Er lehrte von 1334 bis 1342 an der Sorbonne. Ein heftiger Streit mit einem Kollegen über die Schriften des Franziskaners William von Ockham führte vorübergehen dazu, dass ihm die Lehrerlaubnis entzogen wurde. Der Papstkritiker William mahnte die Kirche zur Annahme des Armutsgebots, was in der Konsequenz dem Pfarrklerus erhebliche Einkommensverluste eingebracht hätte – unter anderem aus diesem Grund war die franziskanische Philosophie Konrad ein Dorn im Auge. Aufgrund seines hohen Ansehens wurde Konrad rehabilitiert und er erreichte sogar, dass die Artistenfakultät eine öffentliche Lesung der Ockham'schen Werke verbot. Dennoch kehrte er Paris den Rücken und übernahm die Leitung der renommierten Stephansschule in Wien, aus der 1365 die Wiener Universität hervorging. Er wurde ihr bedeutendster Rektor.

1348 übersiedelte Konrad nach Regensburg und wurde Domherr und Leiter der Stiftsschule (im Regensburger Dom erinnert eine Abbildung Konrads auf einem von ihm gestifteten Kirchenfenster an ihn). In den Jahren bis zu seinem Tod entfaltete er seine größte schriftstellerische Produktivität. Er verfasste moralphilosophische Schriften, aus denen seine papstfreundliche Haltung und Marienfrömmigkeit sprechen, aber auch naturwissenschaftliche und politische Werke, von denen viele verloren gegangen sind.

Die größte bleibende Bedeutung hatte aber seine Bearbeitung des *Liber de natura rerum* von Thomas Cantimpratensis (Thomas von Cantimbré), das dieser etwa 100 Jahre zuvor verfasst hatte. Konrad von Megenberg übersetzte es aus dem Lateinischen in sein eigenes muttersprachliches Idiom, das „däutsch von Megenperch", und wollte es dadurch ausdrücklich den Laien zugänglich machen, um „wahre Kenntnisse" zu vermitteln und Aber- und Unglauben zu beseitigen. Dank seiner bildhaften Sprache erfreute sich das *Buch der Natur* über das Spätmittelalter hinaus bis in die Neuzeit größter Beliebtheit, beispielsweise gehörte es zu den ersten Werken, die nach der Erfindung des Buchdrucks gedruckt wurden. Bis heute lässt sich darin mit Gewinn lesen über einheimische wie wundersame exotische Tiere und Heilpflanzen, über Meerwesen, unbekannte Länder und über Bemerkenswertes zur menschlichen Anatomie:

> *„Aristoteles sagt, ein jedes Tier kann seine Ohren bewegen, nur der Mensch nicht, und das ist recht so. Denn der Mensch soll die göttlichen Gebote, die das Ohr hört, unveränderlich in seiner Seele und in seinem Herzen haben [...] Diejenigen Tiere, denen ihre Nahrung sofort aus dem Magen geht, sind unersättlich wie der Wolf [...] Genauso sind die Menschen mager an guten Werken, die Gottes Worte schnell fahren lassen und seiner vergessen. Denn manch einer sagt: ‚Ach, was für eine gute Predigt hat der Pfarrer heute gehalten!' Wenn ich frage: ‚Was hat er gesagt?' antwortet er: ‚Wirklich, ich weiß es nicht.'"*
>
> Konrad von Megenberg: Das Buch der Natur

6.20 Johann Wonnecke (1485): Gart der Gesundheit

Der Mainzer Domherr Bernhard von Breydenbach (1440–1497) initiierte den ersten Druck eines durchgehend illustrierten Kräuterbuchs in deutscher Sprache (Mainz 1485). Drucker und Verleger war Peter Schöffer (um 1425–1504), der das Handwerk noch bei Gutenberg gelernt hatte. Für den Text wurde der Arzt Johann Wonnecke aus Kaub (um 1430–1504) gewonnen, der später Stadtarzt von Frankfurt am Main wurde. Die Zeichnungen für die Pflanzenabbildungen sollte der in Utrecht geborene Maler Erhard Reuwich liefern, aber nur etwa ein Viertel der Abbildungen gehen auf ihn zurück.

Berhard von Breydenbach schreibt im Vorwort: Das Buch sollte eine „Ergötzung der Gesunden" sein, sowie ein Trost und eine Hoffnung der Kranken werden. Dafür habe ein „meyster in der artzney", gemeint ist Johann Wonnecke von Kaub, „uß den bewerten meistern in der artzney Galieno, Avicenna, Serapione, Diascoride, Pandecta, Plateario und andern viel" die Kräfte und Eigenschaften („Naturen") der Kräuter zusammengetragen. Damit sind die größten Autoritäten des Mittealters auf dem Gebiet der Arzneimittellehre aufgeführt.

Wonnecke von Kaub hat tatsächlich die genannten Autoritäten wie Dioskurides und Galen genutzt, vor allem aber den Pseudo-Serapion, ein arabisches Werk, das um 1290 ins Lateinische übertragen wurde, so wie das *Circa instans* des Platearius, und oft hat er auch bei Avicenna (Ibn Sina) im *Canon medicinae* nachgeschlagen. Daneben nutze er auch die *Naturalis historia* von Plinius dem Älteren. Diese Autoren werden auch alle teilweise mit Nennung des entsprechenden Kapitels in sehr freier Wortwahl zitiert. Ohne sie zu nennen, hat er aber auch den *Macer floridus* des Odo Magdunensis, die *Physica* der Hildegard von Bingen und das *Buch der Natur* von Konrad von Megenberg herangezogen.

Auf 720 Seiten werden in 435 Kapiteln 382 pflanzliche, 25 tierische und 28 mineralische Drogen behandelt. Damit hat Wonnecke von Kaub eine Art Quintessenz der Arzneimittellehre des Mittelalters geschaffen. Allerdings behandelt er seine Quellen sehr frei, bietet oft nur Auszüge. Einige Pflanzen sind falsch identifiziert. So bietet er bei der Ringelblume mit sehr schöner Abbildung, den Text zum Kapernstrauch aus dem *Circa instans*, von dem vor allem die Rinde medizinisch verwendet wurde. Der Text zum Weißdorn gehört eigentlich zu einer Distelart.

Trotz der Fehler war der *Gart der Gesundheit* ein riesiger Erfolg. Bis 1500 wurde er zehnmal gedruckt. Und er stellte schließlich den Basistext für die Kräuterbücher der Frankfurter Stadtärzte Eucharius Rößlin dem Jüngeren und Adam Lonitzer.

6.21 Eucharius Rößlin der Jüngere (gest. 1554) und Adam Lonitzer (1528–1586): Kreuterbuch

Eucharius Rößlin folgte seinem Vater (Eucarius Rößlin der Ältere) im Amt als Stadtarzt von Frankfurt am Main. In dieser Funktion betreute er auch die Neuauflagen des *Gart der Gesundheit*. Er überarbeitete den Text und nahm das *Kleine Destillierbuch* des Straßburger Wundarztes Hieronymus Brunschwig mit auf, indem er die Drogen-Kapitel von Brunschwig an die entsprechenden Pflanzenkapitel des *Gart der Gesundheit* anhängte und dessen allgemeines Kapitel zur Destillation an den Anfang stellte. Die tierischen und mineralischen Drogen wurden gestrichen, so dass es sich nun um ein reines Kräuterbuch handelte, das unter dem Titel *Kreuterbuch von allem Erdtgewächs* im Jahr 1533 bei Christian Egenolff in Frankfurt erschien.

Eine zweite wesentlich umfangreichere Überarbeitung erschien 1535. Hier wurden die tierischen und mineralischen Drogen aus einem lateinischen Druck (*Hortus sanitatis*, Mainz 1491) aus einer Übersetzung ins Deutsche übernommen und zusammen mit den davor ausgelassenen Kapiteln zu den Tieren und Mineralien aus dem *Gart der Gesundheit* an den Anfang gestellt. Bis 1547 erlebte diese Ausgabe fünf weitere Auflagen.

Rößlins Nachfolger als Frankfurter Stadtarzt wurde Adam Lonitzer. Lonitzer wurde in Marburg geboren; dort studierte er Philosophie und Medizin. Er war wohl sehr vielseitig begabt, denn mit nur 25 Jahren wurde er an der Marburger Universität Professor für Mathematik. Ein Jahr später wurde er zum Doktor der Medizin promoviert. Adam Lonitzer heiratete 1554 die Tochter Egenolffs. Dieser war als Verleger verkaufstüchtig, da er bedenkenlos erfolgreiche Bücher seiner Konkurrenten geringfügig veränderte, neu kombinierte oder mit anderen Abbildungen versah, um sie dann selbst herauszugeben. Zu jener Zeit gab es allerdings kein Urheberrecht. Adam Lonitzer, der sich schon seit einiger Zeit für Botanik interessierte, bearbeitete nun seinerseits Rößlins *Kreuterbuch* weiter. Sein neu kompiliertes *Kreuterbuch* erschien 1557; seit dem Tod seines Schwiegervaters 1555 führte Lonitzer das Verlagsgeschäft als sein Nachfolger weiter (beispielsweise war er es, der die letzte Ausgabe von Megenbergs Buch der Natur (S. 49) verlegte). Lonitzers *Kreuterbuch* verdrängte seine Vorgänger vom Markt und wurde überaus erfolgreich.

Obwohl Lonitzer eigene Beobachtungen und neue botanische Kenntnisse einbrachte, ist sein *Kreuterbuch* letztlich eine Bearbeitung des Kräuterbuchs Rößlins. Adam Lonitzer hat also dazu beigetragen, das klassische Wissen der Klostermedizin in deutscher Sprache breiten Bevölkerungsschichten in Form eines medizinischen Hausbuchs zugänglich zu machen und durch Jahrhunderte hindurch weiterzugeben. Sein *Kreuterbuch* erfuhr 27 Auflagen, die letzte davon 1783 in Augsburg.

6.22 Hieronymus Bock (1498–1554): New Kreütter Buch

Neben Leonhart Fuchs (S. 52) und Otto Brunfels zählt Hieronymus Bock zu den Vätern der Botanik. Bock wurde in Heidelsheim in der Pfalz geboren und studierte Theologie und Medizin. Frühzeitig schloss er sich der Reformation an und wurde Schulmeister in Zweibrücken sowie Aufseher des fürstlichen Botanischen Gartens. Ab 1532/33 war er Pfarrer und Arzt in Hornbach bei Zweibrücken und kurzzeitig Leibarzt bei Phillipp III. von Nassau-Saarbrücken. Er starb 1551 in Hornbach. Sein Interesse an der Botanik schlug sich in einem Kräuterbuch nieder, das 1539 in Straßburg unter dem Titel *New Kreütter Buch von underscheydt, Würkung und Namen der Kreütter, so in Teutschen landen wachsen* erschien. Im Gegensatz zu seinen Zeitgenossen schrieb Bock von Anfang an in deutscher Sprache. Und wie der Titel schon anzeigt, konzentriert er sich auf die heimische Pflanzenwelt. Die erste Auflage hatte noch keine Pflanzenbilder, erst die zweite Auflage von 1546 wurde mit 477 Holzschnitten versehen.

Bocks Kräuterbuch beginnt mit einer hochinteressanten Geschichte der Kräuterheilkunde. In den Kapiteln räsoniert er oft ausführlich über die Identifikationsprobleme der Gewächse bei den antiken Autoren. Dies war nicht nur für Wonnecke von Kaub im *Gart der Gesundheit* ein Problem gewesen, sondern bisweilen auch für den hochgelehrten Leonhart Fuchs.

6.23 Leonhart Fuchs (1501–1566): New Kreüterbuch (1543)

Das *New Kreüterbuch* des Tübinger Medizinprofessors Leonhart Fuchs aus dem Jahr 1543 war eine Art Neubeginn, wobei hier auch die lateinische Fassung von 1542 eine große Rolle spielte. Zum einen sind die Abbildungen von einer zuvor nicht gekannten Qualität, es waren drei Künstler engagiert worden. Zum anderen ist hier ein großes Interesse an den Pflanzen selbst, nicht nur an ihrer medizinischen Verwendung ablesbar, da Fuchs jedem Drogenkapitel ausführlichere Beschreibungen voranstellt und auch schon Vermutungen zu Verwandtschaften einbringt. Deshalb gehört er in der Wissenschaftsgeschichte zu den Vätern der Botanik.

Leonhart Fuchs wurde am 17.1.1501 in Wemding im Nördlinger Ries geboren, besuchte die berühmte Lateinschule in Heilbronn und die Stiftsschule St. Marien in Erfurt. 14-jährig nahm er ein Studium der Altphilologie in Erfurt auf und gründete 1517 eine Lateinschule in seiner Heimatstadt. Schon eineinhalb Jahre später beendete er die Schule und ging nach Ingolstadt, um dort Griechisch, Latein, Hebräisch und Philosophie zu studieren. Hier traf er Philipp Melanchton. 1521 erhielt der den Titel eines Magisters und durfte an der Artistenfakultät lehren. Erst jetzt nahm er sein Medizinstudium auf, das er bereits 1524 abschloss. Er trat sehr früh zur Reformation über. Er wurde zwar 1526 Professor der Medizin in Ingolstadt, aber als Lutheraner wurde die Lage dort schwierig. So wechselte er als Leibarzt zum Markgrafen Georg von Brandenburg nach Ansbach, wo er sieben Jahre wirkte. Nachdem er 1533 nochmals versuchte, in Ingolstadt Fuß zu fassen, erhielt er einen Ruf an die neugegründete protestantische Universität in Tübingen. Dort war er siebenmalig Rektor der Hochschule und wirkte maßgeblich an den Statuten der Universität mit.

Die beiden Kräuterbücher erschienen in Basel. Trotz ihrer hohen Qualität war ihnen kein finanzieller Erfolg beschieden. Medizinisch bringt Fuchs auch wenig Neues. Als Humanist und Protestant stand er der arabisch beeinflussten mittelalterlichen Medizin sehr kritisch gegenüber und stützte sich ganz vorwiegend auf die antiken Autoritäten, wie Dioskurides, Galen und Plinius. Allerdings beschreibt er mit den Kürbissen und den Paprikagewächsen auch schon Pflanzen aus der Neuen Welt.

6.24 Pietro Andrea Matthioli (1501–1577): Kräuterbuch

Eine Art Gegenspieler zu den protestantischen Vätern der Botanik war Pietro Andrea Matthioli, latinisiert Matthiolus. Er wurde in Siena geboren, studierte klassische Philologie und dann Medizin in Padua, der damals führenden Universität in der Heilkunde. 1523 wurde er zum Doktor der Medizin promoviert. Nach Aufenthalten in Perugia und Rom ließ er sich 1527 in Cles bei Trient als Arzt nieder. Ab 1554 wurde er Leibarzt des Erzherzogs Ferdinand I. und 1555 sogar persönlicher Arzt von Kaiser Maximilian II. in Prag. 1570 kehrte er nach Trient zurück, wo er 1577 an der Pest verstarb.

Matthiolis Hauptwerk ist ein Kommentar zur *Materia medica* des Dioskurides (*Commentarii in sex libros Pedacii Dioscoridis Anazarbei de medica materia*), der erstmals 1554 in Venedig erschien. Schon 1544 hatte er eine italienische Dioskurides-Ausgabe herausgebracht. Eine verbesserte Ausgabe kam 1558 heraus. Im Gegensatz zu Leonhart Fuchs war Matthioli sehr erfolgreich, fast jedes Jahr wurde der Dioskurides-Kommentar neu aufgelegt. Ab 1586 erschienen in Frankfurt weitere Bearbeitungen durch Joachim Camerarius den Jüngeren.

Georg Handsch von Limuzy (1529–78) übersetzte das Werk ins Deutsche; diese Übersetzung wurde 1563 in Prag und Venedig gedruckt.

Die Anzahl der Auflagen sowie gekürzten und erweiterten Fassungen des 16. und frühen 17. Jahrhunderts sind nicht leicht zu überblicken.

Auf jeden Fall war Matthiolis Kräuterbuch das am weitesten verbreitete Werk dieser Art in der zweiten Hälfte des 16. Jahrhunderts und wird bis heute zitiert.

6.25 Christoph Wirsung (1500–1571): Das Heidelberger Artzney Buch (1568)

Christoph Wirsung war der Sohn des reichen Augsburger Kaufmanns, Apothekers und Verlegers Marx Wirsung. Dieser betrieb aufgrund seiner bibliophilen Neigungen gemeinsam mit dem Augsburger Stadtarzt und Apothekenbesitzer Sigismund Grimm eine Druckoffizin, die eine wichtige Publikationsstätte humanistischer Literatur war. Die Liebe zu Büchern übertrug sich auf den Sohn, dem eine umfangreiche Ausbildung zuteilwurde. Christoph Wirsung erbte die Apotheke von seinem Vater und übte selbst die Tätigkeit als Apotheker aus, er betätigte sich auch als Ratsherr und Übersetzer, aber nie als Arzt. Als Wirsung sich entschloss, seine Arzneisammlung zu veröffentlichen, war diese auf etwa 15 000 Rezepte angewachsen, nach eigener Angabe hatte er sie in den über 46 Jahre seiner Apothekertätigkeit übersetzt, geordnet und gesammelt. Das Werk erschien zuerst 1568 in seiner eigenen Offizin, es war 700 Seiten stark und umfasste spätmittelalterliche und frühneuzeitliche Verschreibungen unterschiedlichster Niveaus, die aber alle noch vollkommen in der Tradition der Humoralpathologie standen und in diesem Sinne anzuwenden waren. Damit das umfangreiche Werk auch für Laien nutzbar wurde, stellte Wirsung (hier spiegelt sich seine Erfahrung aus dem Apothekeralltag) ihm drei ausführliche Register voran, die allein dreihundert Seiten umfassten. Zugedacht hat Wirsung sein Artzneybuch dem „Hausvatter so auf dem Land sitzet und weder Arzet noch Apotheken bei sich habend“. Wirsungs Freund, der Heidelberger Arzt und Kräuterbuchautor Jakob Theodor (Tabernaemontanus), veröffentlichte 1577 Wirsungs *Artzneybuch* in einer verbesserten Ausgabe. Das Buch erfreute sich auch am kurfürstlichen Hof in Heidelberg großer Beliebtheit (Kurfürst Friedrich III. verwahrte es in Form eines Prachtbands in seiner Bibliothek) und erfuhr weite Verbreitung.

Dem heutigen Leser ist Wirsungs *Artzneybuch* in einer günstigen Ausgabe in modernisiertem Deutsch zugänglich. Dies ist einem Großprojekt zu verdanken, das sich zum Ziel gesetzt hat, die während des dreißigjährigen Krieges nach Rom entführte Heidelberger Bibliothek, die Bibliotheca Palatina, zu faksimilieren und wieder einer breiten Öffentlichkeit zugänglich zu machen. Ganz im Sinne Wirsungs wäre es auch heute möglich, sich mithilfe seiner ausführlichen Beschreibungen selbst zu medikamentieren. Davon muss natürlich dringend abgeraten werden, da die humoralpathologischen Ansätze überholt und die Heilanweisungen nach heutigem Wissen zum Teil gefährlich sind. Für den medizinhistorisch Interessierten jedoch ist das *Heidelberger Artzney Buch* ein Spiegel der Lebensumstände seiner Epoche und durch seine leichte Lesbarkeit ein Füllhorn an Informationen.

7 Literatur zu den historischen Grundlagen

Weiterführende Literatur findet sich auch in Kap. 17 und Kap. 18.

[1] Anlauf M et al. Complementary and alternative drug therapy versus science-oriented medicine. GMS German Medical Science – an Interdisciplinary Journal 2015; 13: Doc05 (23. Juni 2015)

[2] Berendes J. Des Pedanios Dioskurides, aus: Anazarbos Arzneimittellehre in fünf Büchern (De materia medica), übersetzt und erläutert von Julius Berendes, Stuttgart 1902.

[3] Goehl K. Gottfried von Franken: Das älteste Weinbuch Deutschlands. Baden-Baden: Deutscher Wissenschafts-Verlag; 2009

[4] Goehl K. Anmerkungen zu Gundolf Keils quellenkundlicher Dekodierung von Ypermans ‚Medicine'. Fachprosaforschung – Grenzüberschreitungen 2012/2013 (2014); 8/9: 547–550

[5] Luy M. Warum Mönche länger leben – Männer und Sterblichkeit: Erkenntnisse aus zehn Jahren Klosterstudie. In: Gruner PH, Kuhla E, Hrsg. Befreiungsbewegung für Männer. Auf dem Weg zur Geschlechterdemokratie. Essays und Analysen. 1. Aufl. Gießen: Psychosozial-Verlag; 2009, 259–276

[6] Mayer JG, Goehl K, Englert K. Die Pflanzen der Klostermedizin in Darstellung und Anwendung mit Pflanzenbildern des Benediktiners Vitus Auslasser (15. Jh.), aus dem Clm 5905 der Bayerischen Staatsbibliothek München. Baden-Baden: Deutscher Wissenschaftsverlag; 2009

[7] Mayer JG, Englert K. Warme und trockene Arzneipflanzen. Eine Untersuchung zum Verständnis der Primärqualitäten in der Humoralpathologie. Zeitschrift für Phytotherapie 2005; 26: 113–118

[8] Mayer JG, Goehl K. Kräuterbuch der Klostermedizin. Der „Macer floridus". Reprint-Verlag Leipzig (Primus-Verlag). Darmstadt: Wissenschaftliche Buchgesellschaft; 2013

[9] Mayer JG. Klostermedizin als Teil der TEM. Vortrag vor der Wiener internationalen Akademie für Ganzheitsmedizin. Erschienen im 28. Tagungsband der Schriftenreihe der GAMED 2019

[10] Niedenthal T, Mayer JG, Lee C, Acosta-Serrano A. Eine 1000 Jahre alte Rezeptur gegen multiresistente Keime. Zeitschrift für Phytotherapie; 37: 194–196

[11] Preu HA. Das System der Medicin des Theophrastus Paracelsus. Mit einer Vorrede und einem Überblicke über die Geschichte der Medicin zur Beförderung des Verständnisses ihrer Reformation im 16. u. ihrer Aufgabe im 19. Jahrhundert. Berlin: Walter de Gruyter; 2018, 190

[12] Riha O. Hildegard von Bingen: Ursprung und Behandlung der Krankheiten. Causae et Curae. Vollständig neu übersetzt und eingeleitet von Ortrun Riha (Hildegard von Bingen Werke Band II). Hrsg. von der Abtei St. Hildegard, Rüdesheim/Eibingen. Beuron: Beuroner Kunstverlag; 2011

[13] Schedl B. Der Plan von St. Gallen. Ein Modell europäischer Klosterkultur. Wien: Böhlau; 2014

[14] Schmidt M et al. The influence of Osmunda regalis root extract on head and neck cancer cell proliferation, invasion and gene expression. BMC Complementary and Alternative Medicine 2017; 17: 518. doi:10.1186/s12906-017-2009-4

[15] Stoffler HD, Hrsg. Der Hortulus des Walahfrid Strabo. Aus dem Kräutergarten des Klosters Reichenau. Mit einem Beitrag von Theodor Fehrenbach. Sigmaringen: Thorbecke; 1978 (2. Aufl. Darmstadt 1985, 3. Aufl. Sigmaringen 1989)

[16] Stoll U. Das „Lorscher Arzneibuch". Ein medizinisches Kompendium des 8. Jahrhunderts (Codex bambergensis medicinalis 1). Text Übersetzung und Fachglossar (= Sudhoffs Archiv, Beiheft 28). Stuttgart: Franz Steiner; 1992

[17] Wiedemann A, Marcher A, Wegner-Siegmundt C, Di Giulio P, Luy M. Der Gesundheits-Survey der Klosterstudie. Daten- und Methodenbericht zu Welle 1 (= Forschungsbericht. Nr. 37). Wien: Verlag der Österreichischen Akademie der Wissenschaften; 2014

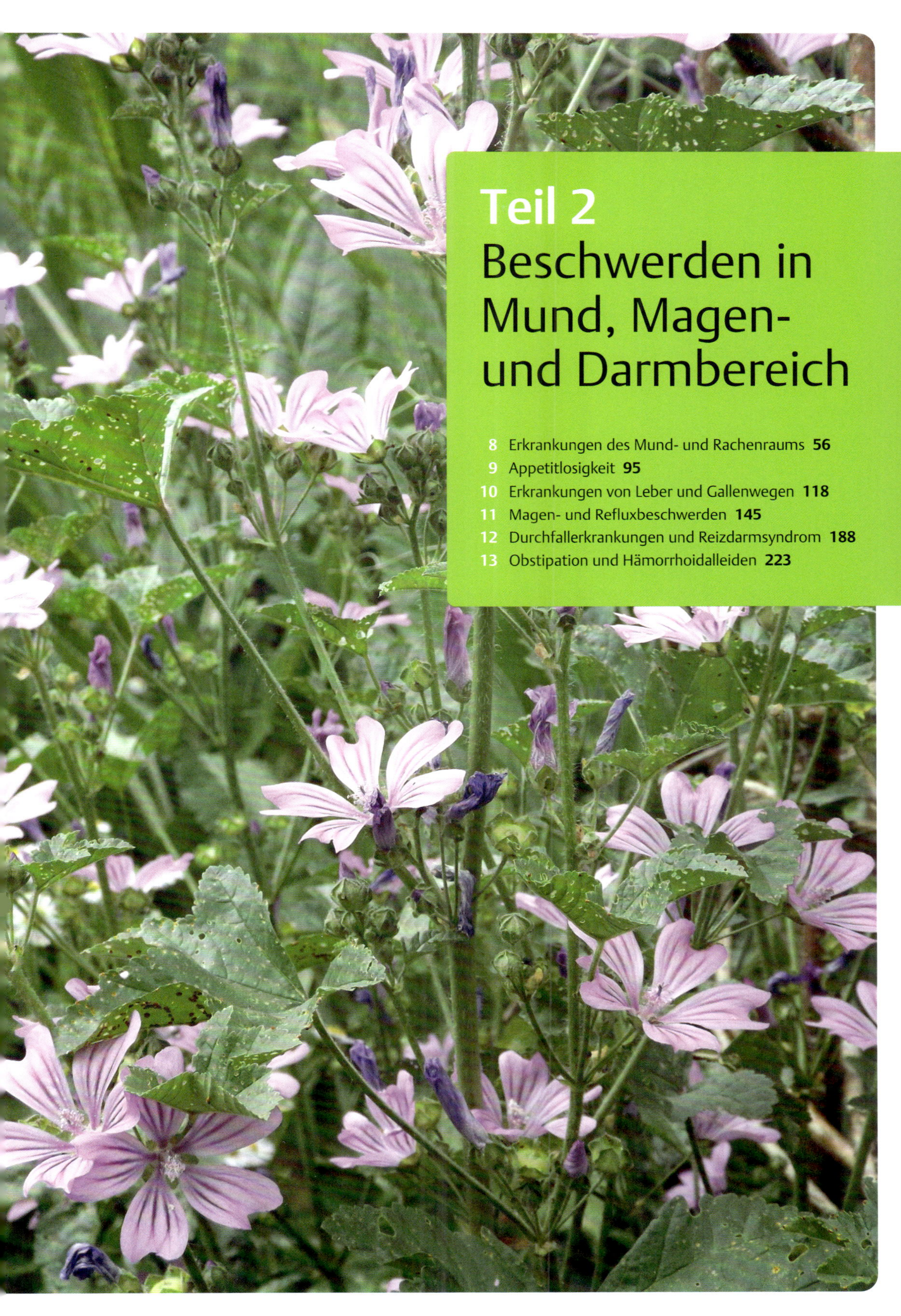

Teil 2
Beschwerden in Mund, Magen- und Darmbereich

8 Erkrankungen des Mund- und Rachenraums

8.1 Grundlagen

Die Verdauung beginnt bekanntermaßen bereits im Mund: **Sorgfältiges Kauen** der Speisen ist der erste Schritt zur Verbesserung der Nährstoffaufnahme im Darm. Unsere moderne Ernährung ist allerdings im Vergleich zu früher sehr „weich“ und wir benötigen für viele Mahlzeiten keine große Kauleistung. Dadurch fällt weniger Speichel an, der für eine Selbstreinigung der Zähne unentbehrlich ist. Auch die Häufigkeit unserer Nahrungsaufnahme während des Tages unterscheidet sich sehr von den Gegebenheiten in den vergangenen Jahrhunderten. Es kann über den Tag verteilt häufig gegessen werden, und süße Nahrungsmittel stehen uns in unbegrenzter Menge und zu allen Tageszeiten zur Verfügung. Obst- und Gemüsesorten wurde ein höherer Zuckergehalt angezüchtet, vielen Nahrungsmitteln wird Fruktose zugesetzt und süße „Pausensnacks“ werden intensiv beworben. Leicht verdauliche Kohlenhydrate und Zucker, das „Nahrungsmittel“ der säureproduzierenden Bakterien, sind zu einem Hauptanteil unserer Nahrung geworden. Das fördert die Plaque-Bildung, also die Entstehung von Bakterienbelägen auf den Zähnen. Die Plaque-Bakterien produzieren aus Zucker zahnzerstörende Säuren, die verminderte Speichelproduktion kann einen selbstreinigenden Ausgleich nicht mehr gewährleisten: Eine Karies, ein „Loch im Zahn“, entsteht. Es gibt jedoch einige Verhaltensregeln, die einer Kariesentstehung (S. 58) vorbeugen können.

Ein bis ins hohe Alter belastbares Gebiss **beugt Ernährungsproblemen** durch unregelmäßige oder einseitige Nahrungsaufnahme **vor**: Faserreiche oder frische, ballaststoffreiche Kost wird von älteren Menschen gerade dann vermieden, wenn sie schlecht gekaut werden kann.

Eine gute mechanische Zerkleinerung der Nahrung erleichtert also die nachfolgenden Verdauungsprozesse. Gelangen schlecht verdaute Nahrungsbestandteile bis in den Dickdarm, wird sich die dortige Darmflora des Problems annehmen und durch **Gärungsprozesse** Blähungen und Schmerzen verursachen. **Diabetikern** oder Menschen, die es nicht werden sollen, muss langes und gründliches Kauen empfohlen werden, um den gesamten Prozess der Nahrungsaufnahme zu verlängern. Das trägt dazu bei, **„Zuckerspitzen“**, einen starken Anstieg der Blutglukose, zu vermeiden. Dadurch wird die Bauchspeicheldrüse geschont, weil sie nicht so häufig und nicht so große Mengen an Insulin ausschütten muss.

Eine Anfälligkeit für **Parodontitis**, also eine Zahnfleischentzündung, kann veranlagungsbedingt sein und hängt natürlich auch mit der Mund- und Zahnpflege zusammen. Generell sind aber Menschen ab dem 50. Lebensjahr und danach mit zunehmendem Lebensalter stärker betroffen. Altersbedingte Abnutzungen der Zähne wie auch eine verminderte Speichelproduktion sind dafür verantwortlich. Entzündetes Zahnfleisch, im Volksmund als Parodontose bezeichnet, macht sich meist durch **Mundgeruch** und **Zahnfleischbluten** bemerkbar. Chronische Entzündungen im Mundraum sind nicht ungefährlich: Sie belasten das Immunsystem und führen zur Ausschüttung von entzündungsfördernden Botenstoffen in die Blutbahn. So können Folgeentzündungen auch in den Blutgefäßen oder an vorgeschädigten Herzklappen entstehen. Beispielsweise ist die Wahrscheinlichkeit für Herz-Kreislauf-Erkrankungen bei Menschen mit chronischer Parodontitis stark erhöht. Auch die Atmungsorgane sind betroffen. **Lungenerkrankungen** können entstehen, wenn Bakterien des Rachenraumes eingeatmet werden und in die unteren Atemwege gelangen – so findet man bei Patienten mit Bronchitis oder COPD auch häufig ein schlecht gepflegtes Gebiss vor.

Diabetiker haben ein hohes Risiko, an Parodontitis zu erkranken, da die erhöhten Blutzuckerwerte Entzündungen fördern und die Heilung von Wunden erschweren. Eine gute Mundpflege ist bei den Betroffenen von besonderer Wichtigkeit, da chronische Entzündungen umgekehrt auch die Insulinresistenz verstärken können. Hier leisten die bewährten Heilpflanzen, die seit Jahrhunderten zur Mund- und Zahnpflege eingesetzt werden, besonders gute Dienste: sie können, richtig dosiert, ohne Nebenwirkungen über einen unbegrenzten Zeitraum eingesetzt werden.

Zahnprobleme und chronische Entzündungen der Mundschleimhaut haben also einen unmittelbaren Einfluss auf den Gesundheitszustand des Gesamtorganismus. Schon Hippokrates berichtet, er habe einen Patienten mit einer Gelenkerkrankung dadurch geheilt, dass er ihm einen infizierten Zahn zog [118]. **Regelmäßige Besuche beim Zahnarzt** (zu empfehlen sind zwei Kontrolltermine im Jahr) dienen also in umfassendem Sinn der Gesundheitspflege!

Erkrankungen an anderer Stelle irgendwo im Gesamtorganismus können sich gelegentlich umgekehrt auch in Zahnschmerzen äußern, beispielsweise bei einem insgesamt überreizten Nervensystem. In einem solchen Fall erbringt die zahnärztliche Untersuchung keinen Befund, und es ist eine große Herausforderung für den behandelnden Therapeuten, die ursächliche Erkrankung seines Patienten herauszufinden.

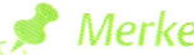
Merke

Die Behandlung von Zahnerkrankungen und Infektionskrankheiten im Mund- und Rachenraum ist Heilpraktikern untersagt, daher sollten diese eine gute Zusammenarbeit mit einem Zahnarzt suchen.

Zur Betreuung von Patienten mit Magen- und Darm-Problemen durch den Arzt oder Heilpraktiker gehören unbedingt alle Maßnahmen, die Zahnerkrankungen vorbeugen, denn eine Zusatzbelastung des Gesamtnervensystems durch Zahnschmerzen möchte man vermeiden. Vorbeugen möchte man auch der Notwendigkeit eines **Antibiotika-Einsatzes** wegen der damit einhergehenden Schädigung der Mikroflora von Magen und Darm.

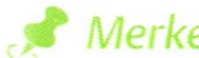
Merke

Zahnärztliche Eingriffe können die Einnahme von Antibiotika erforderlich machen. Zahnärzte setzen häufig Clindamycin ein, das erfahrungsgemäß bei vielen Patienten zu Darmstörungen wie langwierigem Durchfall und dysbiotisch bedingten Befindlichkeitsstörungen führt – über Vorsorgemaßnahmen wie den Probiotika-Einsatz werden die Patienten aber meist nicht informiert. Bereits begleitend zur Einnahme eines Antibiotikums sollte immer mit der Einnahme eines geeigneten Probiotikums begonnen werden. Dieses Probiotikum sollte noch vier Wochen über das Ende der Antibiotikatherapie hinaus eingenommen werden.

8.2 Zahngesundheit

8.2.1 Historischer Rückblick

Die Behandlung akuter Zahnschmerzen war sicherlich seit Urzeiten für Heiler und Ärzte eine dringliche Aufgabe. Es ist schließlich nicht nur so, dass diese Schmerzen ungeheuer peinigen, sie stehen auch der Nahrungsaufnahme im Wege und schwächen damit den ganzen Menschen. Auch war man sich schon vor Jahrhunderten bewusst, dass regelmäßige Zahnhygiene eine präventive Maßnahme gegen die gefürchteten Schmerzen ist, wie das folgende Zitat von Hildegard von Bingen zeigt:

> *„Wenn aber der Mensch nicht oft zwischendurch seine Zähne durch Waschen mit Wasser reinigt, wächst und vermehrt sich davon Schleim auf dem Fleisch, das um die Zähne ist, und das Fleisch wird davon krank. So entstehen auch aus jenem Schleim; der sich um die Zähne festgesetzt hat, manchmal Würmer in den Zähnen, und so schwillt das Fleisch um die Zähne an, und der Mensch bekommt davon Schmerzen."*
>
> Hildegard von Bingen: Causae et Curae (S.115 [192])

Die Annahme, dass kleine, im Zahnfleisch lebende Würmer die Ursache des Übels seien, war verbreitet und findet sich in der medizinischen Literatur verschiedener Völker und Epochen, von der mesopotamischen Heilkunde über das ägyptische Papyrus Ebers bis hin zur römischen Antike (Übersichtsartikel s. [129]). Der „Zahnwürmer" versuchte man Herr zu werden, indem man bestimmte Räuchermittel in einem enghalsigen Gefäß verbrannte und den Rauch mittels eines Strohhalms zu den Zähnen einzog. Hildegard empfiehlt zu diesem Zweck Aloe und Myrrhenharz [372], das sind Heilpflanzen, die wir noch heute zur Pflege des Zahnfleischs einsetzen – wenn auch nicht in Rauchform. Zur Zeit der Klostermedizin versuchte man das Ziehen erkrankter Zähne, wenn immer möglich, zu vermeiden. Das in der Spätantike schon recht weit entwickelte zahntechnische Wissen zur Reparatur, sogar zum Ersatz erkrankter Zähne war verlorengegangen, und mit den Badern spezialisierten sich im Mittelalter Handwerker auf das Zähneziehen – eine unter den vorherrschenden hygienischen Bedingungen lebensgefährliche Prozedur.

Strahlend weiße Zähne waren auch im Mittelalter ein Schönheitsideal; das wissen wir zum Beispiel aus überlieferten Texten der Minnesänger. Rezepturen für Zahnpflegemittel finden sich auch zahlreich in der Klostermedizin-Literatur und ihren historischen Quellen. Hier standen nicht ästhetische Aspekte im Vordergrund, sondern ein wichtiges Feld der Gesundheitsvorsorge: Die Humoralpathologie war eine Medizintheorie mit ausgeprägter Wertschätzung präventiver Maßnahmen, da sie von einer gleichmäßigen Verteilung guter wie auch „verdorbener" Säfte im ganzen Körper ausging. Somit mussten sich Krankheitsherde an einer Stelle, beispielsweise im Mund, zwangsläufig auch auf den Rest des Körpers negativ auswirken. Folgerichtig schien den Zeitgenossen ein Zusammenhang zwischen Zahngesundheit und Gesamtgesundheit ihrer Mitmenschen ganz offensichtlich zu sein. Aristoteles schrieb in diesem Zusammenhang:

> *„Jene, die eine größere Anzahl von Zähnen aufweisen, haben im Allgemeinen auch eine höhere Lebenserwartung, während jene, die weniger und weiter auseinanderstehende Zähne besitzen, nicht so lange leben. Die männlichen Lebewesen haben mehr Zähne als die weiblichen; dies gilt für die Menschen wie für Schafe, Ziegen und Schweine."*
>
> Aristoteles: Historia Animalium (II 3, 501 b 19)

Dieses Zitat erlangte im Übrigen eine gewisse Berühmtheit aufgrund des kuriosen Umstands, dass eine Autorität wie Aristoteles sich zu einer so leicht widerlegbaren Aussage verstiegen hatte wie der, dass Männer mehr Zähne besäßen als Frauen. So wunderte sich der Mathematiker und Philosoph Bertrand Russel (1872–1970), dass Aristoteles darauf beharrte, dass Frauen weniger Zähne hätten als Männer. Obwohl er zweimal verheiratet war, sei er nie auf den Gedanken gekommen, seine Behauptung anhand einer Untersuchung der Münder seiner Frauen zu überprüfen.

8.2.2 Zahnpflege

Zahnbürsten, wie wir sie heute kennen, waren in Europa bis ins 18. Jahrhundert unbekannt. Davor wurden zur Reinigung der Zähne die Finger bzw. angefeuchtete Leinentücher in Zahnpulver (z. B. auf der Basis von Bimsstein, Marmorkalk oder gemahlenen Nussschalen) getaucht und die Zahnoberflächen damit geschrubbt. Stand kein Zahnpulver zur Verfügung, konnte man Pflanzenteile mit rauen Oberflächen heranziehen (**Abb. 8.1**).

Ein geringer Zuckerkonsum ist sicherlich die beste Vorbeugung gegen Karies. Rohrzucker wurde erst ab dem zwölften Jahrhundert durch die Kreuzfahrer nach Europa gebracht, und zwar als wichtiges Ingrediens der arabischen Medizin. Das Wort „Sirup" leitet sich vom arabischen *šarāb* für „Trank" ab; gemeint war damit ursprünglich ein Mittel zur Konservierung und Verabreichung von Arzneidrogen in Zucker – beispielsweise bildeten Sirupe in Avicennas *Antidotar* eine von 11 Arzneiformen (Goltz 1976). Für die breiten Bevölkerungsschichten in Mittelalter und früher Neuzeit blieb Zucker ein Apotheken- bzw. ein Luxusartikel. Demgegenüber hatten die kalziumreichen und damit zahngesunden Milchprodukte einen hohen Stellenwert in der Ernährung. In diesem Zusammenhang ist folgende Aussage in Adam Lonitzers *Kreuterbuch* interessant: „Warme Milch im Mund gehalten, säubert das Zahnfleisch und macht die Zähne fest." Es ist sicher nicht so, dass Lonitzer dabei an die äußerliche Anwendung von Kalzium und Fluorid aus der Milch zur Mineralisierung des Zahnschmelzes dachte. Eine einmalige oder kurzzeitige Anwendung des Milchgurgelns würde kaum zur Kalzifizierung der Zähne führen, aber eine lebenslange Gewohnheit wäre da möglicherweise wirkungsvoll. Was den Reinigungseffekt angeht, hat Lonitzer hier, wegen des Fettgehalts der Milch, eine Variante des Ölziehens (S. 91) beschrieben, sinnvoll gesteigert durch die Anwendung von warmer anstatt kalter Flüssigkeit. Diese Anleitung macht also durchaus Sinn, wenn es an Zahnbürste und Zahnpasta mangeln sollte. Auf die Milch als zahnhärtendes Mittel kam man wohl in historischer Zeit durch die Beobachtung, dass Säuglinge und gesäugte Haustiere ihr frühes Knochenwachstum allein durch die Milchnahrung bewerkstelligen. Ebenso wichtig dabei ist sicher die weiße Farbe der Milch, die im Sinne der Signaturenlehre in Verbindung mit dem Weiß des Zahnschmelzes gebracht wurde. Noch heute würden wir wohl eher nicht so gern zu einer farbigen oder schwarzen Zahnpasta greifen – was den Umstand erklärt, dass man nur schwer Zahnpasten ohne den Weißmacher Titandioxid finden kann.

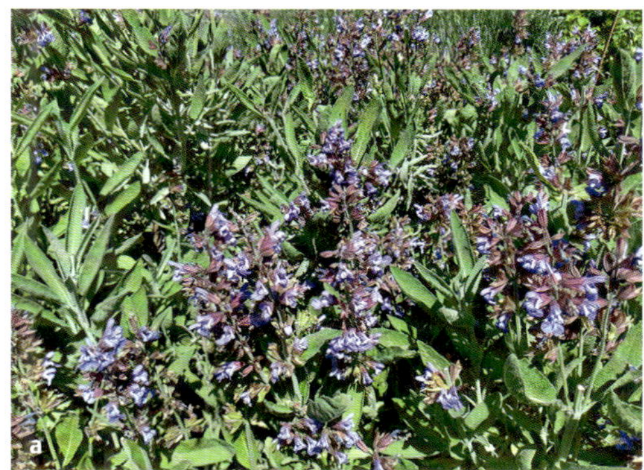

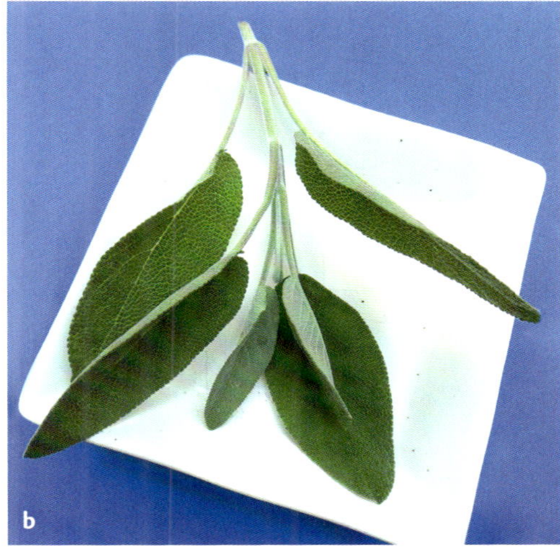

Abb. 8.1 Salbei.
a Blühende Salbeipflanzen (*Salvia officinalis*).
b Wegen der leicht rauen, noppigen Oberfläche der Blätter benutzte man die Pflanze in früheren Zeiten, um einen Finger gewickelt, als „Zahnbürste". Ein starker Sud aus den Blättern ergibt eine desinfizierende und entzündungshemmende Gurgellösung.

Zahnpasta

Zahnpasten sollen natürlich nicht hinuntergeschluckt werden, andererseits sind sie lebenslang und mehrmals täglich im Einsatz, so dass man schon davon ausgehen kann, dass kleine

Mengen regelmäßig in den Magen bzw. in den Darm gelangen. Im Januar 2017 schreckte ein Artikel in der Fachzeitschrift *Nature* die Öffentlichkeit auf mit einer Studie, die die darmschädigende Wirkung von **Titandioxid** (in Lebensmitteln als E 171, in Kosmetika als CI 77891 deklariert) nahelegte. Als Ursache wurden abrasive Wirkungen verschluckter Partikel vermutet. Seither werden auch krebserregende und inflammatorische Wirkungen diskutiert; denn es hat sich herausgestellt, dass Titandioxid in Form von Nanopartikeln die Darmbarriere durchbrechen und ins Blut gelangen kann. Als Reaktion darauf ist z. B. in Frankreich der Zusatz von Titandioxid bei Lebensmitteln untersagt [107].

Wenn jemand von chronischen Magen-Darm-Problemen betroffen ist, kann man davon ausgehen, dass er oder sie in diesem Bereich vorgeschädigte oder zumindest **sensibilisierte Schleimhäute** hat. Dann möchte man vielleicht jede Zusatzbelastung vermeiden, zumal, wenn Alternativen vorhanden sind. Titandioxid wird als Putzkörper, vor allem aber als Weißmacher in Zahnpasten und Zahnkaugummis eingesetzt. Man kann es also umgehen, indem man Zahngele oder -cremes einsetzt, die **nicht weiß** sind, beispielsweise eine schwarze Aktivkohle-Zahncreme. Für den Putzkörper gibt es Alternativen wie Schlämmkreide oder Kieselerde (S. 61).

Weiterhin ist es, bei der Vielzahl desinfizierender Heilpflanzenzubereitungen, die uns zur Verfügung steht, auch nicht einsichtig, dass bakterizide Substanzen wie Triclosan in Zahnpasten verwendet werden. Dieses ist ein nicht selektiv wirkendes Desinfektionsmittel, das die Mikroflora des Mundes schädigen kann. Ebenso umstritten ist der Einsatz von **Natriumlaurylsulfat**, das in Einzelfällen Aphten auslösen soll [101].

Solezahncreme

Eine gute Möglichkeit, den Mund inklusive der Zahntaschen schonend zu reinigen, sind Solezahncremes. Durch den hohen Salzgehalt induzieren sie über osmotische Effekte einen **Speichelfluss.** Hierdurch werden Verunreinigungen und Keime auch aus Zahntaschen und Zahnzwischenräumen entfernt, die der Zahnbürste nicht zugänglich sind. Generell tragen alle Maßnahmen zur Förderung bzw. Aufrechterhaltung des Speichelflusses direkt zur Zahngesundheit bei, z. B. auch das Ölziehen (S. 91). Aus Sicht der Humoralpathologie kann man dabei von Ausleitungsverfahren sprechen.

Zahncremes oder Zahnpulver mit Heilpflanzenauszügen stellen eine gute Möglichkeit dar, antibakterielle, adstringierende und schleimhautheilende Eigenschaften von Pflanzen in der Langzeitanwendung zu nutzen. **Gerbstoffe** beispielsweise heilen kleinste Schleimhautverletzungen, wie sie beim Kauen hartfaseriger Nahrung oder auch beim Schrubben mit der Zahnbürste entstehen können. **Minzöle** werden wegen des kühlenden Effekts und des Wohlgeschmacks auch in praktisch allen konventionellen Zahnpflegeprodukten eingesetzt, bei Naturpflegeprodukten ist das Spektrum sinnvoller Kombinationen von Pflanzenauszügen meist größer, wie das folgende Produktbeispiel einer Solezahncreme zeigt. Sie nutzt zusätzlich zum reinigenden Effekt der Speichelanregung durch Salz die adstringierenden, schleimhautreparierenden Eigenschaften von Myrrhe, Kastanie, Schlehdornfrüchten und Ratanhiawurzel:

Fertigpräparat

Weleda Solezahncreme

Inhaltsstoffe u. a.: Salze, Silica-Putzkörper, Pfefferminzöl, Schlehdornsaft, Myrrhenextrakt, Kastanienwurzelextrakt, Aesculin zusätzlich, Ratanhiawurzelextrakt, geschmacksgebende ätherische Öle, Hilfsstoffe Guarmehl, Glyzerin

Patienten mit Magen- oder Darmproblemen sollten angeleitet werden, die **Zutatenlisten von Kosmetikprodukten** genauso aufmerksam zu studieren wie die von Nahrungsmitteln. Synthetische Farb-, Duft- und Konservierungsstoffe, z. B. Parabene, sollten wenn immer möglich vermieden werden. Für die Mundflora gilt das Gleiche wie für die Mikrobiota in Magen und Darm: Die Auswirkung einer Dauerbehandlung mit einer Vielzahl naturfremder Chemikalien ist nicht einschätzbar und wegen der Komplexität der Wechselwirkungen kaum erforschbar.

Wer den Überblick über die Inhaltsstoffe behalten möchte, kann sich Zahnpasten oder -pulver selbst herstellen und nach den eigenen Bedürfnissen ausrichten. Wer sich z. B. häufig homöopathisch behandeln lassen möchte und deshalb auf Menthol als Inhaltsstoff verzichten muss, kann dann ätherische Minzöle, die häufig in Zahnpflegeprodukten verwendet werden, ersetzen, beispielsweise durch ätherisches Zimtöl.

In der Naturheilkunde wird der Einsatz von Fluorid in Zahnpasten kontrovers diskutiert, der zahnhärtende Effekt wird jedoch nicht bestritten. Wegen den oben diskutierten Zusammenhängen zwischen chronischen Zahnproblemen und der allgemeinen Belastung des Immunsystems ist der Einsatz einer fluoridhaltigen Zahncreme einmal täglich (am besten abends, da während der Nacht der spülende Effekt des Speichels fehlt) empfehlenswert. Morgens und mittags kann dann eine fluoridfreie Variante gewählt werden.

Rezepturen

Rezeptur

Zahnpulver

- 10 TL Schlämmkreide (Kalziumkarbonat)
- 1 TL Myrrhenpulver
- 2 TL Natron (Natriumbikarbonat)
- 1 TL feines Meersalz
- 2 TL Birkenzucker (Xylit)
- 10 Tropfen ätherisches Öl (z. B. 5 Tropfen **Pfefferminz-** und 5 Tr. **Zimtöl**)

Pulver und Salze vermischen. Ätherische Öle zunächst mit einer kleinen Menge des Gemischs verrühren, dann untermischen. In einen sauberen Tiegel abfüllen.

Anwendung
Zum Zähneputzen eine kleine Menge des Pulvers auf die angefeuchtete Zahnbürste geben.

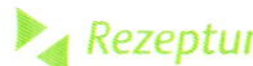

Rezeptur

Zahnpasta

- 5 EL Glyzerin
- 5 EL Natron (Natriumbikarbonat)
- 2 Tropfen ätherisches Öl, z. B. Fenchelöl oder Myrrhenöl
- 2 Tropfen Ringelblumen- oder Kamillentinktur
- 2 TL Birkenzucker (Xylit)

Zutaten gut vermischen und in ein sauberes Schraubdeckelglas füllen.

8.2.3 Patientenberatung

Von den sechs Gesundheitssäulen, den klassischen ***Sex res non naturales*** für die Patientenberatung, ist im Hinblick auf die Zahngesundheit natürlich ***Cibus et potus*** (die Ernährung) von vorrangiger Bedeutung. Diese Tatsache spiegelt auch das folgende Patientenmerkblatt wider, das einiges Fachwissen zur zahngesunden Ernährung vermitteln möchte. Zusätzlich müssen die Patienten auf die Bedeutung des langsamen und gründlichen Kauens hingewiesen werden. Dies setzt wiederum voraus, dass **nicht unter Zeitdruck gegessen werden** sollte – ein Aspekt, der auch in den folgenden Kapiteln dieses Buches beim Thema Patientenberatung immer wieder auftaucht. Zu einer ruhigen und ablenkungsfreien Atmosphäre beim Essen trägt ein regelmäßiger Tagesrhythmus mit festgelegten Essenszeiten bei (***motus et quies***, Bewegungs- und Ruhezeiten). Auch nach Stressfaktoren (***accidentia animae***), die die Immunabwehr schwächen oder konkreten Einfluss auf die Zahngesundheit haben könnten, sollte gefragt werden. Unter Letzteres fallen z. B. kompensatorischer Süßhunger bei psychischen Problemen oder nächtliches Zähneknirschen. Weiterhin darf die Möglichkeit psychogen begründeter chronischer Zahnschmerzen bei überhöhter Sensibilität der Nerven nicht außer Acht gelassen werden.

Auch Patienten, die „nur“ mit Zahn- oder Zahnfleischproblemen in die Praxis gekommen sind, profitieren selbstverständlich von einer ganzheitlichen, alle Lebensbereiche einbeziehenden Beratung. Wie bei allen Schmerzerkrankungen hat aber eine **möglichst rasche Schmerzstillung** die oberste Priorität bei der Behandlung.

Patientenmerkblatt

Zahngesunde Ernährung und allgemeine Maßnahmen zur Kariesprophylaxe

Liebe Patientin, lieber Patient,
Sie haben einen empfindlichen Mundraum, der zu Entzündungen neigt. Um Beschwerden vorzubeugen, beachten Sie bitte folgende Hinweise.

Zucker begrenzt konsumieren

Naschen Sie nicht zwischendurch, gönnen Sie sich stattdessen ein süßes Dessert direkt im Anschluss an eine Hauptmahlzeit, wenn Sie „Süßhunger“ verspüren.
Benutzen Sie **Fruchtsäfte** und **Limonaden** nicht als Durstlöscher für zwischendurch, trinken Sie stattdessen Wasser und ungesüßten Tee.
Vorsicht: Produkte wie Müsli, Joghurt, Ketchup und Senf, aber auch Wurst können Zucker in großen Mengen (**„versteckte Zucker“**) enthalten.
Auch **Stärkeprodukte,** wie z. B. Kartoffelchips, fördern die Entstehung von Karies, da Enzyme im Speichel (Amylasen) diese Stärke in Zucker umwandeln.
Honig ist, bei falscher oder fehlender Zahnpflege, sogar besonders gefährlich, weil er wegen seiner Klebrigkeit lange am Zahn haftet.

Säuren neutralisieren

Säuren entstehen nicht nur durch Kariesbakterien, auch Nahrungsmittel, die Säuren enthalten, wie beispielsweise Obst und Fruchtsäfte, können den Zahn schädigen. Häufig reicht die Speichelproduktion nicht mehr aus, um die Säure zu neutralisieren. Besonders trügerisch ist in diesem Zusammenhang die Tatsache, dass **unmittelbares Zähneputzen nach der Aufnahme saurer Speisen die schädigende Wirkung verschlimmert,** da der aufgrund des Säureangriffs demineralisierte Schmelz durch die Zahnbürste noch weiter abgerieben wird. Stattdessen sollte man sich den Mund mit klarem Wasser spülen oder zuckerfreie Kaugummis kauen, das unterstützt die schnelle Neutralisation der Säure. Nach etwa einer halben Stunde kann man sich gefahrlos die Zähne putzen.

Oxalathaltige Nahrungsmittel

Amaranth, Spinat, Rhabarber und Mangold enthalten viele Oxalate, d. h. Verbindungen der Oxalsäure. Ihr Genuss hinterlässt ein pelziges Gefühl auf den Zähnen, der Zahnschmelz wird etwas aufgeweicht. Hier gilt wie oben: Warten Sie etwa 30 Minuten bis zum Zähneputzen. Dann hat der Zahnschmelz sich unter dem Einfluss des Speichels regeneriert. Unterstützend kann man 1 Glas Milch langsam schlürfen, dadurch schließt sich die Zahnoberfläche wieder.

Speichelfluss fördern

Der Speichel umspült die Zähne und reinigt sie dadurch. Er neutralisiert Säuren. Mineralien aus Lebensmitteln, wie Kalzium in Milch und Käse, lösen sich im Speichel und werden in die Zahnstruktur eingebaut.
Das **Kauen von zuckerfreiem Kaugummi** regt die Speichelproduktion an und kann eine Alternative sein, wenn z. B. im Büro oder auf Reisen keine andere Möglichkeit zur Zahnpflege besteht.
Trinken Sie ausreichend (am besten Wasser), um den Speichelfluss zu fördern. Das gilt vor allem auch für ältere Menschen.
Nehmen Sie sich Zeit beim Essen und kauen Sie langsam und sorgfältig, das fördert die Speichelbildung.

Vollwertige Ernährung

Eiweißreiche, fettarme Lebensmittel wie mageres Fleisch (Kalzium), Fisch (Fluor), Milch und Milchprodukte (Kalzium) sind eine gute Basis für die zahngesunde Ernährung, denn sie decken einen Teil des Bedarfs an Vitaminen (**Tab. 8.1**) und Mineralien (**Tab. 8.2**). Getreide, Hülsenfrüchte und frisches Obst und Gemüse steuern den Rest zu einer ausgewogenen Ernährung bei. **Mangelnde Vitamin-C-Aufnahme** steht in direktem Zusammenhang mit Zahnfleischbluten und Zahnfleischentzündungen! Vitamin C wird beim Kochen größtenteils zerstört, deshalb mangelt es Fertiggerichten und Konserven an diesem für die Zahngesundheit wichtigen Nährstoff.

Tab. 8.1 Vitamine und ihre Bedeutung für die Zahngesundheit.

Vitamine	Wirkung
Vit. A (β-Carotin)	entzündungshemmend, Schleimhautaufbau
Vit. C	gesundes Zahnfleisch
Vit. D	Knochen- und Zahnaufbau
Vit. E	entzündungshemmend, Schleimhautaufbau
Vit. H (Biotin)	„Hautvitamin", gegen Austrocknung der Schleimhaut
Vit. K	gesunder Knochenbau
Folsäure	entzündungshemmend, Schleimhautaufbau

Tab. 8.2 Mineralien und ihre Bedeutung für die Zahngesundheit.

Mineralien	Wirkung
Kalzium	positive Wirkung bei Kieferknochenschwund und zurückweichendem Zahnfleisch
Fluorid	fördert die Remineralisation, wirkt zahnhärtend
Magnesium	erhöht die Knochendichte

Rohes Gemüse, Vollkornbrot und Nüsse

Vollwertkost hat zwei Vorteile: Zum einen enthält sie keine einfachen, für Kariesbakterien leicht verwertbaren Zucker, zum anderen bekommen Zähne und Kiefermuskulatur kräftig etwas zu tun, werden also trainiert. Das Zahnfleisch wird massiert und gut durchblutet. Die Drüsen im Mund werden angeregt, mehr Speichel zu produzieren, der wiederum die Zähne reinigt.

Tee und Käse

Als echte Kariesblocker haben sich grüner und schwarzer Tee sowie Käse erwiesen. Die **Gerbstoffe** im Tee wirken antibakteriell (allerdings nur, wenn der Tee ungesüßt getrunken wird) und heilen kleine Verletzungen der Schleimhaut. Tee mineralisiert durch den relativ hohen Fluoridgehalt auch den Zahnschmelz. Auch manche Käsesorten hemmen das Wachstum der Kariesbakterien. Das **Käsefett** legt sich wie ein Schutzfilm über die Zähne und kann sogar Zuckerpartikel binden und damit unschädlich machen.

Zahnschmelz härten durch Fluorid

Fluorid härtet den Zahnschmelz und macht ihn für Säuren weniger angreifbar, deshalb wird durch fluoridhaltige Zahnpasta Karies vorgebeugt.
Fluoridreiche Lebensmittel sind: Fisch (v. a. Hering, Scholle, Bückling, Sardine), Garnelen, Schweineleber, Butter, Harzer- und Lindenberger Hartkäse, schwarzer Tee, fluoridiertes Speisesalz, einige Mineralwässer.

Übrigens

Das Patientenmerkblatt „Zahngesunde Ernährung und allgemeine Maßnahmen zur Kariesprophylaxe" steht Ihnen unter dem Link www.thieme.de/klostermedizin auch zum bequemen Download zur Verfügung.

8.2.4 Unterstützende Phytotherapie

Da Zahnschmerzen nicht nur bakteriell bedingt sein müssen, sondern weitere bzw. kombinierte Ursachen haben können, repräsentieren die in **Tab. 8.3** zusammengefassten Heilpflanzen unterschiedliche Wirkstoffgruppen. Es gibt Pflanzen, die **direkt schmerzstillende Inhaltsstoffe** haben, beispielsweise das **Eugenol**, das in Echten Nelken, aber auch geringerem Maße in der Nelkenwurz (*Geum urbanum*) vorliegt. Die Wurzeln dieses Rosengewächses wurden in Notzeiten gekaut oder mit Wein ausgezogen, wenn echte Nelken nicht erhältlich waren. **Systemisch wirksam** sind **Salizylate**, die als Prodrugs z. B. in Pappelblättern vorliegen. **Kühlend** und damit schmerzlindernd wirken Minzöle durch das enthaltene **Menthol**. Auch Wirkstoffe der Aloe kühlen und heilen verletzte Schleimhäute sehr effektiv. **Gerbstoffe**, z. B. in Salbei oder Blutwurz, heilen Entzündungen und kleine Schleimhaut-

Tab. 8.3 Heilpflanzen zur Behandlung von Zahnschmerzen und zur Pflege des Zahnfleischs.

Heilpflanze	analgetisch/anästhesierend	antiphlogistisch	antibakteriell	antifungal	antiviral	adstringierend	granulationsfördernd/wundheilend	antioxidativ	kühlend	geschmackskorrigierend
Aromatika										
Fenchel (*Foeniculi amari fructus*)	–	–	x	x	–	–	–	–	–	x
Gewürznelke (*Caryophylli flos*)	xx	xx	xx	x	x	–	–	–	–	–
Kamille (*Matricariae flos*)	–	xx	xx	xx	xx	–	xx	–	–	–
Myrrhe (Harz aus der Rinde)	–	x	x	x	–	xx	x	–	–	–
Pfefferminze (*Menthae piperitae folium/aetheroleum*)	x	–	x	–	–	–	–	–	xx	xx
Ringelblume (*Calendulae flos*)	–	x	x	x	x	–	xx	–	–	–
Salbei (*Salviae folium*)	–	xx	xx	xx	xx	x	–	x	–	–
Zimtrinde (*Cinnamomi ceylanici cortex*)	–	–	x	x	–	–	–	–	–	x

▶ **Tab. 8.3** Fortsetzung.

Heilpflanze	analgetisch/ anästhesierend	antiphlogistisch	antibakteriell	antifungal	antiviral	adstringierend	granulationsfördernd/ wundheilend	antioxidativ	kühlend	geschmackskorrigierend
Gerbstoffdrogen										
Heidelbeere (*Myrtilli fructus*)	–	–	–	–	–	x	–	x	–	xx
Tormentill-Wurzelstock (Blutwurz; *Tormentillae rhizoma*)	–	–	–	–	–	xx	–	–	–	–
Andere										
Aloe-vera-Gel	–	–	–	–	–	–	xx	–	xx	–

x: qualitativ deutliche Ausprägung, xx: qualitativ starke Ausprägung

8

risse, zudem haben sie einen leicht betäubenden Effekt. Die **aromatischen Öle** schließlich, die sich in den als Aromatika bezeichneten Pflanzen finden, haben grundsätzlich **antibakterielle,** oft auch **antivirale** und **antifungale** Wirkungen. Die **Senfölglykoside**, z. B. im Meerrettich, haben ein breites **antibiotisches Spektrum**.

Eine Stärke der Pflanzenheilkunde ist die Möglichkeit, diese Arzneipflanzen miteinander zu kombinieren (s. die nachfolgenden Rezepturen). Das potenziert ihre Gesamtwirkung, auch wenn ihre Einzelwirkungen im Vergleich zu chemisch-synthetischen Arzneistoffen relativ schwach sein mögen.

Pflanzenwirkstoffe für die systemische Anwendung

Zur systemischen (allgemeinen) phytotherapeutischen Zahnschmerzbehandlung:

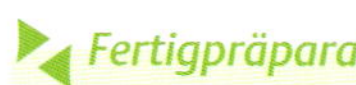

Fertigpräparat

Phytodolor Tinktur

Inhaltsstoffe: Pappelblätter- und -rindenextrakt, Frischpflanzenextrakte aus Esche und Goldrute

4-mal täglich 40 Tropfen mit ½ Glas Wasser einnehmen.

Anmerkung: Pappelauszüge enthalten Salizylderivate als Prodrugs, d. h., diese werden erst nach Passage von Darm und Leber zur pharmakologisch aktiven Salizylsäure metabolisiert. Dadurch tritt keine magenschädigende Wirkung (wie etwas bei synthetischen ASS-Präparaten) auf. Vor allem bei Gastritis und Reizmagen lohnt sich daher ein Versuch mit diesem Präparat.

! Vorsicht

Nicht zusätzlich zu NSAR-Schmerzmitteln wie Aspirin, Diclofenac u. Ä. anwenden!

Pflanzenwirkstoffe bei akuten Beschwerden

Zur kurzzeitigen Anwendung bei akuten lokalen Zahnschmerzen oder begleitend nach notwendigen zahnmedizinischen Behandlungen:

Eine **Gewürznelke kauen** und möglichst lange im Mund behalten, dann ausspucken.

Fertigpräparat

Ätherisches Nelkenknospenöl (z. B. von Primavera)

Einen Wattebausch mit Wasser tränken, mit 1–2 Tropfen des ätherischen Öls beträufeln und anschließend mit dem schmerzenden Zahn darauf beißen. Wirkeintritt nach 2–7 Minuten.

! Vorsicht

Nelkenöl nicht in der Schwangerschaft anwenden wegen seiner uterustonisierenden und wehenfördernden Wirkung!

Pflanzenwirkstoffe für die lokale Anwendung

Bei lokalen Zahnschmerzen infolge einer Entzündung des Zahnfleischs (Gingivitis), bei empfindlichen Zahnhälsen und nach dem Setzen von Zahnimplantaten:

Fertigpräparat

Aperisan-Mundgel

Fluidextrakt aus Salbeiblättern

Mehrmals täglich lokal auftragen.

Gegen Gingivitis helfen weitere Pflanzenwirkstoffe (S. 68) und auch Mundwässer (S. 83).

Pflanzenwirkstoffe bei Druckzahnschmerzen

Bei Druckzahnschmerzen im Zusammenhang mit einer Sinusitis (oft wetterabhängig, typisch: Schmerzverstärkung beim Nach-vorne-Beugen):

Rezeptur

Meerrettich-Tee

- 1 Tasse heißes, nicht mehr kochendes Wasser
- 1 TL frisch geriebener Meerrettich
- 1 TL Honig
- 2–3 Nelken

Zutaten mischen und 15 Min. ziehen lassen, abseihen.
Bei Erkältung in kleinen Schlucken trinken.

Rezeptur

Milchauszug mit Meerrettich

Pro ½ Liter Milch 1 EL frisch geriebener Meerrettich

Kalt ansetzen und vorsichtig auf Trinktemperatur erhitzen (nicht kochen!). 10 Min. ziehen lassen, abseihen.

In kleinen Schlucken trinken.

Unterstützend bei Mandelentzündung, Sinusitis, Erkältung, Kopfschmerzen, Zahnschmerzen.

Sind die **sinusoidalen Schleimhäute** geschwollen, hilft folgendes Präparat:

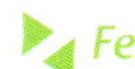

Fertigpräparat

Sinupret Extract Tabletten

Inhaltsstoffe: Enzian, Ampfer, Holunder, Schlüsselblume und Eisenkraut

Einnahme 1–1–1 bis zum Abklingen der Beschwerden

Pflanzenwirkstoffe bei chronischen Beschwerden

Bei chronisch anhaltenden Zahnschmerzen ohne erklärenden zahnärztlichen Befund, die möglicherweise durch ein überreiztes Nervensystem mitverursacht sind:

Fertigpräparat

Psychotonin Kapseln

Johanniskraut-Monopräparat, 300 mg pro Kapsel

Einnahme 1–1–0, kurmäßig mindestens 6 Wochen

! Vorsicht

Johanniskraut-Präparate haben Wechselwirkungen mit bestimmten Medikamentengruppen, z. B. Antidepressiva. Sie sollten grundsätzlich nur nach Beratung mit einem Arzt eingenommen werden.

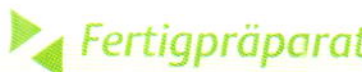

Fertigpräparat

Passionsblumen-Extrakte

- Pascoflair 425 mg, Einnahme 1–0–1
- Passidon, Einnahme 2–0–2, kurmäßig mindestens 6 Wochen

Pflanzenwirkstoffe bei Prothesendruckstellen

Fertigpräparat

Nelkenknospenöl

Ein Wattestäbchen in Wasser tränken (zur Verdünnung des Öls) und anschließend 1–2 Tropfen ätherisches Nelkenknospenöl (z. B. von Primavera) darauf tropfen, die schmerzende Stelle bestreichen.

Rezeptur

Myrrhentinktur

- 10 g Myrrhe
- 100 ml Äthanol (90 %)

in eine Weithalsflasche geben. Gefäß verschließen und die Tinktur 3 Wochen ziehen lassen. Gelegentlich sollte die Myrrhentinktur geschüttelt werden. Anschließend wird die Tinktur durch ein engmaschiges Sieb abgefiltert und in eine beschriftete Tropfflasche gefüllt.

Anwendung

Ein Wattestäbchen in unverdünnter Myrrhentinktur tränken und die schmerzende Stelle damit bestreichen.

Anmerkung:

- Beide Zutaten in Arzneibuchqualität in Apotheken erhält ich.
- Zur Herstellung von Tinkturen siehe Kap. 14.2.6 (S. 272).

Fertigpräparat

Pyralvex Gel

Inhaltsstoffe: Rhabarberwurzelextrakt und Salizylsäure

3-mal täglich nach dem Zähneputzen auf die betroffenen Schleimhautbereiche auftragen.

Pflanzenwirkstoffe bei Gingivitis

Fertigpräparat

Aloe-vera-Gel

Aloe-vera-Gel ist bekannt für seine hautregenerierenden Eigenschaften bei Sonnenbrand und Entzündungen. Die gelartige Konsistenz erleichtert das **Einmassieren** ins Zahnfleisch mit dem Finger oder einem Wattestäbchen.

Wegen des bitteren Geschmacks das pure Aloe-vera-Gel am besten unmittelbar vor dem Schlafengehen auftragen, dann wird es auch vom Speichel einige Zeit nicht fortgespült.

! Vorsicht

Apothekenware kaufen und sicherstellen, dass das Gel pur ist und keine kosmetischen Zusätze enthält.

Rezeptur

Gewürzessig gegen kleine, lokale Entzündungen, z. B. Aphten

- 40 g Gewürznelken
- 40 g Salbeiblätter frisch oder 20 g Droge
- 40 g Thymianblätter frisch oder 20 g Droge
- 750 ml Apfelessig

Alle Zutaten in einer Flasche mischen und 3 Wochen durchziehen lassen, abseihen und in eine ausgekochte Flasche füllen. Der Gewürzessig ist etwa 6 Monate haltbar.

Anwendung

Ein Wattestäbchen mit dem Essig tränken und häufig während des Tages Aphten oder entzündete Schleimhautbereiche betupfen.

Bitte beachten: Nicht auf die Zähne bringen, nicht länger als 2 Wochen ununterbrochen anwenden.

Rezeptur

Massageöl zur Kräftigung des Zahnfleischs (Prophylaxe)

- 20 ml Sesamöl
- 4 Tr. ätherisches Myrrhenöl
- 2 Tr. Mastix-Öl
- 6 Tr. ätherisches Zitronenöl

Anwendung

Von der Mischung einige Tropfen auf einen Finger oder ein Wattestäbchen geben und mehrmals täglich das Zahnfleisch damit einreiben.

Fertigpräparat

Salviathymol Flüssigkeit

(Kombinationspräparat bei Zahnfleischentzündung)

Inhaltsstoffe: Salbei-, Eukalyptus-, Pfefferminz-, Zimt-, Nelken-, Fenchel- und Anisöl, Levomenthol

Anwendungen

- Unverdünnt ins Zahnfleisch einmassieren.
- Für eine **Gurgellösung** 20 Tr. auf ein halbes Glas Wasser geben.

Historische Rezeptur

Gurgellösung mit Andorn bei Zahnfleischbluten und zur Festigung der Zähne (Lorscher Arzneibuch, um 790 n. Chr.)

3 Handvoll frische Andornblätter klein schneiden und in 1,5 Liter Wasser zum Kochen bringen. Den Sud auf ein Drittel einkochen lassen, dann abseihen und in eine dunkle Flasche füllen. Haltbarkeit etwa 2 Wochen.

Bei Bedarf mit dem Sud den Mund spülen bzw. gurgeln.

Andorn hat eine leicht schmerzlindernde Wirkung; die enthaltenen Gerbstoffe stabilisieren die Schleimhäute.

8.3 Mund- und Rachenschleimhautbeschwerden

8.3.1 Grundlagen

Mund und Rachen stellen den obersten Teil unseres Verdauungstrakts dar. Genauso wie die tieferen Abschnitte verfügen sie über eine eigene Mikrobiota, d. h. eine Gemeinschaft von Mikroorganismen, die beständig dort siedeln und zur Gesunderhaltung der Schleimhaut beitragen. Unser Wissen über unsere kommensalen, d. h. nützlichen Bakterien, nimmt ständig zu, denn es handelt sich um ein weitläufiges, sehr aktuelles Forschungsgebiet. Beispielsweise ging man früher davon aus, der Magen sei aufgrund der Magensäure steril. Heute wissen wir, dass eine ganze Reihe von Bakterienarten im Magen überleben kann – nicht nur *Helicobacter pylori*, der für die meisten Fälle von Gastritis (S. 149) verantwortlich ist. Dass die Mikrobiota des gesamten Magen-Darm-Trakts mit der Mundflora in Verbindung steht, weiß man indirekt seit Jahrtausenden: die Inspektion der **Zungenbeläge** gehört in allen Kulturen zu den ältesten Diagnoseverfahren. In der TCM ist die Zunge eines der wichtigsten Instrumente bei der Suche nach Krankheitsursachen, und nach der ayurvedischen Lehre ist die Zunge das Spiegelbild der Magen-Darm-Schleimhaut. In der Literatur der Klostermedizin dagegen finden sich Hinweise zur Zungendiagnostik nur vereinzelt, man folgte eher dem Beispiel Galens, der die Harnschau und die Pulsmessung als diagnostische Werkzeuge in den Vordergrund stellte. Der Zungenzustand lässt sich aber ganz unmittelbar in Hinblick auf die Primärqualitäten heiß/trocken und kalt/feucht einordnen. So erzeugt Fieber natürlich eine rote, heiße Zunge, genauso wie es ja auch bei vielen akuten Infektionskrankheiten der Fall ist; eine trockene, blasse Zunge deutet auf Entwässerung oder Blutleere, eventuell auf Eisenmangel hin etc. In der Fachliteratur zur Zungendiagnostik finden sich viele Anleitungen zur Interpretation des Zungenzustands. Rückschlüsse sollten aber wirklich **praxiserfahrenen Fachleuten vorbehalten** werden, denn auch die Ernährung hat selbstverständlich einen Einfluss auf die Zungenbeläge, und Laien könnten zu verwirrenden Fehlinterpretationen verleitet werden.

Die Mikroflora des Mundes passt sich rasch veränderten Verhältnissen an. Therapeuten können das nutzen, um Auswirkungen bzw. Erfolge ihrer Behandlung zu erkennen. Beispielsweise wissen wir, dass **chronische(!) Entzündungen der Mundschleimhaut** häufig mit einem **Reizmagen- oder Reizdarmsyndrom** assoziiert sind. Eine Sanierung der Darmflora kann sich somit auch positiv auf die Heilung von Entzündungen der Mundschleimhaut (**Stomatitis**) auswirken, und Fortschritte im Sanierungsprozess sind häufig an Veränderungen des Zungenbelags erkennbar.

Wie unsere Hautoberfläche steht auch der Verdauungstrakt in Kontakt mit der Außenwelt. Die Mundhöhle ist jederzeit, nicht nur während der Nahrungsaufnahme, ein Einfallstor für Bakterien, Viren und Pilze. Gleichbleibende Feuchtigkeit und Temperatur und die kontinuierliche Versorgung mit Nährstoffen machen die Schleimhäute zu einem idealen Nährboden für Mikroorganismen. Unser Körper hat sich auf diese Situation eingerichtet, und beim Gesunden stehen die Keime der Mundflora miteinander in einem ökologischen Gleichgewicht. Äußere Einflüsse, Zigarettenrauch, Erkrankungen und bestimmte Medikamente (auch Antibiotika) können dieses Gleichgewicht stören und zu Folgeerkrankungen oder persistierenden Entzündungen führen.

Merke

Bei schweren bakteriellen Infektionen sollten Antibiotika konsequent und verantwortungsbewusst eingesetzt werden. Bei alleiniger phytotherapeutischer Therapie besteht die Gefahr einer Verschleppung der Infektion. Mit geeigneten Probiotika kann man komplementär (ergänzend) behandeln, um das mikrobiologische Gleichgewicht nach der Antibiotikabehandlung wiederherzustellen.

8

8.3.2 Ursachen

Chronische Entzündungen der Mundschleimhaut haben andere Ursachen als akute, die durch Bakterien oder Viren hervorgerufen werden. Sie können auf eine allgemeine Schwächung des Immunsystems durch eine Vielzahl anderer Erkrankungen oder chronische Entzündungen im Körper zurückzuführen sein. Manche Frauen sind in den Wechseljahren anfälliger für Entzündungen wegen der Austrocknung der Schleimhäute, die durch die hormonelle Umstellung bedingt ist. Bei alten Menschen ist die generelle Austrocknung der Schleimhäute, die auch in Kap. 8.5 (S. 89) besprochen ist, oft die Ursache, verstärkt durch Zahnprobleme.

Eine **Entzündung der Zunge (Glossitis)** äußert sich für die Patienten durch Schmerzen, die vor allem an der Zungenspitze und den Zungenrändern empfunden werden, die meisten bezeichnen ihre Beschwerden als **„Zungenbrennen"**, auch über Störungen des Geschmacksempfindens wird geklagt. Manchmal lassen sich **Verletzungen** als Ursache erkennen, z. B. durch scharfe Zahnkanten oder Zahnstein, eventuell auch Mundsoor. Verletzungen können durch nervöses, unbewusstes Spielen und Pressen mit der Zunge entstehen, manche Menschen reagieren auf diese Weise auf **psychischen Druck** und Stress. Unabhängig davon tritt eine Glossitis öfter im Rahmen von **Depressionen** auf. Frauen in der **Menopause** sind häufiger betroffen, ohne dass konkrete Verletzungszeichen auf der Zunge auftreten würden.

Die Ernährungsweise des Patienten muss überprüft werden, denn **Vitaminmangel** hat einen Einfluss auf die Schleimhäute, vorrangig ein Mangel an **Vitamin A** und **Vitamin C**. Ein Mangel an **Vitamin B_{12}** (möglicherweise bei Veganern, Patienten mit subazider Gastritis oder nach langjähriger Einnahme von **Protonenpumpenhemmern** sowie bei Patienten mit chronischen Resorptionsstörungen durch entzündliche Darmerkrankungen) führt im schlimmsten Fall zu einer perniziösen Anämie mit typischen Veränderungen der Zunge (Hunter-Glossitis). Ein ähnlicher Fall ist die **Eisenmangelanämie** (Plummer-Vinson-Syndrom).

Wenn der Patient über eine chronische Glossitis klagt, sollte ein Zahnarzt die Zähne überprüfen. Weiterhin können ein Blutbild bzw. der Gehalt des Serum-Ferritins, des Transferrins und des Serum-Eisens überprüft werden. Eine Blutzuckeruntersuchung kann sinnvoll sein.

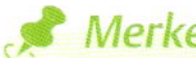
Merke

Wenn Infektionen im Mundraum auffällig häufig auftreten, sollte eine sorgfältige Medikamentenanamnese durchgeführt werden. An einen noch nicht diagnostizierten **Diabetes Typ II** muss bei entsprechender Konstitution (vorliegende Risikofaktoren) des Betroffenen gedacht werden.

8.3.3 Unterstützende Phytotherapie

Für die Auswahl von Heilpflanzen zur Behandlung des Mund- und Rachenraums ist der Zustand der Schleimhäute ausschlaggebend. Sind die Läsionen **nässend oder bluten** bzw. ist das Gewebe **geschwollen,** werden adstringierende Gerbstoffe eingesetzt. Bei **trockener, geröteter und gereizter** Haut empfehlen sich Abdeckungen mit haftenden Schleimzubereitungen. Wenn Entzündungen durch **Keime** verursacht wurden bzw. zur Vorbeugung vor **Folgeinfektionen** empfehlen sich Heilpflanzen mit antibiotischen und antiphlogistischen Eigenschaften. Da Probleme im Mund- und Rachenraum selten monokausal sind, bietet es sich an, Heilpflanzen mit verschiedenen Wirkspektren (**Tab. 8.4**) miteinander zu kombinieren.

Pflanzenwirkstoffe bei nässenden Wunden, kleinen Blutungen, Schwellungen

Bei nässenden Wunden, kleinen Blutungen und Schwellungen können **pflanzliche Gerbstoffdrogen** effektiv eingesetzt werden. Die Texte der Klostermedizin enthalten zahlreiche Hinweise auf die Anwendung gerbstoffhaltiger Pflanzen, beispielsweise Salbei, Eiche oder Blutwurz. Diese sind aufgrund der pelzigen, „trocknenden"

Tab. 8.4 Heilpflanzen zur Behandlung der Mund- und Rachenschleimhaut.

Heilpflanze	antiphlogistisch	antibakteriell	antifungal	antiviral	analgetisch/anästhesierend	adstringierend	granulationsfördernd/wundheilend	reizlindernd/schleimhautprotektiv	sekretolytisch	spasmolytisch	geschmackskorrigierend
Gerbstoffdrogen											
Tormentill-Wurzelstock (Blutwurz; *Tormentillae rhizoma*)	–	–	–	–	–	xx	–	–	–	–	–
Salbeiblätter (*Salviae folium*)	xx	xx	x	x	–	x	–	–	x	–	–
Heidelbeere (*Myrtilli fructus*)	–	x	–	–	–	x	–	–	–	–	x
Odermennig-Kraut (*Agrimoniae herba*)	x	x	–	x	–	x	–	–	–	–	–
Aromatika											
Gewürznelke (*Caryophylli flos*)	–	xx	x	x	xx	–	–	–	–	x	–
Myrrhe (Harz aus der Rinde)	xx	x	x	–	–	xx	x	–	–	–	–

▶ Tab. 8.4 Fortsetzung.

Heilpflanze	antiphlogistisch	antibakteriell	antifungal	antiviral	analgetisch/anästhesierend	adstringierend	granulationsfördernd/wundheilend	reizlindernd/schleimhautprotektiv	sekretolytisch	spasmolytisch	geschmackskorrigierend
Kamillenblüten (*Matricariae flos*)	xx	xx	x	x	–	–	xx	–	–	x	–
Thymiankraut (*Thymi herba*)	xx	x	x	x	x	–	–	–	x	xx	–
Schleimstoffdrogen											
Eibischwurzel/-blätter (*Althaeae radix/folium*)	–	–	–	–	–	–	–	xx	–	–	–
Malvenblätter/-blüten (*Malvae folium/flos*)	–	–	–	–	–	–	–	xx	–	–	–
Flavonoid- und Saponindrogen											
Süßholzwurzel (*Liquiritiae radix*)	x	x	–	x	–	–	–	xx	x	x	x
Ringelblume (*Calendulae flos*)	x	x	x	x	–	–	xx	–	–	–	–

x: qualitativ deutliche Ausprägung, xx: qualitativ starke Ausprägung

Geschmacksempfindung leicht zu identifizieren. Die Theorie der Humoralpathologie, Gegensätze auszugleichen, zum Beispiel „feuchte" Verletzungen der Mundschleimhaut mit Trocknendem zu bekämpfen, führte hier mit der Anwendung von Gerbstoffzubereitungen zu guten Behandlungserfolgen.

Gerbstoffe sind große, teils polymere Moleküle, die nicht in der Lage sind, die Hautschicht zu durchdringen; sie entfalten bei äußerlicher Anwendung also ausschließlich eine **lokale Wirkung.** Chemisch betrachtet sind die Gerbstoffmoleküle in der Lage, sich mit Proteinstrukturen der Hautoberfläche zu verbinden. Dies hat eine zusammenziehende sowie durch die Wasserverdrängung tatsächlich austrocknende Wirkung. Auf Schleimhäuten entstehen durch die Verbindung der Gerbstoffmoleküle mit den Schleimstoffen sogenannte **Koagulationsmembranen**. Diese der Schleimhaut dann aufliegende Schicht verhindert das weitere Eindringen von Keimen und fördert die Heilung der darunter liegenden Schleimhaut.

Rinden, Wurzeln, Blattstiele und zähe Blätter verschiedener Pflanzen enthalten Gerbstoffe, da diese Pflanzenteile besonders zäh und widerstandsfähig sein müssen, zudem werden diese Pflanzenteile damit vor mikrobiellen Eindringlingen und Fraßschäden geschützt. Beispiele sind die **Catechin- und Gallotanningerbstoffe** in **Eichenrinde, Walnussblättern** oder Stielen und Stängeln der **Weinrebe.**

Einige Pflanzenfamilien synthetisieren typischerweise Gerbstoffe, so die Rosengewächse (z. B. **Blutwurzwurzelstock, Brombeer-, Himbeer-** und **Erdbeerblätter, Rosenblätter, Odermenningkraut**; **Abb. 8.2**) oder die einheimischen Heidekrautgewächse (**Heidelbeere** und **Bärentraube**).

Die **Lippenblütler** produzieren eine eigene Gerbstoffklasse (**Lamiaceengerbstoffe**, beispielsweise im **Salbei,** der in den Blättern neben dem ätherischen Öl bis zu 8 % Gerbstoffe enthält). Die Lamiaceen-Gerbstoffe sind grundsätzlich milder als die Catechin- und Gallotannin-Gerbstoffe. Sie wirken nur schwach adstringierend und führen nicht zur Ausbildung einer Koagulationsmembran. Demgegenüber haben sie den Vorteil der zusätzlichen keimwidrigen Eigenschaften des ätherischen Öls.

Anwendung

In Gurgellösungen und bei Pinselungen wirken Gerbstoffe zusammenziehend, wundheilungsfördernd, antiinflammatorisch und antiseptisch. So wird eine Blutstillung bewirkt, Wundränder schließen sich und das Gewebe schwillt ab. Zusätzlich wirken Gerbstoffe antimikrobiell. Wegen der austrocknenden Wirkung setzt man sie am besten **im Wechsel mit schleimhautregenerierenden Schleimstoffdrogen** (S. 76) ein.

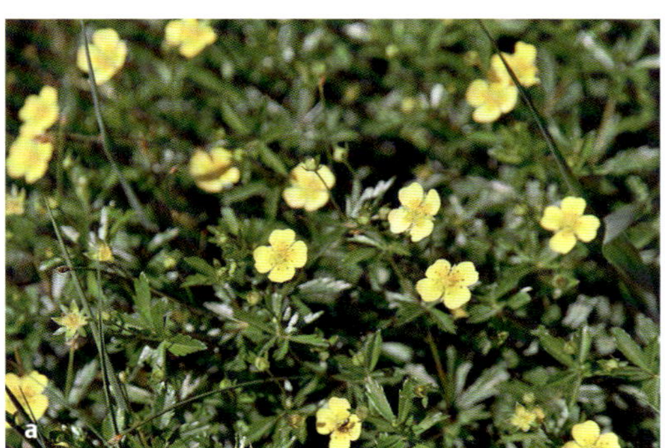

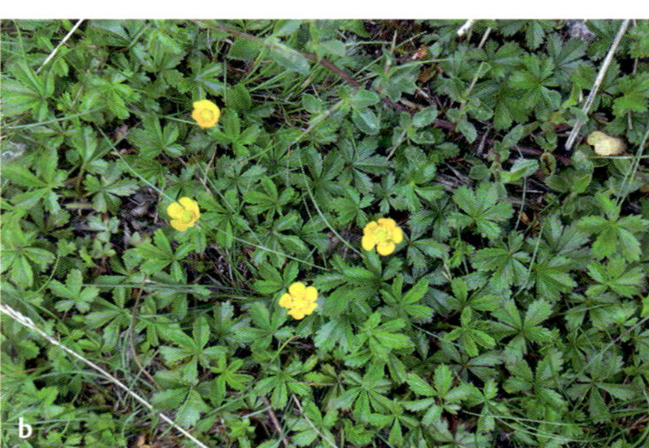

Abb. 8.2 Fingerkräuter sind Rosengewächse und haben als solche in der Regel radiärsymmetrische Blüten mit fünf Kronblättern.

a Die Blutwurz (*Potentilla erecta*) bildet mit ihrer vierzähligen Blüte eine seltene Ausnahme (Quelle: Ursula Stumpf).

b Zum Vergleich das ansonsten ähnliche Erscheinungsbild des arzneilich irrelevanten Kriechenden Fingerkrauts (*Potentilla reptans*).

Die in den Heilpflanzen enthaltenen Gerbsäuren sind in heißem Wasser gut, in kaltem Wasser dagegen schlecht löslich. Sie sind **hitzelabil.** So können sie zwar durch Auskochen aus Wurzeln und harten Pflanzenteilen (Dekokte) extrahiert werden, jedoch sollte **maximal 10 Minuten gekocht werden,** da sich vor allem die löslichen Gallotannine in heißem Wasser zersetzen und unwirksam werden.

! *Vorsicht*

Gerbstoffdrogen bei äußerlicher Anwendung:

Gerbstoffdrogen trocknen aus, also nicht bei trocken-gereizten Schleimhäuten anwenden!

Gerbstoffdrogen bei innerlicher Anwendung (S. 211):

- Gerbstoffe im Abstand von mindestens 30 Min. zu proteinhaltiger Nahrung, z. B. Milchprodukten, anwenden. Gerbstoffe werden irreversibel an die Milchproteine gebunden und sind dann nicht mehr bioverfügbar, so dass ihre Wirkung verloren geht.
- Gerbstoffe sind Eisenräuber, da sie in der Lage sind, Metallionen fest zu binden. Auch aus diesem Grund nur in ausreichendem Abstand zu den Mahlzeiten einnehmen.
- Gerbstoffe können gleichzeitig eingenommene Medikamente in ihrer Wirkung abschwächen, deshalb sind sie nur im Abstand von etwa 2 Stunden zur Medikamenteneinnahme einzusetzen.

Gerbstoffe sollen **weder innerlich noch äußerlich länger als 2–3 Wochen** angewendet werden.

Rezepturen

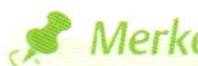

Merke

Gurgellösungen möglichst lange im Mund behalten und nicht nachspülen.

Rezeptur

Gurgellösung aus Blutwurztee

1 TL getrocknete, geschnittene Wurzel (*Tormentillae rhizoma*) mit 250 ml heißem Wasser übergießen, 10 Min. bei niedriger Temperatur köcheln lassen, abseihen. Lauwarm oder kalt zum Gurgeln benutzen.

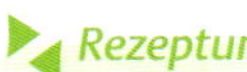

Rezeptur

Blutwurztinktur

20 g getrocknete, geschnittene Wurzel (*Tormentillae rhizoma*) mit 100 ml 70 %igem Alkohol ansetzen. Abdecken und im Dunkeln 10 Tage ziehen lassen. Dann abseihen und in eine dunkle Normaltropfenzählflasche (Apotheke) füllen.

Blutwurztinktur unverdünnt für **Pinselungen** einsetzen.

Gurgellösung aus Blutwurztinktur

30 Tropfen der Tinktur auf ein Glas Wasser (etwa 50 ml) geben und diese Lösung verwenden.

Alternativ: 10 Tropfen der Tinktur in 500 ml Kamillentee geben, in eine Thermoskanne geben und während des Tages verbrauchen. Zum Gurgeln lauwarm einsetzen.

Historische Rezeptur

Gurgellösung aus Brombeerlaub nach Adam Lonitzer

Rosengewächse wie Brombeeren und Himbeeren produzieren typischerweise Gerbstoffe. Die Blätter der Brombeeren waren früher nicht nur durch den Anbau im Garten reichlich vorhanden, bis heute wachsen ja diese Beerensträucher reichlich in unseren Wäldern. Im folgenden Rezept empfiehlt Adam Lonitzer keinen Wasser-, sondern einen Weinauszug zur Herstellung einer Gurgellösung:

„Bremenlaub [=Brombeerlaub] in Wein gesotten/ den Mund damit warm gewaschen/säubert und heilet alle Mundfäule/und macht die Zähn fest.“

Adam Lonitzer: Kreuterbuch, S. 108

Das ist typisch für die Klostermedizinzeit, in der man Wasser sehr skeptisch gegenüberstand, wenn es um die Herstellung von Heilmitteln ging. Wenn überhaupt, wird meist explizit Regenwasser verlangt, da es sauberer war als das Brunnenwasser. Ein Rotwein als Auszugsmittel ist für dieses Rezept aber auch sinnvoll, da er mit seinen Tanninen die Gerbstoffwirkung des Brombeerlaubs verstärkt. Zudem wirkt der Alkohol darin desinfizierend.

Rezeptur

Gurgellösung aus Heidelbeeren

Vorteil: wohlschmeckend, falls Blutwurz- oder Salbeigeschmack nicht akzeptiert wird

Nachteil: vorübergehende leichte Blaufärbung von Zähnen und Zahnfleisch

3 EL getrocknete Heidelbeeren (Apothekenware, z. B. von Bombastus, da Heidelbeeren **wegen Schimmelgefahr professionell getrocknet** werden müssen!) mit ½ Liter kaltem Wasser ansetzen, 30 Min. auf kleiner Flamme kochen, abseihen. Das Dekokt nach dem Abkühlen mehrmals täglich zum Spülen und Gurgeln benutzen.

Heidelbeeren sind vergleichsweise milde Gerbstoffdrogen, sie können deshalb auch gut über längere Zeit verwendet werden.

Verstärkung: Mitkochen von 1 EL getrockneten Himbeer- oder Brombeerblättern

Rezeptur

Gurgellösung aus Myrrhentinktur

10 Tr. der Myrrhentinktur (S. 272) auf 100 ml lauwarmes Wasser, alternativ Kamillentee geben.

Rezeptur

Gurgellösung aus Salbeitee

1 EL getrocknete oder 2 EL frische Salbeiblätter mit 250 ml heißem Wasser übergießen und abgedeckt 10 Min. ziehen lassen, abseihen. Während des Tages lauwarm oder kalt als Gurgellösung benutzen, bis die Menge verbraucht ist. Nicht hinunterschlucken!

Verstärkung: Zugabe von 5 Tr. Kamillentinktur, z. B. Kamillosan

Rezeptur

Salbeitinktur

Unverdünnt auf die betroffenen Bereiche auftragen, z. B. mit Pinsel oder Wattestäbchen.

Anmerkung: Zur Herstellung von Tinkturen siehe Kap. 14.2.6 (S. 272).

Fertigpräparat

Repha-OS Mundspray

Inhaltsstoffe: Tormentill-Wurzelstock, Rathaniawurzel, Myrrhe, Anis, Eukalyptus und Pfefferminze

Zum einfachen Aufsprühen auf betroffene Bereiche.

Fertigpräparat

Myrrhentinktur „Hetterich"

Betroffene Schleimhautstellen 2- bis 3-mal täglich mit der unverdünnten Tinktur **betupfen** oder zum **Spülen** und **Gurgeln** 5–10 Tr. in ein Glas Wasser geben.

Rezeptur

Aufguss aus getrockneten Heidelbeeren

Eine Glossitis (S. 70) kann vielfältige Ursachen haben. Kann keine Ursache für die Entzündung der Zunge ermittelt werden, muss symptomatisch behandelt werden. Praxisbewährt hierzu sind Mundbäder mit einem Aufguss aus getrockneten Heidelbeeren, gegebenenfalls verstärkt durch eine Blutwurztinktur.

3 EL getrocknete Heidelbeeren (Apothekenware, z. B. von Bombastus, da Heidelbeeren **wegen Schimmelgefahr professionell getrocknet** werden müssen!) in ½ Liter Wasser ca. 10 Min. kochen, abseihen. Zur Verstärkung ggf. 10 ml Blutwurztinktur dazugeben.

Anwendungen

- Den Mund möglichst lange, mindestens 10 Min., **spülen,** nicht nachspülen. Mehrmals täglich.
- Die getrockneten Heidelbeeren können auch **gekaut** werden, die intensive Blaufärbung der Schleimhäute würde aber wahrscheinlich als unangenehm empfunden.

Pflanzenwirkstoffe bei trockener, gereizter Schleimhaut

Eine trockene und gereizte Mund- bzw. Rachenschleimhaut äußert sich durch Schmerzen, Schluckbeschwerden, trockenen Husten oder Räusperzwang. Zur Abdeckung und zur Beruhigung der Hautoberfläche können **Muzilaginosa** (pflanzliche Schleimstoffe) eingesetzt werden. Dabei handelt es sich um Polysaccharide, die sich nicht vollständig, sondern nur kolloidal in Wasser lösen. Dabei quellen sie auf und bilden viskose Lösungen. Auf den Schleimhäuten bilden sie einen schützenden Film, der puffernd wirkt und Schadstoffe oder Infektionskeime adsorbiert. Auf diese Weise kann sich die Haut mithilfe ihrer Reparaturmechanismen leichter regenerieren.

Auch die Humoralpathologie konnte die Anwendung der Schleimdrogen schlüssig begründen: der als brennend heiß und trocken empfundene Zustand der Schleimhäute wurde durch Pflanzenzubereitungen mit kühlenden und feucht-schleimigen Eigenschaften ausgeglichen. Die hohe Wertschätzung für die Wurzel des Arzneieibischs, die Plinius im folgenden Zitat ausdrückt, ist berechtigt: Die Wurzel der Pflanze enthält mindestens 35 % Schleimstoffe, die Blätter etwa bis 10 %.

„Radix tussim quinis diebus emendat."
(Die Wurzel heilt den Husten in 5 Tagen.)

Plinius d.Ä.: Naturalis historia

Klassische Schleimstoffdrogen, die seit der Antike eingesetzt wurden, sind außer der Wurzel des **Echten Eibischs** (*Althaea officinalis*, **Abb. 8.6**) die Blätter der **Wilden Malve** („Käsepappel", *Malva sylvestris*, **Abb. 8.3**) und ihre Blüten. Die aus Südeuropa bzw. Nordafrika als Gartenpflanze eingeführte **Mauretanische Malve** (*Malva silvestris ssp. Mauritiana*, **Abb. 8.4**) zeichnet sich durch ihre dunkelviolette Blütenfarbe aus, die durch einen höheren Anteil blauer Antho-

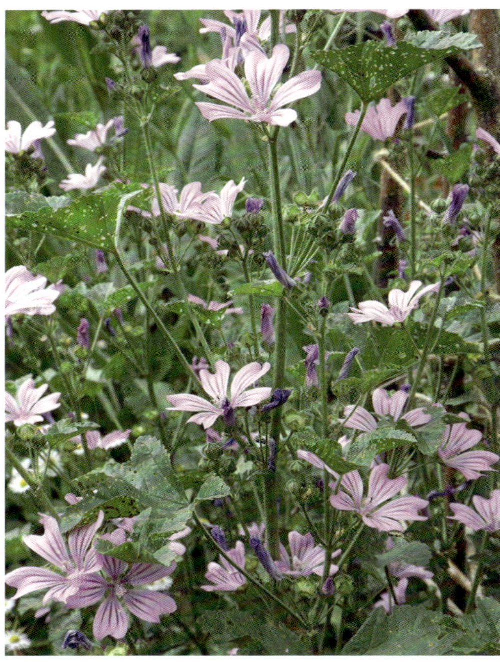

Abb. 8.3 Die Wilde Malve (*Malva sylvestris*), im Volksmund „Käsepappel" genannt, war früher eine häufige Wiesenpflanze. Mithilfe der käselaibförmigen Früchte konnte man einen sämigen Kinderbrei („Papp") herstellen.

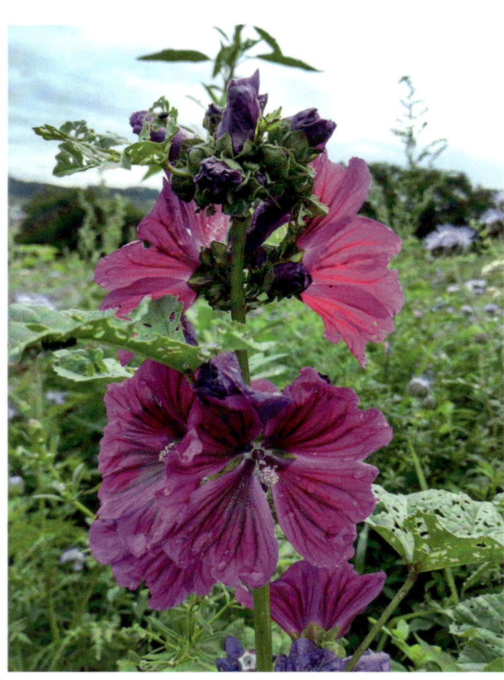

Abb. 8.4 Die Mauretanische Malve (*Malva sylvestris ssp. mauritiana*) zeichnet sich durch ihre dunkel lilafarbenen Blütenblätter aus, die in trockenem Zustand blau erscheinen und gerne Teemischungen als Schmuckdroge beigefügt werden.

cyanfarbstoffe hervorgerufen wird. Der Schleimstoffgehalt der Blütenblätter ist bei den Subspezies der Wilden Malve in etwa gleich. Ein Tee aus Blüten der Mauretanischen Malve färbt sich beim Aufgießen dunkelblau, verändert die Farbe beim Stehenlassen zu grün und bei Zugabe von Zitronensaft zu rosa. Dieses zusätzliche Farbspiel ist attraktiv für Kinder und kann ein Vorteil sein, wenn kleine Patienten zum Trinken eines Schleimstofftees animiert werden sollen.

! *Vorsicht*

Nicht verwechseln sollte man die Blüten von Malve und Hibiskus („Roseneibisch", *Hibiscus rosasinensis*, **Abb. 8.5**), da Letztere einen zu geringen Schleimstoffgehalt haben.

Isländisch Moos, Spitzwegerich, Huflattich, Linde und Ringelblume sind weitere Arzneipflanzen, die aber vor allem bei Husten therapeutisch eingesetzt werden. Wegen dieses eigenen Schwerpunkts wird im Rahmen dieses Buches nicht näher auf sie eingegangen.

Aufgrund der schönen Farbe werden die Blütenblätter von Malve und Ringelblume in Teemischungen gerne als **Schmuckdroge** zugegeben. Für den therapeutischen Zweck der Schleimhautabdeckung ist es natürlich sinnvoll, die Muzilaginosa als Monodroge einzusetzen, damit die maximal mögliche Dosis erreicht wird.

Anwendung

Bei den Pflanzenschleimen handelt es sich um komplex zusammengesetzte Polysaccharide, die gut wasserlöslich, aber **hitzeempfindlich** sind. Daher empfiehlt sich zu ihrer Extraktion aus dem Pflanzenmaterial ein **Kaltwasserauszug** (Kaltmazerat). **Eibischwurzeln** enthalten sehr viel **Stärke,** die sich bei einem Aufguss mit über 40 °C heißem Wasser herauslösen und den Tee verkleistern würde. **Eibischblätter** sind stärkearm, enthalten aber weniger Schleimstoffe. Sie eignen sich für Teemischungen, die als Infus aufgebrüht werden sollen.

Die Kohlenhydrate des Schleims sind eine gute Nahrungsquelle für Bakterien, wegen der **Verkeimungsgefahr** sollte man die Mazerate also **rasch verbrauchen** bzw. täglich **frisch her-**

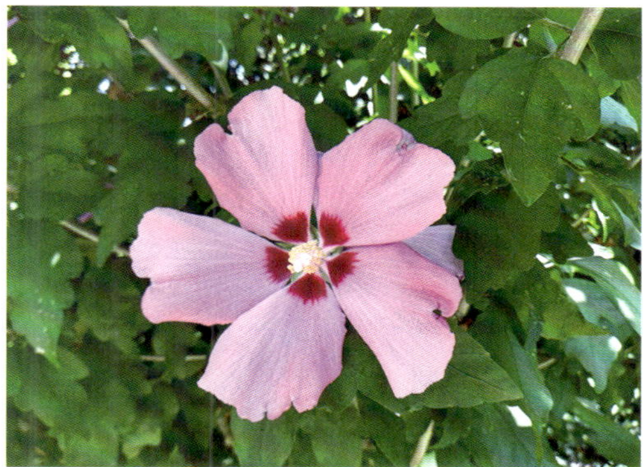

Abb. 8.5 Die Blütenblätter des Hibiskus (*Hibiscus L.*, im Deutschen auch Roseneibisch genannt) finden keine arzneiliche Verwendung, können aber in durstlöschenden Haustees oder in der Küche als exotisches, leicht säuerliches Gewürz eingesetzt werden.

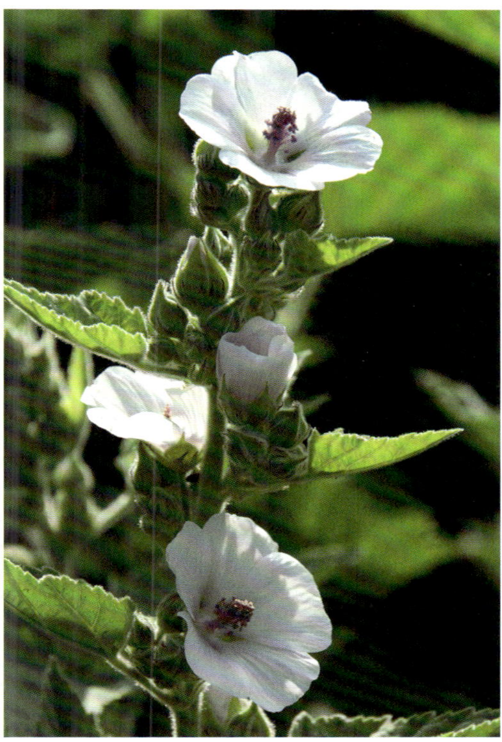

Abb. 8.6 Der Echte Eibisch (*Althaea officinalis*) wird auch als Weiße Malve bezeichnet. Sein englischer Name *marshmallow* (Sumpfmalve) weist auf eine kulinarische Verwendung der klebrigen Schleimstoffe der Eibischwurzel hin: vermischt mit Eischnee und Zucker wurden Vorläufer der Marshmallows daraus hergestellt (Quelle: Ursula Stumpf)

stellen. Vor dem Gebrauch können die Zubereitungen **kurz** bis zum Sieden erhitzt werden, um Keime abzutöten.

Durch ihre Quellfähigkeit sind die Polysaccharidschleime in der Lage, Giftstoffe aufzunehmen und einzuschließen. Dies gilt aber gleichermaßen auch für Medikamente und Nahrungsinhaltsstoffe.

Merke

Zubereitungen aus Schleimdrogen in mindestens 1 Stunde Abstand zu den Mahlzeiten oder zur Einnahme von Medikamenten anwenden!

Um einen gut abdeckenden und haftenden Schutzfilm auf den Schleimhäuten zu erhalten, müssen die vorgegeben Tagesdosen eingehalten und die Tees regelmäßig und in kurzen Abständen, sowie langsam und mit kleinen Schlucken getrunken werden. Hierauf müssen Patienten unbedingt hingewiesen werden, um den Erfolg der Therapie nicht zu gefährden!

Rezepturen

Tees

Rezeptur

Schleimtee aus Eibischwurzel

5 g fein geschnittene Droge (Concis) in 150 ml kaltem Wasser ansetzen und mindestens 1 Stunde ziehen lassen. Abseihen, evtl. kurz erwärmen.
3-mal täglich 1 Tasse zimmerwarm langsam schluckweise trinken (die letzte Tasse abends vor dem Schlafengehen).

Rezeptur

Schleimtee aus Eibischwurzelpulver

150 ml Wasser oder auf 40 °C abgekühlten Tee, z. B. Kamillentee, vorlegen. 5 g Eibischwurzelpulver (geschälte und fein gepulverte Eibischwurzel; mund. pulv. subt.) aufstreuen und kräftig unterrühren. 1 Stunde ziehen lassen. Evtl. abfiltrieren.
3-mal täglich 1 Tasse zimmerwarm langsam schluckweise trinken (die letzte Tasse abends vor dem Schlafengehen).

Rezeptur

Schleimtee aus Malvenblättern und -blüten

3 TL der Mischung mit ½ Liter warmem, nicht mehr kochendem(!) Wasser übergießen, nach 15 Min. abseihen.
3- bis 5-mal täglich 1 Tasse zimmerwarm langsam schluckweise trinken (die letzte Tasse abends vor dem Schlafengehen).

Rezeptur

Tee bei chronischem Bronchialkatarrh

- 25 g Eibischwurzel, fein geschnitten
- 25 g Süßholzwurzel, fein geschnitten

2 EL der Mischung mit 500 ml Wasser kalt ansetzen, kurz aufkochen, abgedeckt 15 Min. ziehen lassen, abseihen und in eine Thermoskanne füllen.
3-mal täglich 1 Tasse mit mindestens 1 Stunde Abstand zu den Mahlzeiten trinken.
Bitte beachten: Tees mit Süßholz nicht länger als 6 Wochen ununterbrochen anwenden, danach mindestens 6 Wochen pausieren.

Sirup

Fertigpräparat

Weleda Hustenelixier

Inhaltsstoffe: Andornkraut, Anis, Bittersüßstängel, Cephaelis ipecacuanha, Drosera, Eibischwurzel, Pulsatilla pratensis, Quendelkraut, Thymiankraut
Sirup gegen Entzündungen und zur Linderung des Hustenreizes.
Alle 3 Stunden 5 ml einnehmen. Maximale Anwendungsdauer 2 Wochen.

Lutschpastillen

Fertigpräparat

Phytohustil Hustenreizstiller Pastillen

Inhaltsstoff u. a. Trockenextrakt aus Eibischwurzel
Maximal 10 Pastillen pro Tag langsam lutschen.

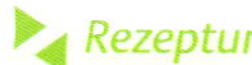

Isla-Mint Pastillen
Isländisches Moos- und Pfefferminzöl
Mehrmals täglich 1–2 Pastillen langsam im Mund zergehen lassen.

Gurgellösungen

Rezeptur

Gurgellösung aus Eibischwurzel
Tageshöchstdosis 6 g Wurzeln
Für die Herstellung einer Gurgellösung und zur Hustenberuhigung sollen die Wurzeln gekocht werden, da die dabei austretende Stärke hier förderlich ist.
2 TL getrocknete, geschnittene Eibischwurzel (*Althaea officinalis*) in 500 ml Wasser kalt ansetzen, 10 Min. kochen, abseihen.
Zimmerwarm zum Gurgeln verwenden (5- bis 6-mal täglich, mit ausreichend Abstand zu den Mahlzeiten), Gesamtmenge während eines Tages aufbrauchen.
Anmerkung: Für die Einnahme, z. B. auch bei Magenschleimhautentzündung, einen **Kaltwasserauszug** (Mazerat in kaltem Wasser) herstellen, wie in Kap. 14.2.3 (S. 271) beschrieben.

Pflanzenwirkstoffe bei akuten Entzündungen

Akute Rachenentzündungen („Halsschmerzen") können durch eine Vielzahl von Mikroorganismen ausgelöst werden. Häufigste Ursache sind Viren, z. B. **Parainfluenza-, Adeno-, Rhino- oder Corona-Viren**, also die typischen Erkältungserreger. Anfällig wird die Mundschleimhaut für diese Erreger, wenn sie **gleichzeitig auskühlt und zu trocken** ist. Das schwächt ihre Abwehrkraft und erklärt die typische Häufung von Erkältungskrankheiten im Winter: Kälte draußen und trockene Heizungsluft drinnen.

Auf einer durch die Virusinfektion vorgeschädigten Schleimhaut können sich schließlich Bakterien leichter vermehren. Dabei handelt es sich meist um **Streptokokken**. Während bei Erwachsenen nur ungefähr zehn Prozent der Halsentzündungen durch diese Bakterien verursacht werden, ist die Rate bei Kindern deutlich höher und damit auch die Gefahr von ernsten Komplikationen wie dem Rheumatischen Fieber.

Das rheumatische Fieber kann als Folgeerkrankung einer Infektion mit sogenannten **β-hämolysierenden Streptokokken der Gruppe A** auftreten. Es können sich daraufhin unter anderem **Herzbeutel-, Herzmuskel- oder Gelenkentzündungen** entwickeln. Dies zu riskieren, weil eine Halsentzündung verschleppt wurde, wäre grob fahrlässig. Viele Menschen stehen heute der Einnahme von Antibiotika sehr ablehnend gegenüber, während eine andere Gruppe dieselben zu leichtsinnig einsetzt. Letzteres hat zu den besorgniserregenden Resistenzentwicklungen gefährlicher Keime beigetragen. Wo erforderlich, sollten Antibiotika verantwortungsvoll, das heißt, strikt nach Anweisung eingenommen werden. Wichtig ist, dass mündige Patienten dabei gleich eine **ausgleichende Behandlung mit Probiotika** einfordern, die die Folgeschäden für die eigene Magen-Darm-Flora ausgleicht. Leider wird unser zunehmendes Wissen auf diesem relativ neuen medizinischen Forschungsgebiet noch nicht überall in der Praxis umgesetzt.

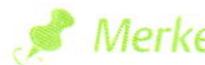

Bei starken Beschwerden, sichtbaren weißen Belägen im Rachenraum oder dem Auftreten von Fieber sollte ein Arzt aufgesucht werden, der bei Verdacht auf Streptokokkeninfektionen einen Abstrich machen und den Erreger bestimmen lassen kann. Gegebenenfalls **muss** mit Antibiotika behandelt werden!

Anwendung

Obwohl die Streptokokkeninfektion in der Mehrzahl der Fälle einen harmlosen Verlauf hat, beeinträchtigt sie das Wohlbefinden doch erheblich. Um sie auszukurieren und das Immunsystem dabei zu unterstützen, sollte man sich in dieser Zeit **körperlich schonen.** Gegen die Schmerzen helfen die bereits aufgeführten pflanzlichen Heilmittel in Form von Lutschtabletten (S. 78) und Gurgellösungen (S. 79).

8

Gegen bakterielle wie virale Erreger können **Aromatika (Ätherisch-Öl-Pflanzen)** unterstützend eingesetzt werden. Aufgrund ihrer Fettlöslichkeit durchdringen ätherische Öle Haut und Schleimhäute und wirken damit nicht nur oberflächlich, sondern **im ganzen Organismus.** Ihre antiseptische Wirkung erstreckt sich deshalb auch auf Keime, die durch Wunden bereits in den Körper gelangt sind.

Da ätherische Öle fettlöslich sind, können sie gut durch einen **Ölauszug** gewonnen werden. Durch heißes Überbrühen mit Wasser beim Infus, also der Teezubereitung (Gefäß stets abdecken!), wird dagegen nur ein gewisser Anteil dieser Inhaltsstoffe gelöst. Weitaus effektiver sind **Alkoholauszüge** (Tinkturen). **Milchauszüge** können wegen des Fettgehalts eine Alternative zum wässrigen Infus sein. Sowohl in der TCM als auch in der mittelalterlichen Humorallehre wird **Milch** als kühlende, schleimige Substanz eingestuft, eine Eigenschaft, die sich bei heißen, entzündeten Schleimhäuten sinnvoll einsetzen lässt.

Bei trockenem Reizhusten und Schluckbeschwerden können Tees aus intensiv schmeckenden Drogen wie Salbei und Thymian zur besseren Akzeptanz mit **Honig** gesüßt werden. Der enthaltene **Zucker** – auch in Lutschpastillen und Sirupen – wirkt an sich schon hustenreizstillend, ebenso wie **Menthol**. Ein gutes Beispiel für die Kombination dieser unterschiedlichen Effekte (Filmbildung durch Honig, Hustenreizstillung durch Zucker und Menthol und antiseptische und antivirale Wirkungen durch Ätherisch-Öl-Pflanzen) ist das Emser Halsschmerz-Spray mit Honig (S. 82).

Antiphlogistisch, antibakteriell und antimykotisch wirken die ätherischen Öle in z. B. **Gewürznelken, Kamillenblüten, Myrrhe, Ringelblumenblüten, Salbeiblättern, Oregano, Rosmarinblättern, Thymiankraut** und Rosenblütenblättern.

Kombinationen aus Kamille und Salbei sind als Teeaufguss besonders bewährt. Kamille kann, wie bereits erwähnt, zeitweise durch **Ringelblumenblüten** ersetzt werden, die die Haut nicht so stark austrocknen.

Eine herausragende Sonderstellung unter den Heilpflanzen für den Mund- und Rachenraum nimmt die **Süßholzwurzel** ein. Sie verfügt über eine Vielzahl von entzündungshemmenden Inhaltsstoffen und ist sowohl gegen Bakterien, z. B. den Plaque-bildenden Streptococcus mutans, als auch gegen Viren wirksam. Hervorzuheben sind jedoch vor allen ihre **antioxidativen und schleimhautschützenden** Eigenschaften, die sie nicht nur bei der Bekämpfung von Magen- und Darmgeschwüren, sondern eben auch bei Katharren der oberen Atemwege so wertvoll macht.

Merke

Wegen der sogenannten glukokortikoiden Nebenwirkungen sollte Süßholz konsequent (mit einer Tageshöchstdosis von maximal 15 g Süßholzwurzel), aber nie länger als 6 Wochen ununterbrochen eingesetzt werden.

Aus diesem Grund sollte übrigens auch Lakritze, die aus Süßholzwurzel hergestellt wird, nicht regelmäßig und nicht in Portionen von mehr als 50 g täglich verzehrt werden!

Rezepturen

Tees

Rezeptur

Tee aus Kamille und Salbei

1 EL Salbeiblätter und 1 EL Kamillenblüten mit 250 ml kochendem Wasser übergießen, abgedeckt 10 Min. ziehen lassen.

Langsam schluckweise trinken oder zum Gurgeln verwenden.

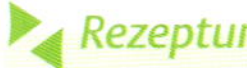

Rezeptur

Süßholztee

2 EL Süßholzwurzel in 500 ml kaltem Wasser ansetzen, aufkochen und abgedeckt 15 Min. ziehen lassen, absieben und in eine Thermoskanne füllen.

3-mal täglich 1 Tasse trinken.

Variante: Süßholztee mit Kamille
Das wie eben beschriebene Süßholz-Dekokt nach dem Aufkochen mit 1 EL Kamillenblüten versetzen und nach den 15 Min. Ziehzeit gemeinsam durchsieben.

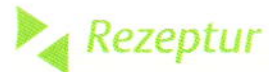

Rezeptur

Hustentee mit Süßholz
- 15 g Anis
- 15 g Fenchelfrüchte
- 60 g Süßholzwurzeln fein geschnitten
- 10 g Spitzwegerichblätter

Pro Tasse 2 TL der Mischung mit kochendem Wasser übergießen, abdecken, 10 Min. ziehen lassen. Tee mit Honig süßen, das verstärkt die Wirkung. Dieser Tee wird von Kindern gerne getrunken. Maximal 3-mal täglich 1 Tasse.

Gurgellösungen

Rezeptur

Gurgellösung aus Aloe-vera-Gel
Siehe „Basis-Mundwässer" (S. 86).

Rezeptur

Milch-Gurgellösung mit Kamille und Salbei bei Mundschleimhautentzündung
1 EL des Tee-Aufgusses aus Kamille und Salbei (S. 80) auf 1 Glas Milch geben und zum Spülen verwenden. Mehrmals täglich.
Bitte beachten: Kamille und Salbei nicht länger als 4 Wochen einsetzen wegen Austrocknung der Haut.

Rezeptur

Mundspüllösung aus Kamille und Ringelblume
Je 1 TL Kamillenblüten- und Ringelblumenblätter (Calendula officinalis) mit 500 heißem Wasser überbrühen, abseihen, abkühlen lassen. Während des Tages verbrauchen.

Rezeptur

Gurgellösung aus Kamillentinktur
20 Tr. Kamillentinktur in 500 ml Kamillentee geben, in Thermoskanne abfüllen. Während des Tages verbrauchen.

Variante: Pinselung
Bei kleinen entzündeten Flächen kann die Kamillentinktur mittels Wattestäbchen unverdünnt aufgetragen werden

Rezeptur

Gurgellösung mit Gewürznelke
2 Tr. Nelkenknospenöl auf 1 Tasse lauwarmes Wasser, alternativ auf Salbei- oder Kamillentee, oder auf ein Glas lauwarme Milch geben. 1–2-mal täglich gurgeln, maximal 3 Tage lang anwenden.

Variante
Das Mitkochen von 3–4 Gewürznelken in Tee oder Milch ergibt eine schwächere Lösung der Nelkeninhaltsstoffe. Wenn man kein Nelkenöl kaufen möchte, ist es eine Alternative bei schwächeren Beschwerden, zur Nachbehandlung oder zur Vorsorge.
Bitte beachten: Nicht in der Schwangerschaft anwenden, da Nelkenöl uterustonisierend und wehenfördernd wirkt!

Fertigpräparat

Salviathymol N Tropfen für Spüllösungen
Inhaltsstoffe: ätherische Öle aus Salbei, Eukalyptus, Pfefferminze, Zimt, Nelken, Fenchel, Sternanis, Thymian
Bis zu 3-mal täglich 20 Tr. auf ein Glas Wasser zum Spülen/Gurgeln.

Honig

Rezeptur

Süßholzhonig
4 EL fein geschnittene Süßholzwurzel im Mörser fein pürieren, gegebenenfalls fein durchsieben. Mit der gleichen Menge Honig verrühren, den Süßholzhonig zum Süßen von Tees verwenden oder pur einnehmen.
Bitte beachten: Nicht länger als 6 Woche ununterbrochen anwenden!

8

Lutschpastillen

 *Fertigpräparat*

Ardeybronchol Lutschpastillen aus Thymianextrakt
Maximal 16 Pastillen täglich langsam lutschen.
Bitte beachten: Enthält Glukose. Zähne sollten nach Anwendung gereinigt werden.

 *Fertigpräparat*

Rabro Aktiv Kautabletten aus Süßholzsaft
Maximal 4 Tabletten täglich langsam lutschen.
Als Indikationen werden auf dem Beipackzettel Sodbrennen und säurebedingte Magenbeschwerden angegeben. Durch das langsame Lutschen und die lange Verweildauer im Mund haben sich Rabro Aktiv Kautabletten aber auch ausgezeichnet bei Mundschleimhaut- und Halsentzündungen bewährt. Wegen des süßen Geschmacks werden sie meist gut akzeptiert.
Bitte beachten: Wie alle Süßholzpräparate nicht länger als 6 Wochen ohne Unterbrechung benutzen!

Fertigpräparat

Rab Emser Pastillen mit Salbei zuckerfrei
Lutschtabletten mit basischem Emsersalz, Salbeiblätter-Trockenextrakt und Zuckeraustauschsstoffen (Isomalt und Sucralose) für die Zahnfreundlichkeit
Die Pastillen sind auch pur sowie mit und ohne Menthol erhältlich.
Bitte beachten: Patienten mit Glukose- und Fruktoseunverträglichkeiten sollten erfahrungsgemäß auch Zuckeraustauschstoffe wie Mannitol, Sucralose und Sorbitol meiden. Darauf ist vor allem hinzuweisen, wenn der Patient dazu neigt, gewohnheitsmäßig Pastillen oder Bonbons „mit Frischeeffekt" zu lutschen. Ähnlich wie bei Mundwässern besteht die Gefahr einer gewissen psychischen Abhängigkeit.

Sprays

 *Fertigpräparat*

Kamillosan Mundspray
Inhaltsstoffe u. a. Kamille und Pfefferminze
Bitte beachten: Kamille trocknet die Haut aus, wenn sie länger als 4 Wochen ununterbrochen angewendet wird. Zum Abwechseln kann sie durch entsprechende Zubereitungen aus Ringelblumen-Blütenblättern ersetzt werden.

 *Fertigpräparat*

Emser Halsschmerz-Spray akut
Inhaltsstoffe: Auszüge u. a. aus Pfefferminze, Rosmarin, Thymian.
Reinigungseffekt durch Osmose und Schutzfilmbildung durch Honig.

8.4 Mundgeruch

8.4.1 Ursachen

Auffälliger Mundgeruch (Halitosis, Foetor ex ore) wird in der Mehrzahl der Fälle durch Bakterien verursacht, die sich aus verschiedenen Gründen übermäßig vermehren konnten. Selbst dann, wenn keine ernsthafte Erkrankung die Ursache ist, schadet Mundgeruch den Betroffenen durch die soziale Isolation, die ihnen widerfährt – manchmal ohne dass sie selbst etwas von ihrem Mundgeruch ahnen. Die große soziale Bedeutung des „frischen Atems" zeigt sich in der intensiven Bewerbung von Mundwässern in den Medien durch die Hersteller. Eine psychische Störung im Zusammenhang mit Mundgeruch ist die Pseudohalitosis. Diese Patienten sind Menschen, die sich den Mundgeruch bei sich selbst hartnäckig einbilden und nur mit psychotherapeutischer Hilfe von ihrem Leiden befreit werden können.

Zu den akuten Ursachen krankhaften Mundgeruchs gehören eitrige Entzündungen z. B. der Mandeln, Nebenhöhlenentzündungen oder erkrankte Zähne und natürlich verschiedenste Erkrankungen der Atemwege. Chronische Erkrankungen des Magens (z. B. Gastritis) oder der Speiseröhre (z. B. Ösophagusdivertikel), aber auch Leber- und Nierenkrankheiten sowie Diabetes können Mundgeruch hervorrufen. Nicht hierher gehören spezielle Fälle wie der Harngeruch des Atems beim Nierenversagen oder der Acetongeruch der Ausatemluft beim diabetischen Koma. Es versteht sich von selbst, dass in all diesen Fällen die Grunderkrankung diagnostiziert und nach Möglichkeit beseitigt werden muss. Die Heilpflanzentherapie des Mundgeruchs (S. 85) ist vor allem für eine bestimmte gesellschaftliche Gruppe interessant: **ältere Menschen**. Bei ihnen begünstigen abnehmende Speichelproduktion, Alterung des Gebisses, Probleme mit dem Zahnersatz oder haptische Probleme bei der Zahnreinigung das Wachstum geruchsbildender Bakterien.

In Fällen, wo eine plausible Ursache für persistierenden und störenden Mundgeruch nicht ermittelt werden kann, lohnt sich der therapeutische Versuch einer **Darmsanierung**. Studien berichten von Behandlungserfolgen mit Gaben von E.-coli-Bakterien über einen ausreichenden Zeitraum [116], ein weiterer Hinweis auf die Wechselbeziehungen zwischen der Mikroflora der Mundhöhle und des tieferen Magen-Darm-Trakts.

8.4.2 Mundwässer

Menschen, die sich durch häufiges Zahnfleischbluten gestört fühlen oder Mundgeruch bei sich feststellen, greifen gerne zu Mundwässern. Diese werden von der herstellenden Industrie intensiv beworben, denn der potenzielle Markt ist bei einer alternden Bevölkerung groß. Den Käufern wird suggeriert, dass das tägliche Mundspülen mit diesen Produkten notwendig „zur Bekämpfung von Bakterien“ sei. Das biologische Gleichgewicht der eigenen Mundflora würde dadurch angeblich nicht beeinträchtigt. Überzeugende Studien zu dieser angeblichen selektiven Wirkung der Mittel werden nicht präsentiert.

! Vorsicht

Die Prophylaxe von Mundgeruch durch chemisch-synthetische Mundwässer ist meist nicht notwendig und potenziell schädlich.

Mundwässer täuschen durch bestimmte Inhaltsstoffe vor allem einen angenehmen Geschmack vor. Die Gefahr einer Gewöhnung und gewissen psychischen Abhängigkeit besteht durchaus. Im schlimmsten Fall wird die Selbstwahrnehmung beeinträchtigt und ein krankhafter Geschmack oder Mundgeruch nicht mehr wahrgenommen. Statt einer Übertünchung sollten aber die Ursachen behoben werden – was die Verwendung eines Mundwassers dann überflüssig macht.

Verschreibungspflichtige Mundwässer enthalten **Chlorhexidindiglukonat (CHX)**. Sie werden von Zahnärzten gegen Parodontitis und Gingivitis eingesetzt. Bei Daueranwendung ist mit Nebenwirkungen zu rechnen, wie gestörten Geschmacksempfindungen, Schleimhautveränderungen sowie Zungen- und Zahnverfärbungen. Das allergene Potenzial dieser Verbindung ist hoch, und es liegen Berichte über anaphylaktische Reaktionen vor, wenn bei medizinischen Eingriffen CHX-imprägnierte Gerätschaften verwendet wurden. Höchstwahrscheinlich hatten sich die Patienten vorher durch den Gebrauch CHX-haltiger Mundwässer sensibilisiert. Chlorhexidin-haltige Mundwässer sollten, wenn überhaupt, nur kurzfristig (d. h. nicht länger als 2 Wochen) zum Einsatz kommen (s. Risikoinformationen des BfArM unter www.bfarm.de).

Freiverkäufliche Mundspüllösungen enthalten **antibakterielle Substanzen** wie Cetylpyridiniumchlorid (CPC). Mögliche Nebenwirkungen sind Übelkeit und Magenbeschwerden. Ebenfalls häufig eingesetzt wird Methylsalizylat, das als Desinfektionsmittel bei Hauterkrankungen Verwendung findet. Belastbare Daten, die eine Anwendung solcher Produkte in der Mundhöhle rechtfertigen würden, gibt es nicht. Des Weiteren enthalten etliche der Mundwässer Fluorid.

Da auch über die Nahrung (und evtl. über eine Zahnpasta) regelmäßig Fluorid aufgenommen wird, sollte sein Gehalt in Mundwässern unter 0,05 % liegen, um eine Einlagerung in die Knochen (Fluorose) zu vermeiden.

Wenn ein Langzeitgebrauch von Mundwässern erforderlich ist oder gewünscht wird, stellen Heilpflanzenauszüge eine gute Alternative zu chemisch-synthetischen Produkten dar. Besonders davon profitieren können Menschen mit chronisch bedingten Erkrankungen des Mundraums, wie z. B. **Diabetiker, sowie Zahnprothesenträger.** Ebenso empfehlenswert ist der gewohnheitsmäßige Gebrauch von Mundwässern für Personen, die aufgrund von Alter oder Erkrankungen **haptische Probleme mit der Zahnreinigung** haben. Menschen nach Operationen oder Immungeschwächte müssen besonders auf gute Mundhygiene achten, da, wie bereits erwähnt, Bakterien im Mund wegen der guten Durchblutung der Mundschleimhaut schon bei kleinsten Verletzungen einen erleichterten Zugang zum Herz-Kreislauf-System haben.

8.4.3 Patientenberatung

Für die Beratung von Patienten mit Mundgeruchproblemen ist ein vertrauensvolles Verhältnis zum Therapeuten eine wichtige Voraussetzung, da Patienten erfahrungsgemäß Probleme haben, über ihnen unangenehme Dinge zu sprechen. Das Patientenmerkblatt „Empfehlungen bei Neigung zu Entzündungen im Mund- und Rachenraum, bei Zahnfleischbluten und bei störendem Mundgeruch“ (S. 85) kann als Leitfaden für das Patientengespräch dienen. An erster Stelle stehen **Anleitungen zur Zahnpflege.** Dies fällt eigentlich in den Tätigkeitsbereich des Zahnarztes, doch möglicherweise kann dieser die notwendige Zeit nicht aufbringen. Patienten benötigen mitunter ganz konkrete Anleitungen, z. B. zum Gebrauch einer Zahnseide. Die Förderung des Speichelflusses zur Anregung der Selbstheilung des Mundes ist ein weiterer wichtiger Themenbereich. Sehr gut bewährt haben sich in der Praxis Qi-Gong-Mundübungen (S. 90). Sie regen die Speicheldrüsen sehr effektiv an. Voraussetzung ist, dass man sie mit den Patienten mehrmals einübt, damit sie zur Gewohnheit gemacht werden können. Körperliche Übungen zur Krankheitsprävention wie z. B. diese Mundübungen finden sich in der Literatur der Klostermedizin nicht, während sie in der Traditionellen Chinesischen Medizin (TCM) eine tragende Säule der Therapie sind.

Schlussendlich sollte auch über eine **angepasste Ernährung** und alle allgemeinen Maßnahmen, die das Immunsystem unterstützen, gesprochen werden. Eine nützliche Zusammenfassung für diese umfassende Beratung findet sich im Patientenmerkblatt „Empfehlungen zur Gesunderhaltung der Leber“ (S. 131). Obwohl es dort schwerpunktmäßig um die Unterstützung der Leber geht, lassen sich die Empfehlungen gut auf Patienten mit chronischen Mundschleimhautproblemen übertragen.

Zu den konkreten therapeutischen Maßnahmen gehört der Einsatz eines Mundwassers (S. 83). Auch das regelmäßige Ölziehen (S. 91) sollte in Erwägung gezogen und die Patienten darin angewiesen werden.

Patientenmerkblatt

Empfehlungen bei Neigung zu Entzündungen im Mund- und Rachenraum, bei Zahnfleischbluten und bei störendem Mundgeruch

Liebe Patientin, lieber Patient,
chronische Entzündungen und Blutungen, wie kleinflächig auch immer, sollten auf keinen Fall ein Dauerzustand sein! Viele Menschen halten beispielsweise Zahnfleischbluten für normal. Das ist nicht der Fall, und es muss auf jeden Fall nach der Ursache gesucht werden!
Gehen Sie 2-mal jährlich zur Kontrolle zum Zahnarzt, damit Ursachen wie Karies oder entzündete Zahntaschen regelmäßig ausgeschlossen werden können, sowie zur professionellen Zahnreinigung, um Beläge an schwer zugänglichen Stellen zu entfernen.

Wenn der Zahnarzt keine Entzündungsherde findet, optimieren Sie Ihre Mund- und Zahnpflege

Benutzen Sie mindestens 1-mal täglich, am besten abends, eine **Zahnseide** für die Reinigung der Zahnzwischenräume!
Verwenden Sie morgens und mittags nach den Mahlzeiten eine **Solezahncreme**. Der Salzgehalt fördert den Speichelfluss und damit die Reinigungswirkung beim Putzen.
Verwenden Sie abends eine **fluoridhaltige Zahncreme** zur Zahnhärtung.
Vermeiden Sie Zwischenmahlzeiten, da danach die Zähne i. d. R. nicht gereinigt werden.
Benutzen Sie medizinische Mundwässer und Gurgellösungen **nur zur Akutbehandlung,** z. B. 2 Wochen lang. Eine Gewöhnung sollte vermieden werden, außerdem überdeckt diese Behandlung möglicherweise fortbestehende Entzündungen.
Bitten Sie ggf. um Informationen zur Pflege des **Zahnersatzes** (Prothese, Teilprothese).

Beugen Sie Mundtrockenheit vor

Achten Sie darauf, dass Ihr Mund nicht austrocknet, denn so verlieren die Schleimhäute an Abwehrkraft und sie können sich mangels Speichelfluss nur ungenügend selbst reinigen.
Vermeiden Sie **trockene Luft** und **direkten Luftzug** (z. B. von Klimaanlagen, Gebläse im Auto).
Halten Sie Ihre **Umgebungsluft feucht** (z. B. Luftbefeuchter an Heizkörpern, Räume öfter lüften).
Trinken Sie ausreichend! (Überprüfung: Ausgeschiedener Urin sollte hell sein. Hautfalten, z. B. am Handrücken, sollten nicht stehenbleiben.)
Bittere und **saure Geschmacksreize** regen die Speicheldrüsen an. Lutschen von sauren Bonbons oder Pastillen, selbst zuckerfreien, sollte aber keine Dauerbehandlung sein!
Kaubewegungen regen die Speicheldrüsen an. Machen Sie einen Versuch, Kaugummis durch Stückchen von Kalmus-Wurzeln zu ersetzen. Auch Ingwer-Wurzelstückchen würden sich eignen, sind aber natürlich nur für Personen geeignet, die die Schärfe vertragen.
Das Kauen von Fenchelkörnern oder Kardamomkapseln wird gerne zum Übertünchen von Alkohol- oder Knoblauchgeruch eingesetzt, fördert aber wie beim Kalmus auch effektiv den Speichelfluss durch ihre bitter-aromatischen Inhaltsstoffe.
Erlernen Sie Maßnahmen zur **Förderung des Speichelflusses,** z. B. das Ölziehen oder spezielle Mundübungen aus dem Qi Gong.

Unterstützen Sie Ihr Immunsystem

Achten Sie auf eine Ernährung, die reich an **Vitaminen** und **Antioxidanzien** ist.
Achten Sie zur Förderung Ihrer Mund- und Darmflora auf eine **ballaststoffreiche Ernährung** (bei schmerzenden Druckstellen und Entzündungen kann es aber angebracht sein, vorübergehend auf weiche oder flüssige Kost umzusteigen).
Rauchen Sie nicht!

Übrigens

Das Patientenmerkblatt „Empfehlungen bei Neigung zu Entzündungen im Mund- und Rachenraum, bei Zahnfleischbluten und bei störendem Mundgeruch" steht Ihnen auch unter dem Link www.thieme.de/klostermedizin zum bequemen Download zur Verfügung.

8.4.4 Unterstützende Phytotherapie

Rezepturen

Kurzzeithilfen bei Mundgeruch

- 4–5 Fenchelfrüchte, Anisfrüchte oder Kardamomsamen kauen.
- Eine (Gewürz-)Nelke kauen oder lutschen.

Mundwässer auf Pflanzenbasis

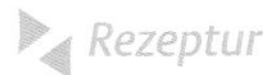

Aloe-vera-Mundwasser

Reines Aloe-vera-Gel ist ein Polysaccharidgemisch, besteht also aus langkettigen Zuckermolekülen. Deren Zusammensetzung und die Frage, wie die gut belegte, schleimhautheilende Wirkung dieses Gemischs zustande kommt, sind noch nicht ausreichend bekannt. Wer Aloe-Pflanzen besitzt, kann das Gel nach Anleitung selbst gewinnen. Das Gel darf nicht mit dem gelben, anthranoidhaltigen Saft unter der Rinde verunreinigt sein! Da das Gel schnell verkeimt, muss es sofort verbraucht oder frisch eingefroren werden (z. B. in einem Eiswürfelbehälter, aus dem es bei Bedarf portionsweise entnommen werden kann).

½ TL reines Aloe-vera-Gel (Apothekenware oder frisch hergestellt) in einem Glas mit lauwarmem Wasser so weit verdünnen, dass eine Gurgellösung von angenehmer Konsistenz entsteht. Gegen den bitteren Geschmack kann eine Messerspitze Xylit zugegeben werden.

Verstärkung: Zusatz von 1 Tr. eines der folgenden ätherischen Öle auf 10 g Aloe-Vera-Gel:

- ätherisches Myrrhenöl (Commiphora myrrha): keimhemmend
- ätherisches Rosenöl: gegen Zahnfleischentzündungen, bewährt besonders bei Strahlenschäden

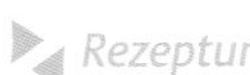

Salbei-Mundwasser

- 70 ml starker Salbeitee
- 30 ml Wodka
- 7 Tr. ätherisches Myrrhenöl
- 10 Tr. Thymianöl linalool
- 10 Tr. ätherisches Zitronenöl

gut mischen und in eine dunkle 100 ml-Glasflasche (am besten mit Schliff) füllen. Flasche stets gut verschließen. Haltbarkeit 4 Wochen.

Für eine Mundspülung 1 EL in ein halbes Glas Wasser geben.

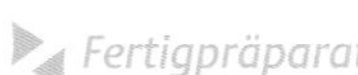

Weleda Ratanhia Mundwasser

Inhaltsstoffe u. a. Auszug aus Myrrhe, Ratanhiawurzel und Kastanienrinde

Basis-Mundwässer ohne Pflanzenauszüge

Die folgenden Basis-Mundwässer enthalten keine arzneilichen Wirkstoffe:

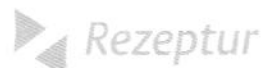

Xylitol-Mundwasser

Zuckeralkohole wie Xylitol, Mannitol oder Sorbitol werden als Zuckeraustauschstoffe oder Feuchthaltemittel eingesetzt. Sie schmecken süß, dienen Mundbakterien aber nicht als Nährstoff. Vor allem Xylitol wird gerne in Zahnpflege-Kaugummis und Zahnpasten eingesetzt. Xylitol ist in Pulverform in der Apotheke erhältlich.

Eine wässrige Xylitol-Spüllösung regt den Speichelfluss an und hat dadurch eine gewisse reinigende Wirkung. Sie ist nicht haltbar, dafür aber schnell frisch hergestellt **(unmittelbar vor Gebrauch frisch ansetzen!)**.

½ TL Xylitol-Pulver in 1 Glas Wasser geben, umrühren und zum Mundspülen verwenden. Für einen Frischegeschmack kann 1 Tr. Pfefferminzöl zugegeben werden.

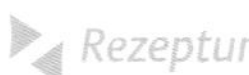

Salz-Mundwasser

Nach dem gleichen Prinzip wie eine Sole-Zahncreme, nämlich durch osmotische Effekte, regt das Gurgeln mit einer Salzlösung den Speichelfluss an. Höhere Salzkonzentrationen führen durch Wasserentzug zum Austrocknen der Schleimhaut bzw. zu ihrem Abschwellen. Dieses Prinzip liegt der Anwendung von Emser Salz bei Schwellungen der Nasenschleimhaut zugrunde. Basisch wirkende Salze wie Natron oder Emser Salz neutralisieren zudem Säuren im Mund, so dass sich Salz-Mundwasser auch gut zur Reinigung nach einer Mahlzeit eignet.

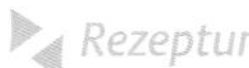

Salz-Gurgelwasser

1 TL Meersalz oder ½ TL Haushalts-Natron in 1 Glas lauwarmes Wasser geben und auflösen, mehrmals täglich gurgeln.

Zur Erkältungsprophylaxe 2 Tr. Öl zugeben, z. B. Thymian ct. linalool, das sehr keimwidrig wirkt.

Mundspray

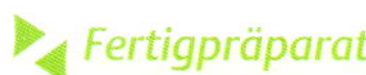

Fertigpräparat

Repha-OS Mundspray

Inhaltsstoffe: Tormentill-Wurzelstock, Rathaniawurzel, Myrrhe, Anis, Eukalyptus, Pfefferminze

Verschiedene Rezepturen

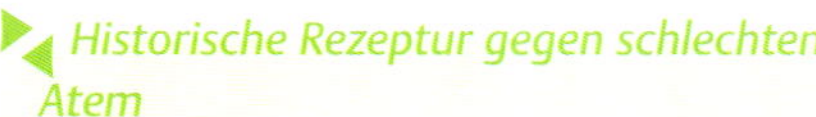

Historische Rezeptur gegen schlechten Atem

Anwendung von Salbei nach Hildegard von Bingen

Salbei stand im Mittelalter in hohem Ansehen. In der Klostermedizin gehört er zu den Universalheilpflanzen, die gegen eine Vielzahl von Gebrechen eingesetzt wurden. Auch Hildegard widmet ihm ein langes Kapitel, von dem folgender Auszug hier interessant ist:

„Die Salbei ist warm und von trockener Natur und brauchbar gegen kranke Säfte, weil sie trocken ist [...] Nimm daher Salbei, pulverisiere sie und iß dies Pulver mit Brot.

Wenn jemand fauligen Atem hat, dann koche er Salbei in Wein, passiere sie durch ein Tuch und trinke oft davon. Dann werden die üblen Säfte in ihm sich verringern.

Und wer wegen irgendeines schmutzigen Gegenstands unter üblem Geruch leidet, stecke Salbei in seine Nase, das wird ihm helfen."

Hildegard von Bingen: Physica (I.63)

Anmerkungen

Es ist bei der kurmäßigen Anwendung von Salbei zu empfehlen, **die getrocknete Apothekenware mit ausgewiesenem niedrigem Thujongehalt zu kaufen!** Nicht länger als 4 Wochen ununterbrochen einsetzen.

Zum Aufstreuen auf Brot, Gemüse, Käse etc. oder zum Einarbeiten in Kräuterbutter die getrockneten Salbeiblätter im Mörser fein zermahlen, eventuell durchsieben. Auch in dicht schließenden Dosen aufbewahrt verfliegt das ätherische Öl bald, also rasch verbrauchen.

Historische Rezeptur gegen schlechten Atem

Salbeiwein nach Hildegard von Bingen

½ TL getrocknete Salbeiblätter pro Glas Rotwein verrühren und erwärmen. Salbeipulver evtl. mit der gleichen Menge Glühweingewürz mischen.

Anmerkung

Den Rat Hildegards, den Wein oft zu trinken, sollte man nicht unkritisch beherzigen. Die damaligen Weine hatten einen wesentlich geringeren Alkoholgehalt als die heutigen. Hinweise zu Anwendung und Herstellung von Medizinalweinen siehe Exkurs „Kräuterbitter und Medizinalwein" (S. 111) und die entsprechenden Unterkapitel im Kap. „Grundrezepte" (S. 270).

Historische Rezeptur gegen schlechten Atem

Anwendung von Minze nach Konrad von Megenberg (Das Buch der Natur, 1348, Buch V.50, „Von der mintzen")

Nach Konrads Ansicht hatten die Kräuter Wunderkräfte, da sie eine Mischung aus den vier Elementen seien. Über die Minze schreibt er, sie sei durch ihren feinen Geruch „lösend, verzehrend und kräftigend". Wer an üblem Geruch aus dem Munde und krankem, leicht blutenden Zahnfleisch leide, der solle den Mund mit Essig auswaschen, der mit Minzenblättern abgekocht wurde, und darauf das Zahnfleisch mit trockenen Minzenblättern reiben.

Anmerkung

Essig hat desinfizierende und reinigende Eigenschaften aufgrund seiner Säure, diese wird bis zum heutigen Tag zur Reinigung von Küchengerät genutzt. Dass ein mittelalterlicher Text Essig zur Desinfektion des Mundraums empfiehlt, ist verständlich, da meist kein sauberes Wasser zur Verfügung stand.

Da insbesondere Apfelessig heute im Ruf einer allgemeinen Gesundheitsförderung steht, kann man aber auch aktuell auf ähnliche Rezepturen stoßen [67]. Häufig werden essighaltige Zahnwässer auch als Reinigungshilfe und zum Aufhellen empfohlen:

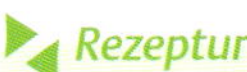

Rezeptur

„Zahnpflege-Essig“

100 ml Apfelessig plus 10 Tr. Myrrhe, 5 Tr. Nelken-, 3 Tr. Salbei-, 3 Tr. Zimtöl. Gebrauch: 10 ml in eine kleine Tasse mit warmem Wasser geben und 2- bis 3-mal täglich spülen.

Dieses Rezept wird hier angeführt, weil es mit seiner Zusammensetzung aus klassischen Mundpflege-Heilpflanzen auch ein mittelalterliches Rezept sein könnte, die Anwendung kann man aber nur für Zahnprothesen empfehlen, nicht für die Zähne im Mund. Selbst wenn der Essig hier für die Anwendung verdünnt wird: eine Entkalkung möchte man beim Fensterputzen oder bei der Kaffeemaschine erzielen, nicht aber bei der Zahnsubstanz.

Historische Rezeptur gegen schlechten Atem

Anwendung von Galgant, Fenchel, Muskatnuss und Bertram nach Hildegard von Bingen

Hildegard macht uns in ihren medizinischen Werken keine Angaben über Literaturquellen, die sie verwendet haben könnte. Dagegen legt sie sehr ausführlich dar, wie ihrer Meinung nach Krankheiten beim Menschen entstehen. Das folgende Beispiel zeigt, dass ihr aus den Ursachen abgeleiteter therapeutischer Ansatz dem humoralmedizinischen Gedankengut entstammt: Gegen Beschwerden aufgrund von Feuchte und Kühle werden trocknende und wärmende Heilpflanzen eingesetzt:

„Es gibt ferner andere Menschen, die bei nebliger und feuchter Witterung der Luft empfangen wurden, und daher haben sie immer einen stinkenden und übelriechenden Atem [....] Diese Beschwerden sind jedoch nicht sehr gefährlich, weil sie schnell geheilt werden können:

Nimm also Galgant und Fenchel zu gleichen Gewichtsanteilen und zweimal so viel Muskatnuss und so viel Bertram wie von den zwei ersteren, also so, dass Muskatnuss und Bertram von gleichem Gewicht sind. Mach das zu Pulver, vermische es miteinander und iss von jenem Pulver täglich nüchtern so viel, wie zwei Münzen wiegen, mit einem kleinen Stückchen Brot und trink sofort darauf ein bisschen warmen Wein. Und iss auch oft andere edle Kräuter, die einen guten Geruch haben, sowohl nüchtern wie nach dem Frühstück, damit ihr guter Geruch auf die Lunge übergeht und den stinkenden Atem unterdrückt.“

Hildegard von Bingen: Causae et Curae (S. 188, [375])

Anmerkungen

Dieses interessante Rezept von Hildegard wurde hier einerseits aufgenommen, weil es explizit von der Behandlung schlechten Mundgeruchs handelt. Andererseits ist es ein gutes Beispiel für die Probleme, die man bekommt, wenn man ein historisches Rezept in die heutige Zeit übernehmen möchte. Obwohl Hildegard hier detaillierte Angaben zu den Mengenverhältnissen der einzelnen Ingredienzien macht, ist doch nicht klar, welches Gewicht die erwähnten Münzen hatten. Hildegard schätzte Muskat sehr, heute wissen wir aber, dass das in seinem ätherischen Öl enthaltene Safrol mutagen und möglicherweise kanzerogen ist. Muskatsamen und -blüte wurden von der Kommission E negativ bewertet, auch wegen der bewusstseinsverändernden und abortiven Wirkung. **Beim Erwachsenen** kann es **ab einer Einnahme von 5 g als Einzeldosis zu Halluzinationen, Übelkeit und Erbrechen** kommen, **der versehentliche Verzehr einer ganzen Muskatnuss (etwa 7 g) kann für ein Kind tödlich sein.** Angenommen, wir gehen beim obigen Rezept Hildegards von einem Münzengewicht aus, das dem Gewicht einer heutigen 10 Cent-Münze (etwa 4 g) entspricht, lässt sich aus dem Rezept eine tägliche Gesamtaufnahme von etwa 2,6 g Muskat errechnen. **Das Rezept kann also nicht unkritisch zur Übernahme empfohlen werden,** und Muskat sollte man so einsetzen, wie man es aus der Küche kennt: in kleinen Prisen als Gewürz. Das gilt gleichermaßen für Hildegards berühmte „Nervenkekse“, für die viele verschiedene Rezepte im Internet kursieren. Viele davon enthalten einen nicht verantwortbar hohen Muskatanteil.

8.5 Mundtrockenheit

8.5.1 Grundlagen

Unsere Speicheldrüsen produzieren etwa 1,5 Liter Speichel täglich. Der Speichel schützt die Mundhöhle und reinigt sie durch den ständigen Abfluss. Auch seine für die Speiseröhre überaus wichtige Spülwirkung soll in diesem Zusammenhang erwähnt werden. Da diese nicht über eine schützende Schleimhaut verfügt wie der Magen, ist sie bei Sodbrennen oder der Refluxkrankheit der aufsteigenden aggressiven Magenflüssigkeit schutzlos ausgesetzt. Speichel ist leicht alkalisch und kann die Säuren neutralisieren, wenn er in ausreichendem Maße fließt. Dieses Puffervermögen ist auch wichtig zur Aufrechterhaltung der Zahngesundheit. Auf den Zähnen bilden unerwünschte Plaque-Bakterien, meist Streptococcus mutans, einen Biofilm. Aus zuckerhaltiger Nahrung synthetisieren sie organische Säuren, die ohne regelmäßige Neutralisierung bzw. Abtransport durch den Speichel die Zahnsubstanz angreifen.

Im Speichel sind weiterhin Substanzen enthalten, die Krankheitserreger abwehren. Beispiele sind das **Lysozym,** ein Eiweiß, das Bakterienhüllen auflöst, oder das **Immunglobulin A,** das sich an Krankheitskeime anheftet und ihre Bekämpfung durch das Immunsystem einleitet. Die Häufung von Infektionskrankheiten im Winter bei trockener Heizungsluft erklärt sich deshalb auch durch die schleichende Austrocknung der Mundschleimhäute, sodass eine Unterstützung des Speichelflusses durch ausreichendes Trinken in dieser Jahreszeit besonders wichtig ist.

Auch für die Vermittlung von **Geschmacksempfindungen** ist Speichel notwendig, da er mit den gelösten Nahrungsbestandteilen die Geschmacksrezeptoren der Zunge umspült. Und selbstverständlich ist Speichel unverzichtbar bei der Einleitung des **Verdauungsprozesses.** Die enthaltenen **Amylasen** bewirken eine erste Verdauung von Kohlenhydraten bereits im Mund.

8.5.2 Ursachen

Es gibt Autoimmunerkrankungen, die Mundtrockenheit (Xerostomie) verursachen, z. B. das Sjögren-Syndrom. Bei **Diabetes** kann es durch bestimmte Störungen des autonomen Nervensystems zur Störung des Speichelflusses kommen. Diese Erkrankungen führen letztendlich durch eine Schädigung der **Speicheldrüsen** zu Mundtrockenheit, wie es auch als Folge von Bestrahlungen oder nach Chemotherapien der Fall ist.

Andere Ursachen liegen in den Lebensumständen alter Menschen: Mit zunehmendem Alter fließt der Speichel spärlicher. Durch das **verminderte Durstgefühl** trinken die Senioren häufig zu wenig. **Schnarchen** und das Atmen mit offenem Mund trocknen die Schleimhäute aus. Vor allem aber hat eine große Anzahl von **Medikamenten** eine Störung des Speichelflusses als Nebenwirkung. Dazu gehören die in höherem Alter häufig verordneten **Diuretika, Antidepressiva** und wiederum **Analgetika**, wie z. B. Morphin. Ein wichtiges Beispiel ist auch der verbreitete Blutdrucksenker Ramipril, ein ACE-Hemmer. Zu seinen Nebenwirkungen gehören neben Reizhusten Heiserkeit und trockene Schleimhäute.

Negative Folgen der Mundtrockenheit können sein:

- beeinträchtigte Nahrungsaufnahme bei Schmerzen und Schrunden,
- beeinträchtigter Geschmackssinn und Appetitminderung,
- Schluckstörungen,
- Probleme beim Sprechen,
- erhöhte Keimbesiedelung mit möglichen Folgen wie Karies, Zahnfleischbluten,
- Geschwürbildungen,
- Infektionen durch Pilze (Soor).

8.5.3 Unterstützende Phytotherapie

In schweren Fällen von Mundtrockenheit können Medikamente eingesetzt werden, die den Speichelfluss über die Beeinflussung des Nervensystems fördern (z. B. das Parasympathomimetikum Pilocarpin). Noch ausgeprägter als bei den in Kap. 9.3.1 (S. 99) besprochenen pflanzlichen Bitterstoffen werden bei Anwendung dieser Medikamente gleichzeitig auch andere Drüsen angeregt, z. B. Schweiß-, Speichel-, Tränen-, Magen-, Bauchspeichel- sowie Darmdrüsen, auch werden die schleimproduzierenden Zellen in den Atemwegen stimuliert. Es kann so zu einer Vielzahl unerwünschter Nebenwirkungen kommen.

Es lohnt sich also in jedem Fall, den Einsatz der in Kap. 9.3.1 (S. 99) vorgestellten **Heilpflanzen mit Bitterstoffen (Amara)** zu versuchen. Gerade für ältere Menschen sind Zubereitungen von **Bitterstoffen als anregender Medizinalwein, Tees** oder in Wasser gereichter Tropfen gut geeignet, da sie auch zu einer höheren Flüssigkeitsaufnahme beitragen. Zusätzliche Ratschläge für die Pflege älterer Menschen mit Mundtrockenheit sind:

- Stets Karaffen mit Wasser oder Tee in Sichtweite bereitstellen, um das Trinken anzuregen bzw. nicht zu vergessen.
- Wasser in Karaffen kann z. B. mit **Minz- oder Melissenblättern, Zitronen- Orangen- oder Ingwerscheiben oder Kardamomkapseln** aromatisiert werden, das bringt Abwechslung in den Geschmack und regt den Appetit an.
- Ausreichende Flüssigkeitsaufnahme kann auch gefördert werden durch Anbieten wasserhaltiger Nahrungsmittel, wie Gurken, Melonen, Obstkompotten oder Suppen.
- Kaubewegungen regen mechanisch die Speicheldrüsen an, z. B. beim Kauen von zuckerfreien Kaugummis oder Lutschen von (sauren) Bonbons oder auch Eiswürfeln, die aus Zitronenwasser hergestellt wurden.
- Mundübungen (S. 90) zur Förderung des Speichelflusses: Sie stammen aus dem Qi Gong und können leicht erlernt werden.

8.5.4 Weitere unterstützende Maßnahmen

Qi-Gong-Mundübungen

Die hier vorgestellten Übungen haben eine hohe Wirksamkeit zur Anregung der Speicheldrüsen und der Produktion von Speichel. Man kann sie sich mit gutem Erfolg zu einer regelmäßigen Angewohnheit machen, denn äußerlich sieht man das Durchführen dieser Übungen kaum – ideal also durchführbar bei Wartezeiten oder Autofahrten, beim Fernsehen usw. Sie stammen nicht aus einer europäischen mittelalterlichen Tradition, sondern aus dem Qi Gong, das eine wesentliche Säule der Traditionellen Chinesischen Medizin (TCM) ist. Der gezielte Einsatz von Körper- oder Atemübungen bei körperlichen Beschwerden beruht dort, anders als im Westen, auf jahrhundertelanger Erfahrung und Entwicklung. Viele Klöster in Europa haben diese Lücke erkannt und bieten aktuell im Rahmen von spirituellen Erholungs- und Meditationsveranstaltungen auch Qi Gong oder andere asiatische Bewegungsübungen an – ein Zeichen dafür, wie gut hier westliche und östliche Traditionen zusammenpassen.

Der Speichel wird in der TCM auch als „Göttliches Wasser“ bezeichnet und gilt dort als eine sehr wichtige Flüssigkeit, weil er alle inneren Organe befeuchtet und nährt. Dieser Aspekt fügt sich auch ausgezeichnet in die westliche Humoralpathologie ein, die die Komplexion warm-feucht als die Gesündeste für den Organismus einstuft.

Qi-Gong-Übungen zur Förderung des Speichelflusses

Übung 1: „Kauen“

Eine bequeme Sitzposition einnehmen, dabei v. a. den Kopf entspannen. Bei geschlossenem Mund die Zähne langsam so weit wie möglich auseinander bewegen, dann die Kiefer wieder aufeinanderlegen. Dieses „Kauen“ 8-mal wiederholen, dabei nicht schlucken. Erst am Ende der Übung den angesammelten Speichel auf einmal hinunterschlucken.

Übung 2: Den Gaumen kitzeln
Bei geschlossenem Mund die Zungenspitze an der Innenseite der Oberkieferzähne entlangführen, dabei die Zähne leicht berühren. 4-mal im, 4-mal gegen den Uhrzeigersinn. Den angesammelten Speichel wieder erst am Ende der Übung schlucken.

Übung 3: Die Backen aufblasen
Bei geschlossenem Mund die Backen so weit wie möglich aufblasen. Die Luft kurz anhalten und sie dann langsam über die Nase entweichen lassen. Die Backen wieder entspannen. 8-mal wiederholen. Den angesammelten Speichel wieder erst am Ende der Übung schlucken.

8.6 Exkurs: Ölziehen

8.6.1 Historischer Rückblick

In den Schriften der Klostermedizin dienen Öle hauptsächlich zu Herstellung von Pflanzenauszügen, z. B. des als humoralmedizinisch „kühlenden“ Arzneimittels hochgeschätzten Rosenöls. Eine direkte Verwendung puren Öls, so wie im folgenden Zitat aus Lonitzers *Kreuterbuch*, ist eher selten:

> *„Die Oliven mit Honig gestoßen/reinigen die um sich fressenden Geschwer/und vertilgen die Carbunkeln. Das Oel aber ist kräfftiger und nützlicher/im Mund gehalten stillet es das Zahnwehe […], ist nutz dem Zahnfleisch und Mundgeschwer/macht auch die Zähn steiff.“*
> Lonitzer: Kreuterbuch (S. 68, Kap. 17 zum Oelbaum)

In den ältesten ayurvedischen Schriften wird das Ölziehen bereits beschrieben. Dabei wird der **Mundraum** über einen bestimmten Zeitraum **mit speziellen Ölen und Ölmischungen** gefüllt und „gespült“. Neben der Gesunderhaltung der Zähne, des Zahnfleisches und der Mundflora wird der wichtigste Nutzen des Ölziehens in der **Entgiftung** gesehen. Traditionelle Anwendungen des Ölziehens zielen deshalb nicht nur auf Mund- und Zahngesundheit, sondern auf die Vorbeugung bzw. Heilung des ganzen Organismus von chronischen Krankheiten.

8.6.2 Einsatz in der modernen Naturheilpraxis

Das Ölziehen, auch „Ölkauen“ oder „Ölsaugen“, ist heute aufgrund weit zurückreichender Traditionen vor allem in Russland und Indien weit verbreitet. Durch den Einsatz von Öl zur Reinigung können auch fettlösliche Partikel und Schadstoffe entfernt werden, anders als bei wässrigen Mundspüllösungen wie Tees oder mit aus Tinkturen angefertigten Gurgellösungen. Die Fettlöslichkeit von ätherischen Ölen aus Heilpflanzen eröffnet ein ganzes Spektrum an Behandlungsmöglichkeiten. Beispielsweise wird aus dem Harz der Myrrhe bei der Tinkturherstellung mit 90 %igem Alkohol ein etwas anderes Spektrum an den wirksamen Inhaltsstoffen ausgezogen als bei der Wasserdampfdestillation, die zur Herstellung des ätherischen Öls eingesetzt wird. Eine Kombination aus morgendlichem Ölziehen mit Mundspülungen aus der Tinktur tagsüber kann also die Gesamtwirkung der Heilpflanze verstärken. Selbstverständlich sind auch Kombinationen mit Auszügen verschiedener Heilpflanzen möglich, die das Wirkspektrum breiter machen.

Indikationen Einsatzgebiete für den Zusatz ätherischer Öle von Heilpflanzen sind z. B.
- akute Entzündungszustände im Mund- und Rachenraum,
- chronische Entzündungszustände des Organismus wie Rheuma oder CED,
- Prophylaxe vor Infektionen in der Erkältungszeit,
- Pflege nach Zahnoperationen,
- Pflege nach Antibiotikabehandlungen,
- Anwendungen gegen Mundgeruch, z. B. beim Fasten.

Anwendungsdauer Als Kurdauer sind 4 bis 6 Wochen zu empfehlen. Prinzipiell kann das ausgewählte Öl auch pur, ohne therapeutische Zusätze, verwendet werden.

Bei **Langzeitanwendung,** z. B. beim Ölziehen als lebenslang durchgeführtem Reinigungsritual, kann es wünschenswert sein, gelegentlich ein ätherisches Öl zuzusetzen, um geschmackliche Abwechslung in die Behandlung einzubringen. Ein weiterer Grund für einen solchen Zusatz kann sein, dass man z. B. in Erkältungsphasen den antiseptischen Effekt der ätherischen Öle nutzen möchte. Wichtig ist ein Geschmackszusatz auch bei Personen, die direkt nach dem Aufstehen Probleme mit dem Eigengeschmack des Basisöls haben und deswegen Übelkeit oder sogar Brechreiz erleiden können. Geeignete ätherische Öle sind dann **Pfefferminze, Fenchel oder Anis.** Zur Geschmacksverbesserung können Anfänger auch einige Spritzer Zitronensaft beigeben.

Alternative zum Öl: Aloe-vera-Gel Wer sich nicht mit der öligen Beschaffenheit eines Mundziehöls anfreunden kann, sollte einen Versuch mit (verdünntem) Aloe-vera-Gel machen. Ähnlich dem schon bei der Solezahncreme beschriebenen Effekt wirken die Polysaccharide osmotisch und bewirken einen reinigenden Flüssigkeitsstrom aus der Mundschleimhaut nach außen. Der bittere Geschmack wirkt zusätzlich fördernd auf den Speichelfluss – kann aber natürlich auch zu einer Abneigung führen. Die Vorlieben sind hier sicher individuell und müssen ausgetestet werden.

Fertigpräparat

Aloe-vera-Gel

Etwa 1 EL pures Aloe-Vera-Gel bester Qualität auf nüchternen Magen – am besten morgens nach dem Aufstehen – in den Mund nehmen (notfalls kann das Gel mit etwas lauwarmem Wasser verdünnt werden, bis man sich daran gewöhnt hat). Das Volumen sollte aber nicht zu groß werden, da zusätzlich Speichelflüssigkeit entsteht!

Das Gel für etwa 4–6 Minuten durch die Zähne ziehen und kauen. Flüssigkeit danach ausspucken.

Geeignete Öle

Kriterien zur Auswahl der Basisöle und der ätherischen Öle, die zur Aromatisierung verwendet werden können, führen **Tab. 8.5** und **Tab. 8.6** auf. Das Grundrezept zur Herstellung eines Mundziehöls folgt im Anschluss.

Grundrezept

Medizinisches Mundziehöl

100 ml natives Sonnenblumenöl mit 5 bis 10 Tropfen eines ätherischen Öls versetzen (entsprechend einer Konzentration von 0,25 % bis 0,5 %), in einer dunklen Flasche aufbewahren.

Merke

Möchte man ätherische Öle mischen, sollte wegen der Gefahr einer (Schleim-)Hautreizung eine Konzentration von 0,5 % (auf 100 ml: 10 Tropfen) nicht überschritten werden.

Das Ansetzen größerer Mengen ist nicht ratsam wegen der begrenzten Haltbarkeit der Inhaltsstoffe.

! Vorsicht

Einige wenige ätherische Öle sollten bei Langzeitanwendung besonders sparsam dosiert werden (unter 0,5 %), da sie sonst Hautreizungen verursachen können. Dies gilt für Thymian c.t. Thymol, Zimt und Nelke, aber auch für Oregano, Bergbohnenkraut und Lemongrass.

8.7 Patientenberatung

Das Patientenmerkblatt kann interessierten Patienten mitgegeben werden, sollte aber vorher mit ihnen durchgesprochen werden. Anfänger könnten einige Fehler machen (z. B. zu viel Öl in den Mund nehmen, ein zu intensives Basisöl auswählen usw.) und sich damit das Ölziehen auf immer verleiden.

Tab. 8.5 Kriterien für die Auswahl des Basisöls.

Basisöl	Vorteile	Nachteile
natives Sonnenblumenöl	preiswert	–
natives Olivenöl	• gutes Massageöl • hautpflegende Eigenschaften	Eigengeschmack, Schärfe
geröstetes Sesamöl	• guter Geschmack • entgiftende Eigenschaften • nach Ayurveda • antioxidative Inhaltsstoffe	• teuer • kann 1:1 mit Sonnenblumenöl gemischt werden
Leinöl	als trocknendes, vernetzendes Öl sehr gute hautheilende Eigenschaften, z. B. nach Chemotherapie	• herber Geschmack • teuer • nicht oxidationsbeständig an der Luft: sollte im Kühlschrank aufbewahrt und rasch verbraucht werden
Weizenkeimöl	• Vitamin-E-reich • fördert die Wundheilung nach Operationen im Mundbereich	sollte im Kühlschrank aufbewahrt und rasch verbraucht werden
natives Kokosöl	Geschmack wird von vielen als angenehm empfunden	fest bei Zimmertemperatur, muss erst angewärmt werden (kann aber nach dem Anwärmen in flüssige Öle eingemischt werden)

8

Tab. 8.6 Kriterien für die Auswahl ätherischer Öle als Zusatz zum Mundziehöl.

ätherisches Öl	Geschmack	Beschwerde
Pfefferminze	frisch	Kopfschmerzen
• Fenchel • Anis	angenehm	Atemwegsbeschwerden
Zimt	angenehm	Entzündung
Thymian ct. Thymol	charakteristisch	Husten, Angina
Oregano	charakteristisch	Infektionen
Rosmarin	charakteristisch	Kreislaufprobleme (Achtung: nicht bei Bluthochdruck verwenden!)
Nelke	angenehm	Schmerzen, Entzündungen
Myrrhe	würzig-bitter	Entzündungen
Teebaumöl	charakteristisch	Entzündungen (zur Desinfektion)
Lavendel	charakteristisch	Nervosität

Patientenmerkblatt

Anleitung zum Ölziehen

Liebe Patientin, lieber Patient,
die Zähne machen nur etwa 10 % der gesamten Mundoberfläche aus. Bakterien (hier reden wir nicht von Ihrer natürlichen Mundflora, sondern von schädlichen Bakterien, die über Luft oder Nahrung ständig in Ihren Mundraum eindringen), Viren, Pilze und Protozoen setzen sich aber überall auf der Mundschleimhaut fest.
Bei richtiger Anwendung des Ölziehens erreichen Sie 100 % des Mundbereichs und können auch dort reinigen, „wo die Zahnbürste nicht hinkommt".
Wenn Sie einer Erkältung **vorbeugen** wollen oder bereits eine **akute Infektion** im Mundraum vorliegt, können Sie Ihrem Mundziehöl arzneilich wirksame ätherische Öle zusetzen. Sie können dadurch zum Beispiel desinfizierende oder heilende Wirkungen erreichen. Lassen Sie sich dabei von einem Phytotherapeuten/einer Phytotherapeutin beraten, denn Arzneipflanzen sind **nicht für eine Daueranwendung** zu empfehlen!

Ölziehen als festes Morgenritual vor dem Zähneputzen

Am besten wird das Ölziehen auf nüchternen Magen, also morgens als Erstes, durchgeführt, denn dann ist die Anzahl der Mundbakterien am höchsten. Wenn Sie sich nach dem Aufstehen sehr ausgetrocknet fühlen, können Sie aber vorher ein Glas Wasser trinken.
Für **Ungeübte:** Zunächst nur einen 1 Teelöffel (etwa 5 ml) des Öls in den Mund nehmen: Neben dem Öl muss im Mund noch genügend Platz für die einsetzende Speichelbildung bleiben, das Volumen nimmt also erheblich zu!
Als **Basisöl für Anfänger** eignet sich natives Sonnenblumenöl, das sehr geschmacksneutral ist. Kokosöl- und Sesamöl sind klassische Mundziehöle, haben aber ihren charakteristischen Eigengeschmack. Kokosöl muss durch Erwärmen erst verflüssigt werden. Sollte Ihnen der Geschmack des Öls anfänglich unangenehm sein, können Sie jeweils 1(!) Tropfen Zimt- oder Pfefferminzöl zugeben. Das erfrischt gleichzeitig den Atem!
Routinierte können bis zu 1 Esslöffel des Öls in den Mund nehmen.

Vorgehen

Mindestens 5 Minuten lang kräftig spülen, dabei das Öl durch die Zähne ziehen und (entspannt!) Kaubewegungen (Ölkauen) durchführen. **Nicht mit dem Öl gurgeln!** Das könnte einen Würgereflex oder Brechreiz auslösen.
Für **Geübte** wird eine Dauer von **bis zu 20 Minuten** für die Prozedur empfohlen. Sie können nebenher andere Dinge erledigen, wie Duschen, das Frühstück vorbereiten etc.
Wenn sich das Öl mit dem Speichel vermischt, wird die große Menge im Mund vielleicht unangenehm. Sie können dann ausspucken und neues Öl nehmen. Insgesamt sollte die Dauer von 15–20 Minuten des Ölkauens möglichst nicht unterschritten werden – das gilt natürlich besonders, wenn Sie **akute Infektionen** bekämpfen wollen. Dann können Sie das Ölziehen **auch mehrmals am Tag** durchführen.
Dann das Öl, das durch die Vermischung mit dem Speichel zu einer gelblich-weißen Emulsion geworden ist, ausspucken – am besten in ein Papiertuch. Dieses **in den Hausmüll entsorgen**. In Waschbecken oder Toilette könnte das emulgierte Öl mit der Zeit den Abfluss verstopfen.
Das „verbrauchte" Öl **auf keinen Fall schlucken,** es handelt sich hier ja um ein Ausleitungsverfahren für Verunreinigungen und das Öl enthält jetzt Keime, die den Körper verlassen sollen!
Anschließend den Mund gründlich **mit Wasser ausspülen,** um alle Ölrückstände zu beseitigen. **Zähne putzen wie gewohnt.**

Übrigens

Das Patientenmerkblatt „Anleitung zum Ölziehen" steht Ihnen unter dem Link www.thieme.de/klostermedizin auch zum bequemen Download zur Verfügung.

9 Appetitlosigkeit

9.1 Grundlagen

9.1.1 Historischer Rückblick

„Wer aber Abneigung gegen Essen hat, der nehme Salbei und weniger Kerbel und etwas Knoblauch und zerreibe dies zusammen mit Essig und mache so eine Würztunke und tauche die Speisen, die er essen will, hinein, und er bekommt Appetit zu essen."

Hildegard von Bingen: Physica (1.63)

Es sind Absätze wie der oben zitierte, der seit den 80er Jahren des vergangenen Jahrhunderts eine nicht geringe Zahl von Kochbuchautoren veranlasst hat, Hildegards Werke *Physica* und *Causae et Curae* zur Entwicklung von Kochrezepten heranzuziehen und eine „Hildegard-Küche" zu kreieren [136].

Hildegard stand in der Tradition der Humoralmedizin (S. 27), in deren Konzept es keinen prinzipiellen Unterschied zwischen Nahrungspflanzen und Arzneipflanzen gibt. Am Beispiel ihres Textes über den Salbei können wir heute gut ableiten, welche allgemeinen Vorstellungen von der Krankheitsentstehung man damals hatte. Hildegard erläutert, dass der Salbei warm und von trockener Natur sei und damit ein Mittel, um einen Überschuss an schlechten Säften und Phlegma, dem Weißschleim, im Menschen zu beseitigen. Die meisten Krankheiten entstanden gemäß der Humoralpathologie durch kalte Feuchtigkeit im Körper, die dann zwangsläufig auch den Appetit und die Verdauungskraft schädigen musste: Verdauung war ja ein Kochungsprozess, der Wärme erforderte, wie in Kap. 3 (S. 27) beschrieben.

Die Ursachen von behandlungsbedürftiger Appetitlosigkeit dürften zur Zeit der Klostermedizin weitläufig andere gewesen sein als heute. Hildegard empfiehlt den Einsatz von Salbei im weiteren Verlauf des Textes beispielsweise gegen ein Krankheitsbild, hinter dem wir die Rote Ruhr, eine Darminfektion mit blutigen Durchfällen (S. 188), vermuten können:

„Auch wenn schlechte, geronnene und giftige Säfte im Menschen die Oberhand gewinnen und ihn eine gewisse Zeit lang Blut absetzen und erbrechen lassen, […] Salbei leistet nämlich der inneren Fäulnis der Säfte Widerstand."

Hildegard von Bingen: Physica

Medizinhistoriker gehen heute davon aus, dass Infektionskrankheiten wie Ruhr und Typhus in der Zeit der Klostermedizin alltägliche Erscheinungen waren [137]. Sie werden hauptsächlich durch mit Fäkalien verseuchtes Wasser übertragen, und wir betrachten eine Epoche, in der es in den Siedlungen keine Abwasserkanalisation gab. Flüsse und Bäche wurden gleichzeitig als Kloaken und als Trinkwasserreservoir benutzt. Das Händewaschen, sei es nach dem Stuhlgang oder vor dem Essen, war unüblich. Dagegen war es – auch in den Klöstern – bei den Mahlzeiten normal, dass mehrere Personen sich mit den Fingern aus einer Schüssel bedienten, denn Besteck im heutigen Sinn kam erst im 17. Jahrhundert auf. Die Theorie der Viersäftelehre aber stand der Entdeckung des Ansteckungsprinzips, also der Übertragung von Krankheitserregern von einem Menschen auf den nächsten, im Wege. Man isolierte die Erkrankten nicht und Hygienemaßnahmen wurden nicht ergriffen, so dass es regelmäßig zu lokalen Ausbrüchen dieser schweren und nicht selten tödlichen Magen- und Darminfektionskrankheiten gekommen sein muss. Die Überlebenden dürften ausgezehrt gewesen sein und mussten mit gehaltvoller Krankenkost wieder aufgepäppelt werden. Möglicherweise verfasste Hildegard ihren Text über den Dinkel (heute eine wesentliche Zutat in der „Hildegard-Küche") vor dem Hintergrund solcher Beobachtungen:

> *„Wenn jemand so schwach ist, dass er vor Schwäche nicht essen kann, dann nimm ganze Dinkelkörner, koch sie in Wasser und füge Schmalz oder Eidotter hinzu, so dass sie wegen des besseren Geschmacks gern gegessen werden können; gib das dem Kranken auf diese Weise zu essen, und es heilt ihn innerlich wie eine gute und gesunde Salbe."*
>
> Hildegard von Bingen: Physica (1.5)

9.1.2 Appetit versus Hunger

Appetit bedeutet Lust auf Essen und Genuss und wird von den meisten Menschen als eine sinnliche Wahrnehmung aufgefasst. Hunger dagegen wird als ein rein körperliches Signal betrachtet. Rein wissenschaftlich betrachtet ist die **Grenze zwischen Appetit und Hunger** allerdings nicht scharf definiert. Gesichert ist natürlich, dass längere Zeit nach einer Mahlzeit der Blutzuckerspiegel sinkt, woraufhin die Leber zum Ausgleich ihre Glykogenreserven abbaut, um Zucker freizusetzen. Ist dieser Speicher erschöpft, muss zur Aufrechterhaltung des Blutglukosespiegels die Verstoffwechselung von Fett- und Proteinreserven eingeleitet werden. Gleichzeitig lösen nun verschiedene Rezeptoren in der Leber und im Magen über das vegetative Nervensystem das als unangenehm empfundene Hungergefühl aus. So ist das Insulin als Regulator des Blutzuckers indirekt an der Steuerung des Hungergefühls beteiligt. Das gilt auch für das Hormon **Leptin**, das vom Fettgewebe produziert wird und hungerdämpfend wirkt. Es gibt mehrere Theorien zur genauen Entstehung des Hungergefühls, was zeigt, wie komplex der Vorgang ist. Bemerkenswert in diesem Zusammenhang: Menschen können sich (anders als Tiere) mithilfe ihrer **Psyche** über das Hungergefühl hinwegsetzen. Beispiele sind das in allen Kulturen praktizierte Fasten oder auch das Phänomen der Magersucht (Anorexie).

Anders ist das beim Appetit, der nur sehr begrenzt über das Bewusstsein gesteuert werden kann. Zwar wirken Sinnesreize auf das Essverhalten ein: Ein Augenschmaus in Form dekorativ zubereiteter Mahlzeiten, ein köstlicher Duft aus der Küche lassen uns das Wasser im Mund zusammenlaufen. Dies nicht nur im sprichwörtlichen, sondern auch im konkreten Sinn: Der Speichelfluss wird gesteigert, und Magen, Galle und Bauchspeicheldrüse werden zur Ausschüttung ihrer jeweiligen Verdauungssäfte angeregt. Fehlt der Appetit jedoch ganz, lässt er sich willentlich kaum wiederherstellen.

Ein Hormon, das Einfluss auf den Appetit nimmt, ist erst seit 1999 bekannt: **Ghrelin**. Es wird vor allem von der Magenschleimhaut produziert und wirkt appetitanregend. So wird verständlich, warum eine Gastritis sich in Appetitlosigkeit äußern kann: Die entzündete und geschädigte Magenschleimhaut kommt ihren Synthesefunktionen nicht mehr vollständig nach. Was „auf den Magen schlägt", verschlägt einem auch den Appetit. Das gilt für Infektionen durch Erreger ebenso wie für die anderen häufigen Ursachen von Gastritis (S. 147): Stress, Alkohol, Nikotin oder Kaffee im Übermaß, auch Medikamente, wie zum Beispiel bestimmte Schmerzmittel (nicht steroidale Antirheumatika), sind häufig Auslöser einer Gastritis, die wiederum häufigste Ursache von Appetitlosigkeit ist.

9.1.3 Ursachen

Ein Mangel an Appetit begleitet viele akute Erkrankungen, die das **Immunsystem** belasten. Der biologische Sinn dahinter ist das Einsparen der Energie, die der Verdauungsprozess normalerweise beansprucht, zugunsten des Energiebedarfs des Immunsystems. Instinktiv isst der Erkrankte dann wenig, bis beispielsweise eine Infektion durch Bakterien oder Viren überwunden ist. Ähnlich wie beim Fasten zehrt der Körper während dieser Zeit von seinen Reserven, die er nach überstandener Erkrankung und bei wieder hergestelltem Appetit rasch wiederaufbaut. Im Gegensatz dazu sollte ein Appetitverlust, der ohne ersichtlichen Grund über längere Zeit anhält, ein Alarmzeichen sein. Tatsächlich lässt bei längerdauerndem Appetitverlust auch das Hungergefühl allmählich nach und eine Spirale nach unten setzt ein: Ein **nicht gewollter Gewichtsverlust** tritt auf. Hier muss dringend ärztlich abgeklärt werden, was die Ursachen sind. Mitunter isst jemand wegen einer Schluckstörung oder eines Passagehindernisses im Verdauungstrakt, etwa in der Speiseröhre oder am Magenausgang, zu wenig. Die Betroffenen nehmen aus Angst vor Schmerzen oder einem Rückstau des Speisebreis nur noch kleine Mengen zu sich und verlieren in der Folge den Appetit. Umgekehrt ist für chronisch zehrende Krankheiten, etwa des Herzens, der Lungen oder generell für bösartige Erkrankungen, das Nachlassen des Appetits ein frühes Symptom.

Medikamentennebenwirkungen

Eine Reihe von Medikamenten und Therapien beeinträchtigen den Appetit. Bekannt sind die Folgen von Strahlen- und Chemotherapien bei Tumorerkrankungen. Bei den folgenden häufig verordneten Medikamentengruppen kann Appetitverlust als Nebenwirkung auftreten:

- Antibiotika,
- Digitalispräparate (Herzglykoside),
- Kalziumantagonisten (Blutdruckmedikamente),
- Morphinpräparate (Schmerzmittel),
- Vitamin D (verursacht Appetitlosigkeit bei Überdosierung),
- Amphetamine (gegen ADHS).

Es handelt sich um Medikamente, die aus gutem Grund verordnet wurden, und die Patienten sollten sie **auf keinen Fall eigenmächtig absetzen**. Wie bei allen Nebenwirkungen, die das Wohlbefinden und die Lebensqualität stark beeinträchtigen, muss mit dem verantwortlichen Arzt sorgfältig zwischen Vor- und Nachteilen abgewogen werden. Umso wichtiger sind da die Kenntnisse über die **appetitanregenden Wirkungen von Heilpflanzen**. Manchmal hat man den Eindruck, dass diese in der Volksheilkunde besser bekannt sind als bei Fachärzten.

Lebensalter

Bei alten Menschen gehört Appetitlosigkeit oft zum Alltag. Auch mit dem Durstgefühl steht es bei ihnen nicht zum Besten. Beides – Durst wie Appetit – lässt im Alter naturgemäß nach. Gründe dafür sind auf der einen Seite die allgemein schwächer werdenden Stoffwechselleistungen, die auch mit einer verminderten Produktion von Verdauungssäften und -enzymen einhergehen. Auf der anderen Seite können zunehmende körperliche Gebrechen zu einem **Bewegungsmangel** führen und damit zu Minderdurchblutung der Muskulatur und zu einem Rückgang des Kalorienbedarfs. Es wird aus solchen Gründen zu wenig getrunken und gegessen, und die daraus folgende Kraftlosigkeit fördert die **Antriebslosigkeit** bis hin zur Entstehung von **Depressionen**. Um diesen Teufelskreis zu durchbrechen und alten Menschen zu mehr Appetit auf das Essen (und auf das Leben im Allgemeinen!) zu verhelfen, stehen die Familienangehörigen und/oder die Altenpflegekräfte vor einer großen Herausforderung. Tatsächlich ist in Deutschland, obwohl uns derzeit im Gegensatz zu früheren Jahrhunderten ein überreiches Angebot an Nahrungsmitteln zur Verfügung steht, die Mangelernährung im Alter kein seltenes Phänomen [117].

Wünschenswert wäre eine gute Zusammenarbeit der Pflegekräfte mit der Küche und den

Köchen, und ein allgemein verbreitetes Wissen um die guten Kräfte von Heilkräutern und Gewürzen bei allen Belangen der Verdauung. Und schließlich sollten wir Wert auf eine gute Esskultur legen und auf Geselligkeit bei Tisch achten: Einsamkeit ist ein „Appetitkiller“. Das Ritual des gemeinsamen Essens kann nicht hoch genug eingeschätzt werden als Grundlage für die Gesunderhaltung von Leib und Seele. Menschen aller Kulturen und aller Zeiten ist dies bewusst gewesen. Epikur (371–270 v. Chr.), der große griechische Philosoph und Verfechter der Lebensfreude, hat sich zu diesem Thema besondere Gedanken gemacht: Man müsse eher prüfen, mit wem man esse und trinke, als was man dabei zu sich nimmt. Ohne Gesellschaft eines Freundes beim Essen, meinte er, sei das Mahl wie das Fressen von Wolf und Löwe.

9.2 Patientenberatung

Appetitverlust und Mangelernährung werden bei älteren und/oder erkrankten Menschen immer wieder diagnostiziert. Um beidem vorzubeugen, finden pflegende Angehörige Tipps im folgenden Patientenmerkblatt.

Patientenmerkblatt

Tipps zur Förderung des Appetits

Liebe pflegende Angehörige,
ein guter Appetit ist eine wichtige Voraussetzung dafür, gesund zu bleiben. Sie erhalten im Folgenden einige Hinweise zur Förderung des Appetits bei älteren und erkrankten Menschen. Diese sind übrigens nicht nur für die Altenpflege nützlich, sondern gehören eigentlich zu einer gesunden Esskultur!

Bitte beachten

Achten Sie regelmäßig darauf, ob Ihr Angehöriger **Schmerzen** beim Kauen und Schlucken haben könnte. Deren Ursache und Ausgangspunkt (Zähne oder Mund- bzw. Rachenschleimhaut) müssen geklärt und die Schmerzen mit großer Vorrangigkeit gelindert werden! Vergessen Sie nicht die große Bedeutung einer guten Zahn- und Mundpflege für unsere allgemeine Gesundheit!

Persönliche Vorlieben und Abneigungen bei Lebensmitteln müssen respektiert werden. Niemand sollte etwas essen müssen, das ihm oder ihr sehr zuwider ist.

Überreden oder gar zwingen Sie niemanden zum Aufessen der Portionen!

Bieten Sie älteren oder kranken Menschen keine schwer verdaulichen Mahlzeiten, keine faserreiche Rohkost, nichts übermäßig Fettes, nichts Überwürztes an.

Unterstützende Phytotherapie

Informieren Sie sich über den wohltuenden Effekt von bitteren Gemüsen und Kräutern. Denken Sie daran, dass appetitanregende Bitterstoffzubereitungen etwa 30 Min. vor dem Essen eingenommen werden müssen!

Verwenden Sie appetitanregende Gewürze (**Tab. 11.4**), aber überwürzen Sie nicht!

Bieten Sie besser mehrmals täglich kleine, nährstoffreiche Häppchen an anstatt eine große Hauptmahlzeit.

Atmosphäre bei Tisch

Sorgen Sie dafür, dass möglichst **in Gemeinschaft** gegessen wird und schaffen Sie Essensrituale (beispielsweise regelmäßige Essenszeiten, angemessene Kleidung).

Sorgen Sie für eine **angenehme Atmosphäre**: Mahlzeiten appetitlich anrichten, Tisch schön decken, für Blumenschmuck oder Kerzen im Raum sorgen usw.

Sorgen Sie dafür, dass während des Essens **keine Ablenkung** durch Medien wie Fernseher oder Smartphones etc., kein Lärm, keine Hektik, vor allem aber kein Zeitdruck besteht.

Eine **Raumbeduftung** mit Zitrusaromen (z. B. ätherisches Orangen- oder Grapefruitöl) fördert erfahrungsgemäß den Appetit. (**Bitte beachten:** Öle sparsam dosieren und, wie stets bei der Aromatherapie, vor und nach Beduftung den Raum gut lüften)!

Übrigens

Das Patientenmerkblatt „Tipps zur Förderung des Appetits" steht Ihnen unter dem Link www.thieme.de/klostermedizin auch zum bequemen Download zur Verfügung.

9.3 Unterstützende Phytotherapie

9.3.1 Grundlagen

Geschmacksempfindungen werden uns über die Geschmacksknospen vermittelt. Diese befinden sich überwiegend auf der Zunge, aber auch auf dem Gaumensegel und in den Schleimhäuten des Nasenrachens bis hinunter zur oberen Speiseröhre. Die Intensität des Geschmacks, die man wahrnehmen kann, steigt mit der Anzahl der vorhandenen **Geschmacksknospen**. Deren Zahl wiederum ist altersabhängig und nimmt mit zunehmendem Alter ab. Beim Menschen erneuern sie sich etwa alle 6–8 Tage. Abgesehen vom Alter kann eine Abnahme der Geschmacksempfindlichkeit auch genetisch oder durch äußere Einflüsse, z. B. Stress, Rauchen oder bestimmte Medikamente oder Erkrankungen bedingt sein. Frauen machen in bestimmten Phasen ihres Lebens die verblüffende Erfahrung, dass ihre Geschmackswahrnehmung sich ändert. Allgemein bekannt sind diese Effekte bei Schwangerschaften, aber auch eine Zyklusabhängigkeit kann man feststellen. Auch nach den Wechseljahren können geschmacks- und Geruchsqualitäten anders wahrgenommen werden als vorher – dies sind alles Hinweise auf einen steuernden Einfluss von Hormonen auf die Geschmacksrezeptoren.

Im Zusammenhang mit einer Appetit- und Verdauungsförderung ist der Effekt der Geschmacksempfindung „bitter" von besonderer Bedeutung. Auf der Suche nach dem Mechanismus der Bitterwirkung wurde – erstmals im Jahr 2000(!) – ein Bitterstoffrezeptor auf den Sinneszellen der Geschmacksknospen entdeckt. Derzeit sind über 20 verschiedene Rezeptortypen bekannt. Sie finden sich nicht nur auf der Zunge, sondern auch in den Bronchien und im Magen-Darm-Trakt [132]. Sie scheinen in jedem Organ eine eigene spezifische regulierende Funktion zu haben, über die man aber derzeit noch nicht genügend weiß.

2015 wurden erstmals Bitterstoffrezeptoren in der menschlichen Haut nachgewiesen. Man stellte fest, dass der Bitterstoff Amarogentin aus dem Gelben Enzian und das Salicin aus der Weidenrinde sich an solche Bitterstoffrezeptoren auf der Epidermis, der Oberhaut, binden können. Mittels einer Signalkaskade kommt es dann zu vermehrter Bildung von Schutzproteinen der Haut und von Hautlipiden in den Hautzellen. Studien konnten nachweisen, dass durch diese oberflächliche Einwirkung von Bitterstoffen der Stoffwechsel und die Regeneration der Epidermis verbessert wurden [132].

Hier eröffnet sich ein großes Feld für weitere Forschungen. Mit der Entdeckung neuer Rezeptoren und Signalmechanismen könnte erklärt werden, warum Bitterstoffe **allgemein anregend, immunstimulierend und stimmungsaufhellend** wirken. Diese Tatsache ist gut bekannt aus der Altenpflege und bei Betreuung rekonvaleszenter Patienten nach langwierigen Erkrankungen.

Wirkung des Bittergeschmacks

Die Bitterstoffe regen über ihre Rezeptoren die Geschmacksnervenenden an, mit denen die Zunge innerviert ist. Die Signale werden im Nervus vagus gebündelt, der daraufhin die **Speichel- und Magensaftsekretion und damit auch den Appetit anregt**. Im Speichel befinden sich, wie bereits erwähnt, Enzyme, die Kohlenhydrate in kleinere Zuckermoleküle aufspalten können (α-Amylasen). Zusätzlich enthält er Schleimstoffe (Muzine), die die Nahrung besser gleitfähig machen. Die Bitterstoffe bewirken so, dass ein natürliches Gleichgewicht zwischen der Produktion von Verdauungssäften und der Nahrungsaufnahme geschaffen wird. Im Magen findet in einer ersten Phase die Ausschüttung von Salzsäure und Pepsinogen, der Vorstufe des eiweißspaltenden Pepsins, statt. Danach folgt die sogenannte humorale Phase, die mit der Ausschüttung des Gewebehormons Gastrin verbunden ist und sowohl die Motorik von Magen und Dünndarm als auch die Sekretion von Verdauungssäften im Pankreas steigert. Bitterstoffe ermöglichen somit letztlich eine verbesserte Nutzung der Nahrung: Der Speisebrei wird besser verarbeitet und dyspeptische Beschwerden (S. 175) werden verringert.

Anwendung

Prinzipiell nimmt zwar die Wirkstärke der Bitterstoffdrogen mit ihrem sogenannten Bitterwert (s. Zusatzinfo „Der Bitterwert") zu, d. h., je bitterer die Pflanzenzubereitung schmeckt, desto größer sind die oben beschriebenen Effekte auf die Verdauung.

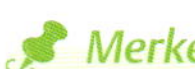

Merke

Zu hohe Konzentrationen an Bitterstoffen können aber auch gegenteilige Effekte auslösen, also eine Appetit- und Sekretionshemmung verursachen! Es ist also wichtig, dass sich Patienten bei Selbstmedikation an die vorgegebenen Dosierungen halten [115]!

(i) Zusatzinfo

Der Bitterwert

Bitterstoffe gehören den verschiedensten chemischen Stoffgruppen an, es ist also keine einheitliche Molekülstruktur, die die Bitterempfindung auslöst. Um die Drogen miteinander vergleichen zu können, erfolgt die Bitterwertbestimmung auf physiologischem Wege mithilfe der menschlichen Geschmacksempfindung. Das Messprinzip besteht darin, die Lösung eines Bitterstoffs schrittweise mit Wasser zu verdünnen. Der Bitterwert ist der Kehrwert jener Verdünnung einer Droge bzw. eines Drogenextraktes, bei der eben noch ein bitterer Geschmack wahrnehmbar ist. Wenn beispielsweise eine Droge bei einer Verdünnung von 1:1000 gerade noch bitter schmeckt (d. h. bei einer Lösung von 1 g Drogenextrakt in 1000 g Wasser), erhält sie den Bitterwert 1000. Zum Vergleich bzw. als Kontrollwert dient Chininhydrochlorid, dessen Bitterwert mit 200 000 festgesetzt wurde.

Tab. 9.1 gibt einen Überblick über die Bitterwerte ausgewählter Heilpflanzen.

Tab. 9.1 Bitterwerte verschiedener Drogen.

Heilpflanze	Bitterwert (je nach Qualität mindestens)
Chinarinde	10 000
Enzianwurzel	10 000
Wermutkraut	10 000
Andornkraut	3000
Schafgarbenblätter	2000
Tausendgüldenkraut	2000
Pomeranzenschalen (Bitterorange)	600
Löwenzahnwurzel	100
Wegwartenwurzel	100

Die Einnahme der Bitterstoffe sollte etwa eine halbe Stunde vor Nahrungsaufnahme erfolgen. Im Allgemeinen ist so eine Sekretionszunahme (aller Verdauungssäfte insgesamt) von 25–30 % erreichbar – was die Verdauungsfunktionen deutlich unterstützt.

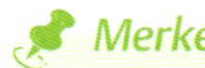

Merke

Die Wirkung ist abhängig von der Wahrnehmung des bitteren Geschmacks, es wäre also unsinnig, Tees, Tinkturen oder Bitterliköre zu süßen! Bitterstoffdrogen, die in Kapseln oder Dragees angeboten werden, verlieren einen Teil ihres Wirkspektrums, weil sie nicht schmeckbar sind.

Die flüssigen Zubereitungen (Tinkturen, Frischpflanzenpresssäfte, Tees, Magenbitter usw.) sollten möglichst eine Zeitlang im Mund behalten bzw. langsam getrunken werden. Da der bittere Geschmack nicht jedermanns Sache ist, werden häufig Mischungen aus Bitterstoffpflanzen (Amara) und Pflanzen mit ätherischen Ölen (Aromatika) hergestellt, die die Einnahme angenehmer machen. So hat sich auch eine breite Palette von landestypischen Aperitifs und Digestifs entwickelt, vgl. dazu auch den Exkurs „Kräuterbitter und Medizinalwein“ (S. 111).

! Vorsicht

Gegenanzeigen für die Anwendung von Bitterstoffdrogen, vor allem mit Bitterwerten von 6.000 und mehr, sind Gastritiden mit Magenübersäuerung, Sodbrennen, Magen- und Zwölffingerdarmgeschwüre sowie eine Verlegung der Gallenwege, z. B. durch Gallensteine.

Einteilung

Bitterstoffpflanzen (Amara) werden in drei Gruppen eingeteilt:

- **Amara tonica** sind reine Bitterstoffpflanzen mit den oben beschriebenen Wirkungen auf die Verdauung. Typische Vertreter sind Andorn (**Abb. 9.1**), Gelber Enzian (**Abb. 9.2**) und Tausendgüldenkraut.
- **Amara aromatica** enthalten neben den Bitterstoffen auch ätherische Öle. Sie werden gerne mit den Amara tonica gemischt, da der aromatische Geschmack den bitteren teilweise überlagert und zu einer besseren Akzeptanz führt. Die ätherischen Öle bringen antibakterielle Wirkungen mit ein, aber auch zusätzlich spasmolytische und karminative (blähungswidrige). Lipophile ätherische Öle reizen die Magenwand und fördern dadurch die Freisetzung von Prostaglandinen, diese wiederum steigern über die Tonisierung der glatten Muskulatur die Magen- und Darmmotilität. Die leichte Reizung führt auch zur besseren Durchblutung und damit zur schnelleren Resorption von Gasen, das erklärt den blähungsmindernden Effekt. Gleichzeitig ist natürlich eine Reizung der Schleimhaut bei Entzündungen negativ. **Kontraindikationen** deshalb auch bei ätherischen Ölen: akute Gastritis, Magen- und Duodenalgeschwüre. Wichtige Amara aromatica sind Kalmus, Salbei und Wermut.

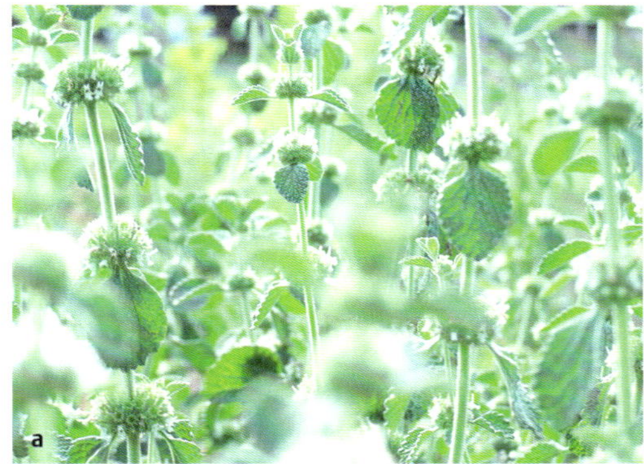

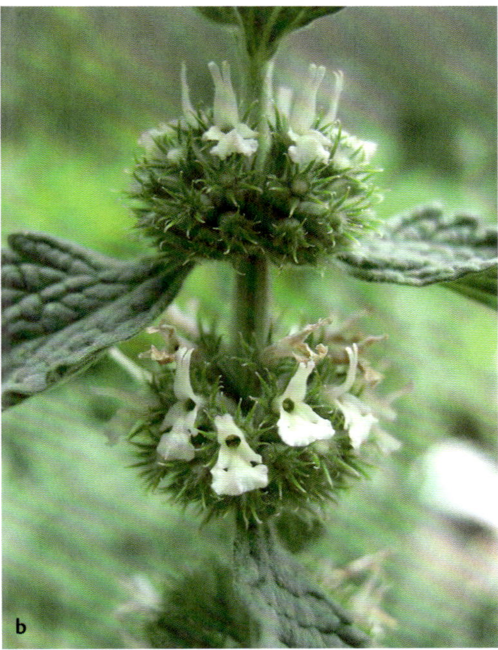

Abb. 9.1 Andorn.
(Quelle: Ursel Bühring, www.ursel-buehring.de)

a Der Andorn (*Marrubium vulgare*) mit seinen extrem bitter schmeckenden Blättern war in der Zeit der Klostermedizin eine häufig verwendete Heilpflanze, später geriet er fast in Vergessenheit. Heute sind wieder Andorn-Fertigarzneimittel erhältlich.

b Die Blüten sind im Vergleich zu denen anderer Lippenblütler sehr klein; charakteristisch ist auch ihre ringförmige Anordnung in einem distelartigen Stachelkranz. Diese kleinen weißen Lippenblüten mögen manchem Gartenbesitzer zu unscheinbar vorkommen, von Bienen und Hummeln werden sie aber sehr geliebt.

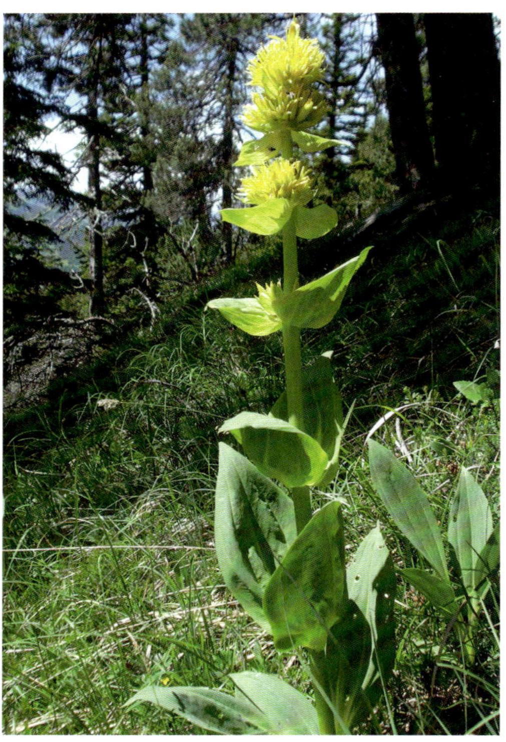

Abb. 9.2 Der Gelbe Enzian ist eine Gebirgspflanze Europas mit beeindruckender Erscheinung. Der Blütenstand kann 1,5 m Höhe erreichen, die Blätter sind bis 30 cm groß. In Deutschland ist der Gelbe Enzian durch die Bundesartenschutzverordnung geschützt. In der **Abb. 9.5** sind die Blattstände des Gelben Enzians neben die des giftigen Weißen Germers gestellt, um auf die Gefahr einer Verwechslung aufmerksam zu machen (Quelle: Ursula Stumpf)

- **Amara acria** sind die nah verwandten Pflanzen Ingwer (*Zingiber officinale,* **Abb. 9.3**), Galgant (*Alpinia officinarum,* **Abb. 9.4**), Kurkuma (*Curcuma longa,* **Abb. 9.4**) und Zitwer (*Curcuma zedoaria,* **Abb. 9.3**). Sie sind zwar keine einheimischen, aber schon im Mittelalter begehrte und über den Handel mit dem Vorderen Orient eingeführte Gewürz- und Arzneipflanzen. Ingwer gehörte im Mittelalter neben Pfeffer zu den am meisten geschätzten Spezereien. Hildegard von Bingen schätzte den Galgant so sehr, dass er heute als typisches „Hildegard-Gewürz" gilt. Statt der Gelben Kurkuma wurde im Mittelalter die Weiße Kurkuma, der Zitwer (dieser deutsche Name ist eine Verballhornung des Epithetons *zedoaria*), bevorzugt. Humoralpathologisch wurden die Scharfdrogen als „heiß" eingestuft und daraus wurde eine verdauungsanregende und aphrodisierende Wirkung abgeleitet. Der begehrte Zitwer wurde häufig durch die „Deutsche Kurkuma", die Kalmus-Wurzel, verfälscht. Bis heute ist die gepulverte Zitwerwurzel Bestandteil von Drogenmischungen für das Ansetzen von Theriak (S. 112) und des Schwedenbitters. Frische Zitwerwurzel wird bis heute in der Küche Thailands verwendet.

Die Bitterkeit steht bei den Amara acria im Hintergrund, vorrangig spürbar ist die Schärfe. Auch Amara acria wirken appetitanregend, haben jedoch darüber hinaus besondere Wir-

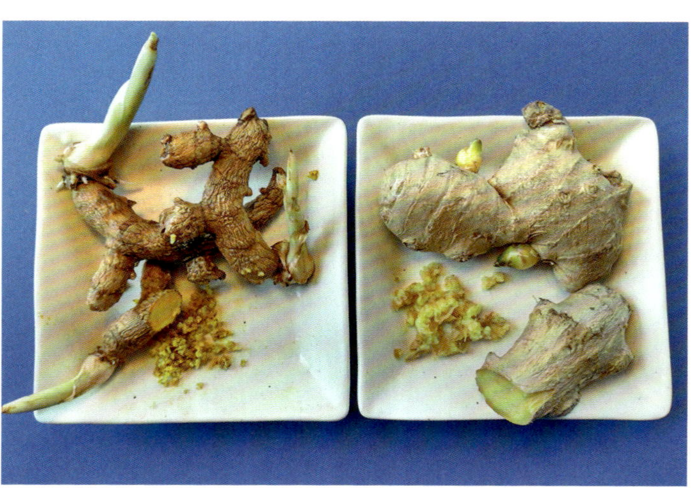

Abb. 9.3 Angeschnittene und geriebene Rhizome von Zitwer (links) und Ingwer (rechts).

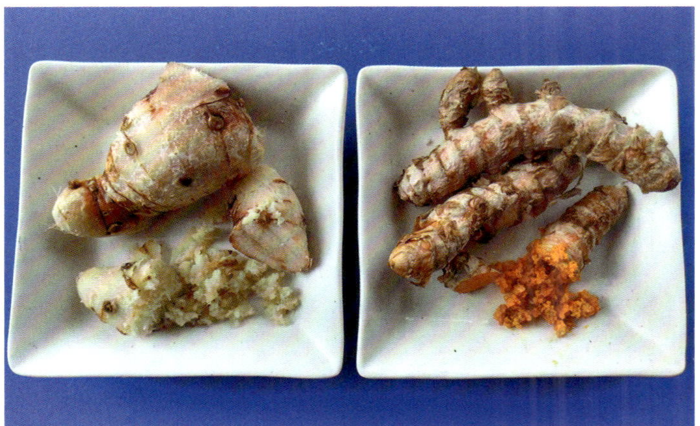

Abb. 9.4 Angeschnittene und geriebene Rhizome von Galgant (links) und Kurkuma (rechts).

kungen auf Leber und Darm. Zudem fördern die Scharfstoffe die Durchblutung der Schleimhäute, was zur Appetitanregung beiträgt.

Merke

Die Bitterwirkungen einzelner Pflanzen lassen aufgrund von Gewöhnung des Körpers mit der Zeit nach, oder es entwickelt sich bei den Anwendern eine Abneigung. Es ist günstig, immer wieder neue Kombinationen einzusetzen oder die Pflanzen bzw. Präparate von Zeit zu Zeit auszutauschen.

9.3.2 Rezepturen/ Fertigpräparate

Einen Überblick über die Wirkungen der Bitterstoffpflanzen gegen Appetitlosigkeit gibt **Tab. 9.2**.

Im Folgenden sind Rezepturen und Fertigpräparate mit diesen Heilpflanzen in alphabetischer Reihenfolge (in den jeweiligen Untergruppen) angeführt.

Tab. 9.2 Bitterstoffpflanzen für den Einsatz bei Appetitlosigkeit.

Bitterstoffpflanze	appetit-anregend	sekretions-fördernd	motilitäts-fördernd	spasmo-lytisch, krampf-lösend	geschmacks-verbessernd
Amara tonica (reine Bittermittel)					
Andornkraut (*Marrubii herba*)	x	x	–	–	–
Artischockenblätter (*Cynarae folium*)	xx	xx	xx	x	–
Benediktenkraut (*Cnici benedicti herba*)	x	x	–	–	–
Enzianwurzel (*Gentianae radix*)	xx	xx	xx	–	–
Löwenzahnwurzel/-kraut (*Taraxaci radix cum herba*)	x	xx	–	–	–

► **Tab. 9.2** Fortsetzung.

Bitterstoffpflanze	appetit-anregend	sekretions-fördernd	motilitäts-fördernd	spasmo-lytisch, krampf-lösend	geschmacks-verbessernd
Tausendgüldenkraut (*Centaurii herba*)	xx	xx	xx	–	–
Wegwartenwurzel (*Cichorii radix*)	x	x	–	–	–
Amara aromatica (Bitterstoffpflanzen mit ätherischen Ölen)					
Angelikawurzel (*Angelicae radix*)	xx	x	xx	x	x
Beifuß (*Artemisiae herba*)	x	x	x	x	–
Kalmuswurzelstock (*Calami rhizoma*)	xx	xx	xx	xx	x
Pomeranzenschale (*Aurantii pericarpium*)	x	x	x	–	xx
Rosmarinblätter (*Rosmarini folium*)	x	x	x	x	xx
Salbeiblätter (*Salviae folium*)	x	x	x	xx	x
Schafgarbenkraut und -blüten (*Millefolii herba/flos*)	x	x	x	xx	–
Wermutkraut (*Absinthii herba*)	xx	xx	xx	xx	–
Amara acria (Bittermittel mit Scharfstoffen)					
Kurkuma (*Curcumae longae rhizoma*)	x	x	x	x	–
Galgant (*Galangae rhizoma*)	xx	x	x	x	–
Ingwer (*Zingiberis rhizoma*)	xx	x	x	x	x

x: qualitativ deutliche Ausprägung, xx: qualitativ starke Ausprägung

Amara tonica

Andorn (Marrubium vulgare)

Rezeptur

Andorntee

1 TL Andornkraut mit 1 Tasse kochendem Wasser übergießen. 5–10 Min. ziehen lassen.
1 Tasse 30 Min. vor dem Essen langsam trinken.
Für einen besseren Geschmack die gleiche Menge Pfefferminzblätter mitziehen lassen.

Fertigpräparat

Andorn-Frischpflanzenpresssaft (z. B. Schoenenberger)

3-mal täglich vor dem Essen 15 ml unverdünnt oder verdünnt in einem Glas Wasser einnehmen.

Fertigpräparat

Marrubin (Repha)

Inhaltsstoff: Andornkraut-Fluidextrakt

3-mal täglich vor dem Essen 40 Tr. unverdünnt oder verdünnt in einem Glas Wasser einnehmen.

Artischocke (Cynara cardunculus)

Rezeptur

Artischockenblätter-Tee

Die Artischocke, eine zweijährige Pflanze, bildet im ersten Standjahr nur eine bodennahe Blattrosette. Diese Blätter können zur Teezubereitung genutzt werden, falls man über eigene Pflanzen im Garten verfügt.
Anmerkung: Von den im zweiten Standjahr erscheinenden Blüten werden die Blütenböden kulinarisch genutzt. Die Inhaltsstoffe haben dabei jedoch keine ausreichende arzneiliche Wirkung.

Fertigpräparat

Artischocken-Frischpflanzenpresssaft (z. B. Schoenenberger, florabio)

Dieser Saft regt den Appetit am besten an.

Fertigpräparat

Artischocken-Tabletten/-Dragees

Sie eignen sich wegen der fehlenden Geschmacksempfindung **nicht** zur Appetitanregung.
Sie werden aber bei Leber- und Gallenerkrankungen erfolgreich eingesetzt (S. 135).

Gelber Enzian (Gentiana lutea)

! Vorsicht

Zur Herstellung des Tees nur die **getrocknete,** nicht die frische **Enzianwurzel** verwenden, da Letztere Übelkeit verursachen kann.
Die Blätter des Gelben Enzians können mit denen des giftigen Weißen Germers (*Veratrum album*) verwechselt werden (**Abb. 9.5**)!
Enzianwurzeln nicht in der freien Natur sammeln, sondern Apothekenware kaufen: Alle Enzianarten stehen unter **Naturschutz!**

Rezeptur

Gelber-Enzian-Tee

½ TL der Wurzel (fein zerkleinert) mit 1 Tasse kaltem Wasser übergießen, kurz aufkochen lassen, abseihen.

Alternative: Kaltauszug

½ TL der Wurzel in 1 Tasse kaltem Wasser 8 Stunden ziehen lassen, abseihen, vor dem Trinken evtl. kurz erwärmen.

Rezeptur

Gelber-Enzian-Wein

50 g getrocknete, geschnittene Wurzel in 1 Liter Wein 1 Woche ziehen lassen, abseihen.
Vor den Mahlzeiten jeweils 1 Schnapsglas trinken.

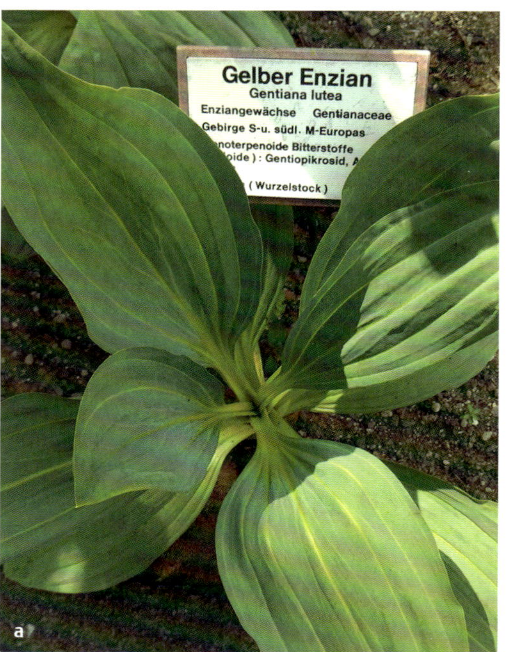

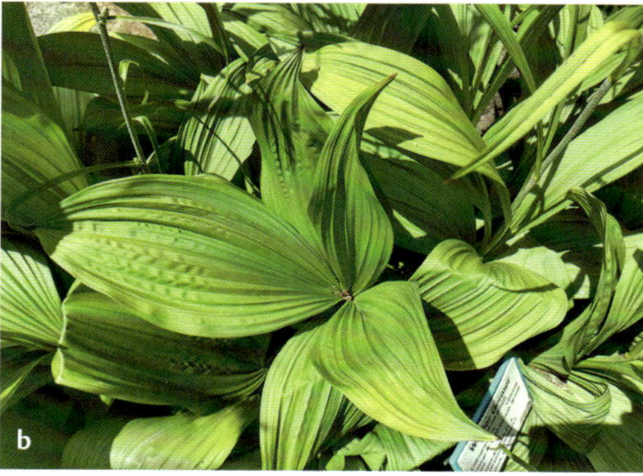

Abb. 9.5 Blattstand des Gelben Enzians im Vergleich zum Blattstand des Weißen Germers.

a Beim Gelben Enzian entwickelt sich aus der anfänglichen grundständigen Blattrosette der kreuzgegenständige Blattstand.

b Die Blätter des Weißen Germers ähneln denen des Gelben Enzians in Größe und Beschaffenheit, sie sind aber schraubig, d. h. dreizeilig wechselständig angeordnet.

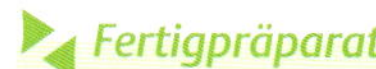

Fertigpräparat

(Gelber-Enzian-)Magenbitter (z. B. Wala Bitter Elixier Sirup)

Inhaltsstoffe: wässriger Gesamtauszug mit Zucker aus Enzian-, Ingwer- und Kalmuswurzel, Pfefferfrüchten und Wermutkraut

1- bis 3-mal täglich 1 EL Sirup vor den Mahlzeiten einnehmen.

Löwenzahn (Taraxacum officinale)

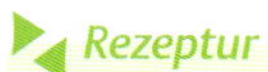

Rezeptur

Löwenzahntee

Pro Tasse 2 TL kleingeschnittene Wurzeln und Blätter (alternativ 1 TL Droge) in kaltem Wasser ansetzen, aufkochen, 10 Min. ziehen lassen.

Kurmäßig 4 Wochen lang täglich 3 Tassen trinken.

Bitte beachten: Wurzeln und junge Blätter sollten im Frühjahr gesammelt werden, da die Pflanzen dann die meisten Bitterstoffe enthalten.

Rezeptur

Löwenzahnwein

- 100 g frische oder 50 g getrocknete Löwenzahnwurzeln
- 1 l Weißwein
- 60 g Rohrzucker
- 50 ml Rum

Die Wurzeln waschen, zerkleinern und alle Zutaten in eine Flasche füllen. 8 Tage im Kühlen (nicht im Kühlschrank!) mazerieren. Da die Wurzeln aufschwimmen, alle zwei Tage vorsichtig schütteln. Dann filtern und gut verschlossen aufbewahren. Likörglasweise für ältere Menschen zur Stärkung.

Wirkung: abführend, harnfördernd, magenstärkend

Indikationen:

- hohe Harnsäurewerte
- erhöhte Cholesterinwerte
- Neigung zur Steinbildung in Galle, Niere und Blase

Fertigpräparat

Löwenzahn-Frischpflanzenpresssaft

3-mal täglich 20 ml vor den Mahlzeiten einnehmen.

Tausendgüldenkraut (Centaurii herba)

Rezeptur

Tausendgüldenkraut-Tee

½ TL getrocknetes Kraut oder 2 TL frisches Kraut mit 1 Tasse kaltem Wasser aufsetzen, kurz aufkochen lassen, abseihen.

Alternative: Kaltauszug

½ TL getrocknetes Kraut oder 2 TL frisches Kraut mit 1 Tasse kaltem Wasser 8 Stunden ziehen lassen, abseihen, vor dem Trinken evtl. kurz erwärmen.

Fertigpräparat

Tausendgüldenkraut-Tinktur (z. B. Gastroplant D 1 (DHU))

Bis zu 3-mal täglich 5 Tr. pur oder in Flüssigkeit, vor den Mahlzeiten einnehmen.

Amara aromatica

Engelwurz (Angelicae radix)

Rezeptur

Engelwurztee

1 TL zerkleinerte Wurzel der Engelwurz mit 1 Tasse kaltem Wasser aufsetzen, bedeckt zum Kochen bringen, 2 Min. ziehen lassen, abseihen
3-mal täglich 1 Tasse vor den Mahlzeiten, nicht süßen.

Rezeptur

Engelwurztinktur

- 100 g zerkleinerte Wurzel der Engelwurz
- 500 ml Wodka

in ein weithalsiges Glas geben, fest verschließen, 2 Wochen ziehen lassen, abseihen und in dunkler Flasche aufbewahren.
10 Tr. in einem halben Glas Wasser vor den Mahlzeiten einnehmen.

Kalmuswurzelstock (Calami rhizoma)

1–2 Stückchen zur Anregung des Speichelflusses **pur kauen,** nach einer Weile ausspucken.

Vorsicht

Da der Kalmuswurzelstock leberschädliches β-Asaron enthalten kann, zertifizierte Apothekenware verwenden!

Rezeptur

Kalmustee

1 TL getrockneten, gepulverten Kalmuswurzelstock pro Tasse mit kaltem Wasser ansetzen, erwärmen und maximal 3 Min. leicht köcheln lassen, abseihen.
3-mal täglich 1 Tasse vor den Mahlzeiten trinken.

Merke

Kalmus wird in der Fachliteratur als besonders empfehlenswert bei der Bekämpfung von Appetitlosigkeit bei jungen asthenischen Mädchen und bei an Krebs Erkrankten eingestuft.

Wermut (Artemisia)

Für Wermutrezepturen wird in der Regel thujonarmer Römischer Wermut (*Artemisia pontica*) verwendet.

Rezeptur

Wermuttee

1 TL getrocknetes Wermutkraut (aus den blühenden Zweigspitzen) mit 1 Tasse kochenden Wassers übergießen, bedeckt 5–10 Min. ziehen lassen, abseihen.
Der Tee kann täglich bis zu 4 Monate lang ohne Risiko getrunken werden, da Thujon im wässrigen Infus relativ schlecht ausgezogen wird. Wenn eine Abneigung gegen den sehr bitteren Tee entsteht, absetzen und den Wermut durch andere Amara ersetzen oder in Teemischungen verwenden.

! Vorsicht

Wermuttinkturen, -fluidextrakte oder -frischpflanzensaft sollten maximal 6 Wochen eingesetzt werden. Isoliertes ätherisches Öl darf wegen des zu hohen Thujongehalts nicht eingenommen werden!

Keine Wermuttinkturen selbst herstellen!

Im Internet und in einigen Heilpflanzenbüchern finden sich Anleitungen für das Ansetzen einer alkoholischen Wermuttinktur. Vom Gebrauch solcher Tinkturen ist **dringend abzuraten**, weil das Risiko einer Thujon-Vergiftung viel zu groß ist.

Zertifizierte Wermutzubereitungen und -tees aus der Apotheke oder dem Reformhaus können eingenommen werden.

Bei Angeboten aus dem Internet sind Zweifel angebracht.

Bitterorange (Pomeranze, Citrus × aurantium L.)

Getrocknete Bitterorangenschalen (Apothekenware) können zur Magenstärkung und Appetitanregung in kleinen Stückchen vor den Mahlzeiten **gekaut** werden.

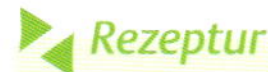

Rezeptur

Bitterorangenwein (aus frischen Früchten)

- 5 Bitterorangen (Pomeranzen, unbehandelt über den Online-Handel beziehbar)
- 100 g Rohrzucker
- 1 Vanillestange
- 1 Biozitrone
- 250 ml Rum
- 1 l Weißwein

in einem gut verschließbaren Gefäß im Kühlen 2 Monate durchziehen lassen.

Früchte nicht zerkleinern, sondern ganz lassen, da sonst unerwünschte Schwebstoffe und zu viele Bitterstoffe in den Wein übergehen (das den Schalen innen aufliegende, schwammige weiße Parenchymgewebe [Albedo], müsste sonst vollständig entfernt werden; bei getrockneten Pomeranzenschalen aus der Apotheke ist es bereits entfernt). Abfiltrieren.

Likörglasweise bei Appetitlosigkeit, schwacher Verdauung und allgemeiner Schwäche.

Alternative

Siehe die Herstellung aus Pomeranzenfluidextrakt im Exkurs „Kräuterbitter und Medizinalwein" (S. 111).

Amara acria

Galgant (Alpinia officinarum)

Der frische Wurzelstock ist eine typische Zutat der Thai-Küche und in Deutschland in Asia-Läden erhältlich. Scheiben des frischen Wurzelstocks können **gekaut** werden. Als Zutat zu Currypasten kann er in der Küche zur Appetitanregung eingesetzt werden.

Galgantpulver (aus getrocknetem Wurzelstock) kann vielfach eingesetzt werden:

- hauptsächlich zum Würzen von Suppen und Gemüsegerichten,
- aber auch als Zugabe (eine Prise) zu Getränken (Kaffee, Kakao, Glühwein),
- als Zugabe zu Kräutersalzen,
- als Zugabe (pur oder in Gewürzmischung) auf das Käse- oder Butterbrot.

Historische Rezeptur

Galgant-Gewürzmischung nach Hildegard von Bingen

- 5 g Galgant, getrocknet
- 5 g Fenchelfrüchte
- 5 g Muskatnuss, gemahlen
- 10 g Bertramwurzel, geschnitten

Alle Zutaten im Mörser zu einem feinen Pulver zerstoßen, in einer luftdichten Weißblechdose aufbewahren. Etwa 1 Jahr haltbar.

Zur Förderung der Verdauung vor den Mahlzeiten 3–4 g (etwa ein gestrichener TL) der Mischung auf einem Stück Brot essen.

Die Gewürzmischung eignet sich auch zum Würzen von Suppen, Dips und Gemüse.

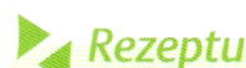

Rezeptur

Galganttee

1 TL gepulverte getrocknete oder fein geschnittene frische Galgantwurzel mit 1 Tasse kochendem Wasser übergießen, bedeckt 5–10 Min. ziehen lassen, abseihen.

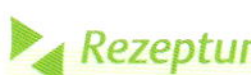

Rezeptur

Galganttinktur

Herzustellen nach dem Grundrezept in Kap. 14.2.6 (S. 272). Die Rhizomstücke für einen guten Auszug möglichst fein zerkleinern.

Bis zu 3-mal täglich 15 Tr. vor den Mahlzeiten einnehmen.

Fertigpräparate

- Galgant-Tabletten (Jura)
- Fenchel-Galgant-Tabletten (Jura)
- Galgant-Pulver, -Tabs oder -Kapseln (St. Hildegard-Posch)

Historische Rezeptur

Anwendung von Galgant nach Adam Lonitzer

„Wer nicht Lust hat zu essen oder zu trinken, der soll nemmen Galgan, Pfeffer und Petersiliensaamen, jedes gleich viel, und diß zerstossen/ darnach diß Pulver mit Jungfrauenhonig vermischen/ ein Latwerg daraus machen/ und diese abends und morgens gebrauchen/es hilfft."

Adam Lonitzer: Kreuterbuch

Das hier vorgestellte Rezept hat einige interessante Aspekte. Die Herstellung der beschriebenen Latwerge (d.i. ein Mus) ist einfach. Zu beachten ist allerdings, dass Petersiliensamen das ätherische Öl Apiol in wesentlich höherer Konzentration enthalten als Blätter und Wurzel der Pflanze. Apiol ist bei längerem Gebrauch nieren- und leberschädigend, in hoher Dosis kann es abortiv wirken. Nebenwirkungen durch Dauergebrauch konnten zu Lonitzers Zeit schwer oder gar nicht zugeordnet werden und Gesundheitsgefahren wurden beim Einsatz niedriger Dosen nicht erkannt. Zum Nachkochen des Rezeptes können je nach Geschmack Anis-, Koriander- oder Selleriesamen – alle ebenfalls appetitanregend – als Ersatz für Petersiliensamen verwendet werden.

Jungfrauenhonig ist die erste Pressung des Zuckersaftes aus Zuckerrohr. Vor der Entwicklung der Zuckerherstellung aus Zuckerrüben ab 1750 war dieses Süßungsmittel teuer, und im Mittelalter wurde Zucker in Apotheken verkauft und eher als Arznei-, denn als Genussmittel betrachtet. Der Jungfrauenhonig im Rezept kann durch normalen Honig oder, wegen des neutraleren Geschmacks, durch Agavendicksaft ersetzt werden.

Latwergen waren verhältnismäßig lange haltbar und wurden in einer etwa esslöffelgroßen Portion in ein Getränk – meist Wein – eingerührt. Wer die Schärfe verträgt, kann die Latwerge zum Süßen eines bitteren Kräutertees verwenden.

Historische Rezeptur

Anwendung von Galgant nach Hildegard von Bingen

„Wer aber .... einen durch Schleim kalt gewordenen Magen hat, der nehme Galgant und doppelt so viel Origanum und [vom] Salbei dreimal so viel wie Origanum, ferner Eppichsamen im gleichen Gewicht wie Origanum und ein wenig weißen Pfeffer. Das pulverisiere er, füge dem ein wenig gekochten Honig hinzu und bereite daraus eine Latwerge in der Weise, dass sie sanft ohne rasche Hitze gekocht werde. Von dieser Latwerge esse er oft und er nehme häufig reinen, milden und guten Wein zu sich."

Hildegard von Bingen: Physica
(im Galgant-Kapitel)

9

Die Ähnlichkeit dieser Anwendung von Galgant zu der darüberstehenden von Lonitzer ist erstaunlich, wenn man bedenkt, dass zwischen beiden ziemlich genau 500 Jahre Medizingeschichte liegen. Mit Eppichsamen fügt Hildegard hier Selleriesamen (von lat. *apium*, Sellerie) zu und nicht Petersiliensamen wie Lonitzer. Blätter und Samen beider Pflanzen sehen sich allerdings recht ähnlich. Die Mengenangaben sind für mittelalterliche Verhältnisse hier sehr präzise, so dass man die Latwerge auch heute noch gut nachkochen kann. Wie im Exkurs „Kräuterbitter und Medizinalwein" (S. 111) vermerkt, sollte man bei Hildegards Rat bezüglich des Weinkonsums in Betracht ziehen, dass die damals verwendeten Weine einen wesentlich geringeren Alkoholgehalt als heutige hatten. Die honighaltigen Latwergen wurden – außer für medizinische Zwecke – wohl auch deshalb gerne in Wein eingenommen, weil er ohne diese Zugabe ziemlich sauer geschmeckt haben muss.

Das renommierte Standardwerk der Pflanzenheilkunde, der von Heinz Schilcher herausgegebenen *Leitfaden Phytotherapie* [63], gibt an:

> *„Nach überreichen Mahlzeiten zeigt 1 TL Galgantwurzelstockpulver in einer kleinen Tasse Kaffee eine wohltuende Wirkung (Empfehlung von Hildegard von Bingen)."*

Hildegard schätzte den Galgant, den sie als „heilkräftig“ bezeichnete, aber ein Kapitel zum Kaffee sucht man bei Hildegard vergebens. Die Kaffeepflanze stammt höchstwahrscheinlich aus Äthiopien, und man vermutet, dass dort im 12. oder 13. Jahrhundert mit dem Kaffeeanbau begonnen wurde. Jemenitische Händler verbreiteten den Kaffee im Vorderen Orient, ausgehend von ihrem Handelshafen Mocha oder Mokka. Erst im 16. Jahrhundert gab es in Istanbul die ersten Kaffeehäuser, und in Deutschland wurde das Kaffeetrinken frühestens im 18. Jahrhundert üblich. Man kann also davon ausgehen, dass Hildegard von Bingen keinen Kaffee kannte.

Nichtsdestotrotz ist die Verwendung von Galgantpulver in Kaffee ein guter Tipp. Geschmacklich passen die beiden gut zusammen, der Galgant wirkt gegen dyspeptische Beschwerden, und das Koffein im Kaffee regt die Darmperistaltik an. Eine gute Möglichkeit also, gegen Schweregefühle nach den Mahlzeiten anzukämpfen!

Kurkuma (Curcuma longa)

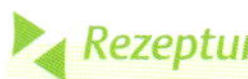

Rezeptur

Kurkumapulver

Eine Messerspitze zusammen mit 1 TL Pflanzenöl und einer Prise Pfeffer in Smoothies geben.

Wegen des breiten Spektrums an gesundheitlichen Wirkungen Kurkuma (**Abb. 9.4**) zum Würzen verwenden, wo immer die starke Gelbfärbung nicht stört. Kurkuma ist nicht gut bioverfügbar und entfaltet seine Wirkung durch Langzeitgebrauch. Als Gewürz ist Kurkuma relativ geschmacksneutral.

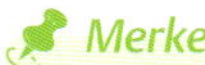

Merke

Zur Verstärkung der Wirkung muss Kurkuma grundsätzlich eine Prise Pfeffer beigegeben werden! Kurkuma ist nur unter Beigabe von Fetten/Ölen bioverfügbar.

Curry-Mischungen enthalten neben Kurkuma und Pfeffer häufig u. a. Fenchel, Koriandersamen, Bockshornkleesamen, Muskatblüte, Paprikapulver und können nach Geschmack selbst hergestellt werden.

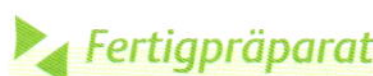

Fertigpräparat

Curcu-Truw Hartkapseln

Inhaltsstoff: Kurkumawurzelstock-Trockenextrakt

2-mal täglich 1 Kapsel zu den Mahlzeiten einnehmen.

Ingwer (Zingiber officinale)

Ingwer kann in verschiedenster Form eingesetzt werden:

- **frischer Wurzelstock**:
  - dünne Scheiben kauen,
  - mit dünnen Scheiben Tees aromatisieren, indem man die Scheiben mitziehen lässt.
- **gepulverte Droge:** 1 TL Ingwerpulver in 1 Glas warmes Wasser, Brühe oder Tee einrühren, trinken.

Ingwer in der Küche sollte möglichst häufig und möglichst frisch (nicht getrocknet) verwendet werden. Frischer Ingwer-Wurzelstock sollte mit der Schale verarbeitet werden, da die Inhaltsstoffe direkt unter der Schale konzentrierter vorliegen. In diesem Fall möglichst Bio-Qualität verwenden. Ingwer ist vielseitig einsetzbar, vor allem in Suppen, Gemüsegerichten (Möhren, Kürbis, Kohl), Salatdressings, Obstsalat, Chutneys und Kompotten.

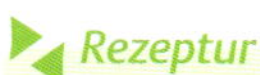

Rezeptur

Ingwertee

Circa 1 TL grob zerkleinerten Ingwer mit 1 Tasse heißen Wassers übergießen, 5–10 Min. ziehen lassen

Rezepturen/Fertigpräparate mit mehreren Pflanzenwirkstoffen

Tees

Die folgenden vier Teemischungen können bei Appetitlosigkeit abwechselnd eingesetzt werden.

Pro Tasse jeweils 1 TL der gewünschten Mischung mit kaltem Wasser ansetzen, kurz aufkochen, von der Platte nehmen und abgedeckt 10 Min. ziehen lassen, abseihen.

Bei **Appetitlosigkeit** eine Tasse 30 Min. vor dem Essen, bei **Verdauungsbeschwerden** eine Tasse nach dem Essen trinken. Bis 3 Tassen täglich.

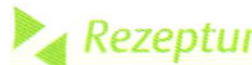
Rezeptur

Mischung 1: entblähend
- 50 g Enzianwurzel
- 30 g Kümmelfrüchte (frisch anstoßen!)
- 20 g Engelwurz-Wurzel

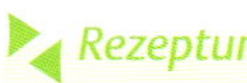
Rezeptur

Mischung 2: bitter aromatisch
- 40 g Engelwurz-Wurzel
- 30 g Enzianwurzel
- 30 g Wermutkraut

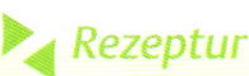
Rezeptur

Mischung 3: scharf und frisch
- 40 g Engelwurz-Wurzel
- 30 g Ingwerwurzelstock (am besten frisch gerieben)
- 30 g Pfefferminzblätter

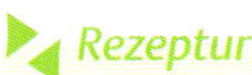
Rezeptur

Mischung 4: mild und aromatisch
- 25 g Tausendgüldenkraut
- 25 g Kalmuswurzelstock
- 25 g Schafgarbenblüten
- 25 g Pfefferminzblätter

Saft

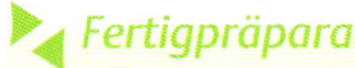
Fertigpräparat

Gallexier Kräuterbitter Salus
Inhaltsstoffe: Artischockenblätter-, Enzianwurzel-, Kurkumawurzelstock-, Ingwerwurzelstockextrakt
2-mal täglich zu den Mahlzeiten 20–40 ml Saft trinken.

9.4 Exkurs: Kräuterbitter und Medizinalwein

9.4.1 (Kräuter-)Bitter, Likör

Historischer Rückblick

Wein und Bier waren im Mittelalter Alltagsgetränke. Das Trinken von Wasser wurde möglichst gemieden, da die Brunnen und die Oberflächengewässer in der Nähe von Siedlungen zu sehr verschmutzt waren. Mittelalterliche Kochbücher erwähnen Wasser als Zutat überhaupt nicht [134], es wurde mit Wein gekocht. Im Vergleich zu heute waren die Weine allerdings dünner und saurer und Biere schwächer, denn die heute verwendeten Hochleistungshefen waren noch nicht entwickelt. Der Begriff „Alkohol" spielte im Übrigen für die Menschen des Mittelalters keine Rolle. Diese Bezeichnung stammt aus dem Arabischen, und in der europäischen Literatur verwendet erst Paracelsus sie gelegentlich [134]. Da der tägliche Flüssigkeitsbedarf von rund zwei Litern bei den Menschen selbstverständlich der Gleiche war wie heute, drängt sich die Frage auf, ob die berauschende Wirkung von Wein bzw. Bier im Alltag der Menschen eine Rolle spielte. Zumindest das folgende Zitat aus der *Regula Benedicti* deutet darauf hin:

> *„Zwar lesen wir, Wein passe überhaupt nicht für Mönche.*
> *Weil aber Mönche heutzutage sich davon nicht überzeugen lassen,*
> *sollten wir uns wenigstens darauf einigen,*
> *nicht zum Übermaß zu trinken, sondern weniger.*
> *Denn der Wein bringt sogar die Weisen zu Fall."*
>
> Regula Benedicti: Das Maß des Getränks (R 40)

Alle Klöster verfügten als Selbstversorgergemeinschaften seit jeher über Klostergärten und damit über Kräuter und Gewürze für Medizin und Küche. Sehr früh machten die Mönche die Erfahrung, dass Wein sowohl ein hervorragendes Auszugsmittel für die Inhaltsstoffe der geschätzten Pflanzen als auch ein gutes Konservierungsmittel dafür war. Die Kunst des Destillierens höherprozentiger Spirituosen hat ihre Wurzeln in der Antike, doch sinnvolle Apparaturen dafür wurden erst im 11. Jahrhundert im arabischen Raum entwickelt. Dieses technische Wissen gelangte in den Westen, vor allem in die damaligen Bildungszentren, die Klöster. Diese entwickelten sich sozusagen zu Kompetenzzentren für die Herstellung von Spirituosen. Selbstverständlich wurden die entstehenden Kräuterschnäpse in erster Linie als Heilmittel betrachtet. Dennoch hatten wohl auch Mönche das Bedürfnis, die bittere Medizin zu versüßen und damit genießbarer zu machen. Verwendet wurde dazu Honig oder, wenn das Kloster es sich leisten konnte, Zucker. Auf diese Weise entstanden Kräuterliköre. Man stellte fest, dass unterschiedliche und vielfältige Kombinationen von Kräutern und Gewürzpflanzen in dem Alkohol ein einzigartiges, charakteristisches Geschmacksvolumen entfalten. Mit dem Zucker kamen sozusagen die kulinarischen Aspekte zum gesundheitlichen Zweck hinzu.

So gehen heute viele bekannte und beliebte Kräuterliköre auf Klöster zurück. Ein Beispiel ist der aus der Normandie stammende „Benediktiner“ DOM Kräuterlikör, dessen Rezeptur auf das Jahr 1510 zurückgeht und mit der Zusatzbezeichnung DOM (für *deo optimo maximo*) bis heute dem besten und größten Gott geweiht ist.

Eine Berühmtheit ist der „Chartreuse“ der Kartäusermönche der Großen Kartause bei Grenoble. Die Mönche sind die alleinigen Geheimnisträger des Rezeptes, das 130 unterschiedliche Kräuter und Gewürze enthalten soll. Ein mehrgängiges Destillationsverfahren gehört zum Herstellungsprozess, gelagert wird er im mit einer Länge von 164 Metern weltweit größten Fasskeller. Die Dauer der Lagerung wird von den Mönchen individuell bestimmt, was zeigt, dass eine Rezeptur alleine noch keine Garantie für ein gutes Endprodukt ist. Wer Liköre selbst herstellen möchte, wird eigene Erfahrungen machen müssen, und diese sind wohl vor allem bei der Lagerdauer notwendig!

Aperitif

In der heutigen Bedeutung des Wortes ist ein Aperitif ein alkoholisches Getränk zum Anregen des Appetits oder/und zur Überbrückung der Wartezeit vor dem Beginn einer Mahlzeit. In der älteren Verwendung war es ein Fachwort der Medizin mit der Bedeutung „öffnendes Heilmittel“, denn es kommt aus dem mittellateinischen *aper(i)tivus*, „öffnend“ über das lateinische *aperīre*, „öffnen“. Gemeint war nicht die Eröffnung des Mahls, sondern die des Verdauungstrakts. An dieser Stelle soll nochmals gesagt werden, dass eine der Verdauung und dem Appetit förderliche Wirkung auf der Wahrnehmung des bitteren Geschmacks beruht. Heute wird eine Zubereitung mit mindestens 100 g Zucker pro Liter Alkohol als „Likör“ bezeichnet. Kräuterspirituosen mit weniger oder gar keinem Zucker nennt man Magenbitter oder einfach Bitter. Gesüßt oder nicht – es handelt sich um hochprozentigen Alkohol und man sollte es bei einem Likörgläschen vor dem Essen belassen!

Theriak

Theriak ist eine Kräutermischung in Form einer Latwerge. Seine Geschichte ist sehr alt und beginnt wohl in der Antike, als griechische Ärzte versuchten, Bisse giftiger Schlangen mit Kräutermixturen zu heilen. Herrscher ließen, aus Angst vor Giftanschlägen, die Ärzte die Rezeptur des Theriaks um teils obskure Zutaten wie Schlangenblut oder Krötenfleisch erweitern. Bald kam Opium als wesentliche Zutat hinzu. Im Mittelalter galt Theriak als ein Universalheilmittel, das meist in kostbaren Gefäßen aufbewahrt wurde. Die Menschen setzten es in ihrer Not gegen so gut wie alle Krankheiten, vornehmlich auch gegen Syphilis, Cholera und Pest ein.

Mit der Zeit wurde die Zusammensetzung immer komplizierter, sie soll auf bis zu 300 Ingredienzien angewachsen sein. Zum Schutz vor Quacksalbern wurde Theriak öffentlich unter Aufsicht von Apothekern oder anderen als kompetent erachteten Personen hergestellt. Als Vorkoster und Versuchspersonen setzte man dabei vorsichtshalber Gefangene oder Verbrecher ein.

Behandelte Kranke fühlten jedenfalls nach der Einnahme häufig eine sofortige Besserung, was vermutlich auf das enthaltene Opium zurückzuführen war. So erhielt sich eine Fülle unterschiedlicher Theriak-Rezepturen bis in die Neuzeit hinein. Erst mit der die Einführung von Herstellungsregeln für Arzneimittel in Arzneibüchern wie der *Pharmacopoea Germaniae* von 1865 wurde es notwendig, einheitliche Rezepturen hervorzubringen, und der Theriak schrumpfte auf eine Mischung aus 9 Bestandteilen zusammen. Um Theriak auch weiterhin im Handel halten zu können, mussten bedenkliche Bestandteile wie Opium gestrichen werden. Das Ergebnis findet man im Ergänzungsband zum 6. Deutschen Arzneibuch (EB6) als *Electuarium Theriaca sine opio*. Diese Latwerge, eine dunkelbraune bis schwarze dickflüssige, zähe Masse, enthält eine Pulvermischung aus Angelikawurzel, Baldrianwurzel, Zimtrinde, Zitwerwurzel (**Abb. 9.3**), Kardamom und Myrrhe sowie Honig, Eisen(II)-sulfat und pharmazeutischen Likörwein.

Eine heute in der Apotheke erhältliche Theriak-Mischung stammt von der Firma Caelo und ist eine Pulvermischung ohne die flüssigen oder halbfesten Bestandteile wie Wein und Honig, so dass man sie zum Selbstansetzen von Kräuterbittern verwenden kann. Sie enthält Angelikawurzel (ca. 40 %), Baldrianwurzel (ca. 15 %), Zimt (ca. 15 %), Zitwerwurzelstock (ca. 15 %), Kardamom (ca. 7,5 %) und Myrrhe (ca. 7,5 %).

Theriak ist neben einer Fülle weiterer Zutaten ein charakteristischer Bestandteil des Schwedenbitters. Dessen Name geht zurück auf den schwedischen Arzt Klaus Samst, der die Rezeptur entdeckt und sie ab dem Jahr 1692 als *Elexir amarum* in Apotheken verkauft haben soll. Ganz ähnlich wie früher dem Theriak wird dem Schwedenbitter heute eine heilende Wirkung bei zahlreichen verschiedenen Indikationen nachgesagt.

Rezepturen

Magenbitter

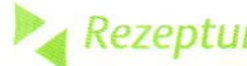

Rezeptur

Zehn-Kräuter-Magenbitter

Je ein Zweig Salbei, Schafgarbe, Beifuß, Oregano, Rosmarin, Bohnenkraut, Thymian, Melisse, Pfefferminze, Basilikum werden mit einem scharfen Messer feinst zerschnitten und mit einem Liter Doppelkorn (38 Vol.-%) in einer weithalsigen(!) Flasche angesetzt. Je nach Geschmack können noch 10 g Anis- oder Fenchelfrüchte zugegeben werden. Flasche dicht verschließen und 3 Wochen im Dunkeln (falls er eine schöne Farbe behalten soll!) stehen lassen, gelegentlich schütteln.
Abfiltrieren, in dunkle Flaschen abfüllen und etikettieren. Haltbarkeit mindestens 1 Jahr. Vor dem Essen 30 Tr. in Wasser oder Tee einnehmen.

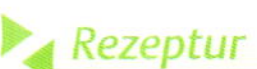

Rezeptur

Magenbitter mit Enzian und Gewürzen

- 20 g Kalmuswurzel
- 20 g Engelwurz-Wurzel
- 10 g Enzianwurzel
- 5 g Zimtrinde
- 5 g Kardamom
- 5 g Korianderkörner
- 2 Stück Sternanis
- einige Stücke unbehandelte Orangen- oder Zitronenschale oder 5 g Pomeranzenschale aus der Apotheke

Alle Ingredienzien mit 700 ml Doppelkorn (38 Vol.-%) ansetzen. 10 Tage an einem warmen Ort stehen lassen, täglich schütteln. Abseihen, Flüssigkeit aufbewahren und den Kräuteransatz ein zweites Mal, diesmal nur mit 500 ml Doppelkorn wieder für 10 Tage ausziehen (grundsätzlich müssen immer mindestens zwei Fingerbreit des Alkohols über den Gewürzen stehen), dadurch werden die harten Bestandteile besser verwertet. Abseihen und beide Flüssigkeiten vereinen, in dunkle Flaschen abfüllen und etikettieren. Haltbarkeit mindestens 1 Jahr.
Vor dem Essen 30 Tr. in Wasser oder Tee einnehmen.

Liköre

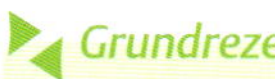

Liköre aus mit Korn oder Wodka ausgezogenen Kräuteransätzen

Um eine Zucker-Endkonzentration von mindestens 100 g pro Liter Likör zu erhalten, den fertig ausgezogenen Kräuteransatz nach dem Abfiltrieren ausmessen. Der Zucker (oder Honig, Agavendicksaft etc.) sollte getrennt zunächst in wenig Wasser aufgelöst werden. Nach Belieben kann diese Zuckerlösung auch mit erwärmtem (nicht kochendem!) Wein oder anderen Spirituosen hergestellt werden, was vielfältige Geschmacksvarianten beim Gesamtergebnis ermöglicht. Zum Ausrechnen des Gesamtzuckergehalts muss das Volumen der Zuckerlösung zur abgemessenen Menge des Kräuteransatzes hinzugerechnet werden.

Beide Flüssigkeiten werden nach Auflösen des Zuckers vereint. Diese Mischung wird nochmals gelagert und sollte erst nach einigen Wochen angebrochen werden, da der Likör nach der Zuckerzugabe geschmacklich noch nachreift.

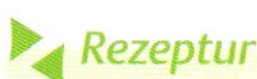

Angelikalikör

- 30 g Angelikawurzel
- 10 g Anissamen
- 1 Zimtstange
- 3 Scheiben einer unbehandelten Orange
- 10 Gewürznelken
- 1 l Wodka

Diese Zutaten in eine weithalsige Flasche füllen, gut verschließen und 4 Wochen ziehen lassen, gelegentlich umschütteln. Abseihen. Die Flüssigkeit kann jetzt als **Magenbitter** verwendet werden.

Zur **Likörherstellung:** 250 g Zucker in 250 ml Wasser aufkochen, wenn der Zucker gelöst ist, abkühlen lassen und mit dem Kräuteransatz mischen. Gefäß verschließen und nochmals 4 Wochen ziehen lassen.

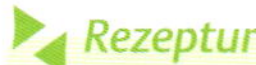

Benediktenlikör

- 6 g frisches Benediktenkraut (*Cnici benedicti herba*), Blätter zerkleinert (alternativ 2 EL getrocknetes Kraut)
- 1 EL Angelikawurzel
- ½ Bund frische Pfefferminze (alternativ 3 EL getrocknete Blätter)
- 1 EL getrockneter Thymian oder Majoran nach Geschmack
- 4 g Nelken
- 4 g gemahlener Zimt
- 4 g Galgantwurzel
- 4 g Lavendelblüten
- 3–4 Safranfäden

Kräuter in eine weithalsige Flasche geben und mit 500 ml Wodka übergießen. 4 Wochen ziehen lassen, dann abfiltrieren.

250 g Zucker in 250 ml Wasser auflösen, kurz aufkochen und mit dem Kräuteransatz vereinigen. Flasche gut verschließen und mindestens 2 weitere Wochen durchziehen lassen.

9.4.2 Medizinalwein

Historischer Rückblick

Medizinische Weine sind Arzneizubereitungen, die durch Mischen von Kräutern oder anderen Arzneistoffen mit Wein hergestellt werden. Schon auf einer sumerischen Tontafel aus dem Jahr 2230 v. Chr. findet sich in Keilschrift ein Rezept für einen Medizinalwein (*Vinum medicatum*). Wein hatte als Arzneiform in Antike und Mittelalter eine große Bedeutung. Freilich galt schon der Wein alleine – also pur, ohne Kräuterzusätze – als heilsam. Dabei spielte sicher auch eine Rolle, dass Wein sich als wertvoll zur Desinfizierung von Wunden und zur Schmerzlinderung herausgestellt hatte. So haben die Hippokratiker die Wirkung des Weins bei verschiedenen Krankheiten systematisch untersucht. Das Alte Testament erwähnt an mehr als 200 Stellen seine heilende Wirkung, und der Talmud bezeichnet Wein als älteste Medizin überhaupt. Man weiß aus alten Verordnungen, dass Spitalärzte im Mittelalter den Alten und Kranken einen Viertelliter Wein täglich zur Stärkung und Förderung der Genesung verschrieben. Auch Hildegard von Bingen macht die damaligen Ansichten zu Gesundheitswert von Wein und Bier deutlich und formuliert gleichzeitig das Misstrauen gegenüber Wasser:

> *„Der Wein heilt und erfreut den Menschen mit seiner guten Wärme und seiner großen Kraft. Das Bier macht das Fleisch des Menschen dick und verleiht dem Gesicht eine schöne Farbe wegen der Kraft du des guten Saftes des Getreides. Wasser aber schwächt den Menschen und bildet manchmal, wenn er krank ist, Schleim um seine Lunge, weil das Wasser schwach ist und keine große Kraft hat. Aber wenn der Mensch gesund ist, wird es ihm nicht schaden, wenn er manchmal Wasser trinkt."*
>
> Hildegard von Bingen: Causae et Curae (S.165)

Kräuterweine wurden übrigens nicht nur innerlich, sondern auch äußerlich eingesetzt: Körperteile wurden darin gebadet oder Wickel und Auflagen damit getränkt, auch die Verwendung als Klistier (S.232) war üblich.

Die geringe alkoholische Extraktionskraft des schwachen Weins versuchte man durch das Mazerationsverfahren auszugleichen. Man erwärmte oder siedete beispielsweise die Kräuter im Wein. So entstanden „Glühweinvarianten", die sicherlich mehr wegen des Wohlgeschmacks getrunken wurden als zu Heilzwecken oder die auch schlechten Wein auf angenehme Weise aufbesserten. Zur Anreicherung der arzneilichen Wirkstoffe steckte man die Kräuter in Leinensäckchen („**Weinärmel**" oder auch „**Hippokras-Sack**" in Reminiszenz an den im Mittelalter hoch verehrten Hippokrates genannt) und legte sie in Wein ein. Nach einer gewissen Auszugszeit ersetzte man die Kräuter durch frische, benutzte aber immer den gleichen Wein, bis er genügend Aroma- oder Wirkstoffe aufgenommen hatte.

Purer Wein als gesundheitsförderndes Getränk ist aktuell wieder viel im Gespräch. In unserer Zeit der Überernährung und der damit verbundenen Zivilisationskrankheiten wird aus verschiedenen medizinischen Gründen zu einer „Mittelmeer-Ernährung" geraten. Neben Meeresfrüchten und sonnenverwöhntem Obst und Gemüse gehört dazu traditionell der Rotwein. Das in den roten Trauben enthaltene Resveratrol, ein Pflanzeninhaltsstoff mit antioxidativer Wirkung, wird in den Medien als Anti-Aging-Substanz gefeiert. Manchem passionierten Rotweintrinker, den ob des Alkoholkonsums doch ein schlechtes Gewissen plagt, mag das einen guten Vorwand liefern. Wie nicht anders zu erwarten war, dämpfen aber neuere Studien solche Hoffnungen [127]. Die Schädlichkeit des Alkohols im Rotwein – auch in kleineren Mengen als bisher bekannt war – ist so groß, dass sie durch die gesundheitsfördernden Substanzen wie Resveratrol nicht ausgeglichen werden kann. Wir haben das Elixier *ad longam vitam* leider bis heute nicht gefunden!

Medizinalweine werden immer noch gern als Stärkungsmittel für Herz, Nerven und Verdauung und besonders bei älteren Menschen empfohlen. Einige alte Rezepturen sind noch in Gebrauch und können nach dem Deutschen Arzneibuch über die Apotheke bestellt werden, so z. B. der verdauungsfördernde Pepsinwein, der *Vinum Chinae* oder der Vinum Stomachicum (S.116).

Medizinalweine können leicht selbst hergestellt werden. Als Auszugsmittel für frische Kräuter oder Drogen verwendet man aus Gründen der Haltbarkeit Südwein, Portwein oder Tokajer, die einen höheren Alkoholgehalt haben als normale Weine. Häufig wird noch zusätzlich mit Branntwein oder Weingeist auf 20 % Alkoholgehalt „aufgespritet" (S.273), dies erhöht die Haltbarkeit des Ansatzes auf etwa 6 Monate.

Umgekehrt können fertige Magenbitter oder Arzneipflanzen-Tinkturen zur Herstellung von angenehmer schmeckenden Medizinalweinen herangezogen werden, da der bessere Geschmack die Compliance des Patienten erhöht. Die geringere Konzentration des Arzneipflanzenauszugs im Medizinalwein mag dadurch ausgeglichen werden, dass dieser regelmäßiger und in größerer Menge eingenommen wird. Zum Abspriten von Tinkturen und Magenbittern durch Weinzusatz siehe Kap. „Grundrezepte" (S.273).

Rezepturen

Grundrezeptur

Medizinalwein aus Tinkturen oder Magenbittern

Alle Magenbitter oder Tinkturen von Bitterstoffpflanzen, die auf der Basis von Doppelkorn oder Wodka mit 38–40 % Alkohol hergestellt wurden, lassen sich mit Südwein (Sherry, Portwein, Malaga etc. mit 17–22 %) zu einem Medizinalwein mischen, d. h. abspriten (S. 273).

Selbstverständlich verringert sich durch diese Verdünnung die medizinische Wirkung!

In dunkle Flaschen füllen und etikettieren.

Mischungsverhältnis zum Erreichen von etwa 20 %: 150 ml Tinktur (oder Bitter) + 850 ml Südwein

Haltbarkeit: etwa 6 Monate, je nach Inhaltsstoffen und Zuckergehalt

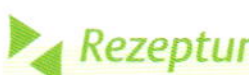

Basilikumwein

- 100 g frische Basilikumblätter, fein zerkleinert
- 100 g Rohrzucker
- 50 ml Cognac
- 1 l Weißwein

mischen und 24 Stunden ruhen lassen. Abseihen und kühl aufbewahren.

Haltbarkeit: etwa eine Woche

Verdauungsfördernd, beruhigend, hilft gegen Schlaflosigkeit und Nervosität

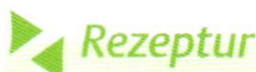

Vinum Stomachicum (Bitterorangenwein)

- 15 Teile Pomeranzenfluidextrakt
- 20 Teile Zimttinktur
- 5 Teile Enzianextrakt aus Enzianwurzel
- 60 Teile Süßwein

in der Apotheke mischen lassen.

1 Likörglas vor den Mahlzeiten zur Verbesserung des Appetits und der Verdauung, bei Völlegefühl und Blähungen sowie in der Rekonvaleszenz.

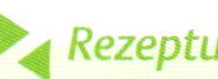

Chinawein (Vinum Chinae)

- 5 Teile Chinafluidextrakt aus Chinarinde
- 1 Teil Pomeranzentinktur aus Pomeranzenschalen
- 15 Teile Zucker
- 0,1 Teil Zitronensäure
- 80 Teile Süßwein

in der Apotheke mischen lassen.

1 Likörglas vor den Mahlzeiten zur Verbesserung des Appetits und der Verdauung, bei Völlegefühl und Blähungen sowie in der Rekonvaleszenz.

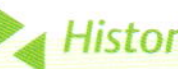

Einfacher Fenchel-Salbei-Wein nach Hildegard von Bingen

- 10 g Salbeiblätter, fein geschnitten
- 10 g Liebstöckelblätter, fein geschnitten, ersatzweise Andornblätter
- 20 g Fenchelfrüchte, frisch angestoßen.

in ½ Liter Wein einlegen und erwärmen (nicht kochen). Wenn der Wein den Geschmack der Pflanzenwirkstoffe angenommen hat, abseihen.

Warm ein kleines Glas vor oder zwischen den Mahlzeiten trinken.

Haltbarkeit: 2 bis 3 Tage

Rezeptur gegen **Husten,** wirkt aber auch **appetitanregend** und **verdauungsfördernd.**

Historische Rezeptur

Zimtwein nach Hildegard von Bingen

- 4 Zimtstangen
- 30 Gewürznelken
- zu 1 Liter Likörwein (mindestens 17 % Alkohol)

in eine weithalsige Flasche geben und 1 Woche darin belassen (unter gelegentlichem Schütteln). Abseihen und zum Aufspriten den Gewürzwein mit 150 ml Wodka oder Doppelkorn auf 1 Liter auffüllen.
Haltbarkeit: etwa 1 Jahr
Zur **Anregung des Stoffwechsels** ein Likörglas vor oder zwischen den Mahlzeiten trinken.

Historische Rezeptur

Andornmet nach Otto Brunfels

- 10 g Andornblätter getrocknet; vorzugsweise frisch, dann 20 g
- 10 g Wermutblätter getrocknet; wenn frisch vorhanden, dann 20 g
- 10 g Lupinensamen
- 750 ml Honigwein (Met)

Die Kräuter im Honigwein aufkochen lassen, von der Platte nehmen und in eine dunkle Flasche abseihen.
Haltbarkeit: Im Kühlschrank etwa 4 Wochen
Bei Bedarf 3-mal täglich ein Likörglas.
Zur **Appetitanregung vor**, zur **Verdauungsförderung nach** dem Essen.

9

10 Erkrankungen von Leber und Gallenwegen

10.1 Grundlagen

10.1.1 Historischer Rückblick

In der Humoralmedizin war die Leber ein Organ von zentraler Bedeutung für die Gesundheit. In seinem *Heidelberger Artzney Buch* von 1568 erläutert der Apotheker Christoph Wirsung die zeitgenössischen Vorstellungen von der Leberfunktion auf treffliche Weise. Zuvor wirft er – ganz so, wie wir es im hier vorliegenden Textabschnitt auch tun – in der Einleitung zu seinem Leberkapitel einen Blick zurück in die Medizingeschichte:

> *„Die Leber, dieses edle und wunderbare Organ, wurde von den Heiden bereits hoch geschätzt. Sie missbrauchten aber dieses wunderbare Werk Gottes schändlich und abergläubisch, indem sie die Leber neben anderen Eingeweiden dazu benutzten, die Zukunft vorherzusagen. So haben sie dann viele falsche und wunderliche Dinge daraus abgelesen […]"*
>
> Christoph Wirsung: Heidelberger Artzney Buch

Wir können also schließen, dass Menschen schon in vorchristlicher Zeit die Leber als ein besonders wichtiges Organ betrachteten. Sie fällt nicht nur durch ihre schiere Größe auf. Sie ist, bedingt durch ihre hohe Stoffwechselaktivität, auch etwas wärmer als das übrige Körperinnere. Diese Tatsache war bereits seit der Antike bekannt und bildete die Grundlage für die humoralpathologische Idee, dass die Leber als „Befeuerung" unter dem „Kochtopf Magen", fungiere und dadurch die Umwandlung von Nahrung in die wichtigen Körpersäfte überhaupt erst ermögliche. Wirsung fährt fort:

> *„Die Leber[…] ist von Luft und Blutadern dicht durchzogen und von warmer und feuchter Natur wie das Blut […] Sie kocht genügend vollkommenes Blut, das sie dann auf wunderbare Weise über den ganzen Körper verteilt und damit alle anderen Organe regiert, erhält und stärkt […] Bei den wichtigsten Krankheiten verstopfen die Luft- und Blutadern der Leber. Daraus entwickeln sich alle anderen Krankheiten."*
>
> Christoph Wirsung: Heidelberger Artzney Buch

Im Mittelalter verfügte man freilich nicht über das Wissen vom inneren Aufbau und dem komplexen Stoffwechsel der Leber, das wir heute haben. Dennoch führte die humoralpathologische Interpretation von Verdauungsbeschwerden oft zu Behandlungen, die auch aus heutiger Sicht sinnvoll erscheinen. So empfiehlt Wirsung im weiteren Verlauf des Textes bei Verdauungsbeschwerden („Verstopfung der Leber aus Kälte") Bitterstoffpflanzen mit warmer Komplexion, beispielsweise Löwenzahn, wilde Endivie und Wegwarte (die, wie wir heute wissen, mittels ihrer Bitterstoffe die Produktion von Verdauungssäften anregen). Zur Schonung und Entlastung der Leber (gegen „Verstopfung aus Hitze") empfiehlt er den Patienten Ruhe sowie Nahrungsmittel mit kalter Komplexion: frisches Obst und Gemüse, z. B. Gurken, Wassermelonen und Kürbis, Johannisbeeren, Kirschen und Pflaumen. Von Alkohol und deftigen, stark gewürzten Speisen, die allesamt als heiß eingestuft wurden, rät er ab. Stattdessen weist er an, eher Gekochtes als Gebratenes zu essen und Geflügel und Fisch (kalte Komplexion) dem Fleisch vierfüßiger Tiere (warme Komplexion) vorzuziehen. Ein Blick auf das Patientenmerkblatt „Empfehlungen zur Gesunderhaltung der Leber" (S. 131) mit Maßnahmen zur Unterstützung der Leber zeigt, dass unsere heutigen Empfehlungen ähnlich lauten, auch wenn wir dies anders begründen.

10.1.2 Aufgaben der Leber

Die Leber ist ein Organ von beachtlicher Größe: Beim Erwachsenen wiegt sie 1,5 bis 2 kg und ist damit schwerer als das Gehirn. Sie ist das größte Stoffwechselorgan des Menschen, und die Leberzellen (Hepatozyten) sind metabolisch hoch aktiv. Um ihre vielfältigen Aufgaben erfüllen zu können, verbrauchen sie 20 % des Ruhe-Sauerstoffverbrauchs des Körpers. Die Syntheseleistung der Leber ist enorm. Sie stellt eine Vielzahl von körpereigenen Proteinen her. Dazu gehören ein Großteil der Plasmaproteine des Blutes (z. B. Albumin), die Gerinnungsfaktoren, und die Proteine, die am Fetttransport durch das Blut beteiligt sind (Apoproteine als Bestandteile der Lipoproteine; LDL, HDL, VLDL). Das Gewicht dieses gesamten extrazellulären Proteinpools beträgt etwa 500 g und wird von einer gesunden Leber innerhalb eines Zeitraums von einem Monat komplett erneuert.

Die Zellen der Leber bilden täglich mehr als einen halben Liter **Galle** (im Volksmund werden mit diesem Wort sowohl der Gallensaft als auch die Gallenblase bezeichnet, was nicht ganz korrekt ist). Die Gallenflüssigkeit besteht zu 80 % aus Wasser. Außerdem enthält sie Gallensäure-Salze und Phospholipide (Lezithin), die die Aufgabe haben, das im Gallensaft transportierte Cholesterin und Bilirubin in Lösung zu halten. Der Gallensaft wird über feine Kapillaren dem Gallengang zugeführt und bei Bedarf in den Dünndarm abgegeben, andernfalls in der Gallenblase eingedickt und gespeichert. Über die Galle werden einerseits Abbauprodukte wie Bilirubin, Giftstoffe und Hormone („gallenpflichtige", schwer wasserlösliche Substanzen) aus der Leber antransportiert und in den Darm abgegeben. Andererseits erleichtert der Gallensaft die Aufnahme von Fetten, fettlöslichen Vitaminen und externem Cholesterin aus der Nahrung.

Der **Abbau** der aufgenommenen Nahrungsstoffe beziehungsweise deren **Speicherung** in Form von molekularen Energiereserven gehört zu den Aufgaben der Leber, deshalb ist sie naturgemäß bei **Fehl- oder Überernährung** ein vorrangig belastetes Organ. Erst in unserer Gesellschaft mit der immer und überall reichlich angebotenen Nahrung sind die **nicht alkoholische Fettleber** und **Fettstoffwechselstörungen** ein verbreitetes Problem geworden.

Entgiftung und Giftung

Die Leber entgiftet den Körper sowohl von Stoffwechselendprodukten als auch von Fremdstoffen. Bei Letzteren kann es sich dabei ebenso um Umweltchemikalien wie um Medikamente handeln. Aus „Sicht" der Leber ist es unerheblich, woher diese Stoffe kamen. In komplexen, als **Biotransformation** bezeichneten Prozessen wandelt die Leber diese Stoffe in wasserlösliche Substanzen um, damit sie vom Körper ausgeschieden werden können. Je nach Größe und weiteren chemischen Eigenschaften werden die Metabolite dann entweder mit der Galle in den Darm abgegeben und verlassen den Körper mit dem Stuhl, oder sie werden auf dem Blutweg zur Niere transportiert und mit dem Harn ausgeschieden. Auch unsere Hautoberfläche ist ein Ausscheidungsorgan, es scheidet Schweiß aus. Eine Folge des Fremdstoffmetabolismus der Leber ist, dass in manchen Fällen giftige Stoffe überhaupt erst durch den Leberstoffwechsel entstehen, man spricht dann von **Giftung**. Erstes Zielobjekt dieser schädlichen Substanzen ist die Leber selbst, da sie der unmittelbare Entstehungsort und damit das am meisten gefährdete

Organ ist. Ein Beispiel dafür ist die Entstehung lebertoxischer Metabolite aus Pyrrolizidinalkaloiden, die bei hohen Konzentrationen eine Leberzirrhose verursachen können. Siehe hierzu auch den Exkurs „Vergiftungen mit Pflanzen“ (S.214).

Das weithin bekannteste Leberproblem ist sicherlich der Alkoholismus. Auch hierbei wird die Leber ein Opfer ihrer eigenen Entgiftungsarbeit: Bei chronischem Alkoholkonsum wird außer der Alkoholdehydrogenase zunehmend das mikrosomale äthanoloxidierende System, kurz MEOS, aktiviert. Das MEOS verbraucht zusätzlichen Sauerstoff für die Alkoholentgiftung, führt lokal zu hypoxischen Zuständen in der Leber und befördert das Entstehen lebertoxischer Metabolite, in diesem Fall von Acetaldehyd.

10.2 Erkrankungen der Leber

Im Gegensatz zur Gallenblase (S.124) teilt uns die Leber ihre Belastungen nicht durch Schmerzen mit, da das Leberparenchym – im Gegensatz zur leberumhüllenden Kapsel – nicht innerviert ist („Die Leber leidet stumm“, „Müdigkeit ist der Schmerz der Leber“). Unspezifische Beschwerden wie **Müdigkeit, Nachlassen der körperlichen Leistungsfähigkeit, Antriebslosigkeit** und **Konzentrationsstörungen, Übelkeit** oder **Appetitlosigkeit** können auf eine Leberbelastung hinweisen, sind aber natürlich auch Symptome vieler anderer Erkrankungen. Klagt der Patient über **Druckgefühl im rechten Oberbauch**, liegt eventuell auch eine tastbare Lebervergrößerung vor. Bei fortgeschrittener Schädigung oder langdauernder Leberbelastung treten spezifische Symptome auf. Beeinträchtigt eine Störung der Leber- oder Gallefunktion den Bilirubinabbau, weist eine **Gelbsucht** mit verfärbter Haut oder gelblichen Augen deutlich darauf hin. Es kann zu Hautatrophie, **Juckreiz** und Neubildung von kleinen Arterien (*Spider naevi*) oder Venen in der Nabelregion (*Caput medusae*) sowie zur Rötung von Handflächen und Fußsohlen (Palmar- bzw. Plantarerythem) kommen.

Schmerzen treten erst auf, wenn die Leber unwiderruflich geschädigt ist. Irreversible Schäden sind chronisches **Leberversagen** (Leberinsuffizienz) oder **Leberzirrhose**. Letztere erhöht das Risiko für **Leberkrebs**.

Frühzeitige Diagnostik, Enthaltsamkeit bei Alkohol und Ernährungstherapien können schlimme Schäden im Vorfeld vermeiden, denn die Leber besitzt eine außerordentliche Fähigkeit zur Regeneration.

10.2.1 Akute und chronische Leberentzündungen

Ursachen einer Leberentzündung (Hepatitis) können sein:

- Virus-Hepatitiden A bis E,
- Begleithepatitis bei anderen Virusinfektionen (z. B. durch Zytomegalie-Viren [CMV, auch HHV 5 = Humanes Herpesvirus 5] oder Epstein-Barr-Viren [EBV]),
- Autoimmunhepatitis,
- Hepatitis durch Alkohol oder Arzneimittel (z. B. Paracetamol; Chemotherapeutika),
- Fettstoffwechselstörungen, Fettleber, Diabetes,
- Hämochromatose,
- Morbus Wilson,
- und einige weitere seltene Phänomene.

In den meisten Fällen einer vorliegenden Leberentzündung wurde diese von Viren hervorgerufen; so ist beispielsweise die **Hepatitis B eine der weltweit häufigsten Infektionen**. Durch die erhöhte globale Mobilität und die vielfältigen sozialen Kontakte der Menschen in unserer heutigen Gesellschaft sollte bei auffälligen Leberwerten (**Tab. 10.1**) immer auch eine chronische Hepatitis in Betracht gezogen werden.

Tab. 10.1 Laborparameter für Leber und Galle.

Marker	Abkürzungen der Marker	Hinweis auf	Referenzbereich für Serum bzw. Plasma von Erwachsenen	Mögliche Ursachen für Abweichungen
Gamma-Glutamyltransferase	GGT, Gamma-GT	• Leberbelastungen • Zerstörung von Leberzellen	• Frauen: < 40 U/L • Männer: < 60 U/L	• akute und chronische (Virus-)Hepatitis • Leberzirrhose • Lebertumoren, -metastasen • Fettleber (Alkohol, Diabetes) • Leberschädigungen durch Gifte oder Medikamente • Gallenstau, Gallensteine • Entzündung der Bauchspeicheldrüse
Transaminasen: Alanin-Aminotransferase, Aspartat-Aminotransferase	ALT/GPT, AST/GOT	• Leber- und Gallenerkrankungen • Muskelerkrankungen	• Frauen: < 34 U/L • Männer: < 45 U/L	• akute und chronische (Virus-)Hepatitis • Autoimmunhepatitis • Fettleber (Alkohol, Diabetes) • Leberzirrhose • Lebertumoren, -metastasen • Leberschädigungen durch Gifte oder Medikamente • Gallenwegserkrankungen • Herzinfarkt • Skelettmuskelerkrankungen
Alkalische Phosphatase (leberspezifisches Iso-Enzym)	Leber-AP	Lebererkrankungen	• Frauen: 35–104 U/L • Männer: 40–104 U/L	• akute und chronische (Virus-)Hepatitis • Lebertumoren, -metastasen • Gallenstau, Gallensteine, Entzündung der Gallengänge • primär biliäre Zirrhose
Cholinesterase	ChE	Störungen in Fett- und Proteinstoffwechsel der Leber	• Frauen: – < 40 LJ: 3930–10 300 U/L – > 40 LJ: 4620–11 500 U/L • Männer: 4620–11 500 U/L	• chronische Hepatitiden • Fettleber (Alkohol, Diabetes) • Leberzirrhose • Lebertumoren, -metastasen • chronisch entzündliche Darmerkrankung • Pestizidvergiftungen

10

► **Tab. 10.1** Fortsetzung.

Marker	Abkürzungen der Marker	Hinweis auf	Referenzbereich für Serum bzw. Plasma von Erwachsenen	Mögliche Ursachen für Abweichungen
Bilirubin	–	Leber- und Gallenerkrankungen	Gesamt-Bilirubin: 0,1–1,2 mg/dl (2–21 µmol/l*)	• akute und chronische (Virus-)Hepatitis • Autoimmunhepatitis • Leberzirrhose • Lebertumoren, -metastasen • Gallenstau, Gallensteine, Entzündung der Gallengänge • Gallenkarzinome • Bauchspeicheldrüsenkrebs • Vergiftungen mit Pilz- oder Umweltgiften

* SI-Einheiten

Die nicht alkoholische Fettleber

Die Einlagerung einer geringen Menge von Neutralfetten in der Leber findet sich sehr häufig, da eine Vorratshaltung von Nährstoffen zu den Aufgaben der Leber gehört. Wenn allerdings mehr als 50 % der Leberzellen verfettet sind, spricht man von einer **Fettleber**.

Es gibt **Medikamente**, die eine Verfettung hervorrufen können, z. B. Glukokortikoide, Salizylate oder Tetrazykline. Natürlich ist auch der **Alkoholmissbrauch** eine sehr häufige Ursache für eine Fettleber. Bei **Männern** kann eine alkoholbedingte Fettleber schon entstehen, wenn **mehr als 40 g Alkohol pro Tag** (das entspricht etwa 1 Liter Bier oder ½ Liter Wein) konsumiert werden. **Frauen** sind noch stärker gefährdet, bei ihnen liegt die Grenze bei **20 g Alkohol pro Tag**.

Die **nicht alkoholische Fettleber** jedoch ist durch Überernährung bedingt, vor allem durch den übermäßigen **Verzehr von Kohlenhydraten** (s. Zusatzinfo „Fruktose“). Sie gehört heute in Deutschland – wie in anderen westlichen Industrieländern – zu den häufigsten Stoffwechselerkrankungen. Experten schätzen, dass rund 30 % aller Erwachsenen in Deutschland an einer krankhaft verfetteten Leber leiden! Die Betroffenen haben nicht nur ein höheres Risiko für Leberzirrhose oder Herz-Kreislauf-Erkrankungen, sondern auch für Diabetes Typ II (s. Zusatzinfo „Diabetes Typ II“).

Eine Fettleber muss also möglichst früh diagnostiziert werden. Durch eine Umstellung der Lebensweise (Reduktion von Kohlenhydraten und Fetten in der Ernährung, Abbau überschüssiger Fette durch moderaten Sport) kann sie sich wieder völlig zurückbilden.

Häufig wird eine Fettleber nicht bemerkt, weil sie keine Beschwerden macht. Betroffene klagen gelegentlich über einen leichten Schmerz oder ein Druckgefühl im rechten Oberbauch. Auch das Liegen auf der rechten Seite kann unangenehm sein. Völlegefühl, ein verschlechtertes Allgemeinbefinden und Blähungen können ebenfalls Hinweise auf eine Fettleber sein. Am wahrscheinlichsten äußert sich die Leberbelastung in Abgeschlagenheit und Müdigkeit – beides nicht wirklich charakteristische Symptome.

Der sogenannte **Fatty Liver Index** (FLI) erlaubt auch ohne technische Mittel, das Vorliegen einer Fettleber mit guter Aussagekraft abzuschätzen. Zu seiner Berechnung werden vier Messwerte benötigt: Die Körpermaße gehen in Form des

BMI (Body-Mass-Index) und des Taillenumfangs ein. Parameter für den Leberstoffwechsel sind der Triglyzeridwert und die Konzentration des Leber-Leitenzyms GGT (Gamma-Glutamyl-Transferase) im Blut. Hieraus errechnet der Arzt den FLI, es finden sich aber auch Kalkulatorprogramme im Internet, in die man seine Werte zur Berechnung selbst eintragen kann (beispielsweise www.fegato.it). Ab einem FLI-Wert von 60 ist die Wahrscheinlichkeit für das Vorliegen einer Fettleber hoch.

ⓘ Zusatzinfo

Typ-II-Diabetes

Der Typ-II-Diabetes wird schon häufig als Volkskrankheit bezeichnet. Aus einer Fettleber heraus kann er durch einen Teufelskreis entstehen: Als Speicherorgan gibt die Leber in längeren Nüchternphasen, also z. B. nachts während des Schlafens, Zucker ans Blut ab. Dieser Prozess ist durch Insulin streng reguliert. Bei zunehmender Verfettung kann die Leber das Insulinsignal nicht mehr richtig wahrnehmen. Die Leber wird **insulinresistent**. Das äußert sich in einer deregulierten Zuckerabgabe und einem erhöhten morgendlichen Nüchternblutzucker. Nun kommt der Teufelskreis in Schwung: Mehr Zucker im Blut bedeutet eine höhere Insulinausschüttung und die Leber ist gezwungen, noch mehr Zucker in Fett umzuwandeln. Wird dieses **nicht durch körperliche Aktivitäten verbraucht**, lagert es sich in allen Organen, eben auch in der Leber, weiter ab und es kommt zu einer weiteren Verstärkung der Insulinresistenz. Auch umgekehrt funktioniert dieser Teufelskreis: 90 % der Typ-II-Diabetiker haben gleichzeitig eine Fettleber.

ⓘ Zusatzinfo

Fruktose

Obst ist gesund – so ist es für die Lebensmittelindustrie leicht, mit **Fruchtzucker** gesüßten Nahrungsmittelprodukten ein positives Image zu verleihen. Der Zusatz „natürliche Süße aus Früchten" führt bei Verbrauchern wegen der Assoziationen zu „Natur – natürliches Produkt" zu einer positiven Wahrnehmung des Lebensmittelzusatzes Fruktose. Diabetikern wurde jahrzehntelang zum Süßen Fruktose als Alternative zum Haushaltszucker empfohlen, da sie mit einem glykämischen Index (GI) unter 20 im Gegensatz zu Glukose und Saccharose den Blutzucker kaum ansteigen lässt. Seit 2010 werden Lebensmittel für Diabetiker nicht mehr speziell gekennzeichnet. Einer der Gründe dafür ist, dass die Empfehlung von Fruktose als „gesunder Zucker" nicht mehr haltbar ist.

Fruktose wird im Dünndarm langsamer resorbiert als Glukose und Galaktose. Während Letztere unter Energieaufwand aktiv und reguliert in die Zellen gepumpt werden, wird die Fruktose insulinunabhängig und passiv über das GLUT-5-Transportprotein in die Blutbahn aufgenommen. Ausschlaggebend für die Geschwindigkeit der Fruktoseaufnahme ist einzig ihr Konzentrationsgradient. Bei relativ geringen Fruktosekonzentrationen im Darmlumen erscheint die Fruktose gar nicht im Blut, weil die Darmzellen sie vor Ort für ihren eigenen Stoffwechsel verwenden. Bei hoher Fruktoseaufnahme lässt sich trotzdem kein Anstieg ihrer Konzentration im Blut feststellen. Denn nun nimmt die Leber die Fruktose vollständig auf und verwendet sie zum Aufstocken ihrer Nährstoffspeicher. Fruktose wird in Glukose einerseits und Fettsäuren andererseits umgewandelt; aus Glukose entsteht Glykogen und aus den Fettsäuren Speicherfett.

Die Aufnahme von Fruktose selbst führt also nicht zu einer Insulinausschüttung. Schwierig wird die gesundheitliche Situation, wenn regelmäßig auch andere Kohlenhydrate in zu hoher Menge konsumiert werden. Insulin, das dann ausgeschüttet wird, triggert die Lipogenese, also den Aufbau von Körperfett aus Zuckern. Während der Abbau der Glukose und ihre Umwandlung in Fette durch Rückkopplungsmechanismen kontrolliert abläuft, gibt es keine biochemische Kontrolle des Fruktoseabbaus: Aus Fruktose werden Fette ungebremst neu gebildet. Werden diese Fette nicht regelmäßig als Energiequelle für körperliche Bewegung und Muskelarbeit abgerufen, kann die Leber sie nicht mehr schnell genug ans Blut abgeben und lagert sie ins eigene Gewebe ein. Es kommt zur Leberverfettung mit den möglichen Folgen von Leberentzündung und Leberzirrhose.

Der „Sinn" der unregulierten Aufnahme von Fruktose ist in der Evolution des Menschen – wie auch vieler Säugetiere – zu suchen: In Phasen von Nahrungsmangel und energiezehrenden Wanderungen bei der Nahrungssuche sicherte die erleichterte Aufnahme von Fruktose aus Früchten das Überleben. Heute haben wir dagegen einen übermäßigen Dauerkonsum von Fruktose, der u. a. auf ihren Vorteilen für die nahrungsmittelproduzierende Industrie gründet: Glukose-Fruktose-Sirups lassen sich in Tankwagen transportieren und haben verarbeitungstechnische Vorteile. Zudem ist die Süßkraft von reiner Fruktose höher als die von Haushaltszucker (Saccharose). Endprodukte der Fruktoseverstoffwechselung im Körper, die weitere Organe schädigen können, sind unter anderem das ungünstige LDL, freie Fettsäuren, Lactat, Harnsäure und Methylglyoxal. Eine fruktosereiche Ernährung hat außerdem ungünstige Einflüsse auf die Zusammensetzung der Darmflora.

10.3 Erkrankungen der Gallenwege

Die **Gelbsucht (Ikterus)** ist eigentlich keine eigenständige Krankheit. Sie weist immer auf eine leberschädigende Erkrankung hin, die sie verursacht hat. Die Gelbfärbung der Haut entsteht durch den Übertritt von Bilirubin ins Blut. In der Folge lagert es sich als gelber Farbstoff in die Haut ein, beispielsweise auch in die Bindehaut des Auges. Da die Lederhaut dort weiß sein sollte, fällt ihre beginnende Gelbfärbung sehr früh auf und gibt so einen sichtbaren Hinweis auf die vorliegende Gelbsucht. Je nach deren Ursache sind mögliche weitere Folgen ein sehr dunkler Urin, der sogenannte „Bierurin", und ein entfärbter, weißlicher Stuhl, der „Kalkstuhl".

Das **Bilirubin** ist ein wesentlicher Bestandteil der Galle, der eigentliche „Gallenfarbstoff". Es entsteht beim Abbau des Häms, des Farbstoffs der roten Blutkörperchen (Erythrozyten). Der Abbau von überalterten roten Erythrozyten erfolgt in der Milz, im Knochenmark und auch in der Leber. Diese gibt das Abbauprodukt Bilirubin schließlich mit der Gallenflüssigkeit in den Darm ab. Im Darm wandeln Darmbakterien das Bilirubin, weiter um zu braunem Sterkobilin und gelblichem Urobilinogen. Diese Vorgänge sind für die normale Färbung des Stuhls verantwortlich. Urobilinogen wird teilweise wieder von der Darmschleimhaut rückresorbiert und zur Leber zurücktransportiert. Bei sehr hohen Konzentrationen von Urobilinogen kann es nach entsprechenden Modifikationen in der Leber auch über den Urin abgegeben werden.,

Eine von mehreren möglichen Ursachen einer Gelbsucht ist die Verlegung der Gallenwege, z. B. durch **Gallensteine**. Man spricht dann von einem **Verschlussikterus**. Durch den Verschluss der Gallenwege wird der Abtransport von Bilirubin über den Darm verhindert. Es geht daher ins Blut über, sichtbar an der Haut und besonders den weißen Skleren der Augen. Weil die große Bilirubinmenge im Blut nicht – wie normalerweise – über den Stuhlgang reduziert wird, wird, wie oben beschrieben, eine höhere Menge über die Nieren in den Urin abgegeben. Der Urin bekommt dann eine „bierbraune" Färbung, und schäumt, wenn er geschüttelt wird. Der Stuhl dagegen ist sehr hell und entfärbt („gipsfarben"), da ihm die für die normale Färbung charakteristischen Abbauprodukte des Bilirubins fehlen.

Gallensteinleiden sind keine seltene Erscheinung, denn neben einer genetisch bedingten Veranlagung sind die Hauptursachen dafür Übergewicht und falsche Ernährung (zu cholesterinreich, zu ballaststoffarm). Bis zu 20 % der Deutschen haben Gallensteine, bei den über 70-Jährigen jeder zweite.

So ist die Patientengruppe übergewichtiger Frauen anfällig für die Entwicklung von Steinleiden, da sie sich aus psychischen Gründen **Diäten** und **Fastenkuren** unterzieht. Beim schnellen Abnehmen fällt aber vermehrt Cholesterin an; im schlimmsten Fall wird die Lösungsfähigkeit der Gallenflüssigkeit überschritten und es bilden sich Kristalle, die Keimzellen für ständig wachsende Gallensteine sind. Auch das Fett in der (Diät-)Nahrung sollte nicht zu stark reduziert werden, denn ohne Anreiz zur Gallenausschüttung fehlt der Gallenblase auch eine regelmäßige Durchspülung und Selbstreinigung.

Besonders anfällig für die Steinbildung ist ein Konstitutionstyp, der durch „fünf F" (von Englisch *female, fat, fertile, forty, fair*) charakterisiert ist. Frauen sind doppelt so häufig wie Männer von Steinleiden betroffen, zusätzlich erhöhen hormonelle Kontrazeptiva das Risiko. Ein blonder, blauäugiger, zu Übergewicht neigender Typus über vierzig ist aller Erfahrung nach besonders gefährdet. Man wird hier an die Vorgehensweise der Humoralpathologie erinnert, die Patienten zur Vorhersage von Krankheitsrisiken in Konstitutionstypen einteilte. Man sollte jedenfalls bei solchen Patientinnen zur Vorsicht raten, wenn eine Gewichtsreduktion gewünscht wird.

Merke

Bei erhöhten Zucker- und Fettwerten im Blut in Verbindung mit Steinleiden in der Familienanamnese ist es sinnvoll, eine Ultraschalluntersuchung der Gallenblase zu veranlassen bzw. den Betroffenen eher von Fastenkuren abzuraten.

30 bis 50 % aller Gallensteine sind stumm, d. h., sie bleiben zunächst unentdeckt, weil sie keine Beschwerden machen. Bemerkbar machen können sie sich aber durch

- Druckgefühl im Oberbauch, besonders nach fettem Essen, Alkohol und Kaffee,
- Übelkeit, Völlegefühl, Aufstoßen,
- Blähungen.

In 10 % der Fälle kommt es zu Gallenkoliken, die sich äußern durch

- heftige Schmerzen im rechten Oberbauch, wellenförmig ansteigend und ausstrahlend in den Rücken oder die rechte Schulter,
- Erbrechen,
- Schweißausbrüche, Schüttelfrost, Fieber.

Komplikationen können eine Leberschädigung, Entzündung der Gallenblase oder der Bauchspeicheldrüse sein, so dass in den meisten Fällen ein operativer Eingriff sinnvoll ist.

10.3.1 Reizgallenblase

Wie bei Reizmagen oder Reizdarm, die auf funktionellen Störungen beruhen, kennt man auch die **Reizgallenblase**. Seelische Beschwerden, Stress und Ärger verschlimmern die Symptome, die denen der funktionellen Dyspepsie (S. 151) ähneln: Oberbauchschmerzen, Völlegefühl, Übelkeit. Sind die Gallenwege beteiligt, tritt zusätzlich **fettiger Stuhlgang** auf, da im Darm nicht ausreichend Gallensäuren zur Fettverdauung zur Verfügung stehen. Fettes Essen wird „nicht vertragen".

Um die Gallenflüssigkeit transportieren zu können, werden Gallengänge und Gallenblase von einer glatten Muskelschicht umhüllt, die sich entspannen und zusammenziehen kann. Diese Beweglichkeit, die Motilität, wird sinnvollerweise analog zur Magen- und Darmperistaltik reguliert. Dies geschieht durch die Zusammenarbeit von hormonellen und nervalen Mechanismen. Letzteres erklärt den **Einfluss der Psyche** auf die Gallenwege. Bei **Gallenwegsdyskinesien** stören Muskelverkrampfungen den Gallefluss, oder die **Motilitiät** und Peristaltik im Bereich der Gallenblase und Gallengänge sind gestört. Die Folge sind schmerzhafte Muskelkrämpfe und Stauungen des Gallensekrets. Eine allgemein gestörte gastrointestinale Motilität findet sich beispielsweise bei Diabetikern (**diabetische Gastropathie**), diese beeinträchtigt also nicht nur die Funktionsfähigkeit von Magen und Darm, sondern auch die Sekretionsleistung der Bauchspeicheldrüse und der Gallenblase.

Die Ursache für funktionelle Gallenbeschwerden können auch eine **verminderte Gallenproduktion** oder eine verminderte **Gallenausscheidung** sein. Möglicherweise ist die Funktion des **Sphinkter Oddi**, des Schließmuskels, der die Abgabe von Pankreassekret und Gallenflüssigkeit ins Duodenum kontrolliert, beeinträchtigt. Er wird vom autonomen Nervensystem reguliert, über dessen Verflechtung mit dem zentralen Nervensystem die Beeinflussung durch Stress oder andere psychische Belastungen wiederum nachvollziehbar wird.

10.4 Patientenberatung

Das Wichtigste in der Therapie ist auch hier, die Ursachen auszuschalten, also z. B. ganz auf Alkohol zu verzichten und die Ernährungsgewohnheiten zu verändern. Bei Diabetikern ist die Senkung des Blutzuckers oberstes Therapieziel. Übergewicht sollte weitest möglich abgebaut werden.

Beim Abnehmen ist zu beachten, dass radikale Fastenkuren die Leber belasten! Zum einen steuert die Leber die Umstellung des Metabolismus und muss beispielsweise die Enzyme für neu benötigte Stoffwechselwege synthetisieren. Zum anderen werden aus dem Körperfettgewebe, wenn es aufgrund von Nahrungsmangel abgebaut wird, dort eingelagerte, fettlösliche Fremd- und Schadstoffe freigesetzt, die von der Leber nun zusätzlich entgiftet werden müssen. Ein Heilfasten von mehr als zehn Tagen sollte nur unter fachkundiger Anleitung durchgeführt werden, bei erheblichem Übergewicht in einer spezialisierten Fastenklinik. Für eine **kontinuierliche Gewichtsabnahme ohne eintretenden Jo-Jo-Effekt** haben sich verschiedene Formen des **Intervallfastens** bewährt, da man sie zu Hause durchführen kann; siehe auch Zusatzinfo „Intervallfasten" (S. 161). Dabei wird zum Beispiel an zwei Tagen der Woche regelmäßig kalorienreduziert (z. B. bis maximal 500 Kilokalorien täglich bei Frauen und bis maximal 600 Kilokalorien bei Männern) gegessen, an den übrigen 5 Wochentagen dagegen ganz normal. Einzelne Tage des „Fastens" (genau genommen handelt es sich eher um eine Reduktionskost) stellen auf diese Weise keine große Belastung für die Leber dar. Viele Intervallfaster empfinden diese Methode als „entschlackend" und fühlen sich langfristig fitter. Müdigkeit ist der Schmerz der Leber, also ist es nur plausibel, dass das gesteigerte Wohlbefinden nach einigen Monaten des Intervallfastens auf eine Regeneration der Leber zurückzuführen ist. Oft reicht es schon, wenn das Gewicht um 10 % reduziert wird, um normale Leberwerte zu erhalten.

Die **Ernährung** sollte eher arm an Kohlenhydraten, dafür aber eiweißreich, fettarm und möglichst vitaminreich sein. Günstig sind auch Ballaststoffe, da sie Giftstoffe im Darm binden und deren Ausscheidung fördern.

Besonders wichtig ist **Vitamin E**, da es als Radikalfänger antioxidativ und antiinflammatorisch wirkt und die Leber bei ihren Entgiftungsaufgaben unterstützt. Flavonoide und Anthocyane mit antioxidativer Wirkung finden sich vor allem in gelbem, rotem und blauem Obst und Gemüse.

Bewährt zur unterstützenden Behandlung der Fettleber ist eine **Kombination der Gabe von Mariendistelextrakten** (S. 133) **und Vitamin-E-Tabletten** (z. B. Vitamin E, 200 IE, vegan, Dosierung: 1 Kapsel täglich, Hersteller: Greenfood).

(i) Zusatzinfo

Informationen zur Vitamin-E-Dosierung

Auf Packungen von Vitamin-E-Präparaten wird die enthaltene Dosis von Vitamin E (= Tocopherol) nicht immer in der gleichen Einheit angegeben. Für die Umrechnung gilt: **1 IE (Internationale Einheit) = 910 µg Tocopherol.**

Für den täglichen Bedarf eines Erwachsenen genügt nach Angaben der Deutschen Gesellschaft für Ernährung (DGE) eine Dosis von **15 bis 17 IE, entsprechend 12 bis 15 mg Tocopherol.**

Die Europäische Behörde für Lebensmittelsicherheit (EFSA) hat für Erwachsene einen *tolerable upper intake level* (höchster unbedenklicher Wert für die Zufuhr) von **300 mg Tocopherol pro Tag** festgelegt. Die meisten Studien zur Prophylaxe mit Vitamin E wurden mit Dosen von **100–300 IE** pro Tag durchgeführt.

Es ist zu beachten, dass viele im Handel befindliche Präparate wesentlich mehr als 300 mg Vitamin E in der Tagesdosierung enthalten. Solche Präparate sollten nicht für eine Langzeitanwendung empfohlen werden, da die Auswirkungen von langfristigen Überdosierungen noch nicht bekannt sind.

Mögliche **Wechselwirkungen** sind ebenfalls zu beachten: Wegen der gerinnungshemmenden Wirkung von Vitamin E sollte **bei Vitamin-K-Mangel oder Therapie mit Vitamin-K-Antagonisten** die Blutgerinnung des Patienten überprüft werden. Zur Einnahme von Eisenpräparaten sollte stets ein Abstand von mindestens zwei Stunden eingehalten werden, da Eisen und Vitamin E sich gegenseitig in ihrer Resorption behindern.

Eine gute Versorgung mit Vitamin E kann erreicht werden, wenn gute Speiseöle verwendet werden, denn native Öle, die einen hohen Gehalt an ungesättigten Fettsäuren aufweisen (z. B. Oliven-, Raps-, Hanf- oder Walnussöl), enthalten das vor Oxidation schützende Vitamin E.

Merke

Native Speiseöle sollten nur in der kalten Küche verwendet werden, um die wertvollen Inhaltsstoffe nicht zu zerstören! Aus mehrfach ungesättigten Fettsäuren können bei zu starker Erhitzung die schädlichen Transfettsäuren entstehen.

Zum scharfen Anbraten empfiehlt sich daher Kokosfett mit seinen kurzkettigen, gesättigten Fettsäuren, die im Stoffwechsel verbrannt und nicht in der Leber gespeichert werden. Eine geschmackliche Alternative ist geklärte Butter (Ghee).

Vitamin E selbst wird im Stoffwechsel durch **Vitamin C** regeneriert, so dass generell auf genügend frisches Obst und Gemüse Wert gelegt werden sollte.

Eine **gesunde Darmflora** unterstützt die Leber insofern, als durch ihre eigene Stoffwechseltätigkeit weniger Giftstoffe oder ungünstige Stoffwechselprodukte aus dem Darm in die Leber gelangen und diese belasten. Begleitend zur Lebertherapie sollte also von einem Spezialisten eine **Stuhlanalyse** und gegebenenfalls eine **Darmsanierung** durchgeführt werden.

Eine Beratung des Patienten in der **Tradition der Klostermedizin** wird sich immer individuell am Einzelfall ausrichten und aus einer gründlichen Anamnese erwachsen. Gerade bei chronischen Leberproblemen können die Ursachen vielfältig, komplex und miteinander kombiniert sein. So kann zum Beispiel eine chronische Müdigkeit, eine *Fatique*, gleichzeitig verschiedene leberassoziierte Ursachen haben: Hepatitiden oder andere chronische Viruserkrankungen, Chemotherapie bei Krebspatienten, kortikoide Stoffwechsellage bei langdauerndem Stress oder seelischer Belastung, Stoffwechselerkrankungen wie Diabetes, Immunschwächen oder gewohnheitsmäßige Fehlernährung. Für den Therapeuten ist es hier hilfreich, einen gedanklichen roten Faden für die Durchführung der Anamnese, die Beratung und nicht zuletzt Hinweise für die Prävention zu haben. Die Vorstellung von den **sechs Säulen der Gesundheit**, den ***Sex res non naturales*** aus der Zeit der Humoralmedizin, hilft dabei, eine bewährte Struktur in die Beratung zu bringen. Die folgende Umsetzung dieses gedanklichen Konzepts für die Patientenberatung bei chronischen Leberproblemen zeigt, wie umfassend diese über Jahrhunderte bewährte Vorgehensweise auch heute noch ist:

Aer: gesunde Luft Bewegung in frischer Luft fördert die Durchblutung und versorgt die inneren Organe besser mit Sauerstoff. Nicht nur eine bereits kranke, auch eine gesunde Leber kann auf diese Weise ihre Entgiftungsaufgaben besser erfüllen. In diesem Zusammenhang sollte Patienten auch klargemacht werden, dass sie die Einatmung von **Giftstoffen** minimieren müssen. In erster Linie muss das **Rauchen** – auch das **Passivrauchen** – eingestellt werden. **Auto- und Industrieabgase** sind zu meiden, wann immer möglich. Bei der Arbeits- und Wohnumgebung sollte auf mögliche Ausdünstungen von Chemikalien geachtet werden: Viele **organische Lösungsmittel** und andere flüchtige Chemikalien belasten die Leber. Bekannte Beispiele sind **Weichmacher** in Kunststoff- und Gummiprodukten, Farben und Lacken oder Dimethylformamid, das bei der Herstellung von Pflanzenschutzmitteln, Kunststoffen und Kunstlederprodukten eingesetzt wird. Auf **Raumbeduftungen** und -parfümierungen sollte verzichtet werden, zumal viele im Handel erhältliche Produkte nicht im Hinblick auf ihre Langzeitwirkung untersucht sind. Das Einatmen von Allergenen, beispielsweise Schimmelpilzsporen, musss vermieden werden, ganz besonders von immungeschwächten Personen und Allergikern.

Motus et quies: Bewegung und Ruhe Körperlich geschwächte Patienten werden einer Aufforderung, regelmäßig Sport zu treiben, oft zu Fuß zu gehen oder Treppen gegenüber einem Aufzug zu bevorzugen, nicht nachkommen können. Leberpatienten sollten generell **Überanstrengungen meiden** und sich notwendige **Erholungsphasen** gönnen. Es gilt also, das rechte Maß zu finden, sportlicher Ehrgeiz ist fehl am Platz. Leichte, aber regelmäßige Spaziergänge oder an die Konstitution angepasste Yoga- oder Qi-Gong-Übungen sind gute Alternativen.

10

Cibus et potus: Speisen und Getränke Grundsätzlich erfordern zwar alle Therapien des Magen-Darm-Trakts eine begleitende **Ernährungsberatung**, bei der Behandlung von Lebererkrankungen ist sie aber absolut unerlässlich. Grundsätzliches zur Ernährung wurde oben schon behandelt. An dieser Stelle soll deshalb vor allem auf **Lebergifte aus der Nahrung** hingewiesen werden, deren Aufnahme Leberpatienten möglichst vermeiden sollten.

Zunächst einmal sollte der Patient auf den Verzehr der **Leber von Schlachttieren** und daraus hergestellten Wurstwaren verzichten. Da die Leber bei Mensch und Tier das zentrale Entgiftungsorgan ist, sammeln sich Umweltgifte in ihrem Gewebe an. Das gilt für **Herbizide, Pestizide, Schwermetalle**, aber auch für **Medikamente aus der Tiermast**. Wenn immer es ihm möglich ist, sollte ein Leberpatient tierische wie auch pflanzliche Nahrungsmittel aus kontrollierter ökologischer Erzeugung konsumieren. Auf **Schimmelpilzbefall** muss besonders geachtet werden, da das enthaltene **Aflatoxin** lebertoxisch ist. Anfällig für Schimmel sind fettreiche Produkte, besonders Nüsse, Erdnüsse und Pistazien und generell Lebensmittel, die bei feuchtwarmer Umgebung zu lange aufbewahrt wurden. Pflanzen, die **Pyrrolizidinalkaloide** enthalten, sollten nicht verzehrt werden. Vergleiche hierzu auch den Exkurs „Vergiftungen mit Pflanzen" (S. 214).

Acrylamid entsteht beim Braten und Frittieren stärkereicher Lebensmittel, wenn sie bei über 180 °C gebräunt werden, z. B. Kekse, Chips oder Pommes frites. So zubereitete Nahrungsmittel sollten möglichst selten gewählt werden. Ebenfalls ungünstig ist das Erhitzen ungesättigter Fettsäuren über den Rauchpunkt, was zur Entstehung der leberschädlichen **Transfettsäuren** führt. Grundsätzlich sollten **gehärtete Fette** vermieden werden. **Nitrosamine**, krebserregende und lebertoxische Substanzen, entstehen unter anderem im sauren Milieu des Magens bei gleichzeitiger Aufnahme von **Nitrit** und Proteinen. Dieser Prozess wird durch Anwesenheit von Vitamin C unterdrückt. Die tatsächliche Gefährdung der Gesundheit durch Verzehr von **Nitritpökelsalz** und die Auswirkungen von hohen Nitratgehalten in Grundwasser und landwirtschaftlichen Produkten werden derzeit kontrovers diskutiert. Ähnliches gilt für **Weichmacher** und andere Chemikalien, die möglicherweise bei Lagerung von Lebensmitteln in Plastikverpackungen auf diese übergehen.

Zusammenfassend lässt sich im Hinblick auf lebergesunde Zubereitungsweisen sagen, dass schonendes Dünsten, Dämpfen und Kochen naturbelassener, nicht industriell vorbehandelter Lebensmittel zu bevorzugen und gleichzeitig auf einen hohen Vitamingehalt bei Frische der Lebensmittel zu achten ist. Die Ernährung sollte ausgewogen und möglichst abwechslungsreich sein, um so eine einseitige Anhäufung von Schadstoffen zu vermeiden.

Somnus et vigilia: Schlafen und Wachen Es wird intensiv über die Bedeutung des Schlafs und des **Schlaf-Wach-Rhythmus** für den Organismus des Menschen (zur Steuerung des Zirkadianrhythmus der beteiligten Hormone Kortisol und Melatonin vgl. Abschnitt „Accidentia animae") geforscht. Das Thema ist nicht nur deshalb von aktueller Bedeutung, weil in unseren modernen Gesellschaften zunehmend auch nachts oder im Schichtbetrieb gearbeitet wird. Licht und Unterhaltungsmedien sind rund um die Uhr verfügbar und haben ein hohes Verführungspotenzial, um Menschen von seinem vernünftigen Ruhebedürfnis abzulenken. Gleichzeitig können bestimmte Lichtqualitäten sowie eine zu hohe Intensität und zu lange Einwirkdauer von Licht zu Schlafstörungen führen.

Die Bedeutung des Schlafs für eine geregelte Verdauungstätigkeit ist unbestritten. Gerade die Leber mit ihrem hohen Bedarf an Energie braucht Phasen, in denen der Rest der Körperaktivitäten eher auf Sparflamme geschaltet werden kann. Das Gleiche gilt im Übrigen für unser **Immunsystem**. Aus diesem Grund reagiert unser Körper auf Angriffe von Krankheitserregern genauso mit **Müdigkeit** wie auf chronische Leberbelastungen. Diese soll den Patienten zur nötigen Ruhe zwingen. Es muss Patienten mit Gesundheitsproblemen immer wieder bewusst gemacht werden, wie wichtig es für ein langfristiges Wohlbefinden ist, einen geregelten

Tagesablauf zu finden und Ruhe- und Schlafzeiten einzuhalten.

Repletio et evacuatio: Füllen und Ausleiten Die korrekte Übersetzung des lateinischen Wortes *repletio* lautet „das Wiederauffüllen". Im Sinne der Humoralpathologie war hiermit der Ersatz von Kardinalsäften gemeint, die durch körperliche Tätigkeiten oder Umweltbedingungen verbraucht wurden. Da unsere Auffassung von Stoffwechselvorgängen heute eine grundsätzlich andere ist, würden wir unter *repletio* eher die Aufnahme von Nahrungsmitteln verstehen, wie sie schon beim Punkt *cibus et potus* behandelt wurde. Der Begriff des Ausleitens dagegen hat im Zusammenhang mit der Lebertätigkeit sowohl in der etablierten als auch in der naturheilkundlichen Medizin eine aktuelle Bedeutung – wenn auch nicht die, dass ein spezieller, im Überschuss vorhandener „Körpersaft" ausgeleitet werden muss. Wie bereits oben aufgeführt, gehört es zu den wichtigsten Aufgaben der Leber, unverwertbare Endprodukte des körpereigenen Stoffwechsels ebenso wie aufgenommene Fremdstoffe so aufzubereiten, dass der Körper sie ausscheiden kann. Unterstützt man die Ausleitung, also die endgültige Ausscheidung dieser Stoffe, entlastet man die Leber. Es kommt dann nicht zu einer teilweisen Rückresorption ins Blut, wie dies beispielsweise beim **enterohepatischen Kreislauf** der Gallensäuren der Fall ist. In der Pharmakologie ist dieser Prozess von höchster Wichtigkeit, da eine Rückresorption von Medikamenten deren Wirkdauer im Körper verlängert. Beispielsweise unterliegen Barbiturate oder trizyklische Antidepressiva einem enterohepatischen Kreislauf. Bei verschiedenen Giftstoffen verursacht der gleiche Prozess eine periodische **Rückvergiftung** des Körpers und den typischen Ablauf der Vergiftungserscheinungen, z. B. beim Kolchizin aus der Herbstzeitlose oder dem Amanitin aus dem Knollenblätterpilz; siehe hierzu die Zusatzinfo „Mariendistel gegen Vergiftung mit Knollenblätterpilzen" (S. 350).

Zur allgemeinen Prävention von Leberproblemen haben verschiedene namhafte Autoren Ausleitungsprotokolle entwickelt, meist im Zusammenhang mit **Frühjahrs-, Entschlackungs-** oder **Fastenkuren**, die allerdings im Rahmen dieses Buches nicht einzeln beschrieben werden können. Aus dem bisher Gesagten lässt sich bereits ein sinnvolles Vorgehen ableiten (**Tab. 10.2**). In der Tat sind die ersten Monate des Jahres für eine solche präventive Kur besonders gut geeignet. Im Januar z. B. hat man die Advents- und Weihnachtszeit hinter sich, in der meist nicht eben leberfreundlich gegessen wur-

Tab. 10.2 Vorschlag für eine vierwöchige Ausleitungs- und Leberentlastungskur.

Tägliche Einnahme von	Wirkung
• 2–3 Kapseln Mariendistel (Legalon, je 140 mg Silymarin) • 1 Kapsel Vit. E (200 IE)	• allgemeine Leberstärkung • antioxidative Wirkung
1 TL Flohsamenschalen in 1 Glas Wasser (und 1 Glas Wasser nachtrinken!)	Regulierung der Verdauung
1 Kapsel Mutaflor	Unterstützung der Darmflora
1–2 EL Frischpflanzenpresssaft Artischocke (alternativ Löwenzahnpresssaft)	Unterstützung des Gallenflusses
zusätzlich: auf ausreichende Trinkmengen achten (mindestens 2 Liter täglich, wenn keine Ödeme oder Herzschwäche vorliegen), bevorzugt Kräutertees, z. B. mit Schafgarbe	Unterstützung der Niere

Begleitend: Verzicht auf Süßigkeiten und Haushaltszucker. Alle zwei bis drei Tage einen Leberwickel zur Entspannung anlegen.

de; im zeitigen Frühjahr ist es möglich, bereits die ersten gallefreundlichen Bitterkräuter zu ernten und in die Ernährung zu integrieren.

Ein spezieller Fall für einen Ausleitungsbedarf ist eine akute oder schleichende **Schwermetallbelastung**, z. B. mit **Quecksilber, Blei, Chrom** oder **Kadmium**. Die Diagnostik von Metallionen aus Urin oder Blut wird im Labor mithilfe von **Chelatbildnern** durchgeführt. Diese Moleküle umschließen die Metallionen quasi wie ein Käfig und entfernen sie dadurch aus den Körperflüssigkeiten. Auch die Ausleitung von Schwermetallionen bei **akuter** Vergiftung wird durch eine Infusion mit Chelatbildnern vorgenommen, was ausgebildeten Spezialisten überlassen werden sollte. Chelatbildner binden nicht nur die giftigen Schwermetalle, sondern auch die zentralen Kationen, die viele unserer körpereigenen Enzyme und Proteine für ihre Funktion benötigen. Bei Behandlungsfehlern ist also mit schweren Nebenwirkungen zu rechnen!

Natürliche pflanzliche Chelatbildner sind die **Gerbstoffe**, die in Kap. 12.6 (S. 207) beschrieben sind. Für die Eigenbehandlung und Vorbeugung können Patienten, die beispielsweise nach der Entfernung einer **Amalgamfüllung** eine akute **Quecksilberbelastung** fürchten, folgendermaßen vorgehen: Am Tag der Entfernung der Zahnfüllung wird damit begonnen, einen Gerbstofftee, z. B. aus Blutwurz oder Eichenrinde, zu trinken. Die Dosierungen, die in Kap. 12.6 (S. 207) für die Durchfallbehandlung angegeben sind, können dazu übernommen werden. Mit dem Trinken von Gerbstofftees sollte man wegen der angegebenen Nebenwirkungen nicht länger als eine Woche fortfahren. Danach kann die in **Tab. 10.2** beschriebene vierwöchige Leberentlastungskur angeschlossen werden.

> **!** *Vorsicht*
>
> **Gegenanzeigen**
>
> Patienten mit Herzschwäche und Ödemen müssen die zulässige Trinkmenge mit ihrem Arzt besprechen. Patienten mit Magensäure assoziierten Beschwerden oder mit Verlegung der Gallenwege sollen keine Bitterstoffdrogen anwenden!

Accidentia animae: Pflege der Psyche Eine mögliche Beteiligung der Psyche an Gallenproblemen wurde schon angesprochen. Stress und seelische Dauerbelastungen können auf viele Weise krank machen. Einer der Mediatoren hierfür ist das körpereigene Kortisol, unser „Stresshormon“. Es hat unter anderem Steuerfunktionen für den Fettstoffwechsel und die Blutzuckerkonzentration und beeinflusst die Leber deshalb sehr direkt. Bei Dauerstress, egal welcher Ursache, ist der Kortisolspiegel ständig erhöht, man spricht dann von einer kortikoiden Stoffwechsellage. Dass diese auf Dauer nicht gesund ist, kann man auch aus dem natürlichen Tag-Nacht-Rhythmus der körpereigenen Kortisolkonzentration ableiten. Abends muss der Kortisolspiegel absinken, damit der Körper zur Ruhe kommt und durch die Einwirkung des Kortisolgegenspielers Melatonin das Einschlafen ermöglicht wird. Das Aufwachen morgens wird (unter anderem) durch den Wiederanstieg des Kortisolspiegels gesteuert.

Dauergestresste Menschen mit kortikoider Stoffwechsellage können also schlecht einschlafen und wachen zu früh wieder auf. Zudem unterdrückt ein hoher Kortisolspiegel das Immunsystem. Es kommt zu einem Teufelskreis, da die Leber keine ausreichenden Ruhephasen für eine effektive Stoffwechselarbeit bekommt, auf der anderen Seite aber chronisch höheren Belastungen ausgesetzt ist. Entspannungstechniken, eine Ordnungstherapie zur Stressminimierung und gegebenenfalls eine Psychotherapie sind wichtige, oft unerlässliche therapeutische Instrumente bei der Therapie von Erkrankungen der Leber- und Gallenwege.

Die folgenden beiden Merkblätter können beim Beratungsgespräch in der Praxis als Leitfaden dienen und dem Patienten auch mit nach Hause gegeben werden. Erfahrungsgemäß unterstützen sie die Patienten wesentlich dabei, sich später besser an die besprochenen Ratschläge zu erinnern. Da es sich um recht komplexe und umfangreiche Maßnahmen handelt, wurden die einzelnen Punkte auf den Merkblättern so kompakt wie möglich zusammengefasst. Das Merkblatt ersetzt natürlich nicht die notwendigen ausführlichen Beratungsgespräche.

Patientenmerkblatt

Empfehlungen zur Gesunderhaltung der Leber

Liebe Patientin, lieber Patient,
eine gesunde Leber ist wichtig für Ihre Gesundheit und Ihr Wohlbefinden. Die folgenden Empfehlungen sollen Sie dabei unterstützen, Ihre Leber gesund zu erhalten oder ihr auch bei der Regeneration helfen.

Körpergewicht

Achten Sie auf Ihr Gewicht und bemühen Sie sich, Übergewicht langsam abzubauen. Beachten Sie: Diäten und brachiale Fastenkuren sind eher eine Belastung für die Leber!

Sport

Bleiben Sie in Bewegung: Wenn Ihnen Sport nicht möglich ist, gehen Sie z. B. täglich eine halbe Stunde in frischer Luft spazieren.

Luft(verschmutzung)

Achten Sie auf schadstofffreie Luft in Ihrer Umgebung. Rauchen Sie nicht und vermeiden Sie auch das Passivrauchen.

Alkohol

Auch wer keine erhöhten Leberwerte hat, sollte den gängigen Empfehlungen für Alkoholkonsum folgen, d. h., Männer sollten täglich nicht mehr als 40 Gramm Alkohol (so viel ist z. B. enthalten in 800 ml Bier oder 360 ml Wein) konsumieren, Frauen nicht mehr als 20 Gramm Alkohol. Bei erhöhten Leberwerten muss gänzlich auf Alkohol verzichtet werden!

Nahrungsmittel

Meiden Sie Lebensmittel mit Geschmacksverstärkern, Konservierungs- und Farbstoffen und versuchen Sie, Kunststoffverpackungen zu umgehen. Kaufen Sie möglichst frische und unbehandelte Bio-Nahrungsmittel.

Süßigkeiten

Meiden Sie generell Süßigkeiten, vor allem aber Lebensmittel mit künstlichem Fruktosezusatz (in der Zutatenliste: Glukose-Fruktose-Sirup). Das können sein: Fruchtsäfte, Fruchtquarks und -joghurts, Backwaren, Brotaufstriche/Marmeladen, Müsliriegel/Süßwaren, Speiseeis, Softdrinks und Limonaden.

Mehl(produkte)

Meiden Sie leere Kohlenhydrate wie Weißmehlprodukte. Ballaststoffe im Vollkorn helfen Ihrem Körper bei der Entgiftung. Haferprodukte sind mit ihren löslichen Ballaststoffen besonders gesund.

Fette

Meiden Sie fettreiche Lebensmittel wie Wurst, fetten Käse, Frittiertes. Verwenden Sie kaltgepresstes Pflanzenöl wegen seines hohen Vitamin-E-Anteils, benutzen Sie es aber nur für die kalte Küche. Benutzen Sie zum Anbraten beschichtete Pfannen und ein geeignetes Bratöl; bevorzugen Sie schonende Garmethoden gegenüber dem Braten.

Fisch und Fleisch

Bevorzugen Sie Fisch und Geflügel gegenüber Fleisch.

Obst, Gemüse und Gewürze

Bevorzugen Sie **Bittergemüse** (z. B. Endivien, Chicorée, Artischocken, Rucola, Rosenkohl) und **bittere Gewürze** (z. B. Salbei, Oregano, Kurkuma, Galgant). Bitteres unterstützt den Gallefluss und damit auch die Leber.
Bevorzugen Sie **bunte Gemüse** und **buntes Obst** (z. B. Möhren, Rote Beete, Rotkohl, Radicchio, Blaubeeren, Himbeeren, Granatapfel) wegen der antioxidativen Wirkung und achten Sie auf Frische wegen des **Vitamin-C-Gehalts**.

Getränke

Konsumieren Sie **keine unverdünnten Fruchtsäfte**! Trinken Sie bevorzugt ungesüßten Grün- oder Schwarztee, Lebertees, Kräutertees mit Brennnessel, Pfefferminze oder Löwenzahn, Mineralwasser ohne Kohlensäure, entkoffeinierten Kaffee.

Stress

Achten Sie auf ausreichend Schlaf. Meiden Sie Stress oder erlernen Sie Entspannungstechniken wie Yoga oder Qi Gong.
Zur Erholung der Leber dient auch ein **Leberwickel**: Dafür einfach heißes Wasser in eine Wärmflasche füllen, ein Handtuch mit heißem Wasser oder Schafgarbenaufguss anfeuchten und auf den rechten Rippenbogen legen. Eine Wärmflasche darauflegen, mit einer Decke zudecken und den Leberwickel in entspannter Liegeposition 30 Minuten einwirken lassen.

Prophylaxe

Machen Sie zur Vorbeugung 1- oder 2-mal im Jahr eine **Leberkur** und gegebenenfalls eine begleitende **Darmsanierung**.

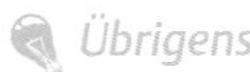

Übrigens

Das Patientenmerkblatt „Empfehlungen zur Gesunderhaltung der Leber“ steht Ihnen unter dem Link www.thieme.de/klostermedizin auch zum bequemen Download zur Verfügung.

Patientenmerkblatt

Hinweise für Patienten mit Neigung zu Gallensteinen

Liebe Patientin, lieber Patient,
mit diesem Merkblatt erhalten Sie Tipps zur Gesunderhaltung Ihrer Gallenwege.

Essgewohnheiten

Es gibt keine anerkannte Gallendiät oder Gallenschonkost. Finden Sie, gegebenenfalls mit einem Ernährungstagebuch, heraus, was Ihnen persönlich schlecht bekommt. Viele Betroffene berichten z. B., dass sie Hülsenfrüchte, gekochte Eier, Geräuchertes, Süßigkeiten, Kaffee, Alkohol schlecht vertragen.
Essen Sie **regelmäßig**, möglichst immer zur gleichen Zeit, möglichst immer vergleichbare Mengen.
Nehmen Sie lieber **mehrere kleinere Mahlzeiten** ein, als eine große.

Körpergewicht

Achten Sie darauf, **nicht zuzunehmen**. Benutzen Sie eine Tracking-App auf ihrem Smartphone, um einen Überblick über Ihre Kalorienaufnahme zu bekommen.
Suchen Sie eine für Sie geeignete Sportart und bewegen Sie sich ausreichend, wenn Sie übergewichtig sind. Bemühen Sie sich, **langsam abzunehmen**, und machen Sie keine Diäten und keine Fastenkuren! Bei gesunder Leber können Sie aber im Sinne des Intervallfastens einen Tag pro Woche kalorienreduziert essen, z. B. einen Hafertag einlegen. Das senkt den Cholesterinspiegel.
Nehmen Sie 1- bis 2-mal täglich 1 TL **Flohsamenschalen** in Flüssigkeit, Joghurt o. Ä. zu sich (hinterher ausreichend trinken!). So lässt sich der Cholesterinwert senken und die Darmflora positiv beeinflussen.

Vorbeugung

Setzen Sie Kurkuma möglichst vielen Speisen zu, wann immer die gelbe Farbe nicht stört. Mischen Sie z. B. Paprika, Pfeffer, Salze und gekörnte Brühe in Ihrem Gewürzregal von vornherein mit Kurkumapulver. Nehmen Sie Fertigarzneimittel mit Kurkuma, z. B. Curcu-Truw, nur nach Rücksprache mit einem Arzt ein.

Bitte beachten

Nehmen Sie gallenflussfördernde Heilpflanzen wie Artischocke und Löwenzahn, z. B. als Frischpflanzenpresssaft, nur nach **Rücksprache mit einem Arzt** ein!
Nehmen Sie Gallenmittel zwischen den Mahlzeiten ein, da man der Steinbildung dadurch am besten vorbeugen kann.

Ungesättigte Fettsäuren

Konsumieren Sie gesunde Pflanzenöle mit einfach und mehrfach ungesättigten Fettsäuren, z. B. Oliven-, Raps- und Nussöle. Auch Nüsse sollten Sie essen, etwa eine kleine Handvoll täglich.

Alkohol

Meiden Sie alkoholische Getränke und bevorzugen Sie Kräutertees, die verdauungsfördernde Heilpflanzen enthalten, wie Wermut, Enzian, auch Kümmel, Fenchel, Anis.

Entspannung

Erlernen Sie eine Entspannungsmethode, die Ihnen zusagt, und wenden Sie sie regelmäßig, aber auch gezielt bei Belastungssituationen an (z. B. Autogenes Training, progressive Muskelentspannung, Atemheilgymnastik wie Yoga oder Qi Gong).

Wickel

Bei krampfartigen Schmerzen möglichst **frühzeitig** einen feuchtwarmen Wickel auf dem rechten Oberbauch anlegen.

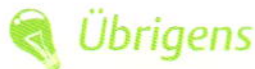

Übrigens

Das Patientenmerkblatt „Hinweise für Patienten mit Neigung zu Gallensteinen“ steht Ihnen unter dem Link www.thieme.de/klostermedizin auch zum bequemen Download zur Verfügung.

10.5 Unterstützende Phytotherapie

10.5.1 Pflanzenwirkstoffe bei Lebererkrankungen

! Vorsicht

Lebererkrankungen sollten grundsätzlich erst nach ausführlicher und abgeschlossener Diagnostik mit Phytotherapeutika behandelt werden! Phytotherapeutika sind zur alleinigen Therapie akuter und chronischer **Virus-Hepatitiden**, der **Siderose** (Eisenspeicherkrankheit) oder eines **Morbus Wilson** (Kupferspeicherkrankheit) **nicht geeignet!**

Hepatoprotektiva

Heilpflanzen, die die Leber unterstützen, werden als **Hepatoprotektiva** bezeichnet. Sie mildern hepatotoxische Effekte z. B. durch ihre radikalfangenden oder antioxidativen Kapazitäten. Die Leber hat, wie bereits beschrieben, eine erstaunliche Fähigkeit zur Regeneration; dennoch lässt sie sich mit zusätzlichem Gewinn unterstützen. Unter den leberregenationsfördernden Heilpflanzen nimmt die **Mariendistel** mit ihrem Wirkstoffkomplex Silymarin eine herausragende Sonderstellung ein. Die Komponente Silibinin des Wirkstoffkomplexes hat die Fähigkeit, sich an die Membran der Leberzellen zu binden und dadurch antagonistisch das Eindringen einer erstaunlichen Bandbreite toxischer Substanzen zu verhindern – von simplen chemischen Molekülen wie Tetrachlorkohlenstoff bis hin zu Peptidgiften; siehe auch die Zusatzinfo „Mariendistel gegen Vergiftung mit Knollenblätterpilzen“ (S. 350). Silymarin hat noch eine weitere wichtige Wirkung auf die Leberzellen: Es stimuliert die Aktivität der nukleären Polymerase A und damit die Proteinbiosynthese. Dies ermöglicht den Zellen, sich schneller selbst zu reparieren. Aufgrund der Bandbreite ihres Wirkspektrums und ihrer guten Verträglichkeit kann die Mariendistel **sowohl präventiv als auch zur Leberregeneration** bei einer Vielzahl von Erkrankungen adjuvant eingesetzt werden. Ein wichtiges Beispiel ist die Möglichkeit, Tumorpatienten in behandlungsfreien Phasen nach Chemotherapien oder Bestrahlungen mit Mariendistelextrakten zu unterstützen.

Die Mariendistel kann mit anderen Medikamenten, sei es pflanzlicher oder chemisch-synthetischer Natur, kombiniert werden. In der Tat gibt es **keine bekannten Interaktionen oder Kontraindikationen** und als Nebenwirkung tritt nur vereinzelt eine leicht laxierende Wirkung auf. In der Praxis hat es sich aber bewährt, nach einer dreimonatigen Kur mit Mariendistel jeweils eine zweiwöchige Pause einzulegen, da dies die Effizienz der Behandlung erhöht [70].

Studien zur notwendigen Dosis von Silymarin wurden mit aufkonzentrierten, standardisierten Gemischen (Legalon) durchgeführt und legen nahe, dass Tagesdosen von **mindestens 200 mg Silymarin** wünschenswert sind [63]. Dies wird durch selbstzubereitete Tees aus Mariendistelfrüchten nicht erreicht, zumal die leberwirksamen Substanzen nicht gut wasserlöslich sind. Zur Langzeitmedikation sollten Zubereitungen in Kapselform eingesetzt werden, die von vielen Pharmafirmen auf dem Markt sind. Niedrigere Dosierungen könnten zumindest für die Prävention durchaus sinnvoll sein. Hierfür sind Mischungen von Mariendistelfrüchten mit anderen Teedrogen, die als Geschmackskorrigens wirken, anzuraten. Tee nur aus Mariendistelfrüchten hat einen bitteren und öligen Geschmack.

Artischockenblätter haben ein breites Wirkspektrum, das auf die verschiedenen enthaltenen Wirksubstanzen zurückzuführen ist. Die Droge wirkt nicht nur auf die Gallenwege, die Pankreasfunktion und den Cholesterinstoffwechsel ein, sondern hat sich auch als leberregenerierend, antihepatotoxisch und hepatoprotektiv erwiesen.

Blätter und Blüten der **Schafgarbe** sind ein mildes Amarum (Bitterstoffdroge) mit choleretischer, appetit- und stoffwechselanregender Wirkung. Gleichzeitig hat die Pflanze sowohl bei äußerlicher als auch bei innerlicher Anwendung auch entzündungshemmende und wundheilende Eigenschaften. In der Erfahrungsheilkunde hat sie sich als Adjuvans bei der Behandlung chronisch-entzündlicher Lebererkrankungen bewährt [63].

Knoblauch hat eine Vielzahl positiver Wirkungen auf die Gesundheit, vor allem im Hinblick auf eine Vorbeugung vor altersbedingten Gefäßerkrankungen. Die Inhaltsstoffe wirken u. a. vasodilatativ und verbessern die Elastizität der Gefäßwände. Selbstverständlich kommt eine bessere Durchblutung auch der Leber zugute, hier soll aber besonders auf die positive Wirkung des Knoblauchs auf den Lipidstoffwechsel und seine karminativen und allgemein verdauungsfördernden Eigenschaften hingewiesen werden.

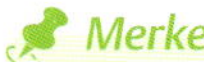
Merke

Grundsätzlich ist die Behandlung der Leber mit Phytotherapeutika **nicht von diätetischen Maßnahmen zu trennen**. Ernährungsweisen und Heilpflanzen, die positiv auf den Fettstoffwechsel einwirken, unterstützen immer auch die Leber. Das Gleiche gilt für cholagoge Wirkstoffe: Ein erleichtertes Abfließen der Galle unterstützt die Leber durch den rascheren Abtransport ausscheidungspflichtiger Substanzen.

Pflanzenwirkstoffe mit antiviralem Effekt

! *Vorsicht*

Sollte sich der Verdacht auf eine **Virushepatitis** beim Patienten bestätigen, muss dieser umgehend an einen Facharzt überwiesen werden.

Antivirale Medikamente werden heute meist in Kombinationstherapien eingesetzt, die auch die Anwendung der **Mariendistel** einschließen. Dabei sollte die tägliche Dosis, bezogen auf Silymarin, 420 mg betragen. Diese Kombinationsprotokolle sind praxisbewährt und haben dazu geführt, dass die Lebensqualität der Patienten mit chronischen Hepatitiden sehr verbessert werden konnte.

Antivirale Wirkungen sind für das **Süßholz** nachgewiesen, wegen der indirekt kortikoiden Wirkung und weiteren Nebenwirkungen von Süßholz ist eine Langzeittherapie aber nicht gut möglich.

Auch für **Kurkuma** ist eine **antivirale** Wirkung belegt; in diesem Fall ist eine Langzeiteinnahme möglich. Zudem wirkt diese Pflanze choleretisch, was indirekt die Leber unterstützt. Antioxidative und tumorhemmende Eigenschaften dieser Heilpflanze sind zudem zur **Tumorprophylaxe** bei chronischen Hepatitiden sinnvoll.

Adjuvant eingesetzte Pflanzenwirkstoffe

Zur Verbesserung des subjektiven Beschwerdebilds bei Hepatitis hat sich die Einnahme eines **Phospholipidgemischs** aus der **Sojabohne** bewährt (Tagesdosis etwa 2 g Phospholipide). Enthalten sind u. a. Lezithin, ungesättigte Fettsäuren und Vitamin E, ferner enthält die Sojabohne Isoflavone, die als Radikalfänger fungieren. Es wird damit eine allgemein unterstützende, hepatoprotektive Wirkung erzielt.

In **Abstimmung mit dem behandelnden Arzt** kann adjuvant (S. 143) eine Therapie mit **Rosmarinöl** versucht werden. Die Inhaltsstoffe des ätherischen Öls sind nachweislich gegen verschiedene Viren aktiv. Die Anwendung von Rosmarin gemäß der anthroposophischen Erfahrungsheilkunde begründet sich auf seiner generellen Anregung der Wärmeorganisation bei Stoffwechselschwächen und Störungen der Durchblutung und Ernährung von Geweben. Ihre Empfehlung zum Einsatz von Rosmarin bei chronischen Lebererkrankungen gründet also nicht auf einer speziellen antiviralen Wirkung.

Einen Überblick über die Wirkungen der Heilpflanzen zur Unterstützung der Leber gibt **Tab. 10.3**.

Rezepturen/Fertigpräparate

Im Folgenden sind Rezepturen und Fertigpräparate mit den in **Tab. 10.3** genannten Heilpflanzen in alphabetischer Reihenfolge angeführt.

Artischocke (Cynara scolymus L.)

Durch den Verzehr von Artischockenböden als Gemüse werden zwar keine therapeutisch relevanten Dosen erreicht. Dennoch ist allgemein zu empfehlen, Bittergemüse wie die Artischocke (**Abb. 10.1**) möglichst häufig in den Speiseplan aufzunehmen; s. a. die Patientenmerkblätter „Empfehlungen zur Gesunderhaltung der Leber" (S. 131) und „Hinweise für Patienten mit Neigung zu Gallensteinen" (S. 132).

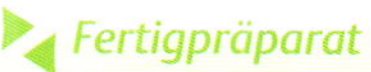
Fertigpräparat

Artischockenblütenknospen-Presssaft (z. B. von Fa. Schoenenberger)

3-mal täglich vor den Mahlzeiten 10 ml Presssaft unverdünnt oder mit etwas Flüssigkeit (vorzugsweise Wasser) einnehmen.

Anmerkung: Der Presssaft aus den Blütenknospen schmeckt angenehmer und weniger bitter als der aus den Blättern und wird deshalb lieber getrunken. Dies kann den Nachteil ausgleichen, dass der Presssaft aus den Blütenknospen weniger therapeutisch wichtige Bitterstoffe enthält als der Presssaft aus den Blättern.

Beachte: Nicht bei Verschluss der Gallenwege und bei Gallensteinleiden einnehmen!

Tab. 10.3 Heilpflanzen zur Unterstützung der Leber.

Heilpflanze	antihepatotoxisch	leberregenerierend	hepatoprotektiv	antioxidativ/antiphlogistisch	choleretisch	lipid-/triglyzeridsenkend
Artischockenblätter (*Cynarae folium*)	x	x	x	x	xx	x
Kurkuma (*Curcumae longae rhizoma*)	x	–	x	x	x	–
Knoblauch (*Allii sativi bulbus*)	–	–	–	x	–	x
Mariendistelfrüchte (*Cardui mariae fructus*)	xx	xx	xx	xx	–	–
Schafgarbenkraut und -blüten (*Millefolii herba/flos*)	–	–	x	x	x	–
Sojaphospholipide (*Lecithinum ex soja*)	–	–	x	–	–	x
Süßholzwurzel (*Liquiritiae radix*)	–	–	x	–	–	–

x: qualitativ deutliche Ausprägung, xx: qualitativ starke Ausprägung

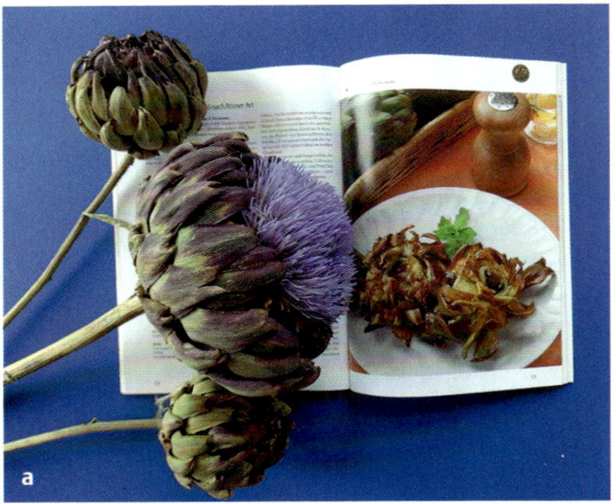

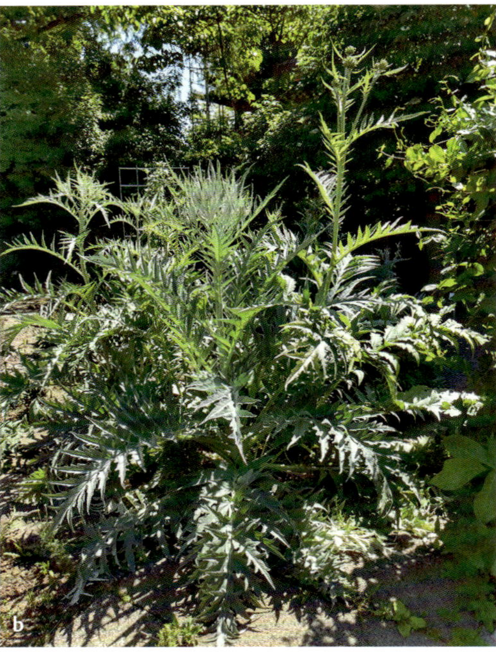

Abb. 10.1 Artischocke.
a In der Küche werden die Böden der beeindruckenden Blüte der Artischocke benutzt.
b In der Medizin nutzt man dagegen die Blätter.

Kurkuma (Curcuma longa)

Curcumin, die leberwirksame Komponente von Kurkuma (S. 110), ist nur in Gegenwart von Fett bioverfügbar; die Anwesenheit von Piperin (aus Pfeffer) erhöht die Wirksamkeit.

Kurkuma-Rhizom (Frischpflanze) kann in der Küche wie Ingwer verwendet werden. Kurkumapulver kann pur oder in Würzmischungen (Curry) in Verbindung mit Öl, Kokosmilch oder Sahne eingesetzt werden, z. B. in Soßen, Suppen etc.

Milchtee-Zubereitungen mit Kurkumapulver sind im Gegensatz zu wässrigen Zubereitungen wie Tees oder Limonaden, in denen sich das Pulver nicht lösen kann, sinnvoll. In Smoothies kann Kurkumapulver unter Zugabe von 1 TL Speiseöl und einer Messerspitze Lezithin als Emulgator (aus der Apotheke) eingemixt werden.

Fertigpräparat

Curcu-Truw Hartkapseln
allgemein hepatoprotektive und choleretische Wirkung
Einzeldosis: 81 mg **Kurkumawurzel**-Trockenextrakt, 1–0–1

Knoblauch

Knoblauchzehen sollten möglichst oft, dabei möglichst roh, in der Küche verwendet werden.

Tagesdosis pro Person: idealerweise 2–3 Zehen

Bitte beachten: Nach dem Anschneiden der Zehen diese ein paar Minuten an der Luft stehenlassen, dadurch werden die Wirkstoffe besser aus den verletzten Zellen freigesetzt.

Rezeptur

Knoblauch-Zitronen-Trank („Der Hexenbesen")

- 5 Bio-Zitronen (unbehandelt), in kleine Stücke geschnitten (das geht leichter, wenn man die gewaschenen Zitronen in der Tiefkühltruhe etwas angefroren hat)
- 30 Knoblauchzehen, geschält
- 1 Liter Wasser

Zitronen und Knoblauch im Mixer zerkleinern. 1 Liter Wasser zugeben und die Mischung 1-mal aufkochen, dann von der Platte nehmen. Durch ein Sieb geben, das man vorher mit einem sauberen Tuch ausgelegt hat. Abtropfen lassen, aber nicht ausdrücken. Den Trank in Glasflaschen abfüllen und gut verschlossen im Kühlschrank aufbewahren.
Haltbarkeit: etwa 3 Wochen.
3-mal am Tag (vor den Hauptmahlzeiten) ein Likörglas trinken. Als Kur 3 Wochen lang.

Fertigpräparat

Knoblauchfrischpflanzenpresssaft (z. B. von Fa. Schoenenberger)
2-mal täglich 5 ml vor den Mahlzeiten

Fertigpräparate

Zur Lipidsenkung und Verbesserung der Mikrozirkulation:

- Sapec (überzogene Tabletten): Einzeldosis 300 mg **Knoblauchzwiebelpulver**, 1–1–1
- Kwai forte: Einzeldosis 300 mg **Knoblauchpulver**, 1–1–1

Mariendistel (Silybum marianum)

Rezeptur

Mariendistelsalz

- 4–5 verblühte Mariendistelköpfe, alternativ eine Handvoll getrocknete Mariendistelfrüchte (Apotheke)
- 100 g Steinsalz

Aus den verblühten Distelköpfen die Samen mit einer Gabel entnehmen und die Flugschirmchen entfernen (**Abb. 10.2b**). Früchte mörsern und mit dem Salz vermischen; in dicht schließendem Gefäß aufbewahren.
Anmerkung: Mariendistelfrüchte sind sehr hart. Der Einsatz einer elektrischen Gewürzmühle wäre hier empfehlenswert.

Rezeptur

Mariendistelölauszug

- 2 EL getrocknete Mariendistelsamen fein mörsern oder mahlen und
- zu 500 ml hochwertigem, kaltgepresstem Speiseöl geben.

2–5 Tage ziehen lassen, abseihen, kühl und dunkel lagern.
1 EL täglich kalt verwenden.

Fertigpräparate (Beispiele)

- Legalon Hartkapseln (Einzeldosis 140 mg Silymarin): 1–1–1
- Ardeyhepan (überzogene Tabletten, Einzeldosis 105 mg Silymarin): 2–0–2
- Phytohepar novo Kapseln (Einzeldosis 140 mg Silymarin): 1–0–1
- Silimarit Kapseln (Einzeldosis 140 mg Silymarin): 1–0–1
- Hepar Pasc Filmtabletten (Einzeldosis 83 mg Silymarin): 1–1–1(–1)

Schafgarbe

Schafgarbe wächst reichlich in Gärten und auf Wiesen. Die Fiederblätter können als **Ersatz für Petersilie** oder mit ihr gemischt ganzjährig zum Würzen und als Salat- oder Gemüsekomponente verwendet werden.

Die Blüten können über Gerichte gestreut werden.

Tagesdosis bei Einnahme: 4,5 g Schafgarbenkraut bzw. 3 g Schafgarbenblüten

Sojaphospholipidpräparate

Fertigpräparate

Inhaltsstoff: Sojalezithin

Bei krankhaft verändertem Fettstoffwechsel:

- Essentiale Kapseln (Einzeldosis 300 mg Phospholipide aus Sojabohnen): 2–2–2
- Lipostabil Kapseln (Einzeldosis 300 mg Phospholipide aus Sojabohnen): 2–2–2

Rezepturen mit mehreren Pflanzenwirkstoffen

Tees

Rezeptur

Lebertee mit cholagoger Wirkung

- 50 g Artischockenblätter
- 30 g Erdrauchkraut
- 10 g Erdbeerblätter
- 10 g Kardamomkapseln, zerdrückt

2 TL der Mischung auf 250 ml Wasser. Mit kochendem Wasser übergießen, 10 Min. ziehen lassen, abseihen.
Eine Tasse nach jeder Mahlzeit trinken.

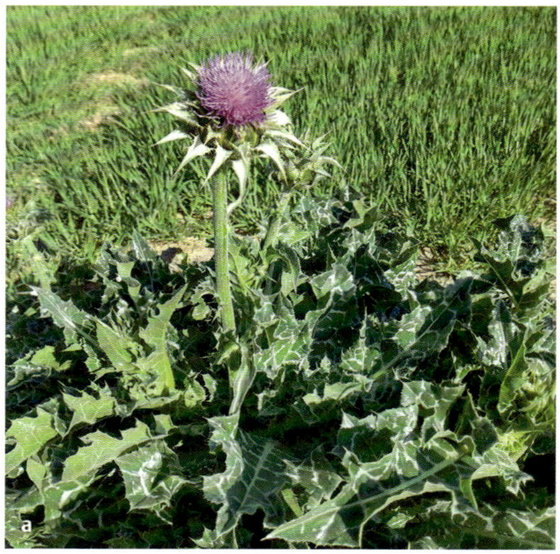

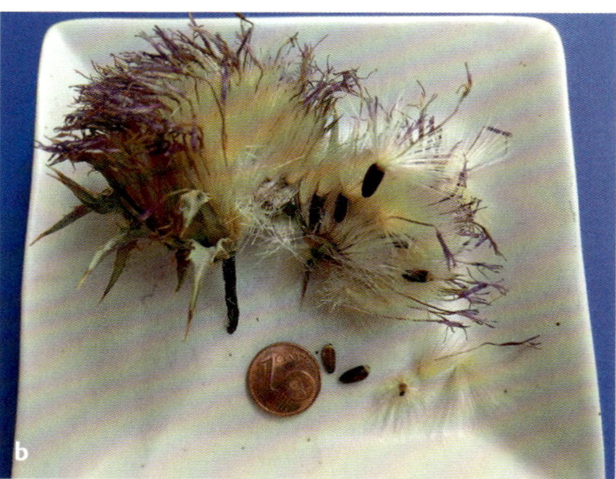

Abb. 10.2 Die Mariendistel stammt ursprünglich aus dem Mittelmeergebiet.
a In Mittel- und Nordeuropa findet man sie heute verwildert an Feldrändern und in Weinbergen.
b Der arzneilich wirksame Teil der Mariendistel sind die glatten, nicht gerippten Schließfrüchte (Achänen), die hier deutlich unterhalb des Flugschirmchens (Pappus) zu erkennen sind.

Die Teezubereitung aus Mariendistelfrüchten (**Abb. 10.2**) ist nur bei Verdauungs- und Gallenblasenbeschwerden sinnvoll, nicht jedoch bei Erkrankungen der Leber selbst. Das Silymarin ist in Wasser nur schwer löslich, so dass zur Behandlung der Leber alkoholische Extrakte oder Fertigarzneimittel zu bevorzugen sind. Als Komponente von **Lebertee-Mischungen** ist die Mariendistel indirekt über die Aktivierung der Verdauung auch für die Leber hilfreich.

Rezeptur

Lebertee zur Verdauungsförderung

- 30 g Mariendistelfrüchte
- 15 g Löwenzahnkraut mit Wurzel
- 15 g Pfefferminzblätter
- 15 g Andornkraut

2 TL der Mischung auf 250 ml Wasser. Mit kochendem Wasser übergießen, 10 Min. ziehen lassen, abseihen.
Mehrmals täglich 1 Tasse.
Kann leicht mit Honig gesüßt werden. Wenn der Tee als zu bitter empfunden wird, Löwenzahn und Andorn durch 30 g getrocknete Schafgarbe, Blätter und Kraut, ersetzen.

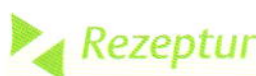
Rezeptur

Schafgarbentee aus Schafgarbenblüten und -kraut

Pro Tasse 2 TL zerkleinerte Frischpflanze oder 1 TL der Droge auf eine Tasse Wasser. Mit frisch aufgekochtem Wasser übergießen, 10 Min. ziehen lassen.
Mehrmals täglich 1 Tasse.
Die Blüten können auch pur verwendet werden, dann schmeckt der Tee weniger bitter und ist auch für Magenpatienten verträglich.

Tinkturen

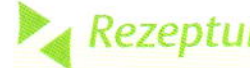
Rezeptur

Mariendistelfrüchte-Tinktur

Selbstherstellung nach Grundrezept in Kap. 14.2.6 (S. 272) :
Auszug 1:5 (= 1 Gewichtsanteil Mariendistelfrüchte plus 4 Anteile Äthanol) in Äthanol 70–90 % V/V.
15–25 Tropfen, 4- bis 5-mal täglich

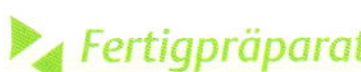
Fertigpräparat

Hepar Hevert Lebertropfen

Inhaltsstoff: Mariendistelfrüchte-Urtinktur
1- bis 3-mal täglich 10 Tr. einnehmen.

10.5.2 Pflanzenwirkstoffe bei Gallenwegserkrankungen

Cholagoga

Cholagoga (pflanzliche Gallenmittel) können **choleretisch** wirken, d. h., die Gallenproduktion in der Leber anregen, oder **cholezystokinetisch**, d. h. die Entleerung der Gallenblase fördern. Häufig überschneiden sich diese Wirkungen bei den einzelnen Heilpflanzen.

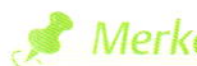
Merke

Cholagoga sind nur präventiv zur Behandlung funktioneller Störungen der Gallenwege einzusetzen. Operationspflichtige Gallensteine, Entzündungen der Gallenwege, Gallenwegsverschluss und Leberfunktionsstörungen müssen vor der Anwendung unbedingt diagnostisch ausgeschlossen werden.

Je nach Beschwerdebild werden eingesetzt:

- **Bitterstoffpflanzen**: Dies sind allgemein motilitätsfördernde Drogen (S. 99).
- **Karminativa**: Bei gleichzeitig auftretenden Blähungen und Aufstoßen siehe die Rezepturen für Karminativa in Kap. 11.5.4 (S. 175).
- **Milde Abführmittel**: Wenn bei Gallebeschwerden gleichzeitig eine Obstipation auftritt, können Sennesblätter (S. 238) oder Schwarzer Rettich als milde Abführmittel eingesetzt werden.
- **Spasmolytisch wirkende Alkaloiddrogen**: Bei krampfartigen Schmerzen sind Kombinationen mit spasmolytisch wirkenden Alkaloiddrogen (Boldoblätter, Belladonna [eingestellte Tinktur], Erdrauch [**Abb. 10.3**], Schöllkraut [Letzteres nur in Kombination, nicht als Einzeldroge, wegen Konzentrationsbeschränkungen]) sinnvoll. Rezepturen mit Belladonna (Tollkirsche) sind verschreibungspflichtig. Boldo ist eine südamerikanische Pflanze, die in der dortigen traditionellen Medizin eine große Bedeutung hat, und soll hier nur der Vollständigkeit halber erwähnt werden.

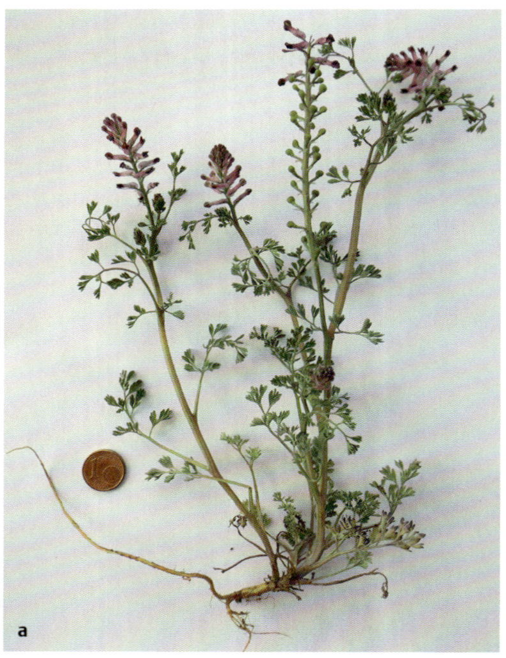

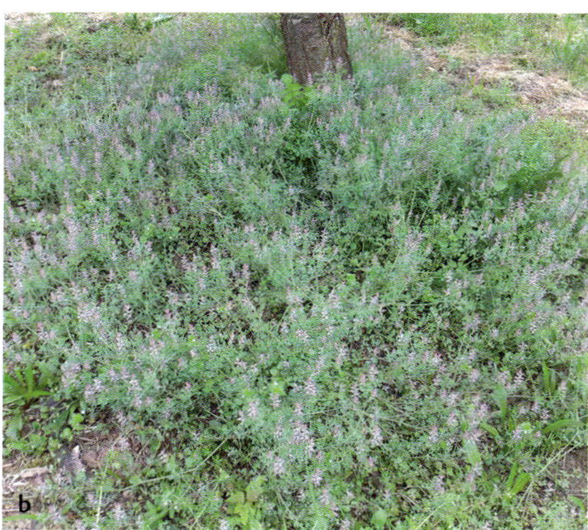

Abb. 10.3 Erdrauch ist eine niedrige, einjährige Pflanze, die sich gut selbst versamt.
- a Er findet sich bevorzugt am Rand landwirtschaftlich bearbeiteter Flächen und wird daher auch als „Ackerunkraut" betrachtet.
- b Die Herkunft des Namens „Erdrauch" ist nicht gesichert. Diese Abbildung verdeutlicht die Annahme, er könne von der graublauen, wolkigen Erscheinung einer von Erdrauch bewachsenen Fläche herstammen. Nach der Blüte im Mai vertrocknen die Pflanzen rasch und werden dann kaum noch bemerkt, sind dann also wie Rauch verschwunden.

Zusatzinfo

Während bei Appetitlosigkeit und dyspeptischen Beschwerden die Bitterstoffzubereitungen nicht gesüßt werden sollten, kann man das bei Gallentees tun, ohne dass sie an Wirkung verlieren.

Cholagoga sollten zwischen den Mahlzeiten eingesetzt werden. In dieser Phase ist der Gallenfluss natürlicherweise gering, dadurch ist die Gefahr der Steinbildung höher. Cholagoga wirken dann präventiv.

Einen Überblick über die Wirkungen der Cholagoga zur Unterstützung der Galle gibt **Tab. 10.4**.

Rezepturen/Fertigpräparate

Im Folgenden sind Rezepturen und Fertigpräparate mit einigen der Heilpflanzen aus **Tab. 10.4** in alphabetischer Reihenfolge angeführt.

Artischocke (Cynara scolymus L.)

Fertigpräparat

Artischockenblütenknospen-Presssaft (z. B. von Schoenenberger)
3-mal täglich vor den Mahlzeiten 10 ml Presssaft unverdünnt oder mit etwas Wasser einnehmen.

Galgant (Alpinia officinarum)

Der frische **Wurzelstock** von Galgant lässt sich in der Küche in gleicher Weise einsetzen wie seine Verwandten Ingwer und Kurkuma. In der Thai-Küche ist frischer Galgant eine charakteristische Zutat, so dass man ihn meist in Asia-Lebensmittelgeschäften erhalten kann.

Galgantpulver ist wesentlich schärfer als der frische Wurzelstock. Er lässt sich, sparsam dosiert, vielen Gewürzmischungen beigeben oder kann pur Gerichten wie Suppen und Eintöpfen zugegeben werden.

Da Hildegard von Bingen Galgantpulver sehr schätzte, findet man es oft in Rezepten der sogenannten Hildegard-Küche aufgeführt.

Tagesdosis für Pulver: 2–4 g

Tab. 10.4 Wirkungen der Cholagoga.

Heilpflanze	cholagog	spasmo-lytisch	karminativ	anti-phlogistisch	anti-bakteriell
Artischockenblätter (*Cynarae folium*)	xx	xx	x	x	–
Boldoblätter (*Boldo folium*)	xx	xx	–	x	–
Kurkuma (*Curcumae longae rhizoma*)	xxx	x	–	xx	xx
Erdrauchkraut (*Fumariae herba*)	xxx	xxx	–	x	–
Galgant (*Galangae rhizoma*)	x	xx	–	–	x
Löwenzahnwurzel/-kraut (*Taraxaci radix cum herba*)	xx	x	–	x	–
Mariendistelfrüchte (*Cardui mariae fructus*)	x	xx	–	–	–
Pfefferminzblätter (*Menthae piperitae folium bzw. aetheroleum*)	x	x	x	–	–
Rettichwurzel, schwarze (*Rhaphani sativi radix*)	xxx	–	–	–	xx
Schafgarbenkraut und -blüten (*Millefolii herba/flos*)	xx	x	–	xx	xx
Schöllkraut* (*Chelidonii herba*)	xxx	xxx	–	x	–
Wermutkraut (*Absinthii herba*)	xx	x	xx	x	xx

* Schöllkraut darf seit 2008 nur noch mit einer Tagesdosis von unter 2,5 mg Schöllkraut-Gesamtalkaloid eingesetzt werden.
x: qualitativ deutliche Ausprägung, xx: qualitativ starke Ausprägung, xxx: qualitativ sehr starke Ausprägung

Löwenzahn (Taraxacum officinalis)

Löwenzahnkraut erntet man am besten, solange die Blätter noch jung und die Blüten noch nicht voll aufgeblüht sind. Man gibt es zu Salaten oder mixt es in Smoothies.

Löwenzahnwurzeln werden am besten im Herbst geerntet (S. 269), gesäubert, kleingeschnitten und rasch getrocknet. Die getrockneten Wurzelstückchen können in der Pfanne geröstet und dann zum Aufbrühen eines „Löwenzahnkaffees“ verwendet werden. In Notzeiten dienten sie gelegentlich als Kaffeeersatz.

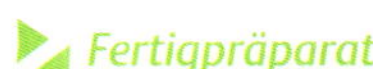

Löwenzahnwurzel-Presssaft (z. B. von Schoenenberger)
3-mal täglich vor den Mahlzeiten 10 ml Presssaft unverdünnt oder mit etwas Wasser einnehmen.

Rezepturen/Fertigpräparate mit mehreren Pflanzenwirkstoffen

Tees

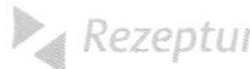

Rezeptur

Gallentee mit Kurkuma (bei Blähungen, leberprotektiv)

- 30 g Kurkumawurzelstock, getrocknet und geschnitten
- 10 g Kümmelfrüchte (Teemischung frisch anstoßen!)
- 40 g Löwenzahnwurzel mit Kraut
- 20 g Pfefferminzblätter

2 TL der Mischung pro Tasse mit heißem Wasser übergießen und 10 Min. ziehen lassen. Zwischen den Mahlzeiten und vor dem Schlafengehen eine Tasse des Tees trinken.

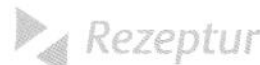

Rezeptur

Gallentee mit Mariendistel (motilitätsfördernd, leberprotektiv)

- 20 g Benediktenkraut
- 20 g Mariendistelfrüchte
- 20 g Pfefferminzblätter
- 20 g Löwenzahnwurzel und -kraut
- 20 g Wermutkraut

1 TL der Mischung pro Tasse mit heißem Wasser übergießen und 10 Min. ziehen lassen. Zwischen den Mahlzeiten und vor dem Schlafengehen eine Tasse des Tees trinken.

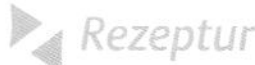

Rezeptur

Bitterer Gallentee (motilitätsfördernd; aus dem österreichischen Arzneibuch ÖAB)

- 20 g Andornkraut
- 25 g Kamillenblüten
- 20 g Pfefferminzblätter
- 35 g Löwenzahnwurzel und -kraut

1 TL der Mischung pro Tasse mit heißem Wasser übergießen und 10 Min. ziehen lassen. Zwischen den Mahlzeiten und vor dem Schlafengehen eine Tasse des Tees trinken.

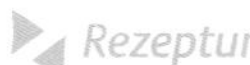

Rezeptur

Krampflösender Gallentee bei Oberbauchschmerzen

- 30 g Artischockenblätter
- 60 g Löwenzahnwurzel und-kraut
- 10 g Schöllkraut

1 TL der Mischung pro Tasse mit heißem Wasser übergießen und 10 Min. ziehen lassen. Zwischen den Mahlzeiten und vor dem Schlafengehen eine Tasse des Tees trinken.

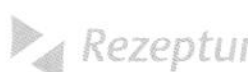

Rezeptur

Gallentee bei Verstopfung

- 10 g Kümmelfrüchte (Teemischung frisch anstoßen)
- 60 g Pfefferminzblätter
- 15 g Kamillenblüten
- 15 g Sennesblätter

1 TL pro Tasse mit heißem Wasser überbrühen, 10 Min. ziehen lassen. Regelmäßig morgens und abends eine Tasse des Tees trinken.
Bitte beachten: Zubereitungen mit Sennesblättern insgesamt nicht länger als 3 Wochen anwenden!

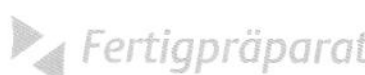

Fertigpräparat

Teemischung bei leichten Gallenblasenbeschwerden, Völlegefühl, Blähungen: Gelferts Gallefeger P (Gallentee II; Daniel Groz Soehne; Albstadt)

Inhaltsstoffe: Gelbwurz, Löwenzahn, Pfefferminzblätter, Schafgarbenkraut, Fenchel, Kornblumenblüten, Kümmel, Ringelblumenblüten, Süßholzwurzel
3- bis 4-mal täglich eine Tasse Tee frisch zubereiten: 1 El der Mischung mit 150 ml kochendem Wasser übergießen, 10 Min. ziehen lassen, abseihen.

Öle, Tabletten, Tinkturen

Fertigpräparate

Bei akuten Fettverdauungsproblemen:
Artischockenblätter-Präparate (Beispiele):
- Hepar SL forte Kapseln (Klosterfrau, Einzeldosis 600 mg Artischockenblätter-Trockenextrakt): 1–(1)–1
- Ardeycholan Hartkapseln (Einzeldosis 400 mg Artischockenblätter-Trockenextrakt): 1–1–1
- Cholagogum Nattermann Artischocke Liquidum (400 mg/10 ml): 2TL–2TL–2TL

Bei Blähungen und Bauchschmerzen:
- Spasmo Gallo Sanol N (Dragees mit Pfefferminzöl): 2–2–2
- Divalol Galletropfen (Pfefferminzöl)
- Carmenthin (Kapseln mit Pfefferminzöl und Kümmelöl): 1–1–1
- Pascoventral Tropfen (Kamillenblüten, Kümmelfrüchte, Pfefferminzblätter): 30–30–30 Tropfen nach den Mahlzeiten
- Iberogast Flüssigkeit (Angelikawurzel, Kamillenblüten, Kümmelfrüchte, Mariendistelfrüchte, Melissenblätter, Pfefferminzblätter, bittere Schleifenblume, Schöllkraut, Süßholzwurzel): 20–20–20 Tropfen nach den Mahlzeiten

Bei rezidivierenden, eher leichteren Spasmen:
- Bilobene Filmtabletten (Erdrauch): 1–1–1

Zur Steinprophylaxe:
- Curcu-Truw Hartkapseln (81 mg Kurkumawurzelstock-Trockenextrakt): 1–0–1
- Curcumin Loges Kapseln mit Vitamin D (35 mg Curcumin): 1–0–1

10.5.3 Ergänzende Anwendungen

Leberwickel

Leberwickel können auch bei krampfartigen Schmerzen der Gallenwege angewendet werden.

Feuchtwarmer Leberwickel mit Schafgarbe Zwei Handvoll Schafgarbenkraut mit Blüten mit 1 Liter kochendem Wasser übergießen und 15 Min. abgedeckt ziehen lassen. In eine Schüssel abseihen und darin ein Baumwollhandtuch mit der Flüssigkeit vollsaugen lassen. Das Tuch gut auswringen (je weniger Wasser im Tuch zurückbleibt, desto heißer wird der Wickel auf der Haut vertragen). Das feuchte Tuch auf die rechte Bauchseite unterhalb des Rippenbogens legen und glattstreichen. Körper mit einem größeren Leintuch zur Fixierung umwickeln, eine Wärmflasche auflegen und mit einer Wolldecke zudecken.

Täglich mittags nach dem Essen oder abends vor dem Schlafengehen anwenden. Wickel etwa 30 Min. liegen lassen, danach mindestens 30 Min. nachruhen.

Als **Leberkur** 1 bis 3 Wochen lang durchführen.

Badezusatz

Ätherische Öle als Badezusatz werden über die Haut aufgenommen und wirken im ganzen Körper durchblutungsfördernd. Da für Rosmarin eine antivirale Wirkung nachgewiesen wurde, aber auch generell wegen seiner stoffwechselfördernden Wirkung, kann man seinen Einsatz bei chronischen Leberbeschwerden auch in der Form von Bädern empfehlen.

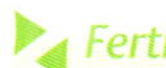

Fertigpräparat

Rosmarinus Oleum aethereum 10 % Badezusatz (Wala Heilmittel)

Massageöle

Leber-Massageöl wird gemäß der anthroposophischen Menschen- und Naturerkenntnis angewendet.

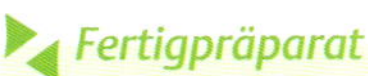

Fertigpräparat

Oleum aetheroleum Rosmarini 10 % (Weleda)

Ölzubereitung (Trägeröl: Olivenöl) zum Einreiben des Oberbauchs, z. B. vor Anwendung eines Leberwickels

Das Massageöl zur Einreibung des rechten Oberbauchs verwenden und nach Belieben hinterher einen feucht-warmen Leberwickel (S. 143) anlegen.

Historische Rezeptur

Leber-Massageöl nach Adam Lonitzer

Die folgenden Empfehlungen sind so detailliert, dass man sie auch heute noch umsetzen kann. Die Humoralmedizin setzte die Rose zum Kühlen ein; die Leber als warmes Organ neigte nach dieser Theorie zur Überhitzung. Auch wenn es sich um eine historische Sichtweise handelt – ein Bauchmassageöl mit Rosenduft hat in jedem Fall eine entspannende Wirkung und wird sich wohltuend auf die Seele auswirken – beides ja durchaus förderlich für die Leber.

„Rosensafft mit frischem Brunnenwasser eingetrucken/laxieret wol/reiniget das Geblüt, sonderlich die Choleram und Gall, und benimmt die Geelsucht. Der Safft also genützt vertreibt große schmerzreiche Hitz ohne Schaden und bringt dem Menschen gute Ruh nachdem laxiere […]

Etliche sieden Rosen in Baumöl und haltens für Rosenöl. Etliche lassens also ungesotten vierzehn Tage stehen. Aber Rosenblätter, frisch oben abgeschnitten/in Öl gesotten/fünffzig Tage an der Sonn in einem Glas stehen lassen/machen das beste Öl. Diß Öl ist gut über die hitzige Leber gestrichen. In der Speiß genützt/benimmt es die Hitz des Magens und der Leber.“

Adam Lonitzer: Kreuterbuch (S. 115)

11 Magen- und Refluxbeschwerden

11.1 Grundlagen

11.1.1 Historischer Rückblick

Jahrhundertelang war die Humoralpathologie in Europa unangefochten die vorherrschende Medizintheorie. Zur Erhaltung seiner Gesundheit hatte jeder Mensch das Ziel, seine persönliche körpereigene Mischung der vier Kardinalsäfte aufrechtzuerhalten. Dieses Mischungsverhältnis (in der Nomenklatur der Humoralpathologie „**Temperament**“ genannt), konnte man am besten durch Speisen erreichen, die erstens in ihrer Zusammensetzung den individuellen Bedürfnissen angepasst und zweitens möglichst gut verdaulich waren.

Schon in der frühesten Dokumentensammlung der Klostermedizin, dem *Lorscher Arzneibuch*, wird der Zusammenhang zwischen der Ernährung und der Gesamtgesundheit des Menschen deutlich dargestellt. Gleich zu Beginn des berühmten Anthimusbriefs stellt der Autor fest: „Die Gesundheit der Menschen beruht in erster Linie auf der Verträglichkeit der Speisen.“ Warum das so ist, wird im Folgenden ausführlich begründet:

> *„Werden sie [die Speisen] aber nicht richtig gesotten, beschweren sie Magen und Unterleib; auch erzeugen sie dann unverdaute Säfte und verursachen Magengeschwüre und schweres Aufstoßen. [...] Auch entstehen gerade wegen dieser mangelhaften Verdauung schwere Störungen im Unterleib oder zumindest Erbrechen durch den Mund herauf, wenn der Magen die rohen Speisen nicht verdauen kann. Sind die Speisen hingegen richtig zubereitet, erfolgt ihre Verteilung gut und angenehm und die guten Säfte werden dadurch vermehrt; hierauf beruht nämlich vor allem die Gesundheit. Wer in dieser Weise auf sich achtet, braucht sonst kein Heilmittel.“*
>
> Der Anthimusbrief

Die Diagnostik von Erkrankungen oder Befindlichkeitsstörungen erforderte viel Erfahrung und Intuition von Seiten der Ärzte. Als Methoden standen ihnen vor allem die Stuhl- und Harnschau sowie die Pulsdiagnostik zur Verfügung. Umso wichtiger waren als Ergänzung die Informationen über die Befindlichkeit des Magens, die man vom Patienten erfragen konnte

Wenn jemand von Schmerzen in der Magengegend geplagt wurde oder mit Übelkeit, Erbrechen oder Appetitlosigkeit geschlagen war, nahmen die Humoralmediziner an, der Magen des Betreffenden sei „erkaltet“. Sie gingen davon aus, dass die Speisen im Magen nicht richtig verkocht würden, weil das „Gefäß Magen“ zu kalt sei. Außerdem ziehe sich durch die Kälte der Magen zusammen und werde kleiner. Der Leidende verspüre deshalb keinen Appetit mehr, weil es sozusagen keinen großen Raum mehr zu füllen gebe.

Als Ursache für die Magenerkaltung wiederum wurde meist ein Übermaß an Schleim (Phlegma) angesehen. Verursacht werden konnte dieses Ungleichgewicht entweder durch ein Zuviel an Nahrungsmitteln mit kalter Komplexion, rohe oder nicht ausreichend erhitzte Nahrung, oder durch äußere klimatische Kälte, unkluges Verhalten bei Kälte oder eine innere Veranlagung. Eine „kalte Veranlagung“ war eine persönlichen Säftemischung, in der die Schwarze Galle (Melanchole) vorherrschend war. Noch heute denken wir in dieser Tradition, wenn wir feststellen, dass grüblerischen und melancholischen Menschen viele Dinge „auf den Magen schlagen“.

Die pathologische Kälte des Magens versuchte man mit Nahrungsmitteln auszugleichen, die eine warme Komplexion hatten oder zumindest so zubereitet wurden, dass sie erwärmende Eigenschaften bekamen, z. B. durch langes Kochen, Braten oder Rösten. Zusätzlich konnte man „wärmende“ Arzneipflanzen verordnen oder möglicherweise sogar zum Würzen der Speisen verwenden. Als Beispiel für eine solche historische Rezeptur (S. 169) ist die sogenannte „Magenfutter-Gewürzmischung“ des Apothekers Christoph Wirsung aus seinem Heidelberger Arzneibuch von 1568 angeführt. Auch für die äußere Anwendung verordnete man Wärme. Dafür kamen zum Beispiel heiße Bäder oder erwärmte Auflagen und Wickel in Frage. Zu einem solchen Zweck gibt Wirsung in seinem Heidelberger Arzneibuch einen originellen Rat: Der Magengeplagte möge sich zur Linderung und Erwärmung „einen jungen Hund auf den kalten Magen legen“.

11.2 Erkrankungen von Speiseröhre und Magen

11.2.1 Refluxösophagitis

Die von einer gastroösophagealen Refluxkrankheit (GERD) betroffenen Patienten klagen über einen erheblichen Leidensdruck durch

- Sodbrennen und/oder saures Aufstoßen,
- Heiserkeit und trockenen Reizhusten.

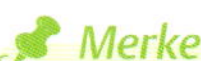

Merke

Wenn diese Beschwerden schon über eine längere Zeit bestehen, sollte vor einer naturheilkundlichen Behandlung von einem Facharzt eine Spiegelung von Magen und Speiseröhre durchgeführt werden.

Die Ursachen einer chronischen Ösophagitis können vielfältig sein; sie stehen aber häufig im Zusammenhang mit einer Überlastung des Magens. Um die aufgenommene Nahrung verdauen zu können, wird im Magen der „Magensaft“ produziert. Dieses Gemisch enthält Salzsäure, Enzyme (Pepsinogen bzw. Pepsin, sowie geringe Mengen an Lipasen), Muzine (Schleimstoffe) und Bikarbonat. Die Salzsäure ist verantwortlich für einen pH-Wert des Magensafts zwischen 1,0 und 1,5, der für die Funktion des eiweißspaltenden Pepsins benötigt wird. Zudem dient die Säure dazu, mit der Nahrung aufgenommene, schädliche Keime abzutöten oder zumindest stark zu dezimieren: Der Magen selbst schützt sich vor Eigenverdauung durch die Ausbildung einer schützenden Schleimschicht. Die vor dem Magen gelegene Speiseröhre hat diesen Schutz nicht. Damit die Magensäure nicht aufsteigen kann, befindet sich kurz vor dem Mageneingang ein Schließmuskel, der untere Ösophagussphinkter. Er wird auch als Kardia bezeichnet oder treffend als „Magenmund“. Dieser öffnet sich normalerweise nur, wenn Nahrung über die Speiseröhre in den Magen transportiert werden muss.

Zu reichhaltiges, zu süßes oder zu fettreiches Essen führt zu einer übermäßig hohen Säureproduktion, was die Kardia überlasten und zu unangenehmem „Sodbrennen" führen kann. Diese Zusammenhänge sind so unmittelbar zu erfahren, dass das Wissen darüber seit Jahrhunderten Allgemeingut ist. Das zeigt uns zum Beispiel auch die in Kap. 11.1.1 (S. 145) zitierte Ausführung des Arztes Anthimus im *Lorscher Arzneibuch*).

Dieselben Beschwerden werden, vermittelt über die Sensorik des vegetativen Nervensystems, auch durch Stress und Hektik, Rauchen, Alkohol und Kaffee verursacht. Die äußerst sensible Steuerung des Magens, an der über das zentrale Nervensystem auch die Psyche beteiligt ist, lässt zudem erwarten, dass sehr unterschiedliche veranlagungsbedingte Ursachen für säurebedingte Magen-Darm-Beschwerden verantwortlich sind.

Wenn Patienten über chronische Beschwerden in Zusammenhang mit der Speiseröhre klagen, ist es wichtig, **Divertikel** oder **Karzinome** der Speiseröhre auszuschließen. Gleichzeitig erhält man durch die Spiegelung und gegebenenfalls eine Biopsie auch Aufschluss über das eventuelle Vorliegen einer **Gastritis** oder eines **Magenulkus**. Bei Verdacht auf eine **Achylie** (Insuffizienz der Magenschleimhaut bezüglich der Bildung von Salzsäure) kann der Magensaft, der mittels einer Sonde entnommen wurde, laborchemisch auf seine Zusammensetzung untersucht werden. Den Zusammenhang zwischen einer **verminderten Säureproduktion** und aufsteigender Magensäure stellt man sich folgendermaßen vor: Der Säuremangel im Magen führt zu einer verminderten Abtötung von schädlichen Bakterien im Magen. Diese gelangen in die tieferen Darmabschnitte, wo sie sich vermehren und die körpereigene Mikrobiota beeinträchtigen können. Durch die resultierenden Verdauungsstörungen kommt es zu vermehrter Bildung von Gasen, die den Druck auf den unteren Ösophagussphinkter erhöhen und den Übertritt von Magensaft in die Speiseröhre verursachen können. Auch andere mechanisch bedingte Ursachen, wie ein unvollständiger **Verschluss** des unteren Ösophagussphinkters (Kardia), **Hiatushernien**, aber auch **Adipositas** und **Schwangerschaft**, können einen Reflux produzieren.

Bei der Mehrheit der Patienten, die eine Naturheilpraxis wegen Refluxbeschwerden aufsuchen, liegen erfahrungsgemäß Ernährungsfehler und/oder Stress der Problematik zugrunde. Bei stark übergewichtigen Patienten ist es oft hilfreich, eine Gewichtsreduktion zu erreichen. Der **Missbrauch von Alkohol, Nikotin** oder gegebenenfalls die **Nebenwirkungen von Medikamenten** sollten in jedem Fall als Verursacher der Beschwerden ausgeschlossen werden. Vor allem bei älteren Patienten sollte daran gedacht werden, dass Achylie oder Hypochlorhydrie als Folge einer **atrophischen** Gastritis (S. 148) auftreten können.

11.2.2 Magenschleimhautentzündung

Magenschleimhautentzündungen (Gastritiden) sind weit verbreitet. Die Symptome zeigen sich bei den Betroffenen in sehr unterschiedlicher Ausprägung oder in variablen Kombinationen:

- dumpfe oder brennende Schmerzgefühle im Oberbauch,
- Druckgefühl, schnelles Sättigungsgefühl nach Nahrungsaufnahme,
- bohrendes Hungergefühl bei mangelndem Appetit,
- Säureschmerz bei leerem Magen, der sich durch Nahrungsaufnahme bessert,
- saures Aufstoßen und Übelkeit bis hin zum Erbrechen,
- Beschwerden verschlimmern sich meist einige Zeit nach dem Essen wieder.

Mithilfe einer Magenspiegelung und der Entnahme histologischer Proben der Magenschleimhaut kann das Vorliegen einer Entzündung nachgewiesen werden. Erstaunlicherweise treten bei manchen Menschen trotz vorliegender Entzündung keine Magenbeschwerden auf, so dass in diesen Fällen eine Gastritis erst bei einer Routine- oder Vorsorgeuntersuchung diagnostiziert wird.

Man unterscheidet zwischen **akuter** und **chronischer Gastritis** und zwischen einer **erosiven** und einer **nicht erosiven Form**. Allen gemein ist, dass die Magenschleimhaut im entzündeten Zustand ihre Aufgaben, also die Herstellung von schützendem Schleim, Verdauungsenzymen und Magensäure nicht mehr funktionsgerecht ausführen kann.

Bei der erosiven Gastritis weist die Schleimhaut an mehreren Stellen oberflächliche Defekte auf. Im schlimmsten Fall kann es an diesen Stellen zu Magenblutungen kommen.

> **! Vorsicht**
>
> Die Phytotherapie kann bei erosiver Gastritis die schulmedizinische Behandlung nur ergänzen, die Abheilung sollte gastroskopisch überwacht werden.

Während die Symptome einer akuten Gastritis rasch abklingen, nachdem die Ursachen beseitigt sind, sind chronische Gastritiden meist langwierig. Die chronische Gastritis ist heute, auch bedingt durch die gestiegene Lebenserwartung, häufig: Besonders betroffen sind ältere Menschen. Eine Entzündung der Magenschleimhaut kann sich über mehrere Jahre hinziehen. Die Ursachen für eine Erkrankung sind sehr unterschiedlich. Zum Beispiel wird auch vermutet, dass die chronische Gastritis eine Folge des Alterns der Magenschleimhautzellen sein könnte.

Je nach Ätiologie (Entstehungsursache) wird zwischen der chronischen **Typ-A-** (**a**utoimmun), **Typ-B-** (**b**akteriell) oder **Typ-C-Gastritis** (**ch**emisch) unterschieden.

Gastritis Typ A

Die Typ-A-Gastritis ist definiert als Autoimmunerkrankung. Sie ist eher selten und macht nur 5 % aller Gastritiden aus. Sie kommt vor allem bei Nordeuropäern vor, vermutlich aufgrund einer genetischen Disposition. Es werden dann Antikörper gebildet, die sich gegen die sogenannten Belegzellen der Magenschleimhaut richten. Diese finden sich in Magenkorpus und Magenfundus, also dem oberen Teilen des Magens. Da der Antrum-Teil unberührt bleibt, wird die Typ-A-Gastritis auch als Korpusgastritis bezeichnet. Im späteren Verlauf kommt es zu einem Rückgang der Magenschleimhaut, und in der Folge wird **zu wenig Magensäure gebildet**, es entsteht eine Achylie. Auf den Umstand des Säuremangels ist natürlich bei der Therapie besonders zu achten, deshalb ist eine gründliche Diagnostik so wichtig! Dazu wird der Magensaft auf seinen Säuregehalt untersucht, nachdem **Gastrin** verabreicht wurde, ein Gewebshormon, das die Salzsäureproduktion normalerweise triggert. Als weitere Komplikation wird bei Typ-A-Gastritis der sogenannte *Intrinsic Factor* nicht mehr ausreichend gebildet, der für die Aufnahme des Vitamins B_{12} (S. 148) in den Körper benötigt wird. Langfristig kann es wegen des Mangels an diesem Vitamin zu einer Form der Blutarmut, der perniziösen Anämie, kommen.

> **! Vorsicht**
>
> Da die Gefahr von schwerwiegenden Folgeerkrankungen, wie z. B. Karzinombildung, besteht sollten Typ-A-Patienten regelmäßig fachärztlich überwacht werden.

Atrophische hypoazide Gastritis

In unserer alternden Gesellschaft muss generell mit einer Zunahme der **atrophischen hypoaziden Gastritis** gerechnet werden. Bei alten Menschen sind Schleimhautatrophien häufig; Daten zeigen, dass 30 % der über 65-Jährigen eine atrophische Gastritis entwickeln [103]. Dies geht zwangsläufig mit einer verminderten Säureproduktion (Hypochlorhydrie) einher und mit einer geringeren Bindung von Vitamin B_{12} an den *Intrinsic Factor*, der dazu ein saures Milieu benötigt. Hinzu kommt, dass sich ältere Menschen wegen nachlassenden Appetits und schlechterer Verdauungskraft erfahrungsgemäß Vitamin-B_{12}-arm ernähren. Die Deutsche Gesellschaft für Ernährung empfiehlt, Vitamin B_{12} bei dieser Altersgruppe mit einer Hochdosierung von **100 µg pro Tag zu supplementieren**. Bei dieser Konzentration kommt es zu einer Aufnahme durch die Darmschleimhaut aufgrund von passiver Diffusion. Nebenwirkungen dieser hochdosierten Zufuhr sind bisher nicht beobachtet worden. Eine Alternative zur oralen Aufnahme wären 1-mal im Jahr intramuskuläre Depotspritzen.

Zusatzinfo

Vitamin B_{12}

Unter der Bezeichnung Vitamin B_{12} werden verschiedene Verbindungen (Kobalamine) zusammengefasst, die ein Kobaltatom enthalten. Diese mit der Nahrung aufgenommenen Verbindungen werden vom Organismus in die aktiven Koenzyme umgebaut, die vor allem im Folat-(= Vitamin B_9)-Stoffwechsel, aber auch bei vielen anderen enzymatischen Reaktionen eine wichtige Rolle spielen. Zur Synthese von Vitamin B_{12} sind **ausschließlich Mikroorganismen** fähig, z. B. wird es reichlich in der menschlichen Dickdarmflora von Darmbakterien produziert. Da oral aufgenommenes Vitamin B_{12} im Magen an den *Intrinsic Factor* gebunden und mit diesem im unteren Dünndarm resorbiert werden muss, können wir das bakteriell gebildete Vitamin aber nicht für den Bedarf des Organismus nutzen.

Bei ausschließlich veganer Ernährung tritt das Problem einer nicht ausreichenden Vitamin-B_{12}-Versorgung auf, da das Vitamin nur in Nahrungsmitteln tierischer Herkunft enthalten ist.

Pflanzenfressende Tiere erhalten Vitamin B_{12} über die stetige Aufnahme von Bodenpartikeln und von Pflanzen, die symbiontische Mikroorganismen, z. B. Knöllchenbakterien, enthalten, die ihrerseits das Vitamin produzieren können. Bei Wiederkäuern leben Vitamin-B_{12}-bildende Mikroorganismen in den oberen Abschnitten des Verdauungstrakts, wie dem Pansen, so dass das dort gebildete Vitamin in den Organismus aufgenommen werden kann.

Bestimmte Algen können Vitamin-B_{12}-Varianten synthetisieren. Die Bioverfügbarkeit dieser Varianten ist aber geringer, so dass die Aufnahme von Algenpräparaten zur Vitamin-B_{12}-Versorgung nicht sinnvoller erscheint als die Aufnahme von definiert eingestellten Vitaminpräparaten. Der **Tagesbedarf** für einen Erwachsenen liegt bei **3 µg** des zugeführten Vitamins.

Milchsauer vergorene Gemüse, z. B. Sauerkraut, enthalten Spuren von Vitamin B_{12} aus den Mikroorganismen, die zur Säuerung eingesetzt wurden. Weder Sauerkraut noch Algen können sinnvoll in einer solchen Menge in die Ernährung integriert werden, dass der menschliche Bedarf an Vitamin B_{12} auch nur annähernd gedeckt würde. Bei streng veganer Ernährung muss das Vitamin daher supplementiert werden.

Interessant ist der Aspekt, dass die Bioverfügbarkeit von Vitamin B_{12} umso kleiner ist, je höher die zugeführte Einzeldosis ist. Das Vorhandensein des *Intrinsic Factors* ist limitierend für die Aufnahme. Es macht also keinen Sinn, z. B. in einer einzigen Mahlzeit besonders viel Fleisch zu essen. Die Aufnahme müsste in mehreren kleinen Portionen über den Tag hinweg verteilt werden. Unser Organismus gleicht dieses Problem aus, indem große Mengen des Vitamins in der Leber gespeichert und bei Bedarf nur langsam abgegeben werden. Ein Vitamin-B_{12}-Mangel tritt deshalb erst Jahre nach dem Stopp der Zufuhr auf.

Gastritis Typ B

Etwa 80 % der an Gastritis erkrankten Menschen leiden unter Gastritis Typ B. Die Entzündung ist dabei im Magenantrum lokalisiert, weswegen sie auch Antrumgastritis genannt wird. Sie neigt dazu, sich auch in Richtung des Magenausgangs zum Magenpförtner hin auszudehnen. Dann wird sie auch als Pangastritis (von griech. *pan* ganz, gesamt) bezeichnet. Ursächlich für die Erkrankung ist meist das Bakterium *Helicobacter pylori*. Nur ganz selten sind andere Keime oder auch Viren Verursacher einer Gastritis Typ B. Wenn dies der Fall ist, handelt es sich bei den Betroffenen meistens um Menschen mit geschwächtem Immunsystem. Wenn eine Typ-B-Gastritis diagnostisch abgesichert ist, sollte das verursachende Bakterium durch ausgearbeitete Antibiotika-Protokolle eradiziert (ausgemerzt) werden. Meist wird die Abheilung der Magenschleimhaut durch Gabe von Protonenpumpenhemmern (PPI) unterstützt (S. 150). Bei Nichtbehandlung oder wenn diese erfolglos ist, erhöht sich für Patienten mit einer durch Helicobacter pylori verursachten chronischen Gastritis die Wahrscheinlichkeit, Magen- oder Duodenalulzera zu entwickeln, diese wiederum mit dem Folgerisiko einer Magenkarzinomentwicklung.

11

Gastritis Typ C

Bei der chronischen Gastritis vom Typ C, die in etwa 15 % der Fälle gefunden wird, ist besonders die Magenschleimhaut des Magenfundus von der Entzündung betroffen. Vorwiegend sind chemische Stoffe die Entzündungsauslöser. Dies können z. B. Alkohol, Koffein, Nikotin oder der häufige Konsum von säurelockenden Speisen sein: Frittiertes, zu Fettes, zu scharf Gewürztes. Magenreizende Medikamente wie **Kortison** und die **nicht steroidalen Schmerzmittel und Antirheumatika (NSAR)** sind als Ursache ebenfalls in Betracht zu ziehen. In diesem Fall muss ermittelt werden, ob Alternativen vorhanden sind oder geringere Dosen der Medikamente verordnet werden können. Eine seltenere Ursache für eine Typ-C-Gastritis ist der Rückfluss von Gallenflüssigkeit aus dem Zwölffingerdarm in den Magen, der **duodenogastrale Reflux**. Meist entsteht diese Komplikation als Folge von Operationen an Magen oder Duodenum, die zu einer Schwächung des Magenschließmuskels geführt haben.

Die Typ-C-Gastritis heilt ab, wenn die auslösenden Substanzen (Noxen) vermieden werden können. Schwierig wird es, einen anderen häufigen Verursacher auszuschalten: Dauerstress. Ein permanent zu hoher Pegel an körpereigenen **Stresshormonen** im Blut führt über die komplexen Vernetzungen des Hormonsystems mit den Botenstoffen des Verdauungstrakts zu vielfältigen Problemen in diesem Bereich, so auch zu vermehrter Ausschüttung von Magensäure. Schon die Humoralmedizin beschreibt Menschen, die für eine Stressgastritis besonders anfällig sind: zum einen die aufbrausenden Choleriker, die sich rasch aufregen, zum anderen die Melancholiker. Bei den Melancholikern handelt es sich um Menschen, die sich stets verantwortlich fühlen, versuchen, perfekt zu sein, sich oft Sorgen machen oder zum Grübeln neigen. Wenn diese Charaktereigenschaften den Magen zu überfordern beginnen, benötigen die Betroffenen außer der medizinischen auch psychotherapeutische und seelische Unterstützung. Sie sollten beispielsweise Entspannungs- oder Meditationstechniken erlernen, um ihr Problem besser bewältigen zu können.

(i) Zusatzinfo

Nachteile der Protonenpumpenhemmer

Protonenpumpeninhibitoren (PPIs) werden seit den 1990er Jahren eingesetzt und haben die früher verordneten H_2-Antihistaminika bei der Behandlung von Gastritiden, Magen- und Duodenalulzera und Ösophagitis zurückgedrängt. PPIs unterdrücken die Säureproduktion des Magens rascher und effektiver. PPIs waren ursprünglich nur für eine Einnahmedauer von 4–8 Wochen bzw. bis zum Abheilen säurebedingter Läsionen konzipiert, zudem sind sie angezeigt als Magenschutz bei **Kortisontherapien** oder Behandlungen mit **nicht steroidalen Antirheumatika (NSAR)**.
Studien in verschiedenen westlichen Ländern haben neuerdings darauf hingewiesen, dass wir derzeit von einer Überverordnung ausgehen müssen: Eine Mehrzahl von bis zu 70 % der PPI-Verordnungen erfolgt ohne geeignete Indikation, z. B. prophylaktisch während Krankenhausaufenthalten [109]. Auch durch die rezeptfreie Erhältlichkeit niedrig dosierter Präparate werden PPIs von einer großen Zahl Patienten über lange Zeiträume hinweg eingenommen, für die sie nicht ausreichend getestet wurden. Derzeit wächst die Liste der Veröffentlichungen, die von negativen Folgen einer Langzeiteinnahme berichten, darunter Vitamin-B_{12}-Mangel, Magnesiummangel, erhöhtes Risiko für Knochenbrüche, Diarrhöen, Clostridium-difficile-Infektionen, Dünndarmüberwucherung, Magen- und Dickdarmkrebs, Lungenentzündungen und Nierenschäden (eine Literaturliste findet sich z. B. im Übersichtsartikel [106]). Bei älteren Patienten wurde ein erhöhtes Risiko für das Entstehen einer Demenz nachgewiesen [114].
Problematisch ist, dass **bei etwa 40 % der Anwender mit einem Rebound-Effekt** zu rechnen ist, d. h., nach dem Absetzen des Protonenpumpenhemmers verschlimmern sich die Beschwerden so stark, dass das Medikament wieder eingenommen wird, anstatt es abzusetzen [126], [130]. Dies kann zu einer **Arzneimittelabhängigkeit** führen, mit möglichen negativen Folgen der Langzeitanwendung.
Die Anwendung pflanzlicher Heilmittel kann (im Einzelfall und nach sorgfältiger Diagnosestellung!!) die Einnahme von Protonenpumpenhemmern überflüssig machen oder zumindest dazu beizutragen, dass ihre Konzentration niedrig gehalten werden kann. Beim Absetzen der PPIs sollte die Pflanzenheilkunde unbedingt zum Einsatz kommen, um einen Rebound-Effekt erträglicher

zu machen. In diesem Zusammenhang soll darauf hingewiesen werden, dass auch die möglicherweise zum Ausschleichen der PPIs eingesetzten H_2-Hemmer (z. B. Ranitidin, Cimetidin) einen Rebound- Effekt hervorrufen.

Bitte beachten: Wer langfristig mit PPIs behandelt wird, sollte täglich 500–100 µg Vitamin B_{12} einnehmen und möglichst einmal jährlich den Vitamin-B_{12}-Status mithilfe des Blutparameters Holo-Transkobalamin kontrollieren lassen.

11.2.3 Magen- und Zwölffingerdarmgeschwüre

Wenn die Defekte in der Schleimhaut so tief sind, dass sie die darunterliegende Muskelschicht erreichen, spricht man vom **Ulcus ventriculi** (Magengeschwür) bzw. vom **Ulcus duodeni** (Zwölffingerdarmgeschwür). Das Erstere kommt eher bei älteren Menschen vor, es zeigt sich durch einen Sofortschmerz nach den Mahlzeiten und ist von Appetitlosigkeit begleitet. Das Ulcus duodeni kommt häufiger vor und entsteht oft durch eine Infektion mit Helicobacter pylori (S. 149). Charakteristisch ist hier der Nüchternschmerz, der sich durch Nahrungsaufnahme bessert. Für die Ursachen der Läsionen gilt das bereits für die Gastritiden Gesagte, es muss aber nochmals darauf hingewiesen werden, dass wegen des Entartungsrisikos besondere Konsequenz in der Behandlung bis zum endgültigen Abheilen erforderlich ist. Bei der (nur begleitenden!) Phytotherapie kommen die gleichen Heilpflanzen und Maßnahmen zum Einsatz wie bei den Gastritiden.

11.2.4 Funktionelle Dyspepsie

Bei persistierenden oder chronisch immer wieder auftretenden Magenproblemen des Patienten kann *per definitionem* von einer funktionellen Dyspepsie (**Reizmagensyndrom**) gesprochen werden, wenn durch eine umfassende Diagnostik ernste Grunderkrankungen oder andere organische Ursachen ausgeschlossen werden konnten. Es darf ferner auch nicht vergessen werden, dass eine Reihe von Medikamenten Nebenwirkungen hat, die die Magenfunktion beeinträchtigen. Dazu gehören Sympathomimetika, Opiate, Parasympatholytika und Dopaminagonisten.

Eine Erklärung für das fortgesetzte Leiden an den typischen Symptomen des Reizmagensyndroms (Völlegefühl, Aufstoßen, Sodbrennen, Magenschmerzen oder Übelkeit) können Kommunikationsstörungen innerhalb des enterischen Nervensystems sein. Dabei sind zwei Mechanismen für die Entstehung der Beschwerden denkbar. Zum einen kann die Sensibilität des Patienten für innere Nervenreize, z. B. bei der Dehnung der Magenwand durch den Speisebrei, erhöht oder seine **Reizschwelle** für Schmerzempfindungen erniedrigt sein. Zum anderen können **Motilitätsstörungen** vorliegen, d. h., dass verglichen mit gesunden Patienten die Magenperistaltik langsamer, schneller oder generell in mangelhafter Koordination mit den tieferliegenden Abschnitten des Verdauungstrakts abläuft. Letzteres wird durch die Beobachtung gestützt, dass ein Reizmagensyndrom nicht selten mit einem Reizdarmsyndrom (S. 199) gekoppelt ist. Ein Indiz dafür, dass Störungen des Nervensystems beteiligt sind, ist auch das gehäufte Auftreten der typischen, oben beschriebenen Magenprobleme bei Patienten mit Diabetes, Schilddrüsenunterfunktion oder Multipler Sklerose.

Zusätzlich zu ihren Verdauungsbeschwerden leiden manche Patienten unter **allgemeinen vegetativen Symptomen** wie Erschöpfungsgefühlen, Müdigkeit, Schlafstörungen (die beiden Letzteren natürlich häufig gekoppelt), Schwitzen, depressiven Phasen, Unruhe oder sogar Angstsymptomen. Wenn Frauen mittleren Alters betroffen sind, fällt es schwer, die beschriebenen Beschwerden von denen einer Wechseljahrsproblematik abzugrenzen – vielleicht fällt ja auch tatsächlich bei manchen Patientinnen beides zusammen. Weiterhin ist es typisch für die funktionelle Dyspepsie, dass Stärke und Häufigkeit der Beschwerden schwanken und symptomfreie Phasen und Rückfälle sich unvorhersehbar abwechseln.

Wenn die fachärztlichen Untersuchungen keine greifbaren Ursachen erbracht haben, mögen Therapeuten versucht sein, rein psychosomatische Auslöser zu vermuten. Aber auch die Betroffenen selbst machen sich manchmal Vorwürfe, „hysterisch" zu sein. In einer Art Teufelskreis können solche Selbstzweifel die Beschwerden durchaus wieder verstärken.

Um eine Behandlungsstrategie zu entwickeln, ist es hilfreich, das Phänomen „Dyspepsie" in drei verschiedene, nachfolgend dargestellte Kategorien einzuteilen.

Der Übersäuerungstyp: Magenschmerzen und saurer Reflux

Dieser Patient wird häufig von Sodbrennen geplagt, d. h. von saurem Aufstoßen oder aufsteigendem Säuregefühl mit Brennen hinter dem Brustbein. Im Unterschied zur Refluxkrankheit ist aber die Speiseröhre (noch) nicht entzündet, es liegt also noch keine Refluxösophagitis vor. Die Beschwerden – auch Magenschmerzen und/oder ein brennendes Gefühl hinter dem Brustbein – verstärken sich, ähnlich wie das bei einer Magenschleimhautentzündung der Fall ist, bei leerem Magen oder nach dem Genuss von fetten, scharfen oder süßen Speisen, Alkohol und koffeinhaltigen Getränken.

Der Dysmobilitätstyp: Völlegefühl und Inappetenz

Der Betroffene empfindet häufig ein Druckgefühl im Oberbauch, der Magen fühlt sich „steinhart" an. Er bekommt während einer Mahlzeit schnell ein vorzeitiges Sättigungsgefühl, oft auch Abneigung gegen weiteres Essen bis hin zur Übelkeit. In großem zeitlichem Abstand zum Essen oder nachts verschwinden die Beschwerden.

Hierfür verantwortlich ist vermutlich eine Störung der Magenmotilität. Die unwillkürlichen Bewegungen der Muskulatur der Magenwand werden als Magenperistaltik bezeichnet. Sie dienen dazu, den aufgenommenen Nahrungsbrei in Richtung Magenausgang, zum Pförtner, zu transportieren. Geschieht dies zu langsam, entstehen nach einer Mahlzeit rasch Völle- und Druckgefühle. Der Magen versucht, durch die Produktion von mehr Magensäure die langsame Entleerung zu kompensieren. Gerade bei zu großen Nahrungsmengen oder sehr fester Nahrung kommt es dann zum Aufsteigen, also dem Reflux, von Magensäure. Die Stauung des Nahrungsbreis im Magen kann ferner bei empfindlichen Personen einen Brechreiz auslösen. Die Druckschmerzen im Oberbauch können sich so steigern, dass das Herz beengt wird und Symptome wie Herzrasen oder -stolpern, „Herzschmerzen" und Schweißausbrüche oder Kreislaufprobleme auftreten, die im schlimmsten Fall mit denen eines Herzanfalls verwechselt werden können.

Der Aerophagietyp: Blähungen und Aufstoßen

Der Betroffene leidet vor allem unter Blähungen, Aufstoßen und oftmals unter einem aufgetriebenen Bauch. Der Fachbegriff für Übermaß an Luft im Bauch ist **Meteorismus**, der für einen starken Abgang von Darmgasen **Flatulenz**. Als **Borborygmus** bezeichnet man allgemein durch die Darmperistaltik hervorgerufene, knurrende Darmgeräusche, die durch die Bewegung von Flüssigkeit und Gasen im Darmlumen entstehen. Sie können durch Verdauungsstörungen hervorgerufen werden. Auch das „Magenknurren" bei leerem Magen wird als Borborygmus bezeichnet. Hervorgerufen wird es durch den Austritt eines Gemischs aus Magensäure und Luft, das durch Motorik des leeren Magens in den Darm befördert wird. Hauptsächlicher Geräuschproduzent ist dabei das Jejunum („Knurrdarm"). In manchen Situationen kann dieses natürliche Magengeräusch als peinlich empfunden werden: So sollen Mönche schon im Mittelalter während langer Gottesdienste Fenchelkörner gekaut haben, um nicht unangenehm aufzufallen. Die ätherischen Öle des Fenchels wirken entspannend auf die Magenperistaltik!

Wie schmerzhaft jemand Blähungen empfindet, hängt von der persönlichen Empfindsamkeit ab. Wie im Abschnitt über Reizdarmpatienten (S. 199) beschrieben wird, gibt es Menschen mit erhöhter Darmsensibilität. Einige empfinden schon geringe Gasmengen im Bauch als pathologisch und störend, andere sind wesentlich weniger empfindlich. Flatulenz ist natürlich aus sozialen Gründen belastend. Blähungen und Flatulenz, die nur sporadisch auftreten, haben aber keinen Krankheitswert. Werden sie chronisch oder gehen mit starken Bauchschmerzen, Erbrechen oder verändertem Stuhlgang einher, muss die Ursache ärztlich abgeklärt werden.

Eine übermäßige Gasentwicklung im Darm kann sich in reflektorischen Herzschmerzen äußern, die die Patienten sehr beunruhigen. Dieses Phänomen ist nach dem deutschen Internisten Ludwig von Roemheld (1871–1938) benannt: **Roemheld-Syndrom**. Begründet wird die Schmerzempfindung am Herzen mit den Folgen des inneren Gasdrucks auf das Zwerchfell. Es wird nach oben gedrückt und beengt die im Brustraum liegenden Organe, also auch den Magen und das Herz. Hierdurch wird die Beweglichkeit des Magens, seine Motilität, beeinträchtigt. Leider verursachen manche häufig verwendeten Medikamente zur Neutralisierung der Magensäure selbst eine Gasentwicklung (wenn sie Natriumhydrogenkarbonat enthalten wie z. B. **Bullrichsalz, Haushalts-Natron**), so dass es zu einem Teufelskreis kommen kann. Bei manchen Personen reagiert der Magen, vermittelt durch das mageneigene Hormon Gastrin, auf die häufige Anwendung von Antacida (säurebindende Mittel) mit einer noch stärkeren eigenen Säureproduktion. Damit beginnen die Probleme wieder von vorne.

Bei einem Aerophagiepatienten gilt es zunächst, herauszufinden, ob der Betroffene unterscheiden kann, in welcher Körperregion die Gasblasen entstehen. Manche Menschen neigen aufgrund von Nervosität oder unter Stress dazu, beim Essen unbewusst mit der Nahrung **viel Luft zu schlucken** (möglicherweise geschieht das auch, weil sie während des Essens viel reden). Wenn man als Therapeut den Eindruck hat, einen solchen Menschentypus vor sich zu haben, gilt es, feinfühlig diese Zusammenhänge aufzudecken. Das Bewusstmachen von Dauerstresszuständen oder Konflikten, die nervöses Verhalten auslösen, kann hilfreich sein. Neben den Heilpflanzen, die karminativ, also blähungswidrig wirken, sind hier auch Sedativa und/oder psychotherapeutische Maßnahmen anzuraten.

Darmgase, die im **Inneren** des Körpers entstehen, entwickeln sich durch Verdauungsprozesse, insbesondere wenn ballaststoffreiche Kost mithilfe der Darmbakterien zersetzt wird. Dabei entstehen unter anderem Methan, Wasserstoff und Kohlendioxid. Bei gesunder und intakter Darmschleimhaut tritt ein Großteil dieser Gase durch die Darmwand ins Blut über und wird zur Lunge transportiert, wo sie abgeatmet werden. Nur ein kleiner Rest entweicht normalerweise über den Darm. Chronisch entzündliche Erkrankungen der Darmschleimhaut (z. B. auch durch Nahrungsmittelallergien verursachte) können sich also dadurch bemerkbar machen, dass nicht mehr genug Gas ins Blut übertritt und deshalb durch Flatulenz oder Aufstoßen beseitigt werden muss. Bei Laktose- oder Fruktoseintoleranz dagegen trägt ein übermäßiges Bakterienwachstum dazu bei, dass vermehrt Stoffwechselgase produziert werden, da diese Bakterienspezies die Zuckermoleküle verdauen, die aufgrund der Intoleranz nicht aus dem Darm resorbiert werden können.

Nachfragen sollte man auch nach vermehrten Antibiotikabehandlungen in der Vorgeschichte, die zu einer Störung der Zusammensetzung der Mikrobiota geführt haben könnten.

Bei **chronischen Blähungen** sollte zur Abgrenzung von einer funktionellen Dyspepsie abgeklärt werden, ob eine der folgenden Erkrankungen zugrunde liegt:

- CED (Colitis ulcerosa oder Morbus Crohn),
- Divertikulitis,
- Sprue bzw. Glutenunverträglichkeit,
- Laktose- oder Fruktoseintoleranz,
- Kuhmilch-, Weizen- oder andere Nahrungsmittelallergien oder
- Reizdarm (als Ausschlussdiagnose).

Auch einige andere Erkrankungen, z. B. eine Proktitis, Bauchspeicheldrüsenerkrankungen oder eine Leberzirrhose, verursachen Blähungen. Darmverschluss, z. B. durch Tumore, kann sich u. a. mit diesem Symptom äußern.

Harmlosere Faktoren sind **Ernährungsfehler**: Zu üppige, zu fette oder zu süße Mahlzeiten erhöhen die Gasproduktion im Bauch, weil die Enzyme des Verdauungstrakts nicht genügend Kapazitäten haben, um die Nahrung vollständig zu zerlegen. Dann werden wiederum Darmbakterien aktiv, die andere Stoffwechselmuster haben und vermehrt Gase produzieren.

Bei Übergewicht, metabolischem Syndrom oder chronischer Verstopfung wird meist versucht, die Patienten auf ballaststoffreichere Kost umzustellen. Plötzliches Umstellen der Ernährung kann ein Blähfaktor sein, da die Darmflora des Patienten zunächst nicht an dieses Nährstoffspektrum angepasst ist. Besonders Vollkorn enthält einen Großteil an unlöslichen und unverdaulichen Ballaststoffen, die erst im Dickdarm durch Bakterien abgebaut werden können. Es ist grundsätzlich vernünftig, die Patienten vor und während der Umstellung Ernährungstagebücher schreiben zu lassen, um gemeinsam einen Plan zum **langsamen Aufbau der ballaststoffreichen Kost** zu erarbeiten.

11.2.5 Diabetische Gastropathie

Die **diabetische Gastropathie** ist ein Syndromkomplex, der durch einen über lange Zeit bestehenden Diabetes mellitus hervorgerufen wird. Die allgemeine Beeinträchtigung des Nervensystems durch den gestörten Zellstoffwechsel wirkt sich auch im Verdauungstrakt gravierend aus. Motilitätsstörungen von Magen, Darm und Gallenwegen führen zu verlangsamten Verdauungsprozessen und verursachen in der Folge Dysbiosen, d.h. Störungen der Mikrobiota, meist mit der Folge von Verstopfung (S. 223). Gerade ältere Diabetiker sind häufig multimorbide und stehen deswegen unter einer Polymedikation. In diesen Fällen ist es besonders wünschenswert, die Motilitätsprobleme des Verdauungstrakts nicht durch weitere synthetische Medikamente (beispielsweise Prokinetika wie Metoclopramid), sondern möglichst mit naturheilkundlichen Methoden zu behandeln.

Zusatzinfo

Metoclopramid (MCP-Tropfen)

Schulmedizinisch werden bei Motilitätsstörungen und Übelkeit Prokinetika eingesetzt, also Medikamente, die die Bewegung des Magens beeinflussen. Das bekannteste Mittel ist wohl Metoclopramid (MCP-Tropfen). Nach vielen Jahren intensiver Verschreibung wurde das Medikament wegen der Gefahr schwerer Nebenwirkungen 2015 vom Markt genommen. Seit 2017 darf es in geringerer Konzentration und unter eingeschränkten Bedingungen (z. B. bei schwerwiegenden Fällen von Übelkeit wie bei einer Zytostatika-Behandlung) wieder eingesetzt werden.

In Fällen leichter bis mittlerer Beschwerden können mit geeigneten Kombinationen von Phytotherapeutika gute Erfolge erzielt und es kann auf das umstrittene MCP verzichtet werden. Beispielsweise wird bei funktioneller Dyspepsie Iberogast Flüssigkeit empfohlen (vgl. dazu: Deutsche Gesellschaft für Gastroenterologie, Verdauungs- und Stoffwechselkrankheiten unter www.dgvs.de/wissen-kompakt/leitlinien/leitlinien-dgvs/).

Anmerkung: Im Fall von Motilitätsstörungen ist „Iberogast Classic“ dem Produkt „Iberogast Advance“ vorzuziehen. Bei Letzterem wurde Schöllkraut aus der Rezeptur entfernt, das aber bei der klassischen Rezeptur wesentlich zur motilitätssteigernden Wirkung beiträgt.

Zusatzinfo

Opioide und Magenmotilität

Es ist allgemein bekannt, dass Opioide über sogenannte **μ-Rezeptoren** in der Darmschleimhaut die Motilität des Darms hemmen und Verstopfung verursachen. Weniger bekannt ist, dass solche Rezeptoren sich auch im Magen befinden. Bei einer notwendigen Schmerzmedikation durch Opioide ist also damit zu rechnen, dass die Verdauungsarbeit des Magens gedämpft wird. Dies führt nicht nur zur längeren Verweildauer der Nahrung im Magen mit den bereits beschriebenen negativen Folgen. Das längere Liegen im Magen verringert auch die Wirksamkeit des Opioids selbst. Das gilt genauso für andere, gleichzeitig einzunehmende Medikamente, deren Pharmakokinetik sich unter diesen Bedingungen nicht mehr zuverlässig einschätzen lässt. Dieser negative Effekt kann abgeschwächt werden, wenn die Medikamente auf nüchternen Magen eingenommen

werden und nicht nach einer Mahlzeit. Patienten empfinden Letzteres aber subjektiv häufig als angenehmer.
Kompromiss: Einnahme der Medikamente gleich zu Beginn, mit dem ersten Bissen einer Mahlzeit [99].

11.3 Magenassoziierte Beschwerden

11.3.1 Übelkeit und Erbrechen

Das Erbrechen ist in erster Linie ein **Schutzreflex**. Er soll uns davor bewahren, dass unverträgliche oder giftige Substanzen, die wir mit der Nahrung aufgenommen haben, vom Magen aus in tiefere Körperbereiche gelangen. Sensoren in der Wand von Speiseröhre und Magen leiten dazu ihre alarmierende Information in eine Region des Gehirns, die „Brechzentrum" genannt wird. Dieses ist imstande, die komplexen Muskelaktivitäten auszulösen und zu koordinieren, die notwendig sind, um den Magen schwallartig zu entleeren.

Viele von uns haben die leidvolle Erfahrung gemacht, dass das Brechzentrum auch auf andere Weise aktiviert werden kann: Übelkeit oder Erbrechen tritt auf, obwohl keine konkrete Vergiftungsgefahr bestanden hat. Verantwortlich dafür kann der **Nervus vestibularius** sein, der für das Gleichgewichts zuständig ist. Wird er irritiert, z. B. bei Schiffs- oder längeren Autoreisen, löst er Übelkeit aus. Diese Beschwerden nennt man **Kinetosen**. Letztendlich sind sie harmlos, da sie verschwinden, sobald sich der Nerv wieder beruhigen konnte.

Ernste Ursachen für Übelkeit sind Schockzustände körperlicher oder seelischer Natur. Auch schwere Erkrankungen oder Medikamente, deren Einsatz unumgänglich ist, können dazu führen; in diesem Fall muss die Übelkeit von autorisierten Fachkräften behandelt werden. Auch bei einer häufigen Erscheinung, der Schwangerschaftsübelkeit, sollte in jedem Fall die Beratung von Spezialisten gesucht werden, bevor man sich mit pflanzlichen Heilmitteln selbst medikamentiert.

Übelkeit als Folge von Chemotherapien

Chemotherapeutika gegen Krebs bekämpfen Zellen, die sich häufig durch Zellteilung erneuern. Das trifft für Tumorzellen genauso zu wie für Darmzellen. Werden diese geschädigt, setzen sie Serotonin frei, das als Botenstoff an Nervenzellen andockt und so das Brechzentrum im Gehirn aktivieren kann. Die Folge sind Übelkeit und Erbrechen – eine ernste Nebenwirkung für Tumorpatienten, die sich durch ungenügende Nahrungsaufnahme nicht noch weiter schwächen sollten. Antiemetische Medikamente besetzen die Andockstellen auf den Nervenzellen und verhindern die Serotoninbindung. Inhaltsstoffe des Ingwerwurzelstocks wirken auf die gleiche Weise gegen Übelkeit.

11.4 Patientenberatung

Die Betreuung von Patienten mit einer Reizmagen- und/oder Reizdarmproblematik gehört zu den typischen Aufgaben einer Naturheilpraxis, da für die langwierige, Geduld erfordernde Behandlung den Ärzten in den Allgemein- und Gastroenterologiepraxen in der Regel nicht die erforderliche Zeit zur Verfügung steht. Die Erfahrung im Umgang mit Reizmagenpatienten zeigt, dass es nicht nur vermessen wäre, ihr Leiden als „psychosomatisch" abzutun, sondern regelrecht kontraproduktiv. Beispielsweise kommen manche Magenchroniker in die Naturheilpraxis, weil sie am Ende einer Odyssee aus Arztterminen und diagnostischen Untersuchungen mit einem Rezept für ein **Antidepressivum** und der Aussage, man hätte „nichts Ernstes" finden können, entlassen wurden. Nach dem Durchlesen des Beipackzettels lehnen nicht wenige dieser Patienten das Antidepressivum ab, erstens aus Angst vor den dort aufgeführten

Nebenwirkungen, vor allem aber, weil sie sich meist nicht als depressiv empfinden und sich durch diese Verschreibung nicht ernst genommen fühlen.

Als Therapeut einer Naturheilpraxis steht man nun vor der besonderen Anforderung, für diesen besonderen Patienten eine erfolgreiche Therapie zu finden, schließlich führt jeder Misserfolg beim Patienten zu erneuter Frustration und kann in einem Teufelskreis negativer Emotionen sein Leiden weiter verstärken. Die Mitarbeit des Patienten ist deshalb besonders bei Magenerkrankungen von essenzieller Bedeutung für den Behandlungserfolg.

Bei der Beratung kann, wie schon in den vorherigen Kapiteln beschrieben, das Sechs-Säulen-Prinzip, die ***Sex res non naturales***, dem Therapeuten eine gedankliche Stütze sein. Ganz im Sinne der Klostermedizin muss allerdings aus dem Arsenal an Ratschlägen das individuell zu diesem Patienten Passende herausgesucht werden. Es wird beispielsweise wenig sinnvoll sein, einem betagten oder gebrechlichen Patienten ausgedehnte Spaziergänge an der frischen Luft zu empfehlen, um die Magenmotilität zu fördern. Eine alleinerziehende Mutter, die aus Zeitgründen für sich und ihre Kinder oft Convenience-Food auf den Tisch bringen muss, sollte nicht noch mit komplizierten Diätvorschriften überlastet werden usw. Es ist wesentlich, dass Therapeut und Patient sich die Zeit nehmen, gemeinsam die Maßnahmen zu erarbeiten, die in der Realität auch umsetzbar sind. Die Patientenmerkblätter „Begleitende Maßnahmen bei Magenproblemen, Sodbrennen und Reflux“ (S. 162) und „Hinweise für Patienten mit Neigung zu Blähungen“ (S. 163), die Sie den Patienten auch für zu Hause mitgeben können, können zunächst als Gesprächsgrundlage dienen, sind aber auch hilfreich als **Checklisten** bei wiederkehrenden Besuchen des Patienten in der Praxis. Auf diese Weise kann man kontrollieren, welche Verhaltensregeln der Patient sich schon zur Gewohnheit machen konnte, und bei welchen das warum nicht gelang. So lassen sich wertvolle Erfahrungen für die präventive Patientenberatung gewinnen.

Aer: gesunde Luft Das Einatmen frischer, reiner Luft beruhigt den Magen. Dies hat nicht nur mit der Beseitigung übler Gerüche und Ausdünstungen zu tun, die aufgrund der Verknüpfung von Riech- und Brechzentrum im Gehirn das Unwohlsein und die Übelkeit verstärken. Das Lüften von Räumen, vor allem aber die Körperbewegung bei einem Spaziergang, führen zu einer besseren **Sauerstoffversorgung** der Magenschleimhaut und aller inneren Organe. Dies ist der Magenmotilität förderlich und erleichtert die Verdauung. Bei manchen Patienten wird es angebracht sein, im Sinne einer Ordnungstherapie auf eine Lebensführung mit fest eingeplanten Zeiten für Bewegung an der frischen Luft hinzuarbeiten. Dass sie sich tatsächlich zu wenig bewegen, können Menschen mithilfe von Schrittzählern oder entsprechenden Apps auf dem Smartphone gut nachvollziehen. Das kann eine gute therapeutische Unterstützung sein, da wir erfahrungsgemäß dazu neigen, uns bezüglich unserer körperlichen Aktivitäten zu überschätzen.

Eine **Aromatherapie** mit aromatischen Ölen kann geschwächten und bettlägerigen Patienten helfen. Frische, anregende Geruchsnoten (beispielsweise von Ingwer, Zitrusfrüchten oder Minzen) beleben den Kranken und dämpfen Übelkeit und Völlegefühle. Aromatherapien, z. B. mittels Duftlampen oder Raumsprays, sollten nur nach fachkundiger Unterweisung durchgeführt werden. Beispielsweise sind Tumorpatienten unter einer Chemotherapie häufig sehr geruchsempfindlich. Richtig dosiert, können ätherische Öle aber den Effekt von Antiemetika (Mittel gegen Übelkeit) unterstützen.

Motus et quies: Bewegung und Ruhe Wesentliches über die förderliche Körperbewegung, z. B. beim klassischen Verdauungsspaziergang, wurde oben schon gesagt. Deshalb soll hier auf den Punkt „Ruhe“ eingegangen werden. Darunter fällt zum einen das „Verdauungsschläfchen“ nach dem Essen. Wer unter Sodbrennen leidet, sollte sich allerdings unmittelbar nach einer Mahlzeit nicht flach hinlegen, da diese Position das Hochsteigen der Säure fördert. Eine Ruhephase nach dem Essen, auch aufrecht sitzend, unterstützt jedenfalls die inneren Organe bei der Arbeit, denn der Vorgang des Verdauens verbraucht Energie. Zum anderen ist die Zeitspanne wichtig, die dem Esser **während** einer Mahlzeit zur Verfügung steht. Zeitdruck und Dauerstress sorgen für eine sympathotone Stoffwechsellage, die für die Funktionen des parasympathisch innervierten Verdauungstrakts ungünstig ist. Der Tagesablauf vieler Menschen sieht eine angemessene Essenspause wohl nicht vor, was vermutlich zur hohen Prävalenz des Reizmagensyndroms beiträgt. Für Deutschland wird etwa davon ausgegangen, dass bis zu **20 % der Bevölkerung von einer chronischen funktionellen Dyspepsie** betroffen sind [100]. Wünschenswert wäre eine Essenskultur, in der man sich einer Mahlzeit achtsam und ablenkungsfrei widmen kann. Es ist erfahrungsgemäß auch wichtig, Patienten die Vorteile des langsamen und gründlichen Kauens zu erklären, angefangen von der positiven Wirkung für die Zähne und den Speichelfluss bis hin zur Vermeidung von schwerverdaulichen Nahrungsmengen im Magen und dem Benefit einer früher einsetzenden Sättigung, die sich positiv auf die Gewichtsregulierung auswirkt.

Somnus et vigilia: Schlafen und Wachen Wie bereits in Kap. 10.4 (S. 125) erläutert, unterstützt ein regelmäßiger Schlaf-Wach-Rhythmus die Verdauungstätigkeit. Auch für Magenkranke gilt natürlich, dass die körpereigene Bekämpfung von Entzündungen erleichtert wird, wenn dem Immunsystem während des Schlafs vermehrt Energie zur Verfügung steht. Es sollte also möglichst so gegessen werden, dass die **Nachtruhe nicht gestört** wird. Fett- und proteinreiche Mahlzeiten, die lange im Magen liegen, sollten beim Abendessen vermieden werden. Auf der anderen Seite behindert auch ein leerer, knurrender Magen das Einschlafen, besonders wenn **säurebedingte Hungerschmerzen** auftreten. Menschen mit akuten Gastritiden oder chronischem Sodbrennen sollten selbst herausfinden, welche Uhrzeit für das Abendessen für sie die günstigste ist, um zu einem möglichst erholsamen Schlaf zu finden. Durch pauschale Aussagen wie „drei bis vier Stunden vor dem Zubettgehen sollte nicht mehr gegessen werden" ist diesen Patienten nicht geholfen. Wichtiger sind praktische Ratschläge zum Schutz der Magenschleimhaut bei Nacht. Dazu gehören das Hochstellen des Kopfendes am Bett und die Anweisung, schützende Schleimzubereitungen oder Süßholztee als Letztes am Abend zu sich zu nehmen bzw. dann eine Rollkur (S. 164) durchzuführen. Für Patienten, die fürchten, durch die späte Flüssigkeitseinnahme nachts zur Toilette zu müssen, ist folgender Hinweis hilfreich:

Nach der Einnahme größerer Flüssigkeitsmengen kommt es **etwa nach 20 Minuten** zur Urinausscheidung über die Blase (dies ist bekannt aus Untersuchungen zum sogenannten Volhard'schen Wasserstoß, siehe z. B. [92]). In der Praxis hat es sich bewährt, den Patienten zu empfehlen, etwa 30 Minuten nach der letzten Einnahme von Tees etc. nochmals zur Toilette zu gehen. Solche Hinweise können erheblich zur Compliance des Patienten und z. B. zum Erfolg einer Rollkur beitragen.

Accidentia animae: Pflege der Psyche Der Volksmund sagt, dass Dauerstress oder Kummer „auf den Magen schlagen". Das gilt insbesondere bei Menschen, wie sie im Kapitel zum Reizdarm (S. 199) beschrieben werden, den Patienten mit überwiegend melancholischem Temperament. Eine solche Veranlagung offenbart sich meist schon beim ersten Anamnesegespräch. Selbstverständlich können bei allen Menschen schwierige Lebensumstände wie z. B. Mobbing im Beruf oder persönliche Schicksalsschläge eine chronische Magenbelastung hervorrufen. Man kann bei der Inspektion der Zunge der Betroffenen häufig **Zahneindrücke an den äußeren Zungenrändern** feststellen. Sie deuten auf eine gewohnheitsmäßige Verkrampfung der Kiefermuskulatur aufgrund von innerer Unruhe hin. Es hat sich in der Praxis gezeigt, dass ein guter Einstieg in das Patientengespräch sein kann, mit ihr oder ihm darüber zu sprechen, dass man Zahneindrücke auf der Zunge festgestellt hat. Zeit für vertrauensvolle Gespräche mit dem Therapeuten sind gerade für Magenpatienten von außerordentlicher Wichtigkeit. Es ist für eine erfolgreiche Behandlung von Magenproblemen unerlässlich, psychische Probleme aufzudecken, die ursächlich daran beteiligt sein könnten. Entspannungstechniken und/oder Psychotherapien haben bei der Behandlung von Magenerkrankungen dieselbe Bedeutung wie bei der Behandlung von Lebererkrankungen (S. 125).

Angststörungen werden mit einem Serotoninmangel in Verbindung gebracht, der sich durch über Jahre andauernden chronischen Stress, seelische Belastungen oder Kummer entwickeln kann. Pathologische Angststörungen (also solche, die über eine reine Befindlichkeitsstörung hinausgehen) sind häufig an Einschlaf- oder Durchschlafprobleme, Depressionen und Reizmagen- oder Reizdarmsymptomen gekoppelt. Auch neurologische Probleme, wie sie bei der **Fibromyalgie** auftreten, z. B. eine übermäßige Sensibilisierung der Nerven bei der Schmerzwahrnehmung, können zum Syndromkomplex Angststörung bei Reizdarm-/Reizmagensyndrom hinzukommen. Diese Zusammenhänge erklären sich aus einer Störung des Serotoninstoffwechsels der Nerven.

Merke

Eine vorliegende Angststörung kann sämtliche Therapiebemühungen, die gegen Magen- oder Darmbeschwerden unternommen werden, zunichtemachen, da ihre Ursache nicht beseitigt wurde!

Falls solche Patienten nicht bereits unter einer Medikation mit Antidepressiva (z. B. **Serotonin-Wiederaufnahmehemmern**, SSRI) in die Naturheilpraxis kommen, lohnen sich Therapieversuche mit pflanzlichen Sedativa. **Baldrian, Hopfen, Melisse** und **Lavendel** haben sich seit Jahrhunderten gegen Unruhesymptome bewährt. Zubereitungen aus diesen Arzneipflanzen haben eine große therapeutische Breite, so dass sie auch zur Selbstmedikation empfohlen werden können; bei ausgeprägten Angststörungen reicht ihre Wirkkraft allerdings nicht aus. Johanniskraut (**Abb. 11.1**) hat zusätzlich zur angstlösenden auch eine allgemein stimmungsaufhellende Wirkung und kann aufgrund seines Wirkmechanismus eine gute Alternative zu SSRI sein, allerdings sind beim Einsatz von Johanniskraut die möglichen Wechselwirkungen mit anderen Medikamenten unbedingt zu beachten. Die Serotonin-Vorstufe Tryptophan kann bei Reizmagen und Reizdarm versuchsweise anstatt Johanniskraut gegeben werden (z. B. Ardeytropin, 500 mg Tryptophan, 2 Tabletten abends).

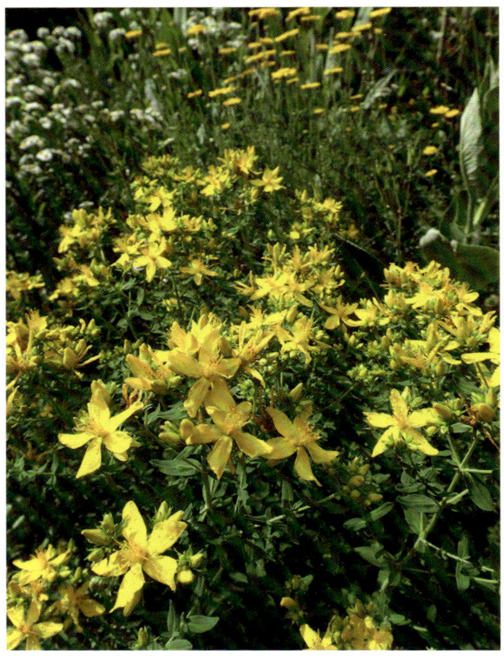

Abb. 11.1 Beim Zerreiben der Blüten des Johanniskrauts tritt ein roter Saft aus, der im Sinne der Signaturenlehre vor allem mit Blut und der Wundheilung in Zusammenhang gebracht wurde. Dennoch zeigt der mittelalterliche Name für die Pflanze *Fuga Daemonum* (Vertreiber von Dämonen), dass man die stimmungsaufhellende Wirkung ebenfalls erkannt hatte – auch wenn man das Auftreten von Depressionen der Zeit gemäß als den Einfluss böser Geister interpretierte.

***!* Vorsicht**

Weder Johanniskraut noch Tryptophan dürfen verordnet werden, wenn ein Patient gleichzeitig Serotonin-Wiederaufnahmehemmer (SSRI) einnimmt. Es kann sonst aufgrund von Überdosierung zu einem potenziell lebensgefährlichen Serotonin-Syndrom kommen!

Die aus Südamerika stammende **Passionsblume** (**Abb. 11.2**) ist natürlich keine Pflanze der Klostermedizin, doch ihre angstlösende Wirkung war dort schon den Ureinwohnern bekannt. Passionsblumen-Extrakte sind ein gutes Add-on-

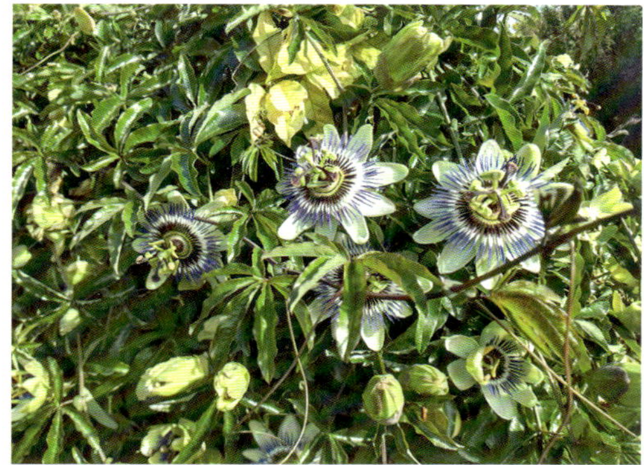

Abb. 11.2 Die tropische Passionsblume wurde erstmals im frühen 17. Jahrhundert aus Mittelamerika nach Europa gebracht. Dort interpretierte man die auffällige Blüte im Sinne der Signaturenlehre als Abbild der Marterwerkzeuge bei der Passion Christi.

Medikament, d.h., sie haben keine bekannten Wechselwirkungen und können auch bei Patienten gegeben werden, die bereits mehrere andere Medikamente einnehmen müssen. Die anxiolytische Wirkung tritt bereits nach wenigen Tagen ein. Passionsblume macht nicht müde und wird von den Patienten im Allgemeinen sehr gut akzeptiert (z.B. Pascoflair 425 mg, 2-mal täglich 1 Tablette). Passionsblume ist bei Unruhepatienten das Mittel der Wahl, wenn diese chemisch-synthetische Antidepressiva ablehnen, andererseits aber Johanniskraut nicht gegeben werden kann (z.B. bei Frauen, die Ovulationshemmer einnehmen, denn deren Wirkung würde durch Johanniskraut herabgesetzt).

Cibus et potus: Speisen und Getränke Die Gesundheit des Menschen beruhe in erster Linie auf der Verträglichkeit der Speisen, schrieb der griechische Arzt Anthimus um 500 n.Chr. und verfasste damit den wohl bekanntesten Satz des *Lorscher Arzneibuchs*. Die Ernährungsberatung ist, wenn man so will, eine klassische Domäne der Klosterheilkunde. Auch Avicenna, dessen berühmter *Kanon der Medizin* in weiten Teilen auf der Humoralpathologie Galens aufbaute, räumte der Diätetik einen großen Stellenwert ein und verankerte sie als wesentliche Säule der Gesundheitsvorsorge in der arabisch-islamischen Medizin. Heute ist die Beschäftigung mit Ernährungsfragen in den Industrienationen hoch modern, allerdings gehen zur Frage der gesündesten Ernährungsweise oder der besten Diäten die Meinungen auseinander. Von speziellen Ernährungsformen, z.B. Low-Carb- oder ketogener Diät, auch von komplizierten Protokollen wie der Low-FODMAP-Diät, haben die meisten Magenpatienten, wenn sie sich in der Praxis vorstellen, schon gehört oder gelesen. Allerdings stellt sich im Beratungsgespräch oft heraus, dass grundlegende lebensmittelchemische und ernährungsphysiologische Kenntnisse nicht vorhanden sind, beispielsweise wenn es darum geht, Nahrungsmittel nach den vorrangig enthaltenen Makronährstoffen einzuteilen. Solche Patienten werden sich deshalb weniger aus rationalen Gründen für bestimmte Ernährungsformen interessieren, sondern nach Hörensagen vorgehen oder aber – falls ihre Lebensqualität durch ihre Beschwerden stark beeinträchtigt ist – nach „jedem Strohhalm greifen" und mehr oder weniger planlos alles Mögliche ausprobieren. Eine seriöse und vor allem dem Kenntnisstand des Patienten angepasste Ernährungsberatung ist deshalb besonders wichtig, um Misserfolge und Frustrationen zu vermeiden.

Zur Zeit der Klostermedizin wurde kein prinzipieller Unterschied zwischen Arzneimitteln und Nahrungsmitteln gemacht. Was die Prinzipien der Verordnung betraf, waren Therapeut und Patient damals auf dem gleichen Kenntnisstand: Das Gesundheitssystem der Viersäftelehre war in sich geschlossen, plausibel und für jedermann nachvollziehbar. Heute ist die Ernährungsberatung komplexer und komplizierter geworden – bedingt durch unsere gewachsenen ernährungsphysiologischen Kenntnisse auf der einen und die größere Vielfalt der erhältlichen Nahrungsmittel auf der anderen Seite. Wir müssen zudem die weite Verbreitung von Nahrungsmittelunverträglichkeiten beachten. Eine stetig wachsende Zahl von Menschen möchte sich vegetarisch oder vegan ernähren, auch dies muss respektiert und einbezogen werden. Es hat sich bewährt, als Grundlage der Beratung die Patienten um ein ehrliches, detailliertes **Protokoll der üblichen Ernährung über mindestens 14 Tage** zu bitten (Foodtracking-Apps auf dem Smartphone können eventuell helfen, wenn diese Aufgabe als zu mühsam erachtet wird). Eine gründliche gemeinsame Auswertung des Protokolls wird Kenntnislücken des Patienten aufdecken und bietet die Anknüpfungspunkte, um über die näheren Lebensumstände des Patienten ins Gespräch zu kommen, sofern sie für die Therapie von Relevanz sind.

Prinzipielles zur magenfreundlichen Ernährung wurde oben schon gesagt: Speisen sollten möglichst wenig von den Stoffen enthalten, die den Magen zur Ausschüttung von Säure anregen. Neben Fett, Zucker und Koffein gehören dazu auch Bitterstoffe (S. 99). Letzteres ist den Patienten oft nicht bekannt und man sollte darüber aufklären, dass bittere **Kräutertees bei Säurebeschwerden kontraindiziert** sind. Kräutertees werden außerdem in der Werbung häufig als „basisch" angepriesen, ein Begriff, der impliziert, dass die Magensäure damit neutralisiert werden könnte. Dafür reicht die Pufferkapazität der Tees aber bei Weitem nicht aus. Ähnlich irreführend ist es, Personen mit chronischen Magensäureproblemen eine **„basische Ernährung"** zu empfehlen. Diese besteht überwiegend aus Gemüse, das aufgrund seines Kalium- und Magnesiumgehalts tatsächlich viele Basenäquivalente liefert. Gleichzeitig sieht das Konzept der basischen Ernährung aber vor, den Konsum von Kohlenhydraten einzuschränken, da diese im Stoffwechsel zu sauren Metaboliten führen. Magenfreundliche Speisen sollten aber den Magen nicht belasten – und das trifft vor allem für Reis, Mais, Kartoffeln oder Hafer mit ihren leicht verdaulichen Kohlenhydraten zu. Diejenigen Magenpatienten, die sich wegen ihrer Gewichtsprobleme für eine Low-Carb-Ernährung entschieden haben, vertragen diese möglicherweise nicht gut, denn sie nehmen dabei überwiegend schwerverdauliche Ballaststoffe, Proteine und Fett zu sich. Ein guter Kompromiss ist es, magenkranken Patienten die klassische Krankenkost zu empfehlen, wie sie auch aus der Volksheilkunde überliefert ist: Leichtverdauliche, nicht blähende Gemüsesorten wie Karotten, Pastinake oder Fenchel, leichtverdauliche Kohlenhydrate aus Reis und Kartoffeln und leichtverdauliches Protein, z. B. aus Geflügel und Fisch. Die Zubereitung sollte fettarm erfolgen, und Dünsten und Kochen sollte dem Braten vorgezogen werden.

Getränke sollten weder eisgekühlt noch zu heiß konsumiert werden, zudem weder Alkohol noch Kohlensäure enthalten, da die Gasblasen, z. B. in Limonade oder „spritzigen" Mineralwässern, eine entzündete Magenschleimhaut mechanisch reizen.

Repletio et evacuatio: Füllen und Ausleiten Der Magen eines durchschnittlichen Erwachsenen kann etwa 2 Liter Inhalt aufnehmen. Bei übergewichtigen Personen kann der Magen vergrößert sein, wenn diese regelmäßig zugroße Portionen zu sich nehmen. Der Magen kann sich also in gewissem Maß an die Essensgewohnheiten anpassen. Bekömmlich sind aber Mahlzeiten, die das Füllungsvermögen des Magens nicht ausschöpfen. Bei kleineren Portionen wird die Magenmotorik nicht überlastet und der Speisebrei wird gleichmäßiger abtransportiert. Gleichzeitig müssen nicht so große Mengen an Verdauungssäften produziert werden, und die Gefahr des Hochsteigens von Magensäure ist geringer. Wenn trotz dieser spürbaren Vorteile von kleineren Mahlzeiten oft zu viel auf einmal gegessen wird, kann das (neben einem guten Appetit, bei dem „die Augen größer sind als der Magen"), die verschiedensten Gründe haben. Das kann Heißhunger sein, weil zu unregelmäßig gegessen wird, kompensatorisches Essen bei psychischen Problemen, Zeitmangel beim Essen oder einfach Gedankenlosigkeit beziehungsweise Ablenkung, z. B. durch Gespräche oder Fernsehen während des Essens. Bei Patienten, die vor allem über Völlegefühle und Übersäuerung klagen, muss möglicherweise erst ein Bewusstsein für ihr Essverhalten und dessen Ursache geschaffen werden.

Die **Steuerung des Sättigungsgefühls** unterliegt einem komplexen Zusammenspiel zwischen dem Hypothalamus im Zwischenhirn und Botenstoffen des Stoffwechsels und ist bei Weitem nicht abschließend erforscht. Es ist davon auszugehen, dass individuelle Unterschiede zwischen verschiedenen Menschen bezüglich der Essenszeit und Essensmenge, nach der sie sich gesättigt fühlen und die Mahlzeit beenden möchten, bestehen. Es wird also Personen geben, denen es schwerer als anderen fällt, regelmäßig kleinere Portionen zu sich zu nehmen. Gelingt es aber, kann der Magen sich verkleinern, so dass ein Sättigungsgefühl früher eintritt. Anstatt mit Arzneimitteln, z. B. Appetitzüglern, in den Stoffwechsel einzugreifen, kann es nachhaltiger sein, sich einen anderen Essensrhythmus anzugewöhnen. So berichten **Intervallfaster** oft, dass ihnen Hungergefühle weniger ausmachen, und sie auf der anderen Seite auch nicht mehr so große Mengen wie früher zu sich nehmen müssen, um sich satt zu fühlen [121]. Siehe dazu die Zusatzinfo „Das Intervallfasten" und Kap. 10.4 (S. 125).

Merke

Patienten mit Gastritis oder akuten Übersäuerungsproblemen des Magens kann das Fasten, eingeschlossen das Kurzzeitfasten, nicht empfohlen werden. Bei leerem Magen kann es zu säurebedingten Hungerschmerzen und auch zu Schäden an der entzündeten Magenschleimhaut kommen. Anstatt langer Essenpausen ist es schonender, mehrere kleine, magenschonende Mahlzeiten über den Tag verteilt zu sich zu nehmen.

Zusatzinfo

Das Intervallfasten

Zwei Arten des Intervallfastens (auch intermittierendes Fasten oder Kurzzeitfasten) haben sich in der Praxis weitgehend durchgesetzt, das 5:2- und das 16:8-Fasten.

Beim **5:2-Fasten** werden von den 7 Wochentagen zwei ausgesucht, an denen kalorienreduziert gegessen wird. Diese Fastentage können direkt hintereinandergelegt oder auch mit ein- bis fünftägigem Abstand voneinander festgelegt werden. Ein fester Rhythmus wird prinzipiell nicht verlangt, vereinfacht dem Durchführenden aber natürlich die Übersicht. An den Fastentagen soll ausreichend (mindestens 2 Liter täglich) getrunken werden, die tägliche Kalorienaufnahme sollte bei Frauen auf etwa 500 Kilokalorien, bei Männern auf etwa 600 Kilokalorien beschränkt werden. Da das Intervallfasten grundsätzlich für eine langfristige Durchführung vorgesehen ist, sollte an den beiden Fastentagen auf eine ausreichende Proteinzufuhr geachtet werden, damit im Körper kein Muskelprotein abgebaut wird. Am besten eignet sich für die beiden Fastentage eine Ernährung, wie sie bei den Low-Carb-Diäten empfohlen wird: Obst, Gemüse, und als Proteinträger wenig Fisch, Fleisch, Eier, Nüsse oder Hülsenfrüchte.

Das **16:8-Fasten** ist weniger kompliziert. Hierbei wird in einem täglichen Zeitfenster von 8 Stunden normal und ohne Einschränkungen gegessen, in den restlichen 16 Stunden dürfen lediglich kalorienfreie Getränke konsumiert werden. In der Praxis erreicht man diesen Rhythmus, indem man die Nachtzeit in die Fastenphase integriert und zudem alternativ das Frühstück oder die Abendmahlzeit auslässt. Da in dem fastenfreien 8-Stunden-Intervall ganz normal gegessen werden kann, sind hier keine Diätvorschriften zu beachten und es handelt sich nicht um eine Reduktionskost. Der Vorteil der 16:8-Variante wird darin gesehen, dass der Verdauungsapparat eine wesentlich längere Ruhe- und Regenerationsphase erhält, als dies bei unseren heutigen Essgewohnheiten üblich ist.

Der dem Füllen des Magens entgegengesetzte Vorgang stellte in der Humoralmedizin das absichtliche Herbeiführen des Erbrechens dar. Den Nachteil der sicherlich für jeden Patienten unangenehmen Prozedur sah man dadurch ausgeglichen, dass der Magen von schädlichem Ballast befreit wurde. Dabei konnte es sich ebenso um die Folgen von Völlerei handeln wie natürlich auch um die Aufnahme verdorbener Nahrung. Beispielsweise riet der renommierte römische Medizinschriftsteller Aulus Cornelius Celsus (um 25 v. Chr. bis ca. 50 n. Chr.) in seiner Enzyklopädie *De medicina* den geschwächten oder zierlichen Menschen ausdrücklich vom Erbrechen ab, empfahl es jedoch allen anderen, die „zu viel zu sich genommen oder zu wenig verdaut haben". Als Brechmittel führte er das Trinken einer großen Menge warmen Wassers, mit Salz oder Honig vermengt, an [135]. In der Volksheilkunde hat sich dieses Verfahren bis heute erhalten, z. B. bei Übelkeit aufgrund eines „verdorbenen Magens". Die Einnahme einer gesättigten Kochsalzlösung führt zum Erbrechen, da die Magenschleimhaut stark gereizt wird. Allerdings kann diese große Menge Natriumchlorid giftig sein, so dass die Methode nur unter ärztlicher Kontrolle durchgeführt werden sollte, das gilt vor allem auch beim Vorliegen von Vergiftungen. Bei Kindern darf diese Art der Brechauslösung nicht angewendet werden! Siehe dazu auch den Exkurs „Vergiftungen mit Pflanzen" (S. 214).

Heute dürfte ein „verdorbener Magen" oder akuter Brechdurchfall zumeist durch ansteckende Krankheitserreger verursacht worden sein. In diesem Fall sollte der Patient sich und den Magen schonen, eventuell ein paar Tage fasten und mithilfe von Haferschleim, Möhrensuppe und Zwieback langsam wieder auf die Beine kommen.

Patientenmerkblatt

Begleitende Maßnahmen bei Magenproblemen, Sodbrennen und Reflux

Liebe Patientin, lieber Patient,
nachdem ernste Ursachen für Ihre fortgesetzten Beschwerden ausgeschlossen werden konnten, erhalten Sie mit diesem Merkblatt Tipps gegen Ihre Magen- und Säurebeschwerden.

Mahlzeiten

Essen Sie langsam und kauen Sie sorgfältig.
Nehmen Sie sich bewusst Zeit für die ganze Mahlzeit und nehmen Sie sie bequem sitzend zu sich.
Tragen Sie beim Essen keine den Bauch einschnürende Kleidung.
Vermeiden Sie während des Essens Ablenkung und alles, was Sie stresst.
Essen Sie vor allem abends vor dem Schlafengehen keine üppigen Mahlzeiten: Das Abendessen sollte zwei bis drei Stunden vor dem Schlafengehen beendet sein.
Legen Sie sich unmittelbar nach dem Essen nicht hin.
Schlafen Sie mit 30° erhöhtem Oberkörper, denn wenn Sie flach liegen, steigt der saure Mageninhalt leichter in die Speiseröhre auf.

Wahl von Nahrungsmitteln und Zubereitung

Vermeiden Sie zu heiße oder eiskalte Speisen und Getränke.
Vermeiden Sie extrem gewürzte Speisen: zu Süßes, zu Fettes, zu Scharfes, zu Bitteres, zu Saures, Gepökeltes oder stark Gesalzenes.
Vermeiden Sie scharfes Anbraten, Mehlschwitzen und Frittiertes.
Vermeiden Sie zu viel Rohkost und schwerverdauliche Ballaststoffe.
Essen Sie lieber mehrere kleine Portionen über den Tag verteilt als eine große.
Meiden Sie bei Magensäureproblemen folgende Getränke: saure Fruchtsäfte, kohlensäurehaltige Getränke, Pfefferminztee, bittere Kräutertees, Alkohol in jeder Form, koffeinhaltige Getränke wie Kaffee, Schwarz- und Grüntees.

Stress

Stress und Hektik können die Säureproduktion im Magen erhöhen und Blähungen verstärken. Folge ist das Aufsteigen von Säure in die Speiseröhre. Finden Sie eine für Sie geeignete Entspannungsmethode, z. B. Qi Gong, Yoga, Autogenes Training oder Muskelentspannung nach Jacobson.

Gewichtreduktion

Überflüssige Pfunde sind ein wichtiger Risikofaktor für Sodbrennen. Denn bei Übergewicht steigt der Druck im Bauchraum, und die Magensäure wird nach oben gedrängt. Finden Sie, wenn Sie übergewichtig sind, eine für Sie geeignete Methode, abzunehmen, bei der ein Jo-Jo-Effekt nicht wahrscheinlich ist, z. B. das Intervallfasten.

Hausmittel kritisch betrachten

Basische Substanzen wie Backpulver werden oft zum Neutralisieren der Magensäure empfohlen. Das enthaltene Natriumhydrogenkarbonat, kurz Natron, entwickelt aber beim Kontakt mit der Säure des Magens Kohlenstoffdioxid (CO_2). Das entstehende Gas kann den Druck im Bauchraum erhöhen und möglicherweise den Säurerückfluss in die Speiseröhre begünstigen.
Bei Magenbeschwerden **keinen Verdauungsschnaps** nach dem Essen trinken. Denn Alkohol regt nicht nur die Säureproduktion im Magen an, sondern bewirkt auch, dass der Schließmuskel der Speiseröhre schlaff wird. Alkohol ein wesentlicher Risikofaktor für Sodbrennen.

Was Sie vermeiden sollten

Vermeiden Sie Substanzen, die den Magen zur Säureausschüttung veranlassen. Dies sind z. B.:

- Alkohol,
- Nikotin,
- in Fett gebratene und frittierte Speisen,
- Gerbstoffe, z. B. in schwarzem und grünem Tee,
- Koffein, z. B. in Kaffee und Schwarztee,
- Süßigkeiten, vor allem auch in Verbindung mit Fett (z. B. in Schokolade),
- Bitterstoffe, z. B. in bitteren Kräutertees, Magenbitter, Bitterliköre,
- bestimmte Medikamente, z. B. NSAR (z. B. Aspirin, Diclofenac, Ibuprofen) oder Kortikoide, hierzu bitte unbedingt vom Arzt beraten lassen!

Übrigens

Das Patientenmerkblatt „Begleitende Maßnahmen bei Magenproblemen, Sodbrennen und Reflux" steht Ihnen unter dem Link www.thieme.de/klostermedizin auch zum bequemen Download zur Verfügung.

Patientenmerkblatt

Hinweise für Patienten mit Neigung zu Blähungen

Liebe Patientin, lieber Patient,
wenn ernste Ursachen für chronische Blähungen ausgeschlossen werden konnten, sind folgende Hinweise hilfreich:

Suche nach den Auslösern

Führen Sie eine Zeit lang ein Ernährungstagebuch, um die speziell für Sie unverträglichen Speisen herauszufinden und meiden Sie diese möglichst.
Gerichte mit Hülsenfrüchten wie Bohnen, Linsen und Erbsen werden bekömmlicher, wenn sie vor dem Kochen lange gründlich mit kaltem Wasser abgespült werden. Falls das Rezept es erlaubt, das erste Kochwasser abschütten. (Hülsenfrüchte außerdem erst nach dem Kochen würzen.)
Blähend wirken aller Erfahrung nach auch Zwiebelgewächse, Kohl, sehr frisches Brot, Vollkorn, unreifes Obst.
Sehr fette oder eiskalte Speisen sind ungünstig!

Entblähende Gewürze verwenden

Verdauungsfördernd wirken z. B. Kümmel, Kreuzkümmel, Fenchel, Anis, Koriander, Majoran, Bohnenkraut, Oregano und Kurkuma.

MMH ...!

Langsam und bewusst essen!
Nehmen Sie sich Zeit zum Essen, kauen Sie gründlich und schlingen Sie nicht. Sprechen Sie möglichst wenig während des Essens. Überfüllen Sie Ihren Magen nicht und verteilen Sie Ihre Nahrung lieber auf mehrere kleine als nur eine oder zwei große Mahlzeiten.

Bewegung

Machen Sie oft einen Verdauungsspaziergang oder führen Sie leichte sportliche Übungen durch. Yoga- oder Qi-Gong-Trainer können spezielle Übungen zur Verdauungsförderung vermitteln.

Hausmittel

Wärme oder Massagen sind hilfreich. Möglicherweise helfen Ihnen schon eine Wärmflasche, ein warmer Wickel oder eine warme Kartoffelauflage.
Erlernen Sie Bauchselbstmassagen mit blähungswidrigen ätherischen Ölen, z. B. Kümmelöl.

Medikamente

Entschäumende Medikamente wie Simeticon und Dimeticon wirken entblähend und sind rezeptfrei in der Apotheke erhältlich. Verwenden Sie diese jedoch nur in wirklichen Notfällen, damit Sie sich nicht psychisch davon abhängig zu machen.
Wenn Sie den Eindruck haben, Verdauungsenzyme oder krampflösende Mittel zu benötigen, sollten Sie nochmals Rücksprache mit Ihrem Therapeuten halten. Zur Behandlung von Blähungen gibt es wirkungsvolle pflanzliche Heilmittel.

Übrigens

Das Patientenmerkblatt „Hinweise für Patienten mit Neigung zu Blähungen" steht Ihnen unter dem Link www.thieme.de/klostermedizin auch zum bequemen Download zur Verfügung.

11.5 Unterstützende Phytotherapie

11.5.1 Pflanzenwirkstoffe bei Beschwerden in Ösophagus, Magen und Duodenum

Grundlagen

Die bereits in Kap. 8.3.3 (S. 70) vorgestellten **Muzilaginosa** sind Arzneipflanzen, aus denen sich pH-neutrale, schleimhaltige Zubereitungen herstellen lassen. Diese überziehen bei langsamer Einnahme (z. B. schluckweise als Tee) die entzündeten Innenwände von Speiseröhre, Magen und Duodenum mit einer Schutzschicht, unter der sich die entzündete Schleimhaut regenerieren kann. Zu beachten ist, dass diese Schicht nicht nur vor aggressiven Verbindungen schützt, sondern gleichermaßen auch verhindert, dass Medikamente oder Nährstoffe die darunterliegenden Zellmembranen erreichen.

Wenn man entzündungshemmende Arzneimittel zusätzlich einsetzen möchte, sind deshalb Behandlungsprotokolle mit **alternierender Anwendung** von Muzilaginosa und **Entzündungshemmern** sinnvoll. Ein Beispiel ist die **Dreier-Ulkus-Kur** bei Magen- oder Duodenalgeschwüren, bei der sich folgendes Therapieschema bewährt hat [63]:

- 2 Tage Kamillen-Rollkur (s. Kasten Rezeptur/Methode),
- 2 Tage Leinsamenschleim-Verabreichung (S. 168) und
- 2 Tage Einnahme eines Süßholzpräparates (S. 169).

Rezeptur/Methode

Kamillen-Rollkur bei Gastritis und Magengeschwüren

5 EL Kamillenblüten (**Abb. 11.3a**) mit 1 l kochendem Wasser überbrühen, nach 5 Min. abseihen. Pro Tasse mit 20 Tropfen Kamillentinktur verstärken (auf diese Weise werden verschiedene Inhaltsstoffe der Kamille ausgezogen und ein vollständigeres Wirkspektrum erreicht).
Auf nüchternen Magen (am besten früh morgens oder abends vor dem Schlafengehen) eine Tasse zügig trinken, dann jeweils 5 Min. auf den Rücken, dann auf die linke Seite, den Bauch und zum Schluss auf die rechte Seite legen = „rollen“. Auf diese Weise wird die Magenschleimhaut auf allen Seiten benetzt.
Die Rollkur 10 Tage lang konsequent durchführen.
Der Kamillentee kann 1:1 mit einer Leinsamenschleim-Zubereitung oder mit einer Süßholzabkochung versetzt werden, wenn der Eindruck entsteht, dass die Kamille nach mehrfacher Anwendung die Schleimhaut reizt.
Rollkuren können natürlich prinzipiell mit allen in diesem Kapitel vorgestellten Tees durchgeführt werden. Die vorgestellten Tinkturen können tropfenweise zur Verstärkung den Tees zugesetzt werden.

Unter den entzündungshemmenden Arzneipflanzen für Magen und Ösophagus haben sich **Kamille** und **Süßholz** in der Praxis besonders bewährt. Die Süßholzwurzel verfügt über weitere Eigenschaften, die ihren Einsatz bei Magengeschwüren besonders empfehlenswert macht: Sie wirkt keimhemmend gegenüber Helicobacter pylori, beschleunigt die Abheilung der Geschwüre über die indirekt kortikoide Wirkung und mindert Schmerzen durch die spasmolytischen Eigenschaften.

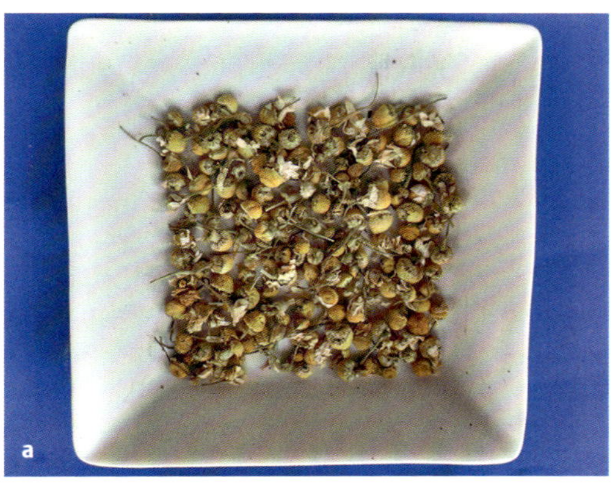

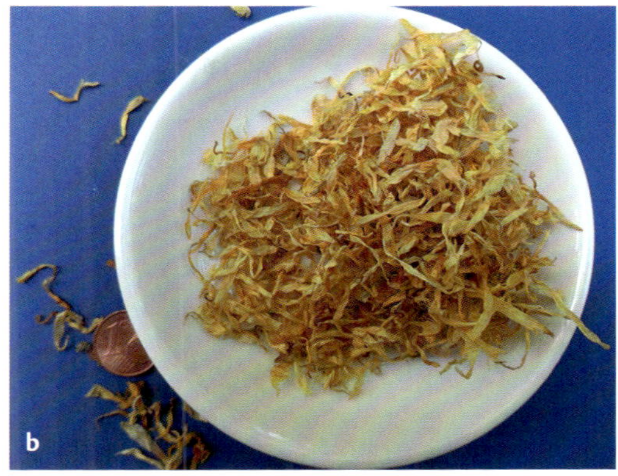

Abb. 11.3 Kamillenblüten im Vergleich zu Ringelblumenblüten.
a Beim Kauf von Kamillenblüten ist darauf zu achten, dass die Blütenköpfchen gut sichtbar sind, um zu große Verunreinigungen mit den arzneilich nicht relevanten Stängeln und Blättern der Pflanze ausschließen zu können.
b Die gelben Zungenblüten der Ringelblume (*Calendula officinalis*) dienen nicht nur häufig als Schmuckdroge in Teemischungen. Sie können mit ihren entzündungshemmenden Eigenschaften durchaus zeitweise die Kamillenblüten ersetzen, wenn für diese eine Behandlungspause erforderlich ist.

! Vorsicht

Süßholzzubereitungen nicht länger als 6 Wochen konsumieren, da die Gefahr einer Hypokaliämie besteht. Bei gleichzeitiger Einnahme von Thiazid- oder Schleifendiuretika kann dieser Nebeneffekt noch früher eintreten!
Tageshöchstdosis: 5 bis 15 g Droge, je nach Gehalt des Wirkstoffs Glycyrrhizin, der 600 mg Tagesdosis nicht überschreiten darf. Süßholzwurzel sollte in der Apotheke gekauft werden, damit man den Wirkstoffgehalt dem Prüfzertifikat entnehmen kann!

Da Bitterstoffdrogen wegen ihrer Förderung der Säureproduktion kontraindiziert sind, sollten solche Arzneipflanzen, falls man sie wegen der antiphlogistischen Eigenschaften einsetzen möchte, **nur in Kombinationspräparaten** verabreicht werden (Beispiel: die **Bittere Schleifenblume** [**Abb. 11.4**] in Iberogast). Die Schafgarbe, ein Klassiker der Magenbehandlung aus der Volksheilkunde, ist wegen ihres relativ geringen Bitterwertes empfehlenswert, vor allem in Kräutermischungen (beispielsweise mit Kamille, Süßholz oder Melisse). Wenn die magensäurebedingten Schleimhautläsionen mit krampfartigen Schmerzen einhergehen, hat sich eine fixe Kombination aus **Pfefferminzblättern** (spasmo-

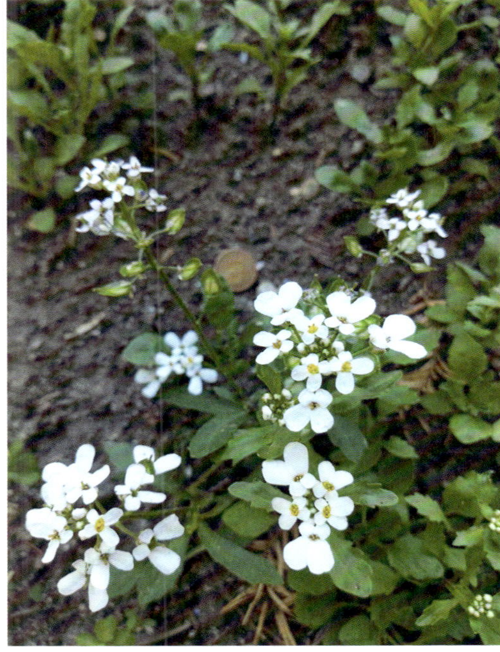

Abb. 11.4 Die bittere Schleifenblume (*Iberis amara*) wurde auch als „Bauernsenf" bezeichnet, weil sie früher ein verbreitetes Ackerunkraut war. Heute ist sie in Deutschland vom Aussterben bedroht. Das Kraut ist ein wichtiger Bestandteil des Magenmittels Iberogast.

lytisch, schmerzlindernd), Kamillenblüten (entzündungshemmend) und Süßholz (wundheilungsfördernd) bewährt. Die Mischung ist recht wohlschmeckend; die Patienten sollten auf die Beschränkung der Anwendungsdauer hingewiesen werden, damit sie sie nicht als Haustee gewohnheitsmäßig konsumieren. In der Rezeptur „Tee bei Gastritis oder Magengeschwüren mit begleitenden krampfartigen Schmerzen" ist auch die Tageshöchstdosis (S. 170) angegeben.

Vorsicht

Bei Gastritis, Magen- und Duodenalgeschwüren sollte man von einer Daueranwendung von Pfefferminze oder Minzölen absehen, da das enthaltene Menthol die Schleimhäute reizt.

Kohlarten, Rettiche, Senf- und Kressearten gehören zu den Kreuzblütlern und werden auch als Senfölgewächse bezeichnet. Der typische scharfe Geschmack dieser Nahrungspflanzen wird durch die enthaltenen **Senfölglykoside** hervorgerufen, das sind schwefelhaltige Isothiocyanate, die in den Pflanzenzellen glykosidisch gebunden vorliegen. Diese Stoffgruppe hat ein großes entzündungshemmendes Potenzial. Die heilende Wirkung von Kohl, sei es äußerlich in Form von Kohlwickeln oder innerlich durch den Verzehr von Kohlgerichten, ist seit Hippokrates bekannt. Einer der bekanntesten antiken Verfechter von Kohltherapien war Cato der Ältere, dessen Veröffentlichungen einen großen Einfluss auf spätere Medizinautoren hatten, vergleiche dazu auch Kap. 16.26 (S. 332). Untersuchungen in den 1950er Jahren zur Wirkung von Weißkohlsaft auf Magen- und Duodenalgeschwüre führten zur Postulierung eines speziellen heilenden Faktors im Kohl (s. Zusatzinfo „Der **Anti-Ulkus-Faktor** im Weißkohl"). Eine beschleunigte Abheilung von Geschwüren mithilfe von Weißkohlpresssaft ist durchaus plausibel, zur Selbstmedikation und als alleiniges Behandlungsmittel bei Geschwüren eignet er sich allerdings nicht. Es wäre auch eine hohe Anforderung an die Selbstdisziplin, das Trinken der therapeutisch geforderten Saftmenge von 1 Liter täglich über einen Zeitraum von mehreren Wochen durchzuhalten. Zur Prävention oder zur Nachsorge empfiehlt sich Weißkohlsaft jedoch, zumal er auch sehr vitamin- und mineralstoffreich ist.

Zusatzinfo

Der Anti-Ulkus-Faktor im Weißkohl

Der amerikanische Wissenschaftler Garnett Cheney postulierte in den 1950er Jahren einen „Anti-Ulkus-Faktor" im Weißkohlsaft, den er **Vitamin U** (= gegen Ulkus wirksam) nannte [96]. In verschiedenen Kliniken in den USA und der Schweiz hatte er mit der Verabreichung von täglich 1 Liter rohem(!) Weißkohlpresssaft über mehrere Wochen gute Ergebnisse bei der Abheilung von Magen- und Zwölffingerdarmgeschwüren erzielt. Wirksam war aber wohl nicht eine einzelne Substanz, sondern ein nicht näher charakterisiertes Stoffgemisch aus den schwefelhaltigen Senfölglykosiden, die bekanntermaßen für die entzündungshemmende Wirkung von Senfölgewächsen, also auch von Kohl, verantwortlich sind.

Andere Wissenschaftler setzen „Vitamin U" gleich mit S-Methylmethionin. Dieses schwefelhaltige Kation wird in vielen Pflanzenarten (so auch in Kohl) synthetisiert und dient als Co-Faktor vieler Stoffwechselwege, in denen Schwefel benötigt wird. Äußerlich auf die Haut aufgebracht, fördert S-Methylmethionin die Wundheilung [128].

Bei der **chronischen funktionellen Dyspepsie** mit der Gefahr von rezidivierenden Geschwüren kann die phytotherapeutische Behandlung nur Erfolge erzielen, wenn die Patienten sie durch ihre Mitarbeit unterstützen. Ulzerogene Pharmaka sollten vermieden und diätetische Anweisungen beherzigt werden. Es gelingt vielen Patienten besser, mit den Herausforderungen einer Lebensstiländerung fertig zu werden, wenn man sie mit **nervenstärkenden oder beruhigenden Arzneidrogen** unterstützt (z. B. Baldrian, Melisse, Passionsblume, Johanniskraut).

Tab. 11.1 gibt einen Überblick über die Heilpflanzen, die bei magensäuresäurebedingten Beschwerden (Sodbrennen, Gastritis, Magen- und Duodenalgeschwüren) eingesetzt werden können.

Tab. 11.1 Heilpflanzen bei magensäuresäurebedingten Beschwerden (Sodbrennen, Gastritis, Magen- und Duodenalgeschwüren).

Heilpflanze	schleimhautschützend	ulkusprotektiv	entzündungshemmend	krampflösend	beruhigend (sedativ)	brechreizlindernd
Muzilaginosa						
Eibischwurzel/-blätter (*Althaeae radix/ folium*)	x	x	–	–	–	–
Haferkörner (*Avenae fructus*)	x	–	–	–	x	–
Leinsamen (*Lini semen*)	x	x	–	–	–	–
Andere						
Baldrianwurzel (*Valerianae radix*)	–	–	–	x	x	–
Bittere Schleifenblume (Bauernsenf; *Iberis amara totalis*)	–	x	x	x	–	x
Kamillenblüten (*Matricariae flos*)	–	x	x	–	x	–
Kohl (*Brassica oleracae herba*)	–	x	x	–	–	–
Melissenblätter (*Melissae folium*)	–	–	–	x	x	–
Pfefferminzblätter (*Menthae piperitae folium/aetheroleum*)	–	–	–	x	–	x
Ringelblumenblüten (*Calendulae flos*)	–	–	x	–	–	–
Schafgarbenkraut und -blüten (*Millefolii herba/flos*)	–	–	x	x	–	x
Süßholzwurzel (*Liquiritiae radix*)	–	x	x	–	–	–

x: qualitativ deutliche Ausprägung

Rezepturen/Fertigpräparate

Schleimzubereitungen

Leinsamen

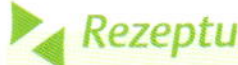

Leinsamen-Schleimzubereitung zur Beruhigung der Schleimhaut

2 EL Linusit Leinsamen (spezielle Züchtung und Aufbereitung für medizinische Zwecke) in 1 Glas Wasser oder Kamillentee 2 Stunden einweichen, durch ein Sieb abgießen. Den so gewonnenen Schleim schluckweise trinken. (Die gequollenen Samen können in Joghurt o. Ä. zur Darmpflege gegessen werden. Dann ausreichend Flüssigkeit nachtrinken!)

Kurmäßig mindestens eine Woche lang 3 Tassen täglich, die letzte Einnahme abends vor dem Schlafengehen.

Bitte beachten: Eine Stunde Abstand zu Mahlzeiten oder Medikamenteneinnahme einhalten, da der abdeckende Schleim verhindert, dass Inhaltsstoffe durch die Schleimhäute des Magen-Darm-Trakts aufgenommen werden!

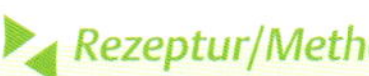

Leinsamen-Kamille-Rollkur

- 4 TL Kamillenblüten mit 1 Tasse kochendem Wasser übergießen, zugedeckt 10 Min. ziehen lassen, dann abseihen.
- 3 EL Linusit Leinsamen in 1 Liter heißem (nicht mehr kochenden!) Wasser 15 Min. ziehen lassen, dann abseihen.

Die beiden Flüssigkeiten mischen.

Durchführung: 2 Tassen der lauwarmen Mischung rasch trinken, 5 Min. auf den Rücken legen, dann 5 Min. auf die linke Seite, weitere 5 Min. auf den Bauch und abschließend 5 Min. auf die rechte Seite legen (der Magenausgang befindet sich rechts).

Rollkur entweder morgens auf nüchternen Magen oder abends vor dem Schlafengehen durchführen, bei starken Beschwerden auch zwei Mal pro Tag.

Kurmäßig mindestens eine Woche lang durchführen.

Bitte beachten: Kamille nicht länger als 4 Wochen ununterbrochen einsetzen, da sie nach dieser Zeit die Schleimhäute austrocknen und reizen kann. Bei fortgesetztem Bedarf kann die Rollkur mit der puren Leinsamenzubereitung oder dem KüKaLeiWa (S. 168) fortgesetzt werden.

Kartoffel

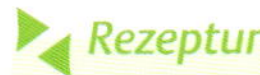

KüKaLeiWa (Kümmel-Kartoffel-Leinsamen-Wasser)

- 500 g Kartoffeln, geschält, in Stücke geschnitten
- 1 EL Kümmelfrüchte gequetscht (ersatzweise zur Abwechslung Dillsaat oder Fenchelfrüchte, gequetscht)
- 1 EL Linusit Leinsamen
- 1 Liter Wasser oder dünne Gemüsebrühe

zusammen 20 Min. kochen, dann abseihen und die Flüssigkeit im Kühlschrank aufbewahren (die Kartoffeln können selbstverständlich gegessen werden).

KüKaLeiWa über den Tag verteilt jeweils angewärmt in kleinen Schlucken trinken. 1 Stunde Abstand zu den Mahlzeiten einhalten! Die letzte Portion abends vor dem Schlafengehen trinken.

Diese Zubereitung geht auf den schwedischen Ernährungsreformer Are Waerland (1876–1955) zurück. Allerdings war das KüKaLeiWa von ihm nicht primär als Magentherapeutikum gedacht, sondern innerhalb seiner Reformkost als ein Teil des täglichen Frühstücks! Aus heutiger Sicht bestehen Bedenken gegen eine Einnahme von Schleimzubereitungen zu den Mahlzeiten, da sie die Aufnahme von Nährstoffen behindern.

Die Mineralstoffe der Kartoffel reagieren in Lösung basisch, so dass sie einen leicht abpuffernden Effekt auf die Magensäure haben. Als alleiniges Antacidum ist allerdings auch Kartoffelsaft bei ausgeprägten Säurebeschwerden zu schwach. Betroffene können sich allerdings angewöhnen, grundsätzlich das beim Kochen anfallende Kartoffelkochwasser nicht wegzuschütten, sondern zu verwenden. Es ist auch wegen seines Mineraliengehalts sehr gesund.

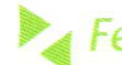 *Fertigpräparat/Rezeptur*

Kartoffelsaft (z. B. von Schoenenberger, Biotta)

(*basenüberschüssiges Getränk bei chronischen Säurebeschwerden*)

Saft im Reformhaus fertig kaufen oder auch frisch aus rohen Kartoffeln pressen.

Vor den Mahlzeiten jeweils 150 ml davon trinken.

Hafer (Avena sativa)

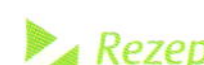 *Rezeptur*

Haferschleim zur präprandialen Anwendung

2 EL Haferflocken (Schmelzflocken) mit 2 Tassen Wasser und 1 Prise Salz oder gekörnter Brühe kurz aufkochen. Abgedeckt 10 Min. ziehen lassen, umrühren.

30 Min. vor der Hauptmahlzeit bzw. abends vor dem Schlafengehen essen.

Hafer eignet sich auch zur kurmäßigen Anwendung (S. 174).

Malve (Malva silvestris)

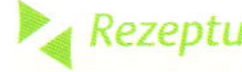 *Rezeptur*

Malventee (Schleimzubereitung, Kaltwasser-Auszug)

1 TL Malva silvestris, Blätter und Blüten (Wilde Malve; Malven nicht mit Hibiskus verwechseln!) mit 1 Tasse kaltem Wasser übergießen, 2 Stunden ziehen lassen, abseihen. Bei Bedarf vor dem Trinken leicht anwärmen. 1 Stunde Abstand zu den Mahlzeiten einhalten!

2–3 Tassen täglich zur Schleimhautberuhigung, Schleimzubereitungen kurmäßig nicht länger als 1 Woche anwenden, dann 1 Woche pausieren.

Süßholzwurzel

Kleine (geschälte) Süßholzwurzelstückchen von etwa 1 cm Länge in den Mund nehmen und langsam lutschen bzw. kauen. Dabei versuchen, die Zeitdauer des Saftaustritts möglichst lang auszudehnen. Ausgelaugte Wurzelreste ausspucken. Mehrmals täglich wiederholen.

Bitte beachten: Beim Lutschen von Süßholz vorsichtshalber unter 3 g Droge (entspricht etwa 1 EL) bleiben, da der Gehalt an Glycyrrhizin erntebedingt schwankt. Bei dieser Gesamtmenge bleibt man auf jeden Fall unterhalb der angegebenen Tageshöchstdosis (vgl. Zusatzinfo „Lakritze“).

Das Lutschen von Lakritze bei Magen- und/oder Refluxproblemen ist nicht zu empfehlen, da in den Zubereitungen viel Zucker enthalten ist. Anders als die süß schmeckende Glycyrrhizinsäure im Süßholz triggert Lakritzsaft die Ausschüttung von Magensäure und wirkt damit natürlich kontraproduktiv.

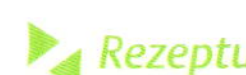 *Rezeptur*

Süßholztee

1 TL Süßholzwurzel, fein geschnitten mit 1 Tasse kaltem Wasser ansetzen, aufkochen (hohes Gefäß benutzen, schäumt!) und 10 Min. sieden lassen. Zur Verstärkung kann an diesem Punkt 1 TL Kamillenblüten zugegeben werden. Von der Platte nehmen und nochmals 10 Min. abgedeckt ziehen lassen. Abseihen.

Alternativ können statt Kamillenblüten 5 Tr. Kamillentinktur zugegeben werden.

2–3 Tassen täglich trinken.

Zusatzinfo

Lakritze

Lakritze enthält mindestens 5 % getrockneten Süßholzextrakt, dessen Bestandteil Glycyrrhizin den typischen Lakritzgeschmack ausmacht. Der Lakritzmasse können außerdem (je nach Hersteller und Produkt) Zucker, Glukosesirup, Stärke, Gelatine, Salz, Ammoniumchlorid und verschiedene Aromen oder Zuckercouleur zugefügt sein.

Laut Bundesinstitut für gesundheitlichen Verbraucherschutz und Veterinärmedizin sollten der Lakritzverzehr beschränkt und täglich nicht mehr als maximal 100 mg Glycyrrhizin konsumiert werden, da ansonsten Nebenwirkungen auftreten können. Gefährdet sind hauptsächlich Personen mit Bluthochdruck, Herz-Kreislauf-Erkrankungen und Diabetes sowie Schwangere.

Vorsicht ist auch geboten, da in Deutschland immer wieder auch Lakritzerzeugnisse im Handel erhältlich sind (v. a. importierte Waren), die mehr als 200 mg Glycyrrhizin pro 100 g Lakritze enthalten. Ein Blick auf die Inhaltsstoffe von Lakritzprodukten erscheint also in jedem Falle ratsam. Vergleiche auch [112].

Historische Rezeptur

Süßholz nach Christoph Wirsung (Heidelberger Arzneibuch, 1568)

In seinem Kapitel zur Behandlung des Magens führt Wirsung eine Reihe von Rezepturen auf, die er als „Magenfutter“ oder „Pfaffenfutter“ bezeichnet. Er merkt dazu an, dass diese nicht nur dem Magen selbst guttäten, sondern „überhaupt Schwäche, Kälte und Blähungen“ beheben würden. Außerdem seien sie angenehm in der Anwendung und einfach in der Herstellung. Beispielhaft sei folgendes Rezept angegeben:

- je 1 Unze Anis, Fenchel, Koriander
- 1 Lot Kümmel
- 3 Lot geschabtes, kleingeschnittenes Süßholz
- je 3 Quintlein Ingwer, Kalmus
- je 1½ Quintlein Galgant und Zitwer
- 1 Quintlein Gewürznelken

vermischen.
„Man kann täglich morgens ½ Lot kauen und schlucken.“
Indikationen: „Es kräftigt den Magen, vertreibt Blähungen, fördert die Verdauung und wirkt gegen aufsteigende Dämpfe, die Kopf, Hirn und Sehkraft schädigen.“
Anmerkung: 1 Unze = 30 g, 1 Lot = 15 g,
1 Quintlein = 3,75 g

Rezepturen mit mehreren Pflanzenwirkstoffen

Bei **Sodbrennen** und **Reflux** verschaffen die nachfolgenden Tees Linderung.

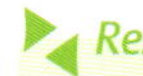

Rezeptur

Mischung 1

- 50 g Eibischwurzel
- 50 g Süßholzwurzel

1 EL der Mischung 1 mörsern und mit 500 ml Wasser kalt ansetzen, aufkochen, abgedeckt 20 Min. ziehen lassen, abseihen. Der fertige Tee kann nun gleich getrunken oder zur Verstärkung noch mit Mischung 2 (siehe die folgende Rezeptur) versetzt werden.

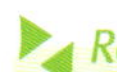

Rezeptur

Mischung 2

- 50 g Kamillenblüten
- 50 g Ringelblumenblüten

2 TL der Mischung 2 mit 500 ml Tee nach Mischung 1 (ggf. mit kochendem Wasser auf dieses Volumen auffüllen) übergießen und 10 Min. ziehen lassen, abseihen.
Schluckweise zwischen den Mahlzeiten trinken.

Bei **Gastritis** oder **Magengeschwüren** verschaffen die nachfolgenden Tees Linderung.

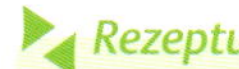

Rezeptur

Tee bei Gastritis oder Magengeschwüren

- 30 g Süßholzwurzel gemörsert
- 30 g Kamillen- oder Ringelblumenblüten
- 40 g Leinsamen, geschrotet

1 EL der Mischung mit 250 ml Wasser kalt ansetzen, kurz aufkochen, 20 Min. ziehen lassen, abseihen.
Mehrmals täglich 1 Tasse zwischen den Mahlzeiten trinken.

Rezeptur

Tee bei Gastritis oder Magengeschwüren mit begleitenden krampfartigen Schmerzen

- 5 g Süßholzwurzel
- 5 g Pfefferminzblätter
- 10 g Kamillenblüten

Bei **Magenbeschwerden** verschaffen die nachfolgenden Tees Linderung.

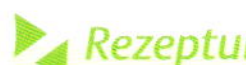

Rezeptur

Kamillentee

1 EL Kamillenblüten in eine Tasse geben und mit 150 ml heißem, nicht mehr kochendem(!) Wasser überbrühen. Tasse z. B. mit einem Tellerchen abdecken und 10 Min. ziehen lassen.

Bitte beachten: Bei längerer Ziehzeit wird Kamillentee bitter. Bitterstoffe triggern die Ausschüttung von Magensäure und sind bei Magenschmerzen ungünstig.

Zur Verstärkung pro Tasse 1–2 Tropfen Kamillentinktur zugeben (z. B. Kamillosan-Tropfen), das erweitert das Spektrum entzündungshemmender Stoffe. Tee zwischen den Mahlzeiten warm und schluckweise trinken, bei Beschwerden 3- bis 4-mal täglich eine Tasse oder als Rollkur (S. 164).

Bitte beachten: Kamillentee nicht länger als 4 Wochen ununterbrochen anwenden, da er durch Gewöhnung an Wirksamkeit verliert. Kamille trocknet bei Langzeitanwendung die Schleimhäute aus!

Rezeptur

Beruhigender Magentee bei nervösen Magenbeschwerden

- 10 g Schafgarbenblüten
- 25 g Melissenblätter
- 25 g Baldrianwurzel geschnitten
- 40 g Kamillen- oder Ringelblumenblüten

1 TL pro Tasse im Mörser anquetschen, mit kochendem Wasser übergießen, 10 Min. ziehen lassen. 3-mal täglich zwischen den Mahlzeiten schluckweise trinken.

Bitte beachten: Schafgarbe aufgrund der enthaltenen Bitterstoffe in Magenteemischungen nicht höher als 10 %ig einsetzen, da die Bitterstoffe die Säureproduktion erhöhen. Die puren Blüten aus diesem Grund einer Mischung aus Blättern und Blüten vorziehen.

Tabletten, Tropfen

Bei **Sodbrennen, Nüchternschmerz oder Krämpfen** verschaffen die nachfolgenden Fertigpräparate Linderung.

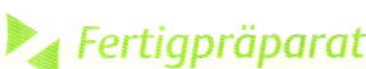

Fertigpräparat

Liquirit Kautabletten

Trockenextrakt aus Süßholzwurzeln, Magnesiumkarbonat, Algeldrat (enthält Aluminium!)

Bei Sodbrennen und säurebedingten Magenbeschwerden bis zu 3-mal täglich 2–3 Kautabletten nach den Mahlzeiten kauen.

Fertigpräparat

Rabro Aktiv Kautabletten

Inhaltsstoffe: Süßholzsaft (schleimhautheilend), Kalziumkarbonat, Magnesiumoxid (puffern Säure ab)

Nach Bedarf bis zu 2 Tabletten täglich lutschen.

1 Stunde Abstand zu den Mahlzeiten bzw. zu Medikamenteneinnahmen einhalten!

Fertigpräparat

Iberogast (Classic) Flüssigkeit

Inhaltsstoffe: Angelikawurzel, Bittere Schleifenblume, Kamillenblüten, Kümmelfrüchte, Mariendistelfrüchte, Melissenblätter, Pfefferminzblätter, Schöllkraut, Süßholzwurzel

Wirkt motilitätsfördernd, spasmolytisch, choleretisch und karminativ.

Anwendungsbereich: Akute Beschwerden im Magen-Darm-Trakt, zum Beispiel bei Völlegefühl nach einem üppigen Essen, nach Infekten oder ungewohnten Speisen auf Reisen

3-mal täglich vor oder zu den Mahlzeiten 20 Tropfen in etwas Flüssigkeit einnehmen.

Fertigpräparat

Iberogast Advance

Inhaltsstoffe: Bittere Schleifenblume, Süßholzwurzel, Kümmelfrüchte, Melissenblätter, Pfefferminzblätter und Kamillenblüten

Die vier zuletzt genannten Inhaltsstoffe liegen im Vergleich zu Iberogast (Classic) in einer höheren Menge vor.

Anwendungsbereich: Patienten, die chronisch unter funktionellen Magen-Darm-Beschwerden oder einem Reizmagen oder Reizdarm leiden.

Anmerkung: Der Hersteller hat mit der Entfernung des Schöllkrauts aus der klassischen Iberogast-Rezeptur auch auf die Verunsicherung von Therapeuten und Patienten reagiert, nachdem für die Langzeitanwendung von Schöllkraut leberschädigende Nebenwirkungen berichtet wurden [98]. Vergleiche dazu auch Kap. 16.15 (S. 308).

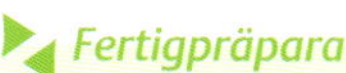

Kamillin Konzentrat Robugen

Inhaltsstoff: Kamillenblüten

3-mal täglich 20 Tropfen, in warmem Wasser aufgelöst, zwischen den Mahlzeiten einnehmen.

Bei **begleitender Unruhe, Angstzuständen oder Schlafstörungen** verschaffen die nachfolgenden Fertigpräparate Linderung:

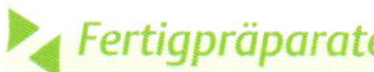

- Sedonium Dragees (Baldrianwurzel): 2–2–2
- Sedacur forte Dragees (Baldrianwurzel, Hopfenzapfen, Melissenblätter): 2–2–2

11.5.2 Pflanzenwirkstoffe bei Übelkeit und Erbrechen

Vorausgesetzt, dass die Ursache von Übelkeit oder Brechreiz bekannt ist und kein akuter Behandlungsbedarf besteht, können folgende bewährte Arzneipflanzen zur Linderung eingesetzt werden:

Pfefferminzöl wirkt aufgrund seiner spasmolytischen Eigenschaften entspannend auf die glatte Muskulatur des Verdauungstrakts. Da Spasmen das Erbrechen begünstigen, wirkt sich Pfefferminzöl lindernd aus.

Ätherische Öle wie Zitrusöle und Pfefferminzöle dämpfen den Brechreiz, da sie auf die Nerven, die Riech- und Brechzentrum verbinden, einwirken.

Kampfer, inhalativ eingesetzt, wirkt kreislaufanregend und gibt dadurch eine körperlich wie psychisch wirkende Unterstützung.

! Vorsicht

In Schwangerschaft und Stillzeit soll Kampfer grundsätzlich nicht eingesetzt werden!

Ingwer enthält Scharfstoffe, deren Moleküle so klein sind, dass sie die Blut-Hirn-Schranke überwinden können. Die durch zahlreiche Studien nachgewiesene Wirkung des Ingwers gegen Übelkeit scheint in der direkten Einwirkung dieser Inhaltsstoffe auf das zentrale Nervensystem begründet zu sein.

! Vorsicht

Ingwer soll in höheren Dosen wehenfördernd wirken. Deshalb sollten Ingwerzubereitungen nur nach Beratung und unter Betreuung von Hebammen oder Ärzten, die im individuellen Fall unerwünschte Nebenwirkungen erkennen können, eingesetzt werden.

Gegebenenfalls kann **Ingwer** in den unten angegebenen Teemischungen weggelassen oder durch **Zitronengras** oder **Eisenkraut** (Zitronenverbene) ersetzt werden, Pflanzen, die einen frischen, belebenden Geschmack beitragen.

Zur Linderung im Akutfall sind **Pfefferminzzubereitungen** zu empfehlen und/oder als ergänzende Anwendungen Raumbeduftung (individuell testen, wegen der erhöhten Geruchsempfindlichkeit in der Schwangerschaft!). Eine geringere Duftkonzentration erreicht man für empfindliche oder bettlägerige Personen, wenn man einen Tropfen ätherisches Öl auf ein Taschentuch gibt und dieses neben das Kopfkissen legt – bei Schwangeren z. B. morgens vor dem Aufstehen.

Sanfte Bauchmassagen (S. 174) mit Ätherisch-Öl-Mischungen wirken übelkeitslindernd und gleichzeitig beruhigend und pflegend.

Wer bekanntermaßen zu **Reiseübelkeit** neigt, kann einen der Tees (S. 173) in einer Thermoskanne mitnehmen.

Ansonsten eignen sich folgende Maßnahmen für unterwegs:

- Riechen an einem Fläschchen mit ätherischem **Pfefferminzöl** oder an **Kampherzubereitungen** (z. B. Tigerbalsam).
- Kauen kleiner Stückchen **frischen Ingwerwurzelstocks:**
  - Alternative, falls das Kauen als zu scharf empfunden wird: Die Zunge nur mit einer Ingwerscheibe einreiben.
  - Bitte beachten: **Kandierte Ingwerstückchen** oder Ingwerbonbons haben wegen des geringeren Ingweranteils **nur einen schwachen Effekt**.
- Einnahme von Zintona Kapseln (S. 174), die Ingwerpulver enthalten.

11.5.3 Pflanzenwirkstoffe bei Übelkeit mit Brechreiz und Krämpfen

Rezepturen

Tees

Rezeptur

Tee bei Übelkeit und Krämpfen

- 10 g Schafgarbenblüten
- 25 g Pfefferminze
- 40 g Kamillenblüten
- 25 g Ingwer getrocknet

1 TL pro Tasse mit kochendem Wasser übergießen, zugedeckt 10 Min. ziehen lassen. Gegebenenfalls mit 1 Tropfen ätherischen Pfefferminzöls pro Tasse verstärken. Mehrmals täglich eine Tasse schluckweise zwischen den Mahlzeiten trinken.

Bitte beachten: Schafgarbenblüten sollten aufgrund der enthaltenen Bitterstoffe in Magenteemischungen höchstens 10 % der Inhaltsstoffe ausmachen, außerdem sollten die milderen Blüten gegenüber den Blättern bevorzugt werden.

Rezeptur

Ingwertee aus frischem Wurzelstock

Ca. 1 TL grob zerkleinerten Ingwer mit 1 Tasse heißem Wasser übergießen, 5 Min. ziehen lassen. 1–2 Tassen nach oder zwischen den Mahlzeiten trinken.

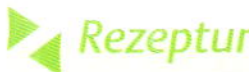

Rezeptur

Ingwertee aus gepulverter Droge

1 TL Ingwerpulver in 1 Glas Wasser einrühren, trinken.
1–2 Gläser nach oder zwischen den Mahlzeiten trinken.

Pulveranwendungen

Historische Rezeptur

Pulver gegen Übelkeit nach Hildegard von Bingen

„Wer unter Brechreiz leidet, der nehme Kümmel, ein Drittel davon an Pfeffer und ein Viertel von Bibernelle, pulverisiere dies […] und esse das Pulver auf Brot. Es unterdrückt die unrichtig warmen und unrichtig kalten Säfte, die dem Menschen Übelkeit bringen […]“
Hildegard von Bingen: Physica (1.17, im Kap. über Kümmel)

Die Bibernelle gehört zur gleichen Gattung wie der Anis. Sie wird oft mit dem kleinen Wiesenknopf (Pimpinelle) verwechselt. Wenn man sich exakt an Hildegards Rezept halten möchte, kann man Bibernellwurzel in der Apotheke bestellen. Nach heutigem Verständnis wird die sekretverflüssigende Eigenschaft dieser Droge allerdings bei Katharren der oberen Atemwege genutzt. Für den obigen von Hildegard aufgeführten Zweck kann sie sicher durch Anisfrüchte ersetzt werden.

Wer zeitweise unter Übelkeit bekannter Ursache (z. B. in der Schwangerschaft) leidet, kann sicher ohne Schaden die Wirkung des von Hildegard empfohlenen Pulvers einmal ausprobieren – in kleinen Mengen auf trockenem Brot.

In Anlehnung an dieses Rezept von Hildegard kann man auch ein wenig Ingwer- oder Galgantpulver auf trockenem Brot testen, da auch diese Heilpflanzen gegen Übelkeit helfen könnten.

Fertigpräparate

Fertigpräparate

- **Ätherisches Pfefferminzöl:** bedarfsweise 2–3 Tropfen des Öls auf Brot oder einem Stück Würfelzucker einnehmen.
- **Iberogast (Classic) Flüssigkeit:** 20 bis 30 Tr. auf einem Esslöffel pur oder in etwas Flüssigkeit nach dem Essen
- **Pascoventral Flüssigkeit** (Kamillenblüten, Kümmelfrüchte, Pfefferminzblätter): 30–30–30 Tr.
- **Carmenthin Kapseln** (Kümmelöl, Pfefferminzöl): 1–1–1
- **Spasmo Gallo Sanol N** Dragees (Pfefferminzöl): 1–1–1
- **Zintona Kapseln** (enthalten Ingwerwurzelstockpulver): jeweils 2 Kapseln alle 4 Stunden, maximal 8 pro Tag, günstig für Menschen, die die Ingwerschärfe des frischen Wurzelstocks nicht mögen.

Ergänzende Anwendungen

Raumbeduftung

Mit ätherischen Zitrusölen, nach Anleitung mittels einer Duftlampe.

Persönliche Vorlieben müssen ausgetestet werden, empfehlenswert sind Orange, Mandarine, Bergamotte.

Bauchmassage mit Ätherisch-Öl-Mischungen

Rezeptur

Massageöl Mischung 1

- 10 Tropfen ätherisches Pfefferminzöl
- 10 Tropfen ätherisches Kümmelöl

in 100 ml Mandel- oder Olivenöl geben, in dunkler Flasche fest verschlossen aufbewahren.

Rezeptur

Massageöl Mischung 2

- 10 Tropfen ätherisches Ingweröl
- 10 Tropfen ätherisches Anisöl

in 100 ml Mandel- oder Olivenöl geben, in dunkler Flasche fest verschlossen aufbewahren.

Bitte beachten: bei empfindlichen Personen sind Hautreizungen durch das Ingweröl möglich. Vorher mit einer kleinen Menge des Öls in der Ellenbeuge austesten!

Nach der Bauchmassage (S. 182) mit einer warmen Auflage auf dem Bauch nachruhen.

Dampfkompresse bei Übelkeit

Benötigt werden:

- Innentuch aus Leinen, mehrfach zusammengefaltet,
- Schüssel, um das Innentuch darin mit kochendem Wasser zu übergießen,
- evtl. einige Tropfen ätherischen Melissenöls (wirkt krampflösend und belebend, duftet angenehm) als Beigabe ins Wasser,
- großes Auswringtuch aus Frottier,
- Zwischentuch, vorgewärmt (z. B. mit einer Wärmflasche),
- Wolldecke als Unterlage.

Vorgehen Der Kranke legt sich auf eine Wolldecke oder ein Wolltuch, das groß genug ist, um noch über den Körper geschlagen zu werden. Das Innentuch wird mit dem kochenden Wasser übergossen und danach mithilfe des Frottiertuches so stark wie möglich ausgewrungen. Das feuchte Innentuch wird dann in das Zwischentuch gewickelt, der Kranke legt sich die so hergestellte Kompresse auf den Magen. Die Wolldecke um den Körper legen bzw. sich damit gut zudecken. Die Kompresse kann so lange auf dem Magen bleiben, wie es als angenehm empfunden wird.

Kuranwendung „Hafertage“

Hafer hat die Eigenschaft, beim Kochen Schleim freizusetzen, der sich schützend auf die Schleimhäute des Magen-Darm-Trakts legt und das Abheilen von Entzündungen fördert. Wertvoll für Reizmagen- oder auch Reizdarmchroniker ist Hafer auch, weil er neben einem für Getreide relativ hohen Proteinanteil eine Fülle von Mineralien und Vitaminen enthält und weil sowohl das Protein als auch der Kohlenhydratanteil sehr leicht verdaulich sind. Nicht umsonst gilt Hafer als eine ideale Ernährungsgrundlage für Säuglinge und Kleinkinder!

Bei chronisch entzündeter Magenschleimhaut und Beschwerden durch Appetitlosigkeit, Übelkeit und Unverträglichkeit von Nahrungsmitteln sowie nach Magen-Darm-Infektionen hat es sich bewährt, „Hafertage" einzulegen. An diesen Tagen wird nur Hafer gegessen – bei weniger ausgeprägten Beschwerden in Kombination mit etwas mildem Obst oder Gemüse, ansonsten pur. Die hergestellten Gerichte (Haferschleim, Hafersuppe, „Haferrisottos" und Müsli) sollten **nicht gesüßt** und nur mild gesalzen werden.

Bei 1–2 Hafertagen pro Woche über einen längeren Zeitraum oder auch bei einer Haferkur an mehreren aufeinanderfolgenden Tagen, sind weder Vitamin- noch sonstige Nährstoffmängel zu befürchten.

Regelmäßig durchgeführte Hafertage haben sich zur Behandlung bzw. Vorbeugung von Diabetes ebenfalls bewährt.

11.5.4 Pflanzenwirkstoffe bei Dyspepsie und Blähungen

Die Auswahl der Arzneipflanzen richtet sich hier nach dem überwiegenden Beschwerdebild des Patienten. Beim **Dysmobilitätstyp** (Völlegefühl, Magendruck und Krämpfe) lohnen sich Versuche mit allen Bitterstoffrezepturen (S. 103), die bereits im Kapitel „Appetitlosigkeit" vorgestellt wurden, da Bitterstoffe motilitätsfördernd wirken und durch ihre sekretolytischen Eigenschaften die Verdauung beschleunigen. Auch **Minzöle** wirken beschleunigend auf die Magenentleerung, entkrampfen und wirken zudem leicht schmerzlindernd.

> **! *Vorsicht***
> Vor der Anwendung von Bitterstoffen das Vorliegen einer Gastritis ausschließen, da Bitterstoffe die Sekretion von Magensäure fördern! Wegen der sekretolytischen Wirkung der Bitterstoffe sind ebenso Gallensteinleiden auszuschließen.

> **! *Vorsicht***
> Bei Gastritis, Magen- und Duodenalgeschwüren ist von einer Daueranwendung von Pfefferminze oder Minzölen abzusehen, da das enthaltene Menthol die Schleimhäute reizt. Zu Heilanwendungen bei Dyspepsie mit Säurebeschwerden siehe Kap. 11.2.2 (S. 147).

Beim **Aerophagietyp** (Aufstoßen und Blähungen) werden **Karminativa** eingesetzt. Blähungstreibend sind vor allem Pflanzen mit **ätherischen Ölen** (z. B. Kümmel, Fenchel [**Abb. 11.5**], Anis, Dill, Koriander, Wacholder, Melisse, Kamille). Ihre genaue Wirkweise bei dieser Funktion ist nicht bekannt, beruht aber wahrscheinlich auf einer erhöhten Durchblutung der Darmschleimhaut und einer Entspannung der Darmmuskulatur. Weiterhin ist eine Beeinflussung der Darmflora möglich, die in der Folge die Gasbildung im Kolon reduziert.

Kümmel gilt als das beste pflanzliche Mittel gegen Flatulenz. In der Reihe **Kümmel-Fenchel-Anis-Dillfrüchte** nimmt die blähungstreibende Kraft in dieser Richtung ab. Wer Kümmel überhaupt nicht mag, kann versuchen, ihn durch Dillfrüchte zu ersetzen, nimmt dann aber eine Abschwächung der Wirkung in Kauf.

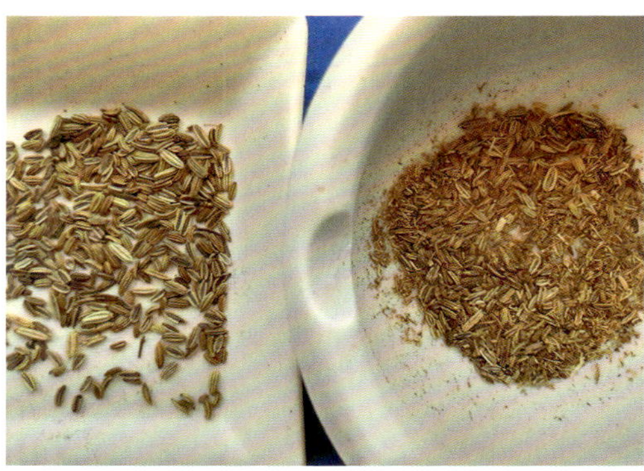

Abb. 11.5 Wichtig für die arzneiliche Wirksamkeit: Spaltfrüchte wie die des Fenchels (links) müssen unmittelbar vor dem Gebrauch im Mörser angestoßen werden (rechts).

11

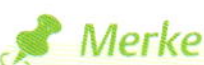

Merke

Alle diese „Spaltfrüchte" **müssen unmittelbar vor dem Überbrühen** angestoßen werden, um die ätherischen Öle aus den in den tieferen Rinnen liegenden Exkreträumen freizusetzen.

Tab. 11.2 gibt einen Überblick über Wirkungen und Wirkstärke der Heilpflanzen, die bei Dyspepsie und Blähungen eingesetzt werden können.

Milchtees

Wer Milch verträgt, kann Kümmel-, Fenchel-, Anis- oder Dillfrüchte anstatt mit Wasser in gleicher Weise mit Milch zubereiten. Durch ihren Fettgehalt zieht Milch die wirksamen ätherischen Öle aus den Spaltfrüchten wesentlich besser aus als Wasser, was man auch am wesentlich intensiveren Geschmack des Milchtees feststellen kann.

Tinkturen

Grundsätzlich können mithilfe der in **Tab. 11.2** aufgeführten Heilpflanzen Tinkturen selbst hergestellt werden, siehe dazu das Grundrezept in Kap. 14.2.6 (S. 272). Eine Ausnahme ist der Wermut.

Vorsicht

Wegen der Gefahr eines zu hohen Thujongehalts sollten Wermutpräparate grundsätzlich als zertifizierte Apothekenware gekauft werden.

Tinkturen haben mehrere Vorteile: Sie konzentrieren die Wirkstoffe auf wenigen Millilitern Flüssigkeit und können in einem kleinen Fläschchen einfach und überallhin mitgenommen werden. Die Tropfen können in jeglicher Flüssigkeit eingenommen werden und das Aufbrühen eines Tees entfällt. Zudem wird mit dem Alkohol ein etwas anderes Spektrum an Wirkstoffen aus den Pflanzen ausgezogen als durch das Wasser bei der Teeherstellung. Ein Arzneitee kann durch Zugabe weniger Tropfen Tinktur (aus der gleichen oder auch einer ergänzenden Heilpflanze) in seiner Wirkung verstärkt werden, allerdings ändert sich dann auch sein Geschmack! Ein gutes (und sinnvolles) Beispiel ist die Verbreiterung des Wirkspektrums von Kamillentee durch einige Tropfen Kamillosan-Tinktur.

11.5.5 Pflanzenwirkstoffe bei Völlegefühl, Magendruck und Krämpfen

Rezepturen

Tees

Rezeptur

Verdauungsfördernder, bitterer Tee

- 25 g Angelikawurzel, geschnitten
- 25 g Enzianwurzel, geschnitten
- 25 g Wermutkraut, geschnitten
- 25 g Pfefferminzblätter

1 TL der Mischung mit 1 Tasse kochendem Wasser überbrühen, 10 Min. ziehen lassen, dann abseihen.
Zwischen den Mahlzeiten langsam und schluckweise (für die bessere Wirksamkeit der Bitterstoffe) eine Tasse trinken.

Rezeptur

Verdauungsfördernder, wohlschmeckender Tee

- 50 g Kamillenblüten
- 50 g Schafgarbenkraut
- 50 g Pfefferminzblätter

1 TL der Mischung mit 1 Tasse kochendem Wasser überbrühen, 10 Min. abgedeckt ziehen lassen, dann abseihen.
Wirkung kann mit 1 Tropfen Kamillentinktur pro Tasse verstärkt werden.

Tab. 11.2 Wirkungen und Wirkstärke der Heilpflanzen bei Dyspepsie.

Heilpflanze	sekretolytisch, verdauungssaftanregend	motilitätsfördernd	karminativ, blähungswidrig	spasmolytisch, krampflösend	beruhigend, sedativ
Andornkraut (*Marrubii herba*)	x	x	x	–	–
Angelikawurzel (*Angelicae radix*)	xxx	xxx	xx	xx	–
Anis (*Anisi fructus*)	x	x	xx	xx	–
Artischockenblätter (*Cynarae folium*)	xxx	xxx	–	xx	–
Baldrianwurzel (*Valerianae radix*)	–	–	–	xx	xx
Bittere Schleifenblume (Bauernsenf, *Iberis amara totalis*)	xx	xxx	–	xx	–
Benediktenkraut (*Cnici benedicti herba*)	xxx	xx	–	–	–
Dillkraut/-früchte (*Anethi herba/fructus*)	–	–	x	xx	–
Enzianwurzel (*Gentianae radix*)	xxx	xxx	–	–	–
Fenchelfrüchte (*Foeniculi amari fructus*)	x	x	xxx	xx	–
Flohsamenschalen (*Psylii semen*)	–	xx	–	–	–
Galgant (*Galangae rhizoma*)	xx	–	–	xx	–
Hopfenzapfen (*Lupuli strobulus*)	xx	–	–	–	xxx
Ingwer (*Zingiberis rhizoma*)	xx	xx	–	–	–
Kalmuswurzelstock (*Calami rhizoma*)	xx	xx	–	xx	–
Kamillenblüten (*Matricariae flos*)	–	–	–	xxx	–
Kardamomfrüchte (*Cardamomi fructus*)	x	x	x	–	–

► **Tab. 11.2** Fortsetzung.

Heilpflanze	sekretolytisch, verdauungssaftanregend	motilitätsfördernd	karminativ, blähungswidrig	spasmolytisch, krampflösend	beruhigend, sedativ
Korianderfrüchte (*Coriandri fructus*)	x	x	xx	xx	–
Kümmelfrüchte (*Carvi fructus*)	x	x	xxx	xxx	–
Kurkuma (*Curcumae longae rhizoma*)	xx	–	–	–	–
Lavendelblüten (*Lavandulae flos*)	–	–	x	–	xxx
Löwenzahnwurzel/-kraut (*Taraxaci radix cum herba*)	xx	xx	x	–	–
Melissenblätter (*Melissae folium*)	x	x	xx	x	x
Pfefferminzblätter (*Menthae piperitae folium bzw. aetheroleum*)	–	–	xx	xx	–
Pomeranzenschale (*Aurantii pericarpium*)	xx	xx	–	xx	–
Rosmarinblätter (*Rosmarini folium*)	x	x	x	–	–
Salbeiblätter (*Salviae folium*)	xx	x	–	–	–
Schafgarbenkraut und -blüten (*Millefolii herba/flos*)	xx	xx	–	xx	–
Sternanis (*Anisi stellati fructus*)	x	x	xx	x	–
Tausendgüldenkraut (*Centaurii herba*)	xxx	xxx	–	–	–
Wermutkraut (*Absinthii herba*)	xxx	xxx	x	xx	–
Zimtrinde (*Cinnamomi ceylanici cortex*)	xx	xx	x	xx	–

x: qualitativ deutliche Ausprägung, xx: qualitativ starke Ausprägung, xxx: qualitativ sehr starke Ausprägung

Rezeptur

Krampflösender Tee mit beruhigender Wirkung

- 25 g Kümmelfrüchte
- 25 g Fenchelfrüchte
- 25 g Pfefferminzblätter
- 25 g Melissenblätter

1 TL der Mischung mit 1 Tasse kochendem Wasser überbrühen, 10 Min. abgedeckt ziehen lassen, dann abseihen.
Wirkung kann mit 3 Tropfen Carminativum-Hetterich-Tropfen pro Tasse verstärkt werden.

Tinkturen

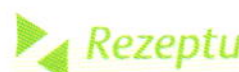

Schafgarbentinktur

Getrocknetes Schafgarbenkraut (Blätter und Blüten) in eine weithalsige Flasche (z. B. 250 ml) geben und mit 70 %igem, unvergälltem Alkohol (Apotheke) im Verhältnis Kraut:Alkohol = 1:2 auffüllen. Fest verschließen und im Dunkeln 3 Wochen ziehen lassen, abseihen und in dunkle Tropffläschchen abfüllen. Haltbarkeit etwa 1 Jahr.
Einnahme bis zu 3-mal täglich 20 Tropfen; zur Appetitanregung 30 Min. vor dem Essen, zur Krampflösung und Verdauungsförderung 30 Min. nach dem Essen einnehmen.

Medizinalweine

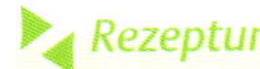

Andornwein gegen Bauchschmerzen und Koliken (aus dem Gart der Gesundheit, 1485)

- 10 g Andornkraut, getrocknet
- 10 g Fenchelfrüchte
- 10 g Süßholzwurzel, geschnitten
- 1 Liter Wein

Drogen anmörsern und mit dem Wein aufkochen, die Flüssigkeit um ein Drittel einkochen und in eine dunkle Flasche abseihen. Bei Bedarf mit etwas Honig süßen. Haltbarkeit etwa 6 Wochen.
3-mal täglich ein Likörglas trinken.
Bitte beachten: Süßholzzubereitungen nicht länger als 6 Wochen ununterbrochen konsumieren!

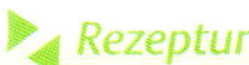

Vinum Stomachicum (Magenwein, Bitterorangenwein)

In der Apotheke mischen lassen:

- 15 Teile Pomeranzenfluidextrakt
- 20 Teile Zimttinktur
- 5 Teile Extrakt aus Enzianwurzel
- 60 Teile Süßwein

Bei Völlegefühl, Blähungen und Appetitlosigkeit 1 Likörglas nach oder zwischen den Mahlzeiten trinken.

Fertigpräparate

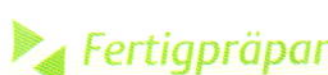

Iberogast Flüssigkeit

Inhaltsstoffe: Angelikawurzel, Bittere Schleifenblume, Kamillenblüten, Kümmelfrüchte, Mariendistelfrüchte, Melissenblätter, Pfefferminzblätter, Schöllkraut, Süßholzwurzel
Wirkt spasmolytisch, choleretisch und karminativ.
3-mal täglich vor oder zu den Mahlzeiten 20 Tropfen in etwas Flüssigkeit einnehmen.

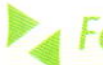
Fertigpräparat

Gastritol Liquid

Inhaltsstoffe: Angelikawurzel, Benediktenkraut, Gänsefingerkraut, Kamille, Süßholzwurzel und Wermut.
Wirkt spasmolytisch und leicht antiphlogistisch.
3-mal täglich 30 Tropfen zu oder nach den Mahlzeiten einnehmen.

11.5.6 Pflanzenwirkstoffe bei Aufstoßen und Blähungen

Kümmel Einige Kümmelkörner möglichst langsam kauen.

Alternativ oder zur Abwechslung können Fenchel-, Dill- oder Anisfrüchte getestet werden.

Ätherisches Kümmelöl 1–2 Tropfen auf einen Zuckerwürfel geben und einnehmen.

11

Rezepturen
Tees

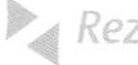 Rezeptur

Kümmeltee

2 TL frisch angestoßene Kümmelfrüchte mit 200 ml heißem (nicht mehr kochendem) Wasser übergießen und abgedeckt 10–15 Min. ziehen lassen.
3-mal täglich eine Tasse zu oder nach den Mahlzeiten trinken.
Alternativ als Milchtee mit heißer Milch anstatt Wasser zubereiten.

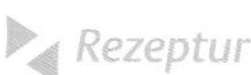

Blähungstee „AFK"

- 25 g **A**nisfrüchte
- 25 g **F**enchelfrüchte
- 25 g **K**ümmelfrüchte

1 TL der Mischung im Mörser anstoßen, mit 1 Tasse kochendem Wasser übergießen, abdecken. 10 Min. ziehen lassen, dann abseihen.
Nach und zwischen den Mahlzeiten je 1 Tasse trinken.

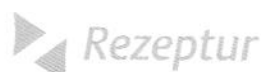

Klassischer „4-Winde-Tee"

- 25 g Kümmelfrüchte (frisch anstoßen!)
- 25 g Fenchelfrüchte (frisch anstoßen!)
- 25 g Pfefferminzblätter
- 25 g Kamillenblüten

2 TL der Mischung mit kochendem Wasser übergießen, abdecken, 10 Min. ziehen lassen, dann abseihen.
Mehrmals täglich nach und zwischen den Mahlzeiten 1 Tasse trinken.
Bitte beachten: Keine zu großen Mengen der Teemischung ansetzen, denn die Mischung sollte rasch verbraucht werden. Außerdem gut verschlossen in einer Weißblechdose aufbewahren, da das ätherische Öl der Kümmel- und Fenchelfrüchte rasch verfliegt.

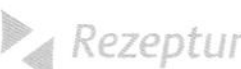

Aromatische Teemischung 1

- 20 g Pfefferminzblätter
- 20 g Anisfrüchte (frisch anstoßen!)
- 20 g Kalmuswurzelstock, geschnitten

1 EL der Mischung mit 200 ml heißem Wasser übergießen, abdecken. 1 Stunde ziehen lassen, abseihen.
Vor oder zwischen den Mahlzeiten langsam und schluckweise 1 Tasse trinken.
Bitte beachten: Keine zu großen Mengen der Teemischung ansetzen, denn die Mischung sollte rasch verbraucht werden. Außerdem gut verschlossen in einer Weißblechdose aufbewahren, da das ätherische Öl der Kümmel- und Fenchelfrüchte rasch verfliegt.

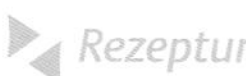

Aromatische Teemischung 2

- 20 g Kamillenblüten
- 20 g Kümmelfrüchte (frisch anstoßen!)
- 20 g Pomeranzenschalen geschnitten

1 EL der Mischung mit 1 Tasse kochendem Wasser überbrühen, 10 Min. ziehen lassen, dann abseihen.
Zwischen den Mahlzeiten langsam und schluckweise (für die bessere Wirksamkeit der Bitterstoffe) 1 Tasse trinken.

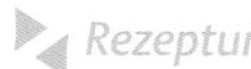

Bittere Teemischung bei stärkeren dyspeptischen Beschwerden und Koliken

- 20 g Benediktenkraut
- 20 g Wermutkraut
- 20 g Melissenblätter

1 TL der Mischung mit 1 Tasse heißem Wasser übergießen, 20 Min. ziehen lassen, dann abseihen.
Vor und zwischen den Mahlzeiten 1 Tasse langsam und schluckweise (für die bessere Wirksamkeit der Bitterstoffe) trinken, mindestens 3-mal täglich.
Anmerkung: Für Personen, denen Wermut zu bitter ist, kann dieser in gleicher Dosierung durch Beifußkraut ersetzt werden.

Fertigpräparate

Fertigpräparat

100 ml Aqua carminativa nach DAB Erg.- Bd.6

In der Apotheke wird dieses aromatische Destillat aus Kamille, Fenchel, Kümmel, Koriander und Pomeranzenschalen hergestellt.
Für Menschen geeignet, die nicht gerne Tees trinken oder die Zeit zur Teeherstellung nicht aufbringen können. 3-mal täglich 1 EL nach den Mahlzeiten einnehmen.

Fertigpräparat

Klosterfrau Melissengeist Konzentrat

Inhaltsstoffe: Misch-Destillat aus Melissenblättern, Alantwurzelstock, Angelikawurzel, Ingwerwurzelstock, Gewürznelke, Galgantwurzelstock, Schwarze Pfefferfrüchte, Enzianwurzel, Muskatsamen, Pomeranzenschale, Zimtrinde, Zimtblüten, Kardamomsamen
10 ml, mehrmals täglich nach Bedarf einnehmen.
Bitte beachten: enthält 79 Vol.-% Alkohol!

Fertigpräparat

Carminativum-Hetterich-Tropfen

Inhaltsstoffe: Kümmel, Fenchel, Kamille, Pfefferminze und Pomeranzenschalen
30–40 Tropfen nach den Mahlzeiten einnehmen.
Alternativ die Wirkung eines Arzneitees durch 3–4 Tropfen der Tinktur pro Tasse verstärken.
Bitte beachten: Nicht bei Gallensteinleiden anwenden!

Fertigpräparat

Pascoventral Flüssigkeit

Inhaltsstoffe: Fluidextrakt aus Kamille, Kümmelfrüchten, Pfefferminzblättern
3-mal täglich 80 Tropfen in etwas lauwarmer Flüssigkeit, nach oder zwischen den Mahlzeiten einnehmen.

Fertigpräparat

Medacalm

Magensaftresistente Hartkapseln mit Pfefferminzöl
Bei Blähungen und Bauchschmerzen bis 3-mal täglich 1 Kapsel vor den Mahlzeiten mit ausreichend Flüssigkeit einnehmen.
Die blähungstreibende und schmerzlinderne Wirkung des Pfefferminzöls kann in Form der magensaftresistenten Kapseln auch denjenigen zugutekommen, die eine empfindliche Magenschleimhaut haben und pfefferminzhaltige Tees nicht über längere Zeit trinken können. Vor allem bei Daueranwendung können Minzöle magenreizend wirken!
Gegenanzeige: Gallensteinleiden

Fertigpräparat

Enteroplant

Magensaftresistente Weichkapseln
Inhaltsstoffe: ätherisches Pfefferminzöl, ätherisches Kümmelöl
2-mal täglich eine Kapsel 30 Min. vor den Mahlzeiten einnehmen.

Ergänzende Anwendungen

Warme Auflagen und Wickel

Wärme entspannt den Darm und hilft somit auch bei Blähungen, beispielsweise in Form einer **Wärmflasche** (trockene Wärme). Um die Wirkung zu intensivieren, kann man einen feuchten Waschlappen zwischen Wärmflasche und Bauch legen (feuchte Wärme).

Kartoffelauflagen produzieren eine sehr intensive Wärme. Dazu ungeschälte Kartoffeln kochen, zerstampfen und auf ein Tuch legen. Etwas auskühlen lassen und auf den Bauch legen. Mit einem Tuch festbinden.

! Vorsicht

Bei zu heißen Kartoffeln besteht Verbrennungsgefahr!

11

Bauchmassagen

Bauchmassagen mit einem Massageöl, das mit dem ätherischen Öl passender Heilpflanzen versetzt wurde, können die Verdauung und das Lösen von Blähungen mechanisch unterstützen. Dazu reichlich Öl beginnend am rechten Unterbauch mit beiden Händen mit sanftem Druck im Uhrzeigersinn um den Nabel herum einmassieren. Der entspannende Effekt einer wohltuenden Massage wirkt sich dabei zusätzlich positiv auf das Nervensystem aus.

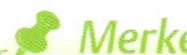

Merke

Eine Massage sollte mindestens 20 Minuten dauern. So lange braucht die Haut in etwa, um das Öl aufzunehmen. Auf ausreichende Wärme des Körpers und der Raumluft achten!

Die Pflanzenkombination kann so ausgewählt werden, dass je nach Behandlungsschwerpunkt ein ergänzender Zusatznutzen entsteht. Duftnoten einiger Pflanzen (wie Lavendel, Rose, Bergamotte) haben z. B. eine stimmungsaufhellende, antidepressive Wirkung. Hier kann nach persönlichen Vorlieben ausgewählt werden. Schmerzlindernd wirken die ätherischen Öle von z. B.

Tab. 11.3 Ätherisch-Öl-Pflanzen zur Bauchmassage bei Blähungen und Bauchschmerzen.

Ätherisch-Öl-Pflanze	spasmolytisch	karminativ	analgetisch	stimmungsaufhellend	sedierend, einschlaffördernd
Anis (*Anisi fructus*)	x	x	–	–	–
Bergamotte (*Citrus aurantium bergamia*, ätherisches Öl)	x	–	–	x	x
Eucalyptus globulus (*Eucalypti aetheroleum*)	–	–	x	x	–
Fenchelfrüchte (*Foeniculi amari fructus*)	x	x	–	–	–
Ingwer (*Zingiberis rhizoma*)	x	–	x	x	–
Kardamomfrüchte (*Cardamomi fructus*)	–	x	x	x	x
Kümmelfrüchte (*Carvi fructus*)	x	x	–	–	–
Lavendelblüten (*Lavandulae flos*)	x	–	x	x	x
Melissenblätter (*Melissae folium*)	x	–	x	x	x
Myrrhe (Harz aus der Rinde)	–	–	x	x	–
Pfefferminzblätter (*Menthae piperitae folium bzw. aetheroleum*)	–	–	x	–	–
Rosenblüten (*Rosae flos*)	–	–	–	x	–
Weihrauch (Harz aus der Rinde, *Olibanum indicum*)	–	–	x	–	–

x: qualitativ deutliche Ausprägung

Pfefferminze, Eucalyptus globulus, Weihrauch und Ingwer.

Tab. 11.3 gibt einen Überblick über die Wirkungen der Ätherisch-Öl-Pflanzen, die zur Bauchmassage bei Blähungen und Bauchschmerzen eingesetzt werden können.

Massageöle

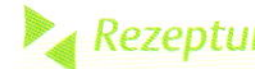

Rezeptur

Rezept 1: Kümmel-Massageöl

10 ml ätherisches Kümmelöl mit Olivenöl ergänzen auf 100 ml, in einer dunklen Glasflasche aufbewahren.

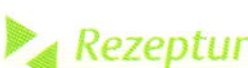

Rezeptur

Rezept 2: Duftendes Vier-Winde-Öl

- 6 Tr. äth. Kümmelöl
- 6 Tr. äth. Fenchelöl
- 3 Tr. äth. Anisöl
- 3 Tr. äth. Lavendelöl (alternativ Bergamotteöl)

in 100 ml Olivenöl auflösen. In einer dunklen Glasflasche aufbewahren.

11.6 Exkurs: Gewürze als Heilpflanzen des Verdauungstrakts

Wer sich ein besonders schwerverdauliches Gericht vorstellen möchte, dem fällt möglicherweise das Käsefondue ein, ein Mahl, das gerne mit einem Verdauungsschnäpschen beendet wird. Obwohl unsere kollektive Erfahrung die verdauungsfördernde Wirksamkeit von Alkohol zu bestätigen scheint: Es sei doch darauf hingewiesen, dass Alkohol nicht das Mittel der Wahl bei Verdauungsbeschwerden sein sollte. Einer empfindlichen Magenschleimhaut schadet er letztendlich mehr, als er nützt! Es ist also vielleicht doch besser, hier entsprechende Gewürze einzusetzen. Historische Anregungen dafür gibt es zuhauf.

Historische Rezeptur

Kümmel als Verdauungshilfe nach Hildegard von Bingen

„Will ein Mensch gekochten oder gebratenen Käse essen, dann streue er, um Schmerzen zu vermeiden, Kümmel auf ihn und esse ihn so, und die gemäßigte Wärme des Kümmels löst die ungute Verstockung und Gerinnung des Käses."

Hildegard von Bingen: Physica (1.17)

Tab. 11.4 soll einen Eindruck von dem breiten Wirkspektrum vermitteln, das unsere traditionellen Gewürze im Magen-Darm-Trakt entfalten. Natürlich ist es nicht so, dass beim Würzen einzelner Speisen die pharmazeutisch-therapeutischen Dosen der Inhaltsstoffe erreicht werden, die für einen medizinischen Zweck erforderlich sind. Ein gesundheitsfördernder Effekt entsteht eher durch die Kombination der Gewürze und ihren dauerhaften, gewohnheitsmäßigen Gebrauch.

Das Mittelalter war die große Zeit der Gewürze. Neben dem Wohlgeschmack dieser Zutaten war auch immer ihre arzneiliche Wirkung von Bedeutung, schließlich gab es in dieser Epoche nicht die gleiche große Zahl an Arzneimitteln, über die wir heute verfügen. Im Theoriegebäude der Humoralpathologie hatte die Diätetik ihren zentralen Platz, Anweisungen zur Speisezubereitung gehörten zur ärztlichen Handlung. Lebensmittel hatten heißen oder trockenen, kalten oder feuchten Charakter, und die Komposition der Speisen beruhte auf Überlegungen, wie diese zu „temperieren" seien. Das Essen sollte äußere klimatische Einflüsse ebenso wie innere Befindlichkeitsstörungen ausgleichen, Greise benötigten andere Nahrung als Kinder, Schwergewichtige andere als Magere, Sanguiniker andere als beispielsweise Melancholiker. Für den Arzt hatten Heilmittel und Lebensmittel bei seinen therapeutischen Überlegungen den gleichen Stellenwert. Erst mit Paracelsus kam es zu einem Paradigmenwechsel. Er lehnte die Humoralpathologie ab und entwickelte ein Pharmaziemodell, bei dem Heilung mit isolierten arzneilichen Wirkstoffen erzielt werden sollte. Er riet beispielsweise den Pestkranken, bei ihrer gewohnten Ernährungsweise zu bleiben und auf

Tab. 11.4 Medizinische Wirkungen einiger Küchenkräuter und Gewürze.

Gewürz	Anregung der Verdauungssäfte	motilitätsfördernd auf Magen und Darm	appetitanregend	blähungswidrig	krampflösend	keimwidrig	entzündungshemmend
Anis (*Anisi fructus*)	x	–	x	x	x	x	–
Basilikumblätter (*Ocimi herba*)	x	–	x	x	–	x	–
Beifuß (*Artemisiae herba*)	x	x	–	x	x	x	–
Bockshornklee (*Foenugraeci semen*)	–	–	x	–	–	x	x
Dillkraut/-früchte (*Anethi herba/fructus*)	x	–	x	x	x	x	–
Fenchelfrüchte (*Foeniculi amari fructus*)	x	x	x	x	x	x	–
Galgant (*Galangae rhizoma*)	x	x	x	–	x	x	–
Gewürznelke (*Caryophylli flos*)	–	–	x	–	–	x	x
Ingwer (*Zingiberis rhizoma*)	x	x	x	–	x	x	x
Kardamomfrüchte (*Cardamomi fructus*)	x	–	x	x	x	x	–
Korianderfrüchte (*Coriandri fructus*)	x	–	x	x	x	–	–
Kreuzkümmel (*Cumini fructus*)	x	–	x	x	x	x	x

► **Tab. 11.4** Fortsetzung.

Gewürz	Anregung der Verdauungssäfte	motilitätsfördernd auf Magen und Darm	appetitanregend	blähungswidrig	krampflösend	keimwidrig	entzündungshemmend
Kümmel (*Carvi fructus*)	x	–	x	x	x	x	–
Kurkuma (*Curcumae longae rhizoma*)	x	–	–	–	–	x	x
Liebstöckelkraut (*Levistici herba*)	x	–	x	x	x	–	–
Meerrettich (*Armoraciae radix recens*)	x	x	x	–	–	x	–
Minze (*Menthae herba*)	x	–	x	x	x	x	–
Rosmarinblätter (*Rosmarini folium*)	x	–	x	–	x	x	–
Salbeiblätter (*Salviae folium*)	x	–	x	–	–	x	x
Sternanis (*Anisi stellati fructus*)	x	–	–	x	x	x	–
Thymiankraut (*Thymi herba*)	x	–	x	–	x	x	–
Wacholder (*Juniperi fructus*)	x	x	–	–	x	x	–
Zimtrinde (*Cinnamomi ceylanici cortex*)	x	x	x	x	x	x	–

x: qualitativ deutliche Ausprägung

11

die Medikamente zu vertrauen. Die Diätetik verlor in der Folgezeit ihren großen Stellenwert und die Medizin kam zunehmend von ganzheitlichen Betrachtungsweisen ab. Die Kunst der Köche wurde dagegen ausschließlich in der Erzeugung von Geschmack und Genuss gesehen.

Im System der Humoralpathologie werden die meisten Küchengewürze wegen ihrer aromatischen oder scharfen Geschmackskomponenten als „warm" bis „heiß" eingestuft. Das Modell des Magens als „Kochtopf", der zur Aufbereitung der Nahrung über genug Hitze verfügen muss, erklärt den großzügigen Einsatz von scharfen Gewürzen in den mittelalterlichen Rezepten, die uns überliefert sind. Häufig erscheinen uns die Zubereitungen stark überwürzt. Es wurde deshalb die Vermutung geäußert, dass man damit den Geschmack verdorbenen Fleisches übertünchen wollte. Es ist allerdings unwahrscheinlich, dass diejenigen, die sich große Mengen von Gewürzen leisten konnten, zum Genuss verdorbenen Fleisches gezwungen waren. Die Rezeptsammlungen, die uns aus dem Mittelalter überliefert sind, spiegeln die Küche der Wohlhabenden wider, die sicherlich über die beste Ware verfügten. Andererseits kann man davon ausgehen, dass in die Menschen in Notzeiten, auch bewusst, unbekömmliches oder gar verdorbenes Essen zu sich nahmen. Umso wichtiger war hier der vorbeugende Einsatz von Kräutern oder Gewürzen und die Kenntnis ihrer arzneilichen Wirkungen.

Heute ist unser Nahrungsmittelangebot riesig und vielfältig. Die meisten Menschen könnten sich beliebig viele Gewürze leisten. Umso bedauerlicher ist es, wie wenige sie zur Förderung von Genuss und Gesundheit einzusetzen wissen. Das Würzen wurde in Zeiten der industriellen Fertignahrung von breiten Bevölkerungsschichten verlernt. Fertignahrung, die von allen – vom Kind bis zum alten Menschen – akzeptiert werden muss, damit sie sich verkauft, ist auf möglichst niedrigem Level gewürzt und schmeckt wenig charakteristisch. Stattdessen wird übermäßig gesalzen und gesüßt oder mit „Geschmacksverstärkern" gearbeitet. Kinder werden von klein auf in Richtung eines Einheitsgeschmacks geprägt. Später bestimmen sie mit ihren Geschmacksvorlieben den Markt, und das mag dazu geführt haben, dass durch Züchtung die gängigen Obstsorten immer süßer und die Gemüse immer weniger herb und bitter wurden. Die Belastung des Verdauungssystems durch zu viel Fruchtzucker und den Verzicht auf verdauungsfördernde Bitterstoffe und Gewürze kann man durchaus im Zusammenhang mit der Tatsache sehen, dass mehr als die Hälfte aller Deutschen regelmäßig über Verdauungsprobleme klagt.

11.6.1 Historische Rezepturen

Zwei typische mittelalterliche Gewürzzubereitungen, ein mildes und ein schärferes, sollen hier als Anregung vorgestellt werden. Sie finden sich in vielen Rezepten aus dieser Zeit, und wurden gerne bei verschiedensten Gerichten verwendet. Die genauen Mengenangaben für die einzelnen Zutaten der Mischung werden meist gar nicht angegeben, da sie Allgemeingut waren. Genau wie beim indischen Currypulver waren und sind kreative Weiterentwicklungen zu familieneigenen Rezepturen sinnvoll!

Historische Rezeptur

Poudre douce („mildes Pulver")

- 4 TL Zimt, gemahlen
- 1 TL Ingwer getrocknet, gemahlen
- 1 TL Paradieskörner, gemahlen
- ½ TL Galgant, getrocknet, gemahlen
- 1 Prise Muskat, gemahlen
- 1 Tasse feiner Zucker

Gut mischen und in einem dicht schließenden Gefäß aufbewahren. Zum Würzen von Gemüsegerichten, z. B. Spinat, Erbsen, Lauch, Kohl, Möhren, Kürbis. Im Mittelalter wurden auch gerne Fischgerichte und Pasteten damit gewürzt. Verwendung auch zur Herstellung von Gewürzwein.

Anmerkung: Paradieskörner, die Samen der westafrikanischen *Aframomum melegueta*, einer Pflanzenart, die zur Familie der Ingwergewächse gehört, waren im Mittelalter wegen ihres warm-scharfen Geschmacks äußerst beliebt, vor allem auch deshalb, weil sie billiger waren als Pfeffer. Im gut sortierten Gewürzhandel sind sie auch unter der Bezeichnung „Grains of Paradise" oder „Meleguetapfeffer" zu finden.

Historische Rezeptur

Poudre forte („starkes Pulver")

- 1 TL schwarzer Pfeffer, gemahlen
- 1 TL Zimt, gemahlen
- 1 TL Ingwer getrocknet, gemahlen
- 1 TL Macis
- 1 TL Nelken, gemahlen
- 1 TL Paradieskörner, gemahlen (alternativ Langer Pfeffer, gemahlen)

Gut mischen und in einem dicht schließenden Gefäß aufbewahren. Zum Würzen von dunklen Soßen, Eintöpfen, Reis und Fleischgerichten.

12 Durchfallerkrankungen und Reizdarmsyndrom

12.1 Grundlagen

12.1.1 Historischer Rückblick

Bereits seit der Antike wurde der Begriff *Dysenteria* allgemein für darmassoziierte Erkrankungen verwendet. In den medizinischen Werken der frühen Neuzeit, die nicht mehr in Latein, sondern bereits in deutscher Sprache abgefasst wurden, findet man zur Bezeichnung von Darmerkrankungen mit Durchfällen die Begriffe „**Bauchfluss**" oder „**Ruhr**". Diese sind Synonyme, da sich das Wort „Ruhr" vom althochdeutschen *ruora* (das Fließen, die Strömung) ableitet. Heute weisen wir mit den Bezeichnungen „Amöbenruhr" oder „Bakterienruhr" auf die spezifischen verursachenden Erreger hin, die damals natürlich unbekannt waren. Die Humoralmediziner teilten die Ruhr in eine „rote" und eine „weiße" Variante ein. Bei Ersterer kam es zu blutigen Durchfällen, bei Letzterer fand man Abgänge von Schleimhautfetzen, vermischt mit Wundflüssigkeiten, die wohl durch die enthaltenen Leukozyten weiß erschienen. Demzufolge vermutete man ein Übermaß an Weißschleim, dem Phlegma, im Körper der Kranken als Ursache für solche Durchfälle. Den Fluss an „verdorbenen" oder „vergifteten" Säften versuchte man mit Arzneimitteln mit trocknender und warmer Komplexion sowie mit diätetischen Maßnahmen zu bekämpfen. Mittel mit trocknender Komplexion waren meist gerbstoffhaltige Pflanzenzubereitungen, wie zum Beispiel auch die folgenden Arzneimittel aus Adam Lonitzers Kapitel über die Eiche:

> *„Alles was am Eichbaum ist das hefft zusammen […] Eicheln gepulvert sind gut wider den Bauchfluß oder Ruhr […]*
> *Laß Galläpfel und Eyerklar zusammen vermischen/ein Pflaster daraus formieren/legs auf den Bauch/es stopffet denselbigen. Man mag auch zu diesem Ende deß Pulvers mit Regenwasser einnehmen."*
>
> Adam Lonitzer: Kreuterbuch (S. 89)

Es ist auffallend, wie stark vertreten Rezepturen gegen Durchfall in der historischen medizinischen Literatur sind. Beispielsweise verzeichnet das Register von Lonitzers *Kreuterbuch* unter den beiden Stichwörtern „Bauchfluss" und „Rothe Ruhr" mit 127 Seitenverweisen die meisten Einzeleintragungen (gefolgt von den Themen „Harntreiben": 112 Verweise, „Frauenzeit [Monatsblutung] befördern": 93 Verweise und „Husten vertreiben": 79 Verweise). Die häufigste Ursache für akute Diarrhöen im Mittelalter dürften verschmutztes Trinkwasser und Schmierinfektionen unter eng zusammenlebenden Menschen gewesen sein. Wenn wir uns die Lebensbedingungen von damals vorzustellen versuchen, mag ein Vergleich mit wenig entwickelten Ländern der heutigen Welt hilfreich sein: Es wird geschätzt, dass auch heute noch jährlich mindestens zwei Millionen Menschen an einer akuten Diarrhö versterben [138].

Akute Durchfälle sind eigentlich eine Schutzfunktion unseres Körpers, der aufgenommene schädliche Stoffe damit schnell wieder loswerden möchte. Ganz in diesem Sinne wurde in Antike und Mittelalter das bewusste Auslösen von Durchfällen als **Ausleitungsverfahren** betrachtet. Zur Entgiftung des Körpers von krankmachenden Stoffen, aber natürlich auch bei obstipierten Patienten (S. 223), wurden Purgiermittel verabreicht (abgeleitet von lat. *purgare*: reinigen, säubern), d. h. Substanzen oder Pflanzenzubereitungen, die einen dünnflüssigen Stuhlgang verursachen. Dabei setzte man durchaus giftige Pflanzen ein, wie beispielsweise Rizinus, Wolfsmilch oder Seidelbast, wie im Exkurs „Vergiftungen mit Pflanzen" (S. 214) beschrieben. Wie selbstverständlich es war, Erbrechen oder Durchfall bei den unterschiedlichsten Beschwerden therapeutisch einzusetzen, lässt sich an der Vielzahl an Rezepten ablesen, die in der Volksheilkunde erhalten geblieben sind. Als Beispiel sei eine Vorschrift zur Anwendung der leicht giftigen inneren Rinde des Schwarzen Holunders (*Sambucus nigra*) angeführt, die auf den Kirchenlehrer Albertus Magnus zurückgehen soll: Demnach musste die innere Rinde des Holunders von oben nach unten abgeschabt werden, wenn man ein Abführmittel benötigte. Wollte man dagegen ein Brechmittel haben, wurde sie umgekehrt von unten nach oben von den Zweigen geschabt [125].

12.2 Durchfallerkrankungen

Unter Diarrhö wird allgemein eine pathologische Veränderung von Stuhlfrequenz und/oder Stuhlbeschaffenheit verstanden. Die Abweichung vom Normalzustand wird dabei durch folgende Kriterien definiert:

- zu häufig: Stuhlgang mehr als 3-mal täglich,
- zu flüssig: Vorliegen von ungeformten, dünnflüssigen Stühlen mit Wassergehalt über 75 %,
- zu viel: Stuhlgewicht von mehr als 250 g/Tag.

Auf histologischer Ebene entsteht eine Diarrhö entweder durch die Unfähigkeit des geschädigten Darmepithels, Wasser und Elektrolyte aus dem Darminhalt zurück zu resorbieren, oder durch die Auswirkung von Toxinen, die das Darmepithel dazu veranlassen, aktiv Wasser und Salze ins Darmlumen zu sezernieren. Man unterscheidet zudem zwischen akuter Diarrhö einerseits und prolongierten oder chronifizierten Erkrankungen andererseits, d. h., die Durchfälle halten länger als einen Monat an oder treten rezidivierend auf.

Mögliche Ursachen einer **akuten Diarrhö** sind:

- bakterielle oder virale Magen-Darm-Infektionen,
- Lebensmittelvergiftungen,
- Reisediarrhö,
- Infektionen durch Parasiten, Einzeller oder Würmer,
- Medikamentennebenwirkungen,
- Medikamente mit abführender Wirkung (z. B. Laxanzien),
- psychische Einflüsse (Stress, Angst),
- Verschiedenes, z. B. Pflanzengifte, chemische Giftstoffe, Strahlenschäden.

Kommen Patienten aufgrund **chronischer** oder **rezidivierender** Durchfallbeschwerden in die Praxis, muss zunächst geklärt werden, was die Betroffenen selbst darunter verstehen. Da viele Menschen Probleme damit haben, offen über Belange ihres Stuhlgangs zu sprechen, ist es hilfreich, wenn man als Therapeut zunächst einmal vermittelt, welche Stuhlfrequenz und -konsistenz als normal betrachtet werden. Einen Überblick hierzu gibt die Zusatzinfo „Normale Häufigkeit und Beschaffenheit des Stuhlgangs". Anders als bei einer akut aufgetretenen Diarrhö sollte man zur Vervollständigung der Patientenanamnese ein kombiniertes Ernährungs- und Stuhltagebuch über mindestens zwei Wochen erstellen lassen, um die Angaben des Patienten verifizieren zu können.

Zusatzinfo

Normale Häufigkeit und Beschaffenheit des Stuhlgangs

Wie häufig jemand Stuhlgang hat, ist von Mensch zu Mensch ganz unterschiedlich und abhängig unter anderem von der Menge und Art der aufgenommenen Nahrung sowie dem Trink- und Bewegungsverhalten. Medizinisch wird jede Frequenz zwischen 3-mal täglich und 3-mal pro Woche als normal betrachtet.

Ein gesunder Stuhl sollte:

- eine teigartige Konsistenz aufweisen,
- geformt sein,
- eine glatte und leicht glänzende Oberfläche aufweisen,
- je nach Nahrung hell- bis dunkelbraun gefärbt sein,
- nicht auffällig schlecht riechen, nicht kleben und wenig Toilettenpapier erfordern.

12.2.1 Diagnostik

Während akute Durchfälle meist vom Dickdarm und seiner gestörten Fähigkeit zur Wasserretention ausgehen, entstehen chronische Diarrhöen häufig durch Erkrankungen des Dünndarms. Ebenso können verschiedene organische Grunderkrankungen Störungen von Regelungsprozessen hervorrufen, die den Wasserhaushalt oder die Motilität des Darms betreffen. Nahrungsmittelunverträglichkeiten äußern sich typischerweise in Durchfall, Blähungen und Bauchschmerzen.

Gerade dem Therapeuten in einer Naturheilpraxis kommt eine große Verantwortung zu, die notwendige, sehr umfangreiche Diagnostik zu veranlassen, wenn sein Patient die Ursache seiner chronischen Durchfälle noch nicht kennt. Zum einen besteht die Gefahr einer Mangelernährung, wenn die Symptome nicht beseitigt werden können, zum anderen darf die Entdeckung einer möglicherweise zugrundeliegenden, ernsten Grunderkrankung nicht verschleppt werden.

Die diagnostischen Möglichkeiten einer Naturheilpraxis werden nicht ausreichen, alle möglichen Ursachen systematisch auszuschließen. Ein strategisches Vorgehen bei der Suche ist hilfreich, um bei der Komplexität verschiedenster Möglichkeiten nichts zu übersehen.

Basisdiagnostik

Anamnese

- Handelt es sich um eine chronische Diarrhö (Kennzeichen: länger als 4 Wochen; mehr als drei ungeformte Stühle am Tag)?
- Frequenz, Konsistenz, Aussehen des Stuhls (blutig? Fettstühle?); Stuhlprotokoll über mindestens 2 Wochen anfertigen lassen, ggf. Stuhlinkontinenz ausschließen
- Nächtliche Beschwerden?
- Vorerkrankungen? Arthritiden, Diabetes?
- Vorgeschichte: Auslandsaufenthalte?
- Nahrungsmittelunverträglichkeiten oder -allergien? Flush?
- Medikamenten- oder Laxanzieneinnahme?
- Gewichtsabnahme (mehr als 5 % des ursprünglichen Gewichts in 3 Monaten)?

Basisdiagnostik

- Körperliche Untersuchung
- Labor (CRP, Blutsenkung, Differenzialblutbild [Eosinophilie?], Schilddrüsenhormone)
- Mikrobiologische Untersuchung auf Parasiten und Wurmeier

Gastroenterologische Basisdiagnostik

- Labor: Anti-Transglutaminase/Antiendomysium-Antikörper (Sprue); Elastase, Fett im Stuhl (exokrine Pankreas-Insuffizienz); okkultes Blut; 5-Hydroxyindolessigsäure (Karzinoidtumore)
- Laktose-Intoleranztest oder H_2-Atemtest mit Laktose bzw. Fruktose
- Gastroskopie und Biopsien
- Koloskopie und Biopsien; Ausschluss von z. B. Sprue, Morbus Whipple

Spezielle Diagnostik zum Screening von Darmentzündungen

Calprotectin (Calgranulin A/B, Humanes Leukozytenprotein [L 1], MRP-8/14, S-100a und b, Zystisches-Fibrose-Antigen [CFA]) gehört zur Gruppe der fäkalen Entzündungsmarker. Bei diesem Protein handelt es sich um einen Zellbestandteil der neutrophilen Granulozyten, in geringeren Konzentrationen kommt es auch in Monozyten vor. Es kann als Marker für die Einwanderung von Granulozyten ins Darmlumen im Rahmen eines Entzündungsprozesses verwendet werden. Da Calprotectin während der Darmpassage nicht abgebaut wird und im Stuhl sehr stabil ist, können auch Entzündungen im oberen Darmtrakt in den Stuhlproben nachgewiesen werden. Damit ist die Messung eine günstige, nicht invasive Methode. Benötigt wird lediglich eine kirschgroße Stuhlmenge, möglichst vom ersten Stuhl des Tages.

Da dieser Test sehr sensibel ist, eignet er sich sowohl zum ersten Nachweis einer Darmentzündung als auch zur Verlaufsdiagnostik. In den meisten Fällen korreliert die Höhe des Calprotectinwerts mit der Schwere der Erkrankung, so dass sich die Krankheitsaktivität, der Therapieerfolg oder auch eine Rezidivierung einschätzen lassen.

Der Calprotectinwert ist bei einer entzündlichen Aktivität von Morbus Crohn und Colitis ulcerosa erhöht, aber auch eine akute infektiöse Darmerkrankung führt zu einem Anstieg des Calprotectinwerts.

Merke

Für die Abgrenzung eines Reizdarmsyndroms von einer Darmentzündung spielt der Calprotectinwert eine wichtige Rolle, denn während dieser bei einer Darmentzündung erhöht ist, ist er beim Reizdarmsyndrom unauffällig.

Zusatzinfo

Bedeutung des Calprotectinwerts

- Ausschlussdiagnose eines Reizdarmsyndroms
- Diagnostik und Verlaufskontrolle bei CED (chronisch-entzündliche Darmerkrankungen: Morbus Crohn und Colitis ulcerosa)
- Unterscheidung zwischen einer organischen und einer funktionellen Diarrhö und als Screeningmarker für eine infektiöse Diarrhö

Lactoferrin, kurz LF, ist ein multifunktionales Protein aus der Gruppe der Transferrine, das aufgrund seiner enyzmatischen Aktivität den Serinproteasen zugeordnet wird. Zusätzlich hat dieses komplexe Molekül auch eine Nuklease-Aktivität und fungiert als Eisenchelator.

Lactoferrin liegt in den Granula der neutrophilen Granulozyten vor, man findet es jedoch auch in vielen Körperflüssigkeiten, z. B. in Muttermilch, Speichel, Tränenflüssigkeit und Schweiß. Ein Grundprinzip seiner Wirkung ist, dass freies Eisen cheliert und damit schädlichen Mikroorganismen entzogen wird (viele Bakterien sind für ihr Wachstum essenziell auf Eisen angewiesen). Die Protease- und Nuklease-Aktivitäten dienen der Zerstörung strukturell wichtiger Makromoleküle in Bakterien und Viren.

Diagnostisch dient die Bestimmung von Lactoferrin im Stuhl zum Nachweis entzündlicher Aktivität in der Darmschleimhaut.

12.2.2 Ursachen und Therapie

Virale Ursachen

Verursacher akut auftretender Durchfälle sind meist Noro- oder Rotaviren. Diese Erkrankungen werden häufig von Übelkeit/Erbrechen, Fieber und Bauchschmerzen begleitet, sind in der Regel aber nur von kurzer Dauer und selbstlimitierend. Hält der akute Durchfall nicht länger als drei Tage an, ist ein Arztbesuch nicht unbedingt erforderlich. Auf den Ersatz von Wasser und Elektrolyten muss aber in jedem Fall geachtet werden; s. auch Zusatzinfo „Rehydratationslösung nach WHO-Empfehlung“ (S. 193).

Merke

Hier muss sich der Therapeut davon überzeugen, dass der Patient den Flüssigkeitsausgleich eigenverantwortlich durchführen kann; andernfalls, gerade auch bei alten oder geschwächten Personen kann eine Einweisung in ein Krankenhaus notwendig sein.

! Vorsicht

Durchfallerkrankungen bei Säuglingen und Kleinkindern unter 2 Jahren sollten immer sofort von einem Arzt behandelt werden. Durchfall kann bei Säuglingen sehr schnell zu Austrocknung führen und ist dann lebensbedrohlich.

Bakterielle Ursachen

Eine **mikrobiologische Diagnostik** ist unbedingt notwendig beim Auftreten von blutigem oder eitrigem Stuhl oder bei hohem Fieber (über 39 °C). Dabei müssen Salmonellen, Shigellen (Ruhr), Campylobacter und – vor allem bei blutigem Stuhl – Shiga-Toxin-produzierende, enterohämorrhagische E.-coli-Stämme (EHEC) berücksichtigt werden. EHEC sind die Ursache des potenziell tödlichen hämolytischen Urämiesyndroms, das mit akutem Nierenversagen, Thrombozytopenie und Anämie einhergeht. Es soll an dieser Stelle darauf hingewiesen werden, dass ein Nachweis bzw. Verdacht auf das Vorliegen meldepflichtiger Erreger dem zuständigen Gesundheitsamt gemeldet werden muss (s. Zusatzinfo „Meldepflichtige Durchfallerreger"; detaillierte Informationen werden auf der Internetseite des Robert Koch-Instituts veröffentlicht).

! Vorsicht

Bei blutigen Durchfällen sind Motilitätshemmer wie Loperamid (z. B. Imodium, Lopedium) kontraindiziert, da sie die toxische Symptomatik verschlimmern können. Darauf müssen Patienten unbedingt hingewiesen werden, da die genannten Medikamente rezeptfrei erhältlich sind und zu unsachgemäßer Selbstmedikation führen können!

Eine **Lebensmittelvergiftung** äußert sich mit Durchfall und Erbrechen wenige Stunden nach dem Verzehr von infizierten Lebensmitteln. Häufig befanden sich die Erreger in Fleisch, Geflügel, Eiern, Tiefkühlkost, Milchprodukten oder Eis.

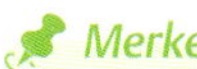

Merke

Bei Lebensmittelvergiftungen ist eine Antibiotikatherapie in der Regel nicht notwendig und kann sogar nachteilig sein!

Bei einer Salmonellose beispielsweise kann die Behandlung mit Antibiotika dazu führen, dass die betreffenden Personen zu Dauerausscheidern der Keime werden. Deshalb steht der Ersatz von Flüssigkeit und Elektrolyten an erster Stelle der Therapie; in schweren Fällen müssen Ersatzflüssigkeiten infundiert werden.

Neben Salmonellen ist *Staphylococcus aureus* eine häufige Ursache von Lebensmittelvergiftungen (Staphylokokkenenteritis). Dieses Bakterium produziert hitzebeständige Toxine. Gelangen Toxine durch Sekundärinfektionen in Nahrungsmittel, werden sie durch übliche Zubereitungsprozesse wie Kochen oder Einwecken nicht zerstört. Das gelänge nur durch Autoklavieren. Eine Lebensmittelvergiftung kann durch äußerst geringe Mengen an Toxinen ausgelöst werden.

Geschätzt 80 % der Patienten von Krankenhäusern und der Bewohner von Alten- bzw. Pflegeheimen sind Keimträger von *Staphylococcus aureus* (im Vergleich zu etwa 30 % Keimträgern in der Durchschnittsbevölkerung). Bei beeinträchtigter Darmflora durch Antibiotikatherapien oder bei geschwächten Personen können auch Darminfektionen mit dem Bakterium zu Komplikationen bis hin zu Sepsis führen. Multiresistente Stämme des Bakteriums (MRSA) machen hier große Probleme.

(i) Zusatzinfo

Meldepflichtige Durchfallerreger

Laut Infektionsschutzgesetz (IfSG) sind meldepflichtig* in der Gruppe der
- Viren: Norovirus, Rotavirus,
- Bakterien: Campylobacter, pathogene E. coli, Salmonella-Spezies, Shigella-Spezies, Vibrio cholerae, Yersinien, Staphylokokken,
- Einzeller: Giardia lamblia, Kryptosporidien.

* Bei meldepflichtigen Krankheiten müssen dem zuständigen Gesundheitsamt der Erregernachweis vorgelegt, Infektionsverdacht, Erkrankung oder Tod gemeldet werden.

Ein Sonderfall: Clostridium difficile

Erst Ende der 1970er Jahre wurde dieses Stäbchenbakterium identifiziert, das in Zusammenhang mit Antibiotikabehandlungen Durchfallerkrankungen auslöst. Es bildet Sporen, die resistent sind gegen Austrocknung, Hitze sowie viele Desinfektionsmittel. Durch die von diesem Bakterium produzierten Toxine kann es zu einer Entzündung der Dickdarm-, manchmal zusätzlich der Dünndarmschleimhaut kommen. Das Zytoskelett der Schleimhautzellen wird zerstört und es kommt zu hämorrhagischen Flüssigkeitssekretionen. Fibrin lagert sich auf der Koloninnenwand ab, was den Eindruck vermittelt, als seien sie von Membranen bedeckt. Da diese Schichten abstreifbar sind, wird die Darmerkrankung als **pseudomembranöse Kolitis** bezeichnet.

Die Pathologie von Clostridium difficile ist abhängig vom Zustand der Darmflora des einzelnen Patienten, die durch Antibiotikabehandlungen verarmt oder ausgedünnt sein kann. Zu Darmerkrankungen durch Clostridium difficile kommt es daher gehäuft in Krankenhäusern, bedingt durch die dort längere Zeitdauer von antibiotischen Therapien und den Einsatz von Breitbandantibiotika. Grundsätzlich kommt ein antibiotikaassoziierter Durchfall häufig vor (in 10–30 % der Behandlungen), der schwere Verlauf mit pseudomembranöser Kolitis ist dagegen selten (1–5 %). Seit 2003 nimmt jedoch die Häufigkeit und Schwere dieser Erkrankungen weltweit zu (RKI-Ratgeber); damit in Zusammenhang steht das Auftreten von antibiotikaresistenten Stämmen von Clostridium difficile.

Kann das Bakterium auch durch spezielle Antibiotika nicht mehr bekämpft werden, ist die Stuhltransplantation die Therapie der Wahl. Mit ihr wird versucht, im Darm des Patienten eine stabile Bakterienmischflora anzusiedeln.

Werden Antibiotikabehandlungen nötig, sollte auf jeden Fall eine prophylaktische und therapiebegleitende Behandlung mit geeigneten Probiotika durchgeführt werden. Diese tragen dazu bei, Komplikationen durch Clostridium difficile zu vermeiden, und bewirken eine raschere Genesung der Patienten [113].

Reisedurchfall

Reisedurchfälle können durch den Kontakt mit einer ungewohnten mikrobiellen Umgebung im Reiseland, aber auch durch unhygienisch zubereitete Nahrungsmittel entstehen. Sie sind zu 80 % auf Bakterien zurückzuführen und dauern meist nur wenige Tage an. Auch hier gilt, dass ein Arztbesuch nur notwendig wird, wenn zusätzlich Fieber oder Blut im Stuhl auftritt. Zu achten ist auch hier auf den Flüssigkeits- und Elektrolytersatz. Die Rehydratationslösung der WHO wurde aus Inhaltsstoffen entwickelt, die in jedem Land keimfrei organisierbar sein sollten. Es gibt jedoch auch fertige Trinkpulver zum Anrühren in der Apotheke, die man z. B. im Reisegepäck mitführen kann.

Zusatzinfo

Rehydratationslösung nach WHO-Empfehlung

Bei starkem oder länger anhaltendem Durchfall können Verluste an Wasser und Elektrolyten mit dieser Rehydratationslösung ausgeglichen werden.

- 4 TL Zucker (= Saccharose, wird im Körper in Glukose und Fruktose gespalten)
- ¾ TL Salz (Kochsalz = Natriumchlorid)
- 1 Tasse Orangensaft (ersatzweise 2 Bananen [enthalten Kalium] dazu essen)
- 1 Liter Mineralwasser oder industriell aufbereitetes Wasser

Rühren Sie Salz und Zucker in die Mischung aus Orangensaft und Wasser ein.

Bitte beachten: Die Trinkmenge sollte etwa 40 ml pro Kilogramm Körpergewicht innerhalb von 24 Stunden betragen. Dies entspricht bei einem Körpergewicht von 75 kg drei Litern pro Tag!

Probiotika, die sich zur Durchfallbehandlung bewährt haben, sollten ebenfalls in der Reiseapotheke vorhanden sein. Mit der prophylaktischen Einnahme der Hefe Saccharomyces boulardii (s. Fertigpräparat) kann bereits 5 Tage vor Beginn einer Auslandsreise begonnen werden, wenn es sich um Länder mit stark abweichenden Ernährungsgewohnheiten oder mangelhaften hygienischen Lebensbedingungen handelt. Die Einnahme der Hefe sollte dann während des gesamten Auslandsaufenthalts fortgesetzt werden.

Fertigpräparat

Yomogi
Wirkstoff: Saccharomyces cerevisiae HANSEN CBS 5926 (medizinischer Sprachgebrauch: Saccharomyces boulardii)
Pro Kapsel 250 mg Trockenhefe, was 2-mal 1010 lebensfähigen Zellen entspricht.
Für Kinder (ab 2 Jahre) oder Menschen mit Schluckbeschwerden ist es möglich, die Kapseln zu öffnen und den Inhalt in Getränke zu streuen.
Erwachsene: ab 5 Tage vor Abreise und während des Aufenthalts täglich 1–2 Kapseln

Medizinalkohle (Aktivkohle) sollte ebenfalls in der Reiseapotheke vorhanden sein. Die Kohle bindet Toxine an sich und führt sie über den Stuhl der Ausscheidung zu. Die Dosierung ist abhängig vom Körpergewicht. Zu den Nebenwirkungen gehören eine Schwarzverfärbung des Stuhls, Erbrechen und Verstopfung.

Aktivkohle ist unter anderem in Form von Tabletten, Kapseln, als Suspension und als reines Pulver im Handel (z. B. Carbolevure, Norit, Carbovit, Hänseler Carbo activatus) erhältlich.

Sinnvoll, vor allem für Familien mit Kindern, sind die vordosierten Kohle-Pulvis von Köhler. Kohle-Pulvis ist in Dosenbehältern mit vorportionierter Einzeldosis à 10 g Kohle erhältlich, die nur mit Flüssigkeit aufgefüllt und umgeschüttelt werden müssen. Kohlekompretten dagegen können, da sie verhältnismäßig groß und rau sind, von Kindern kaum geschluckt werden.

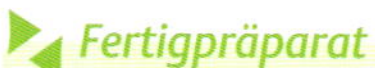

Kohle-Pulvis (Köhler Pharma)
Einzeldosis 10 g, 2- bis 3-mal täglich

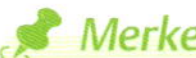

Von Peristaltikhemmern wie Loperamid/Immodium akut muss bei Reisedurchfall abgeraten werden.
Im Falle von Infektionen mit Salmonellen oder pathogenen E. coli können sie Krankheitsfolgen verschlimmern, da mit dem Durchfall auch die entgiftende Ausscheidungsfunktion des Körpers blockiert wird und sich die Erreger zu lange im Körper weiter vermehren könnten. Solche Präparate sind kurzzeitig sinnvoll für Durchfallchroniker (S. 199), deren Durchfälle nicht durch Keime ausgelöst werden.

Medikamentennebenwirkungen

Beim Anamnesegespräch mit Patienten, die von akuter Diarrhö betroffen sind, sollte immer auch nachgefragt werden, ob ein kürzlich neu verordnetes Medikament damit in Zusammenhang stehen könnte. Durchfall kann Nebenwirkung, aber auch Zeichen von Missbrauch oder Vergiftung durch Medikamente sein. Beispielsweise werden von Übergewichtigen gelegentlich Laxanzien missbraucht, in der irrigen Auffassung, man könne damit abnehmen.

Durchfall als Nebenwirkung können haben:

- Abführmittel,
- Antibiotika,
- Magenmedikamente wie H_2-Rezeptoren-Blocker, Antazida,
- Herzglykoside,
- Diuretika,
- Eisenpräparate,
- Chenodesoxycholsäure (natürlich vorkommende Gallensäure; wird angewandt bei Cholesterinsteinen der Gallenblase).

Zusatzinfo

Maßnahmen bei akutem Durchfall

Weitgehend bekannt ist, dass der Ausgleich von Flüssigkeit und Elektrolyten von oberster Wichtigkeit bei der Durchfallbehandlung ist.

Das „Hausmittel“ **Cola plus Salzstangen** ist **nicht empfehlenswert**. Der sehr hohe Zuckergehalt in der Limonade und das Natriumsalz im Gebäck entzieht der Darmwand zusätzlich Wasser: Der Durchfall verschlimmert sich eher. Zudem führt das in Cola enthaltene Koffein zu einem Kaliumverlust. Der Mythos dieser Durchfalltherapie hält sich wohl deshalb so hartnäckig, weil man sich eine große Akzeptanz bei Kindern erhofft, die ja vergleichsweise häufig Magen-Darm-Infektionen ausgesetzt sind.

Empfehlenswert sind **leichte Gemüsebrühen** oder **leicht gesüßte Tees**. Bei Krämpfen und Bauchschmerzen bieten sich vor allem die entblähenden Teemischungen an, die im Kapitel „Pflanzenwirkstoffe bei Dyspepsie und Blähungen“ (S. 175) aufgeführt sind, und für Kinder Fenchel- oder Anistee mit etwas Honig.

Kontraindiziert wegen einer möglichen Verschlimmerung der Durchfallsymptome sind **Milch** und **Milchprodukte**, da die geschädigte Darmschleimhaut eine vorübergehende Laktoseintoleranz nach sich ziehen kann. Das Gleiche gilt für **Fruchtsäfte** wegen einer möglichen vorübergehenden Fruktoseintoleranz.

Sinnvoll ist die Verabreichung von täglich 1–2 Kapseln Saccharomyces boulardii (S. 193) in Getränken während der Durchfallphase bzw. zur Nachsorge noch 3 bis 5 Tage nach dem Abklingen. Die Hefebehandlung ist wahrscheinlich deshalb so erfolgreich, weil die Hefen dem Verdauungstrakt eigene Enzyme zur Verfügung stellen und die durchfallgeschädigte Darmschleimhaut dadurch, z. B. bei der Verdauung von Laktose und Fruktose, entlasten.

12.3 Chronisch-entzündliche Darmerkrankungen

Die im Folgenden beschriebenen chronisch-entzündlichen Darmerkrankungen (CED) sind erstmals im 20. Jahrhundert in den Industrienationen zum Problem geworden, in den sogenannten Entwicklungsländern kommen sie kaum vor. Wenn wir eine Parallele ziehen wollen zwischen den Lebensbedingungen zur Zeit der Klostermedizin und denen der Drittweltländer, können wir davon ausgehen, dass diese Erkrankungen auch bei uns früher unbekannt waren. Somit existieren auch keine tradierten Behandlungsmethoden. Die traditionell bei Durchfallerkrankungen eingesetzten Heilpflanzen und Ernährungsregeln können natürlich auch bei CED die Symptome lindern. Dennoch bedürfen diese ernsten Erkrankungen spezieller ärztlicher Überwachung, und die **Pflanzenheilkunde kann nur komplementär** eingesetzt werden.

Als Therapeut einer Naturheilpraxis wird man heute verhältnismäßig oft mit CED-Patienten konfrontiert und kann bezüglich des Lebens- und Ernährungsstils eine wichtige Beratungsfunktion ausüben. Dabei sind dieselben Hinweise hilfreich wie bei den zahlreichen Reizdarmpatienten (S. 199).

12.3.1 Morbus Crohn

Diese chronisch-entzündliche Darmerkrankung wurde erstmals 1932 von dem US-amerikanischen Arzt Burrill Bernard Crohn (1884–1983) beschrieben und nach ihrem Entdecker benannt. Sie kann bei Betroffenen über Jahre hinweg oder lebenslang andauern. Die Entzündungen können im gesamten Verdauungskanal, von Mund bis zum After, auftreten, meistens sind allerdings das untere Ileum und der Dickdarm betroffen. Die Entzündung erfasst alle Wandschichten des Darms, weswegen Fistelbildungen zu den möglichen Komplikationen gehören. Die entzündeten Bereiche bilden regionale Spots mit gesunden Darmbereichen dazwischen. Die Symptome treten schubweise auf, dabei gibt es einen chronisch-aktiven sowie einen chronisch-rezidivierenden Verlaufstyp mit beschwerdefreien Zwischenphasen.

Ursachen

Seit den 1950er Jahren steigt die Zahl der Erkrankten in den Industrienationen kontinuierlich an, der genaue Grund hierfür ist noch nicht bekannt. Dabei sind vor allem jüngere Menschen zwischen 20 und 40 Jahren betroffen.

Die Pathogenese ist ebenfalls noch nicht geklärt. Eine genetische Veranlagung wird wegen familiärer Häufungen diskutiert. Weitgehend gesichert ist die Interpretation von M. Crohn als eine spezielle Art von Autoimmunerkrankung, da die Darmschleimhaut offenbar durch eine Immunreaktion des Körpers gegen die kommensale Darmflora geschädigt wird. Hinweise dafür sind das gute Ansprechen der Krankheit auf immunsuppressive Medikamente wie Kortison und Azathioprin (S. 198). Es handelt sich aber vermutlich um ein komplexes Zusammenspiel mehrerer Entstehungsfaktoren; interessant ist zum Beispiel das Phänomen, dass Raucher ein doppelt so hohes Risiko haben, an M. Crohn zu erkranken, wie Nichtraucher.

Die Frage, ob es diese Erkrankung in früheren Jahrhunderten zumindest in wohlhabenden Oberschichten gab, lässt sich derzeit nicht beantworten. Ein neu aufgetretener mikrobieller Erreger, der das Erscheinen der Erkrankung im 20. Jahrhundert vielleicht hätte erklären können, wurde bisher nicht gefunden. Spezielle Umwelt- oder Lebensbedingungen der Neuzeit konnten ebenfalls nicht als Verursacher dingfest gemacht werden. M. Crohn ist auch keine stressbedingte psychosomatische Erkrankung. Psychische und seelische Belastungen können allerdings Dauer und Schwere der Schübe verstärken.

Symptome

Der Beginn der Krankheit äußert sich bei jungen Erwachsenen typischerweise mit wässrigen, manchmal blutigen Durchfällen, auffälliger Müdigkeit und kolikartigen Schmerzen im rechten Unterbauch – aus diesem Grund wird häufig zunächst an eine Blinddarmentzündung gedacht. Es gibt jedoch eine große Bandbreite von Symptomkombinationen. Insbesondere ist die Aufnahme von Nährstoffen und Vitaminen aus dem Darm behindert (Malabsorption). Ein Gewichtsverlust kann auftreten. Chronischer Mangel an Vitamin B_{12} und eine daraus resultierende perniziöse Anämie führen häufig erstmals zur Diagnose der Erkrankung.

Beschwerden können auch außerhalb des Darms auftreten und Haut, Gelenke, Augen oder Leber betreffen.

Therapie

Die therapeutischen Ansätze zur Behandlung von M. Crohn entsprechen denjenigen, die untenstehend für Colitis ulcerosa aufgeführt werden. Aufgrund der Ähnlichkeiten zwischen beiden Erkrankungsformen werden sie als CED (chronisch-entzündliche Darmerkrankungen) zusammengefasst. Bei an M. Crohn Erkrankten können zusätzlich Therapien zur Nikotinentwöhnung angebracht sein.

12.3.2 Colitis ulcerosa

Länger bekannt als M. Crohn ist die ulzerative, also geschwürbildende Kolitis. Sie wurde im Jahre 1859 von dem britischen Arzt Samuel Charles Wilks (1824–1911) erstmals beschrieben, der sie schon damals von den bakteriell verursachten Colitiden unterschied. Heute ist die Colitis ulcerosa keine seltene Erkrankung, in Deutschland leiden derzeit rund 150 000 Menschen daran [131]. Auch die Colitis ulcerosa tritt in jüngerem Lebensalter auf, meist zwischen 15 und 30 Jahren; Männer und Frauen sind gleich häufig betroffen. Anders als beim M. Crohn ist sie auf den Dickdarm begrenzt und betrifft nur die innere Schleimhaut, nicht alle Darmwandschichten. Wie beim M. Crohn treten die Entzündungen chronisch rezidivierend auf. Die Krankheit entwickelt sich schleichend und beginnt immer im Bereich des Rektums, bei der Hälfte der Betroffenen bleibt sie auch auf diesen Bereich beschränkt.

Ursachen

Der eigentliche Auslöser bzw. der Entstehungshintergrund für Colitis ulcerosa ist bis heute unbekannt. In Ländern mit westlichem Lebensstil kommt die Krankheit häufiger vor als in Asien und Afrika. Man geht auch davon aus, dass eine erbliche Komponente besteht. Dabei scheinen im Vergleich zu gesunden Menschen solche Gene abweichend reguliert zu werden, die für Regulatoren von Entzündungsprozessen codieren, wie verschiedene Zytokine und TNF-alpha. Resultat ist eine erhöhte Anfälligkeit für Infektionen durch körperfremde wie körpereigene Bakterien. Dabei ist offenbar einerseits die Schleimhautbarriere geschädigt, andererseits die Fähigkeit des Darmimmunsystems beeinträchtigt, zwischen der eigenen Darmflora und fremden Bakterien zu unterscheiden. Auch gegenüber mit der Nahrung zugeführten Antigenen ist das Immunsystem der Erkrankten reaktiver, so dass häufig bestimmte Nahrungsmittel nicht vertragen werden und ein individueller Ernährungsplan entwickelt werden muss.

Da eine Fehlsteuerung des Immunsystems zentral bei der Entstehung der Erkrankung zu sein scheint, erfolgt die Behandlung meist mit immunsuppressiven Medikamenten (S. 198). Dadurch steigt die Gefahr für opportunistische Infektionen. Patienten sollten daher nach ihrem Impfstatus befragt werden; eine Grippeschutzimpfung ist zu empfehlen.

Auch bei Colitis ulcerosa wurde lange Zeit eine Beteiligung der Psyche diskutiert. Praxiserfahrungen, resultierend aus den Gesprächen und Erfahrungen mit betroffenen Patienten, können die Meinung verfestigen, dass bestimmte Persönlichkeitsstrukturen die Entstehung dieser Erkrankung begünstigen. Dasselbe trifft übrigens für Reizdarmpatienten (S. 200) zu. Es muss aber betont werden, dass bisher solche Zusammenhänge durch keinerlei seriöse Studien belegt wurden. Bei dem fortgesetzten Leidensdruck, dem chronisch Erkrankte ausgesetzt sind, wird es immer schwierig sein, ein Studiendesign zu finden, dass zwischen ursächlicher Beteiligung von Psychostress und den Folgeerscheinungen der psychisch-seelischen Belastungen unterscheiden kann.

Es ist einsichtig, dass chronische Darmerkrankungen nicht nur körperlich, sondern auch seelisch belastend sind. Durchfall, häufiger Stuhldrang und Schmerzen sowie damit verbundene Schamgefühle treiben manche Betroffene in die soziale Isolation. Depressionen oder Angststörungen können die Folge sein. Psychotherapeutische Unterstützung, Kontakte zu Selbsthilfegruppen und eine geduldige, ausdauernde Betreuung durch einfühlsame Therapeuten können solche Entwicklungen verhindern helfen.

(i) Zusatzinfo

Das Immunsystem des Darms

Die menschliche kommensale Darmflora ist ein komplexes Ökosystem. Sie besteht aus Milliarden Bakterien, die bei Gesunden mehr als 500 verschiedenen Arten angehören, ein Gesamtgewicht von etwa 2 Kilogramm erreichen und die Anzahl der eigenen Körperzellen um etwa das Zehnfache übersteigen. Die Bakterien spielen eine wichtige Rolle bei der Verdauung, bauen Ballaststoffe ab und stellen dem Körper auch Nährstoffe zur Verfügung, die sie synthetisieren (z. B. Vitamin K_2, kurzkettige Fettsäuren). Gleichzeitig stellen sie bei der Besiedelung der Darmwand eine natürliche Konkurrenz gegenüber pathogenen Bakterien dar. Sie unterstützen durch Kommunikation mit den Endothelzellen der Darmwand aktiv das Immunsystem des menschlichen Körpers.

Über 70 % der gesamten Abwehrzellen des menschlichen Immunsystems befinden sich in der Darmschleimhaut. Im Dünndarm verteilt sitzen Ansammlungen von Lymphfollikeln, die sogenannten Peyer-Plaques. Sie sind Teil des schleimhautassoziierten Lymphgewebes GALT (engl. *gut associated lymphoid tissue*). Etwa 90 % aller Antikörper werden hier gebildet. Man spricht deshalb auch vom Darmimmunsystem, das bei den vielen mit der Nahrung aufgenommenen fremden Substanzen, Keimen etc. entscheidet, ob diese Stoffe als gesund oder schädlich für den menschlichen Organismus erkannt werden. Das Darmimmunsystem muss außerdem lernen, zwischen den normalen Bakterien der Darmflora und intolerablen Keimen zu unterscheiden. Wird eine Substanz oder ein Keim als schädlich eingestuft, so reagiert das Immunsystem mit der Bildung von Immunglobulinen, die als Abwehrreaktion eine örtliche Entzündung hervorrufen.

Symptome

Colitis ulcerosa ist eine schwerwiegende Erkrankung, die im Schub die Lebensqualität der Betroffenen stark beeinträchtigt. In den meisten Fällen bleibt die Krankheit ein Leben lang mit wechselnd starker Ausprägung bestehen.

Symptome im Schub:

- blutig(-schleimige) Durchfälle; Blutungen aus dem After
- Stuhl, der in kleinen Mengen abgesetzt wird (hohe Stuhlfrequenz, bis zu 30-mal am Tag)
- nächtlicher Stuhlgang
- Bauchschmerzen, krampfartige Schmerzen vor und nach dem Stuhlgang (Tenesmen)
- Gefühl der inkompletten Stuhlentleerung
- selten: Fieber

Langfristige Folgen:

- Blutarmut (Anämie, Eisenmangel) aufgrund des Blutverlustes über den Stuhl
- Gewichtsverlust aufgrund des Eiweißverlustes
- Müdigkeit, Leistungsverlust
- mögliche extraintestinale Manifestationen: Gelenkbeschwerden der großen Gelenke, Aphten, Erythema nodosum, Augenentzündungen
- bei längerem Bestehen der Erkrankung: steigendes Risiko für Dickdarmkrebs

Therapie

Aminosalizylate (5-ASA-Präparate) wirken entzündungshemmend und werden eingesetzt, wenn die Erkrankung eher leicht ausgeprägt ist, oder zur Verhinderung von Rückfällen. Hierzu gehören Sulfasalazin und Mesalazin.

Kortisonpräparate (z. B. Prednison, Budesonid) haben eine stark entzündungshemmende Wirkung, die schnell eintritt. Sie werden im Schub eingesetzt, eignen sich aber nicht zur dauerhaften Anwendung.

Immunsuppressiva (z. B. Azathioprin, 6-Mercaptopurin) sind Medikamente, die das Immunsystem unterdrücken. Die Wirkung setzt erst nach 2–6 Monaten ein. Sie werden bei sehr starker Ausprägung der Erkrankung eingesetzt. Nebenwirkungen können z. B. Leberprobleme sein.

Biologica sind biotechnologisch hergestellte Medikamente, meist monoklonale Antikörper. Bei Colitis ulcerosa werden bevorzugt Antikörper gegen TNF-alpha eingesetzt. Damit wird die gesamte Reaktivität des Immunsystems beeinträchtigt, so dass unter anderem das Infektionsrisiko steigt – beispielsweise für Tuberkulose oder Hepatitis.

Operationen können notwendig werden, wenn medikamentöse Therapien keine ausreichende Wirkung erzielen. Bei Colitis ulcerosa erfolgt in der Regel eine komplette Entfernung des Dickdarms, gefolgt vom Anlegen eines künstlichen Darmausgangs (Stoma).

In der Remission wird eine **Probiotika-Therapie** mit E. coli Stamm Nissle 1917 (Mutaflor) oder auch Symbioflor2 oder Symbio Intest empfohlen [63].

Pflanzliche Arzneimittel

Eine spezielle Phytotherapie für CED ist bisher noch nicht durch ausreichende evidenzbasierte Studien abgesichert [63]. Sinnvoll ist es, die Patienten mit Heilpflanzen zu unterstützen, die eine besonders starke antiphlogistische Wirkung haben. Dies sind insbesondere Weihrauch (Boswelliasäuren im Gummiharz), Ingwer (Gingerole, Shoagole) und Kamille (Bisabolol im ätherischen Kamillenblütenöl). Auch Myrrhe (Myrrhinil-Intest) hat sich bewährt. Tägliches Trinken von Kurkumatee bzw. die Einnahme von Curcu-Truw-Kapseln wird empfohlen.

Bei CED gibt es erfolgversprechende **Pilotversuche** mit **Weihrauch**, ausreichend große Studien zu Dosierung und Anwendungsdauer fehlen derzeit noch. In Deutschland gibt es kein zugelassenes Weihrauchpräparat.

Weltweit ist nur in Indien ein Präparat unter den Namen Sallaki oder H15 registriert, der Import aus Indien ist juristisch erlaubt. Sallaki/H15 wird in Indien von der Firma Gufic hergestellt und von Pharmasan in Freiburg unter dem Namen „H15 Gufic“ importiert.

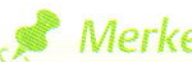 *Fertigpräparat*

H15 Gufic (Sallaki/H15)
Eine Tablette enthält 400 Milligramm eines Trockenextraktes mit dem Droge-Extrakt-Verhältnis 4,2–5,9 zu 1.
Dosierung: 2–2–2 [70]

Merke

Individuelle Rezepturen mit Weihrauch für CED-Patienten sind verschreibungspflichtig.

Zur differenzierten phytotherapeutischen Unterstützung bei CED-Symptomen sind die Rezepturen in Kap. 11.2.4 (S. 151), Kap. 12.2.2 (S. 191) und Kap. 13.1.2 (S. 228) gleichermaßen geeignet.

Ernährung

Eine **Prävention** der CED ist nach derzeitigem Wissensstand **nicht möglich**, allerdings scheint **Stillen** das Geschehen **positiv** zu beeinflussen. Bei Colitis ulcerosa war das Erkrankungsrisiko von Kindern, die mehr als 6 Monate gestillt wurden, in Studien um 25 % geringer als bei nicht oder nur kurz gestillten Kindern – eine wichtige Information für Mütter aus betroffenen Familien. CED sind durch spezielle Diäten nicht heilbar, jedoch positiv zu beeinflussen. Welche Lebensmittel nicht vertragen werden, ist von Patient zu Patient sehr unterschiedlich und muss im Einzelfall durch eine Ausschlussdiät herausgefunden werden. Das Führen von Ernährungstagebüchern ist dazu unabdinglich.

Protein- und Nährstoffmangel sind Folge der chronisch geschädigten Darmschleimhaut. Besonders Kinder sind gefährdet, denn auch zu wenig Eisen, Vitamin D, Folsäure und Zink wirken sich negativ auf Wachstum und Entwicklung aus. Betroffene Eltern hierauf hinzuweisen, ist von besonderer Bedeutung.

12.4 Volkskrankheit Reizdarm

Hippokrates von Kos wird die Aussage zugeschrieben, dass jegliche Krankheit ursprünglich im Darm beginne. Es ist sicherlich so, dass wir noch immer zu wenig über die Wechselbeziehungen zwischen Immun- und Nervensystem mit der körpereigenen Mikrobiota wissen, um Hippokrates bei dieser Aussage wirklich fundiert widersprechen zu können. In jedem Fall sind Darmbeschwerden in unserer Gesellschaft ein vorrangiges Gesundheitsproblem, wie ein Blick auf die Statistik zeigt: Das **Reizdarmsyndrom (RDS; Colon irritabile)** gehört zu den häufigsten Erkrankungen in Deutschland überhaupt. Bis zu 20 % der Bevölkerung, d. h. etwa 16 Millionen Menschen, sind Schätzungen zufolge betroffen, Frauen doppelt so häufig wie Männer [110]. Angesichts dieser hohen Zahlen mag es erstaunen, dass die Wissenschaft noch keine eindeutigen Angaben zu den Ursachen dieser Erkrankung machen kann. Dabei wäre breit angelegte Forschungsarbeit sinnvoll, schon wegen der hohen Kosten, die die notwendige umfangreiche Diagnostik verursacht, vor allem aber auch wegen des hohen Leidensdrucks bei den Betroffenen.

Merke

Colon irritabile ist eine Ausschlussdiagnose.

Für die Patienten stehen „nur“ vier Symptomkomplexe im Vordergrund: Durchfall, Verstopfung, Blähungen und Bauchschmerzen bzw. -krämpfe. Diese treten meist kombiniert auf, z. B. in chronischem Wechsel von Verstopfung und Durchfall. Demgegenüber gibt es eine Vielzahl unterschiedlichster Erkrankungen, die solche Symptome hervorrufen könnten und die zunächst mit anerkannten diagnostischen Methoden ausgeschlossen werden müssen. Ultraschalluntersuchungen, Magen-Darm-Spiegelung und Koloskopie gehören zur Basisdiagnostik zum Ausschluss krankhafter Prozesse im Bauchraum. Laborwerte müssen Aufschluss bringen über das mögliche Vorliegen von Leber-, Galle-, Pankreas-

oder Schilddrüsenerkrankungen, Stuhluntersuchungen bakterielle oder parasitäre Infektionen ausschließen. Ein besonders weites Feld ist die Abklärung von Lebensmittelallergien und -intoleranzen. Da eines der wesentlichen Charakteristika des Reizdarmsyndroms seine Chronizität, also der lang andauernde Verlauf bei wahrscheinlicher Nichtheilbarkeit, ist, haben viele Patienten eine lange Reihe von Arztbesuchen und Untersuchungen hinter sich, wenn sie abschließend entlassen (und oft allein gelassen) werden mit der Diagnose, „organisch völlig gesund" zu sein.

(i) Zusatzinfo

Differenzialdiagnose Reizdarmsyndrom vs. chronisch-entzündliche Darmerkrankung

Beim Reizdarmsyndrom (RDS) ist im Gegensatz zur chronisch-entzündlichen Darmerkrankung (CED) die Darmschleimhaut nicht entzündet, Alarmzeichen wie Fieber oder nächtliche Beschwerden fehlen. Mangelernährungssymptome und Gewichtsverlust kommen in der Regel nicht vor.

Reizdarmsyndrome sind häufig mit einem Reizmagen, funktionellen Herzbeschwerden, Schlafproblemen oder Depressionen bzw. Angststörungen gekoppelt.

Die **Rom-III-Diagnosekriterien** für das Reizdarmsyndrom aus dem Jahr 2006 benennen als Merkmale für ein RDS abdominelle Beschwerden über die Dauer von mindestens 3 Monaten während des letzten Jahres, wobei mindestens 2 der folgenden 3 Charakteristika erfüllt sein müssen:

- Besserung der Beschwerden nach Defäkation,
- Beginn der Beschwerden in Assoziation mit Änderung der Stuhlfrequenz,
- Beginn der Beschwerden mit Änderung der Stuhlkonsistenz.

Auch das Reizdarmsyndrom wurde wie die CED lange Zeit dem Formenkreis der psychosomatischen Erkrankungen zugerechnet. Den so wohlgemeinten Rat des Arztes, psychiatrische Hilfe zu suchen, empfinden nicht wenige Patienten als kränkend. Angesichts ihrer fortdauernden körperlichen Beschwerdesymptomatik fühlen sich viele nicht ernst genommen – zu Recht, wie neuere Untersuchungsergebnisse zeigen. Derzeit wird diskutiert, ob bei den Betroffenen nach einer Darminfektion durch ungewöhnliche Reaktionen der Immunabwehr Veränderungen der Nervenübermittlung verursacht wurden. In der Folge reagieren die sensorischen Nerven auf eigentlich normale Reize übermäßig stark. Durch Lernprozesse des darauf reagierenden Gehirns könnten sich die Krankheitsempfindungen verfestigen.

12.4.1 Veränderte Reizwahrnehmung

Über 100 Millionen darmeigene Nervenzellen, das sog. „Darmhirn", steuern unser Verdauungssystem. Die Kommunikation dieses Darmhirns mit dem Gehirn scheint bei Reizdarmpatienten verändert zu sein: Sonst normale Reize aus dem Darm, z. B. über seinen Füllungszustand, werden vom Gehirn als Schmerzreize fehlinterpretiert. Der Patient erlebt dies als Überempfindlichkeit seiner Eingeweide. Bei der Untersuchung durch Palpation beispielsweise sind die Patienten deutlich schmerzempfindlicher als Nichtbetroffene. Auch die Koordination der Darmmuskulatur durch die Nerven scheint gestört: Der Darminhalt wird manchmal langsam, manchmal schnell durchgeleitet – daher der Wechsel zwischen Verstopfung und Durchfall.

Auf Stressfaktoren reagiert der Darm sehr sensibel, die Symptome verschlimmern sich, auch neue Schübe können ausgelöst werden. Die bei Reizdarmpatienten häufigen Schlafstörungen könnten ebenfalls auf diese zu niedrigen Reizschwellen bei der Zusammenarbeit von Darm und Gehirn zurückzuführen sein.

12.4.2 Psychopharmaka

Im Praxisalltag macht man die Erfahrung, dass viele Reizdarmpatienten in ihrer Vorgeschichte, da sie unter leichten bis mittelschweren Depressionen oder Angststörungen leiden, Serotonin-Wiederaufnahme-Hemmer (SSRI, z. B. Fluvoxamin, Fluoxetin, Paroxetin, Sertralin, Citalopram,

Escitalopram) eingenommen haben bzw. immer noch einnehmen. Die Beipackzettel der Präparate führen **Durchfall und Verstopfung als „sehr häufige" Nebenwirkung** auf. In meiner eigenen Praxis fiel wiederholt auf, dass Darmprobleme gleichzeitig mit dem Ausschleichen dieser Medikamente auftraten – ein Zusammenhang, der von den Patienten nicht unbedingt erkannt wird. Verdauungsstörungen als Teil des **SSRI-Absetz- oder Entzugssyndroms** sind bekannt. Nicht unwahrscheinlich erscheinen auch langfristige Störungen noch lange nach dem Absetzen solcher Präparate aufgrund der Vielzahl der Serotoninrezeptoren im Darm (s. Zusatzinfo). Also sollte vor der Anordnung von Serotonin-Wiederaufnahme-Hemmern berücksichtigt werden, dass eine SSRI-Einnahme bei bereits vorliegender Reizdarmsymptomatik die Nervensteuerung des Darms zusätzlich ungünstig beeinflussen könnte.

Für das Jahr 2011 wurde angegeben, dass 8 % der Europäer Antidepressiva einnehmen, besonders häufig die Altersgruppe von 45 bis 54 Jahren [90]. In dieses Lebensalter fallen die Wechseljahresprobleme von Frauen, aber auch soziale oder familiäre Veränderungen, z. B. das Erwachsenwerden der Kinder, Berufswechsel oder auch Scheidungen. Parallel dazu ist diese Altersgruppe unter den Reizdarmpatienten stark vertreten. Ursache und Auswirkungen psychischer Probleme beim RDS sind kaum auseinanderzuhalten.

Bei weniger schweren Ausprägungen depressiver Symptome sollten zunächst statt SSRI die pflanzlichen und gut wirksamen Mittel Johanniskraut und Passionsblume verordnet werden, bei denen außerdem andere typische Nebenwirkungen der SSRI wie **Libidoverluste und Anorgasmien** nicht auftreten. Letztere machen den Betroffenen das Leben zusätzlich schwerer und sind bei ihrem Leiden kontraproduktiv – wobei manche Patienten diese Nebenwirkung nicht als solche erkennen oder sie aus Schamhaftigkeit dem Therapeuten gegenüber verschweigen.

Es ist im Sinne des Patienten, nachzufragen, ob vor dem Behandlungsbeginn mit SSRI die Schwere der Depression mit einer geeigneten Skala (z. B. Hamilton, MADRS) geprüft wurde.

(i) Zusatzinfo

Serotoninrezeptoren

Serotonin (5-Hydroxytryptamin, 5-HT) ist einer der wichtigsten Nerventransmitter, sowohl im Darmtrakt als auch im Gehirn. Nur etwa 5 % der Gesamtmenge an Serotonin im Körper befindet sich im zentralen Nervensystem, mehr als 90 % sind in den enterochromaffinen Zellen der Darmwand lokalisiert. Die Freisetzung dort erfolgt als Reaktion auf chemische Reize oder Dehnungsreize. Lokal freigesetztes Serotonin vermittelt die Entstehung von abdominellen Schmerzen und spielt eine Schlüsselrolle bei der Steuerung der Darmmotorik und der Schleimsekretion.

Die differenzierten Serotoninwirkungen entstehen durch die Interaktion des Serotoninmoleküls mit unterschiedlichen Rezeptorsubtypen, im Darm z. B. 5-HT 3- und 5-HT 4-Rezeptoren. Mit verschiedenen Medikamenten wird versucht, auf diese Rezeptoren in spezifischer agonistischer bzw. antagonistischer Weise einzuwirken.

12.5 Patientenberatung

Die vorrangige Bedeutung einer gründlichen Patientenbefragung und Anamnese war ein Charakteristikum der Humoralmedizin. Mit den gewonnenen Informationen und mithilfe ärztlicher Intuition und Erfahrung versuchte der Therapeut daraufhin, seinen Patienten gemäß der in ihm vorherrschenden Temperamente einzuordnen. Eine Passage aus dem *Lorscher Arzneibuch* erläutert einige der Kriterien dazu:

> *„Das Blut (sanguis) macht die Menschen gütig, ehrlich, bescheiden und freundlich.*
> *Die rote Galle (cholera rubea) macht sie jähzornig, erfinderisch, scharfsinnig, leichtsinnig; sie bewirkt, dass man reichlich speist und leicht verdaut.*
> *Die schwarze Galle (cholera nigra) macht heimtückisch und jähzornig zugleich, ferner geizig, furchtsam, traurig, schläfrig und neidisch. Solche Menschen haben häufig rissige Füße.*
> *Der Schleim (phlegma) bewirkt einen untersetzten Körperbau, er macht die Menschen wachsam und lässt die Haare schnell grau werden; er macht nachdenklich, weniger kühn."*
>
> Lorscher Arzneibuch (Faksimile, S. 17)

War es gelungen, einen Kranken überwiegend als Sanguiniker, Melancholiker, Choleriker oder Phlegmatiker zu typisieren (das ist nicht immer einfach, denn natürlich herrschen bei fast allen Menschen Mischtypen vor), vereinfachte das nicht nur die Auswahl von Medikamenten für die Behandlung. Es beeinflusste auch die Art und Weise, in der man auf den Patienten zuging, wie man mit ihm umging und mit welchen Maßnahmen man ihn zu künftigem gesundheitsförderndem Verhalten zu bewegen versuchte. Heute würde man sagen, es wurde eine höhere Compliance des Patienten für die Therapie erzielt, indem man die Behandlung an seine individuellen psychischen und mentalen Bedürfnisse anpasste.

Der moderne Reizdarmpatient wird durch eines der vier humoralpathologischen Temperamente recht zutreffend beschrieben: den Melancholiker. Was allerdings klischeehaft unter diesem Typus verstanden wird, nämlich eine traurige, trübsinnig an sich selbst leidende Persönlichkeit, wird dem Melancholiker nicht gerecht. Nach differenzierterer Auffassung handelt es sich um empfindsame, nachdenkliche Menschen, die mitfühlend und durch hohe Moralansprüche und großes Gerechtigkeitsempfinden geprägt sind. Eine gute Körperwahrnehmung ist bei ihnen gekoppelt mit allgemein erhöhter Sensibilität und Irritabilität. Vieles geht dem Melancholiker nahe oder verursacht ihm Sorgen. Da er die Erfahrung macht, dass in seinem Lebensumfeld manches seinen Ansprüchen nicht gerecht wird, seine weniger sensiblen Mitmenschen aber seine Reaktionen darauf nicht verstehen können, entwickelt er eine eher pessimistische, ängstliche oder misstrauische Grundhaltung. Die Humoralpathologie sagte bei diesem Menschentyp Probleme mit Magen und Darm voraus: Sie begründet Magenübersäuerungen, Blähungen und Verdauungsprobleme mit einem Überschuss an Melanchole, der Schwarzen Galle, in Magen und Darm.

Hilft uns heutigen Therapeuten die Typisierung eines Reizdarmpatienten als Melancholiker bei seiner Behandlung? Diese Charakterisierung sollte auf keinen Fall zu einem „Abstempeln" führen, aber sie kann helfen, das eigene Verhalten und Vorgehen besser auf einen psychisch wie physisch empfindsamen Menschen auszurichten.

Zunächst einmal sind Reizdarmpatienten erfahrungsgemäß prädestiniert für das Auftreten von Medikamentennebenwirkungen. Das ist nicht nur nach der Einnahme von chemisch-synthetischen Medikamenten auffällig, sondern ebenso nach der Einnahme pflanzlicher Arzneimittel oder Probiotika. Auch eine Ernährungsumstellung, z. B. auf ballaststoffreichere Kost, kann unerwartet große Probleme machen. Diese Fehlschläge müssen nicht unbedingt auf einen Nocebo-Effekt, also Misstrauen und Voreingenommenheit des Patienten gegenüber der Behandlung, zurückzuführen sein, sondern sind möglicherweise eine Reaktion eines tatsächlich übersensiblen Metabolismus und Nervensystems dieser Patienten.

Medikamente überprüfen und behutsam einschleichen In der Praxis bedeutet das zunächst, dass besonders viel Wert auf die **Medikamentenanamnese** gelegt werden sollte. Gerade bei der Mehrfachmedikation älterer Menschen können kombinierte Neben- und Wechselwirkungen eine Ursache von Magen- und Darmproblemen sein. Was die eigene Verordnung von Arzneimitteln angeht, hat es sich bewährt, wirklich jede neue Behandlung behutsam **mit niedrigen Dosen einzuschleichen**. Eine gute Möglichkeit ist die Anwendung einer Kinderdosis für die ersten ein oder zwei Wochen und eine fest vereinbarte Rückmeldung des Patienten, bevor die Dosis erhöht wird.

Wie gesagt, gilt dies auch für Probiotika, die im Rahmen einer Darmsanierung verabreicht werden, selbst wenn nur solche Spezies supplementiert werden, die laut Stuhlanalyse in der Darmflora des Patienten fehlen.

„Was darf ich denn noch essen?" Fragen der Ernährung sind natürlich von zentralem Interesse für Menschen, die chronisch unter Darmschmerzen oder Durchfallattacken zu leiden haben. Die Sorge ums „tägliche Brot" gibt nicht selten den entscheidenden Anstoß zum Besuch in der Naturheilpraxis. Die überwiegende Mehrzahl der

Reizdarmpatienten bringt schon beim Erstbesuch eine Sammlung aktueller Arztberichte mit, die zur Ausschlussdiagnose mit einbezogen werden können. Diese umfassen fast immer die bildgebenden Verfahren und die Labordiagnostik. Nahrungsmittelallergien sind meist bekannt. Was die häufigsten **Nahrungsmittelintoleranzen** (gegen Laktose, Fruktose, Histamin, Weizenantigene, Gluten-/Gliadinfraktion) betrifft, so wurde selten konsequent auf alle gescreent. Die Erfahrung zeigt aber leider, dass hier öfter, zumindest phasenweise, Kombinationen auftreten. Besser ist es daher, diese Intoleranzen vor Beginn einer eigenen Therapie komplett durch anerkannte Testverfahren abklären zu lassen. Nahrungsmittelintoleranzen sind heute nicht mehr selten, und möglicherweise haben wir ja doch keinen Reizdarm, sondern ein Intoleranzproblem vor uns. Atemtests für Laktose/Fruktose und Antikörpersuchtests auf Gliadin, Transglutaminase und Diaminoxidase stellen die eigene Therapie auf eine stabile Datenbasis.

Stuhlsanierung Probiotika sind ein wichtiges therapeutisches Instrument bei der Behandlung des Reizdarmsyndroms. Ihre Wirkung beruht wahrscheinlich auf einer Unterstützung des intestinalen Immunsystems. Stuhltests zum pH-Wert des Darms und der Zusammensetzung der Darmflora geben wichtige ergänzende Hinweise zum Zustand der Mikrobiota. Sie sind unerlässlich für eine auf den Patienten zugeschnittene Darmsanierung durch Prä- und Probiotika, die ja auch in engem Zusammenhang mit den zu erarbeitenden Ernährungshinweisen steht. Beispielsweise empfiehlt sich bei nachgewiesenem Fehlen von Säuerungskeimen wie Laktobazillus oder Bifidobakterium die Zufuhr von Lactulose oder Inulin, mit denen diese Keime „angefüttert" werden können, s. dazu auch die Zusatzinfo „Ballaststoffe" (S. 234). Unser Wissen darüber, wie man Probiotika individuell bei einem Patienten therapeutisch einsetzen könnte, steckt noch in den Kinderschuhen. Das hängt damit zusammen, dass die Zusammensetzung der Mikrobiota so individuell ist wie der Patient selbst. Es gibt immerhin positive Erfahrungen mit bestimmten Bakterienstämmen bei der Behandlung des Reizdarmsyndroms, so dass es sinnvoll scheint, sie je nach vorherrschender Symptomatik **probatorisch** einzusetzen (**Tab. 12.1**). Dazu sollte jede Einnahme eines Präparates (durchaus parallel zur phytotherapeutischen Behandlung) über **mindestens 3 Monate** erfolgen (Dosierungsangaben des Herstellers beachten). Probiotische Therapien sind, soweit bis heute bekannt, ohne schädliche Nebenwirkungen.

12

Besondere Hinweise für Durchfallchroniker Reizdarmpatienten, die von chronischen Durchfällen geplagt werden, sind besonders stark belastet. Sie müssen sich in ihrem Sozialleben einschränken: Alle ihre Aktivitäten müssen so geplant werden, dass stets eine Toilette in Reichweite ist. Nicht nur wegen dieses hohen Leidensdrucks, auch wegen möglicher Folgeerkrankungen be-

Tab. 12.1 Einsatz von Probiotika in Abhängigkeit vom Reizdarmtyp (Tab. basiert auf Daten aus [120]).

Reizdarmtyp	Empfohlene Probiotika
Schmerztyp	• Lactobacillus rhamnosus GG • Kombinationspräparate mit Bakterien für den Blähungstyp (S. 152)
Blähungs- und Schmerztyp	• Bifidobacterium infantis 35624 • Bifidobacterium animalis ssp. Lactis DN-173010 • Lactobacillus casei Shirota • Lactobacillus plantarum • Lactobacillus rhamnosus GG
Obstipationstyp	• Bifidobacterium animalis ssp. Lactis DN-173010 • Lactobacillus casei Shirota • Escherichia coli Nissle 1917

nötigt diese Patientengruppe eine besonders intensive Beratung.

Über die Gefahr von **Dehydratation** und **Elektrolytverlust** müssen die Betroffenen unterrichtet und über Gegenmaßnahmen informiert sein. Die zu empfehlende Trinkmenge sollte dem Körpergewicht angepasst werden, siehe Zusatzinfo „Rehydratationslösung nach WHO-Empfehlung" (S. 193). Vergessen Sie nicht, dringlich darauf hinzuweisen, dass viel getrunken werden muss! Unterbewusst versuchen manche Durchfallpatienten, die Flüssigkeitsaufnahme einzuschränken, da sie fürchten, sonst noch häufiger zur Toilette zu müssen!

Ein wichtiges Thema ist die **Pflege der strapazierten Haut im Analbereich**. Über Hinweise zur Hygiene und Hautpflege sind die Patienten erfahrungsgemäß dankbar; vgl. das Patientenmerkblatt „Hinweise für Patienten mit Hämorrhoiden" (S. 254).

Prävention gegen zusätzliche Erkrankungen betreiben Ein weiterer wichtiger Aspekt ist die Prävention zusätzlicher Erkrankungen, die das Reizdarmsyndrom komplizieren können. Im Besonderen gilt das für diejenigen, bei denen öfter Antibiotika verabreicht werden (müssen). Eine gute **Mundhygiene** ist bei Reizdarmpatienten sehr wichtig zur Prophylaxe von Zahnerkrankungen; bei Frauen sollte man sich nach der Häufigkeit von **Blasenentzündungen** erkundigen und gegebenenfalls präventives Verhalten besprechen. Die geringe Stresstoleranz des melancholischen Typus kann zu Magen- und Refluxerkrankungen führen: Häufig treten **Reizmagen und Reizdarm** kombiniert auf. Die Vermittlung von **Entspannungstechniken**, die dem Patienten zusagen, ist daher ein besonders wichtiger Therapiebaustein.

Wir befinden uns hier als Therapeuten genau genommen in keiner anderen Situation als die Humoralmediziner in der Zeit der Klostermedizin: Wir haben eine Erkrankung vor uns, deren Ursachen wir nicht kennen und die wir daher nur symptombezogen behandeln können. Das Beste ist also die Vorbeugung. Ganz im Sinne der Beachtung der *Sex res non naturales* (S. 31) sollte man viele kombinierte Behandlungsbausteine einsetzen, da Reizmagen und Reizdarm **keine monokausalen Krankheitsbilder** sind. In der Praxis bewährt hat sich, wie bereits in den Abschnitten über den Reizmagen erläutert, das gemeinsame Durchsprechen eines Patientenmerkblatts (hier das Patientenmerkblatt „Hinweise für Patienten mit Reizdarmsyndrom"). Dies ist nicht nur zu Beginn der Behandlung anzuraten, sondern auch bei Wiederholungsbesuchen, denn so kann der Patient besser kennengelernt werden und der Therapeut erfährt, was der Patient im Alltag umsetzen konnte.

(i) Patientenmerkblatt

Hinweise für Patienten mit Reizdarmsyndrom

Liebe Patientin, lieber Patient,
für Ihre chronischen Beschwerden mit Darm oder Magen wurden von Fachärzten alle organischen Ursachen, auch Nahrungsmittelunverträglichkeiten oder Nahrungsmittelallergien, bereits ausgeschlossen. Dennoch haben Sie weiterhin Probleme. Die folgenden Hinweise sollen Sie unterstützen, bringen Ihnen hoffentlich Linderung und helfen Ihnen, sich nicht entmutigen zu lassen.

Nahrungsmittelzusatzstoffe

Gewöhnen Sie sich an, bei allen Nahrungsprodukten, die Sie kaufen, die Zutatenlisten zu lesen. Konsumieren Sie keine Produkte mit naturfremden Zusatzstoffen („Essen Sie nichts, was Ihre Großmutter nicht gekannt hätte"). Vermeiden Sie insbesondere alle Zuckeraustauschstoffe, Aromen (auch „naturidentische"), Konservierungsmittel und modifizierte Stärke. Die Langzeitwirkung dieser Stoffe auf eine Darmflora, die bereits aus dem Gleichgewicht geraten ist, ist nicht ausreichend untersucht! Aus dem Gesagten geht leider hervor, dass Sie möglichst selten aus fremden Küchen essen sollten.

Wenig Rohkost

Essen Sie keine großen Mengen Rohkost, vor allem nicht abends. Das Kochen macht Lebensmittel für Sie bekömmlicher. Der Gehalt an Vitaminen wird durch Kochen zwar verringert, aber nicht komplett zerstört. Als Ausgleich können Sie täglich einen (Bio-)Apfel essen!

Maß halten

Vermeiden Sie Extreme: Die verzehrten Lebensmittel sollten nicht eiskalt, nicht zu heiß, nicht zu scharf, nicht zu salzig, nicht zu süß, nicht zu fett sein. Essen Sie nicht zu viel auf einmal!

Gewürze

Versuchen Sie, sich das Würzen mit den bewährten Magen-Darm-Heilpflanzen wie Fenchelfrüchte, Kümmel, Kreuzkümmel, Schwarzkümmel, Anis, Zimt, Nelken, Kurkuma, Ingwer, Galgant anzugewöhnen und stellen Sie dazu diese Gewürze griffbereit neben den Herd. Abwechslungsreich zu würzen, kann man lernen, indem man experimentiert. Überwürzen Sie nicht! Auch hier gilt: Weniger ist mehr.

Tee

Das Prinzip der Abwechslung gilt auch für Heilpflanzen, die als Tee konsumiert werden. Trinken Sie keine vorgefertigten Magen-Darm-Tees über mehrere Monate. Vor allem Kamille sollte nicht länger als 4 Wochen hochdosiert eingenommen werden, danach muss eine Pause von 2 Wochen einlegt werden. Trinken Sie bitter schmeckende Tees nur dann, wenn Sie keine Magenprobleme haben und eine Gastritis ausgeschlossen wurde.

Mahlzeiten

Sorgen Sie für einen regelmäßigen Essensrhythmus und ausreichend Abstand zwischen den Mahlzeiten sowie für Ruhe und Frieden beim Essen.

Antibiotikatherapie

Bei unvermeidlichen Antibiotikabehandlungen nehmen Sie von Beginn an gleichzeitig ein anerkanntes Probiotikum ein. Lassen Sie im Anschluss eine Darmsanierung von einem Therapeuten durchführen, der sich mit mikrobiologischer Therapie auskennt.

Mundpflege

Achten Sie auf eine konsequente Mundpflege. Gehen Sie zweimal jährlich zum Zahnarzt, benutzen Sie täglich Zahnseide und kaufen Sie häufig eine neue Zahnbürste. Nutzen Sie eine Solezahncreme und/oder das Ölziehen als schadstoffausleitende Methode. Vermeiden Sie chemisch-synthetische Mundwässer und erkundigen Sie sich nach heilpflanzlichen Alternativen.

Schlaf

Bemühen Sie sich um einen regelmäßigen Schlafrhythmus. Regelmäßigkeit ist wichtiger als die Dauer des Schlafs, die zudem von Mensch zu Mensch recht unterschiedlich ist.

Entspannung

Wählen Sie eine Beschäftigung aus den Bereichen Hobby oder moderater Sport, die Sie wirklich gerne machen und mit der Sie Ihr Nervensystem „streicheln“ können. Gönnen Sie sich damit mindestens einmal wöchentlich eine Auszeit. Jeder hat das verdient, und niemand braucht deshalb ein schlechtes Gewissen zu haben!

Übrigens

Das Patientenmerkblatt „Hinweise für Patienten mit Reizdarmsyndrom“ steht Ihnen unter dem Link www.thieme.de/klostermedizin auch zum bequemen Download zur Verfügung.

Patientenmerkblatt

Ernährungshinweise für Durchfallphasen

Liebe Patientin, lieber Patient,
solange Sie unter Durchfall leiden, steht Ihnen meistens nicht der Sinn nach einer üppigen Mahlzeit. Auf Nahrung verzichten müssen Sie nicht, Sie sollten jedoch auf leichte Verdaulichkeit achten, da die strapazierten Darmschleimhäute noch eine Weile weniger leistungsfähig sind.

Vermeiden sollten Sie

- scharf gewürzte Speisen, sehr heiße oder sehr kalte Speisen
- Fettiges, z. B. Fast Food, Chips, Butter oder Wurst
- zuckerhaltige Speisen und Getränke, z. B. Kuchen, Süßigkeiten, Cola oder Limonade.
  Bitte beachten: Es ist ein Mythos, dass Cola mit Salzstangen bei Durchfall Mineralstoffe und Wasser ersetzt; diese Kombination kann den Durchfall sogar noch verschlimmern!

- rohes Obst und Gemüse (Rohkost) sowie Fruchtsäfte
- Vollkornbrot
- blähende Gemüsesorten, z. B. Zwiebeln, Kohl oder Bohnen
- fette Milchprodukte, z. B. Sahne oder Käse; die Verträglichkeit von Joghurt sollte individuell ausprobiert werden
- Kaffee; Alkohol; kohlensäurehaltige Getränke

Essen können Sie

- Zwieback, trockenes Weißbrot
- geriebenen **Apfel**, pürierte **Bananen**: Äpfel und Bananen enthalten viel Pektin, ein wichtiger Ballaststoff, der den Stuhl fester macht. Das Pektin quillt im Darm, nimmt Flüssigkeit auf und verdickt dadurch den Stuhl. Es sitzt beim Apfel allerdings in der Schale, deshalb sollte er vor dem Verzehr nicht geschält werden. Bananen enthalten neben Pektin auch viel Kalium, das unter anderem den Flüssigkeitsgehalt in den Zellen aufrechterhält. Da der Körper bei Durchfall Kalium verliert, ist die Aufnahme dieses Mineralstoffs besonders wichtig.
- **Reis** stopft leicht: Wird er gekocht, entstehen Schleimstoffe, die im Körper das Wasser binden. In Kombination mit Salz schmeckt der Reis noch besser und wird außerdem mit Elektrolyten angereichert, die bei Durchfall vermehrt ausgeschieden werden. Bei leichtem Durchfall und wenn Sie darauf Appetit haben, können Sie den Reis mit gedünstetem Gemüse zum Beispiel Möhren oder Zucchini kombinieren.
- **Kartoffeln** enthalten viel Kalium und sind leicht bekömmlich. Achten Sie aber darauf, dass die Kartoffeln keine grünen Stellen haben. Denn diese enthalten die leicht giftigen Inhaltsstoffe Chaconin und Solanin, die zu Erbrechen und Durchfall führen können und damit Ihre Beschwerden nur noch verschlimmern würden.
- Auch Möhren enthalten viel Pektin. Ein altbewährtes, einfaches Rezept ist die **Moro'sche Möhrensuppe**, die der Heidelberger Kinderarzt Ernst Moro 1908 auf der Suche nach einem natürlichen Durchfallmittel erfand: 1 Pfund Möhren klein schneiden und mit 3 g Salz (etwa 1 TL) in 1 Liter Wasser eine Stunde kochen, dann pürieren. Verkochte Flüssigkeit ggf. wieder auf 1 Liter ergänzen, damit die Suppe nicht zu salzig wird. Keine Sahne zufügen!
- Bei Magen-Darm-Beschwerden sind **Haferflocken** ein bewährtes Hausmittel, da sie leicht verdaulich sind. Am besten kochen Sie sich bei Durchfall eine Haferschleimsuppe, denn gekocht sind die Haferflocken noch bekömmlicher: 3 EL zarte Haferflocken in 250 ml kaltem Wasser aufsetzen und so lange köcheln, bis der Brei eingedickt ist. Mit 1 Prise Salz oder gekörnter Brühe würzen. Für besseren Geschmack kann ½ geriebener Apfel zugegeben werden.

Trinken können Sie

Stilles Wasser, leichte Gemüsebrühe, Kräutertees. Besonders wohlschmeckend ist Tee aus getrockneten Heidelbeeren (erhältlich als Apothekenware), der auch leicht stopfend wirkt. Kamillentee wirkt entzündungshemmend, Fenchel-Kümmel-Anis-Tee hilft gegen Blähungen.

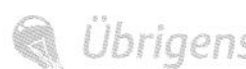

Das Patientenmerkblatt „Ernährungshinweise für Durchfallphasen" steht Ihnen unter dem Link www.thieme.de/klostermedizin auch zum bequemen Download zur Verfügung.

Vorbereitung einer Reizdarmtherapie Bevor der Therapeut eine Therapie beginnen kann, müssen oft die Ergebnisse notwendiger diagnostischer Tests abgewartet werden. Für die Überbrückung dieses Zeitraums hat sich Folgendes bewährt:

Im Fall eines **akuten Krankheitsschubs** können geeignete Maßnahmen zur Symptombekämpfung, z. B. mit Phytopharmaka, wie in Kap. 11.5 (S. 164) und Kap. 13.1.3 (S. 238) beschrieben, ergriffen werden.

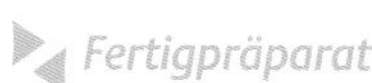

Ventracid Tabletten (Repha)

Inhaltssstoffe: Kurkuma, Cholin und Verdauungsenzymkonzentrat

Zur Unterstützung von Magen und Leber

In der ersten Woche 2-mal täglich 1 Tablette zu den Mahlzeiten, danach 3-mal täglich 2 Tabletten zu den Mahlzeiten einnehmen.

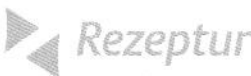

Flohsamenschalen

Zur Regulierung der Verdauung: mild abführend bei Verstopfung sowie flüssigkeitsbindend bei Durchfall; ernährend für die Darmflora.

In der ersten Woche 1-mal täglich, danach 2-mal täglich einen Teelöffel Flohsamenschalen (ca. 5 Gramm) mit 200 Milliliter Wasser, Tee oder klarer Suppe mischen, umrühren und trinken. Unbedingt ein Glas Wasser o. Ä. hinterhertrinken! Flohsamen mit ausreichend Abstand zu den Mahlzeiten und zu Medikamenteneinnahmen anwenden, da Nährstoffe ebenso wie Arzneimittel an sie gebunden werden und dem Körper nicht mehr zur Verfügung stehen!

Liegt gerade **kein akuter Krankheitsschub** vor, empfiehlt sich die Durchführung einer initialen Entlastungskur.

Initiale Entlastungskur für Reizdarmpatienten Die Entlastungskur sollte mindestens **vier Wochen** lang konsequent durchgeführt werden.

Übersichtliche Protokollierung als Therapiegrundlage Die Entlastungskur ist eine ideale Zeit für den Patienten, ein Befindlichkeits- und Stuhltagebuch sowie ein Ernährungsprotokoll führen. Am besten gibt man dazu Formulare aus, auf denen vorgedruckte Angaben zur Stuhlkonsistenz und Stufen auf einer Werteskala zum Wohlbefinden einfach anzukreuzen bzw. Angaben zur Ernährung strukturiert einzutragen sind. Die Herausforderung wird sein, diese Daten und alle Testergebnisse miteinander in Beziehung zu setzen, um eine funktionierende individuelle Therapie für den Patienten zu erarbeiten. Gerade beim Melancholiker-Typus Reizdarmpatient sind spürbare Linderungen der Symptome wichtig zum Aufbau einer langfristigen vertrauensvollen Patient-Therapeuten-Beziehung: Die Beziehung zwischen beiden ist ein Teil der Therapie!

12.6 Unterstützende Phytotherapie

Anhaltende Diarrhö kann aber nicht nur zu erheblichen Flüssigkeits- und Mineralstoffverlusten führen, sondern auch die Aufnahme von Kohlenhydraten, Eiweißen, Fetten und Vitaminen über die Darmschleimhaut beeinträchtigen. Deshalb sind Bemühungen sinnvoll, durch pflanzliche Quellstoffe (S.209) den Speisebrei länger im Darm zu halten, um mehr Zeit zu Aufspaltung und Aufnahme der Nährstoffe zu erwirken. Die Patienten sollten darauf hingewiesen werden, die Nahrung gründlich und langsam zu kauen, da bekanntlich die Verdauung bereits im Mund anfängt.

Pflanzliche Quellstoffe müssen individuell auf ihre Wirksamkeit und Verträglichkeit getestet werden. Sinnvoll ist, zunächst kleine Mengen zu versuchen und bei guter Wirkung zu steigern. Bei Durchfallchronikern zum Ausprobieren mindestens 1 Woche Zeit nehmen! Bei notwendiger Einnahme von Medikamenten muss zur Verabreichung von Quellstoffen ein zeitlicher Abstand von etwa 2 Stunden eingehalten werden.

Schleimstoffdrogen entwickeln in Wasser durch starkes Aufquellen eine viskose Flüssigkeit, die die Schleimhäute überzieht. Biochemisch handelt es sich um Polysaccharide, die selbst keine antiphlogistische Wirkung haben, aber durch die Abdeckung die gereizten und entzündeten Schleimhäute beruhigen. Deswegen werden sie bei Entzündungen des ganzen Magen-Darm-Trakts eingesetzt, vom Mund-Rachen-Raum bis zum Anus. Auch eine Daueranwendung führt zu keinen schädlichen Nebenwirkungen, jedoch ist zu beachten, dass die Resorptionsfähigkeit der Darmschleimhaut für Nährstoffe wie Medikamente herabgesetzt wird, so dass Schleimstoffanwendungen in zeitlichem Abstand von etwa 1–2 Stunden zu Mahlzeiten und Medikamenteneinnahmen erfolgen müssen (bei chronischen Durchfällen ist dabei z. B. auch an Kontrazeptiva zu denken).

Gerbstoffdrogen (Adstringenzien), die auch in Kap. 8.2.4 (S.63) und Kap. 8.3.3 (S.70) besprochen wurden, wirken zusammenziehend. Das deutsche Wort „gerben“, synonym „lohen“, bezeichnet ursprünglich die Verarbeitung von rohen Tierhäuten zu Leder. Dabei verbinden sich die Gerbstoffmoleküle mit den Proteinen der Haut, fällen sie aus („Fällungsmembran“) und bilden eine wasserunlösliche und nicht mehr quellende Struktur. Beim Gerben von Leder werden dadurch künftige Abbauprozesse, z. B. durch Fäulnis, verhindert. Die Pflanzen selbst synthetisieren Gerbstoffe als Fäulnisschutz: Die adstringierende Wirkung entzieht Bakterien den Nährboden; Gerbstoffe wirken keimhemmend und fungizid. Häufig werden sie daher von den Pflanzen in der Rinde und den Wurzeln gebildet (z. B. Eichenrinde, Chinarinde, Ratanhiawurzel, Tormentillwurzel). Auch in besonders zähen, „ledrigen" Pflanzenteilen werden sie gefunden (z. B. Galläpfel, Walnussblätter, Bärentraubenblätter). Die Stiele, Kerne und Beerenhäute der Weintrauben enthalten Tannine (s. Zusatzinfo „Gerbstoffe"), die wesentlich zum Geschmack des Weins beitragen.

Die große Pflanzenfamilie der **Rosengewächse** produziert charakteristischerweise Gerbstoffe; in der Volksheilkunde wurden und werden gerne auch die schwächer gerbenden Vertreter eingesetzt, z. B. Brombeer- und Erdbeerblätter, Gänsefingerkraut, Odermennig, Frauenmantelkraut oder Wiesenknopf (Sanguisorba).

Lamiatengerbstoffe, z. B. Rosmarinsäure, werden von Lippenblütlern und Borretschgewächsen (u. a. Borretsch, Beinwell, Natternkopf) gebildet. Eine artenreiche Unterfamilie der Lippenblütler sind die Nepetoideae mit Vertretern wie Lavendel, Oregano, Rosmarin, Thymian, Ysop, Bohnenkraut, Minze, Melisse und Basilikum. Auch die Lamiatengerbstoffe werden von den Pflanzen als Fraßschutz synthetisiert, sie wirken gegen Pilze und Bakterien. Die gerbenden Eigenschaften entstehen durch die Inaktivierung von Peptiden aufgrund der Reaktionen der phenolischen Hydroxygruppen der Rosmarinsäure (s. Zusatzinfo).

Aus anderen Pflanzenfamilien stammen Gerbstoffpflanzen wie die **Storchschnabelgewächse** sowie **Grüner** und **Schwarzer Tee**.

Zusatzinfo

Gerbstoffe

Einteilung:

- **Anorganische Gerbstoffe** sind z. B. Alaun oder Chromsalze (Ledergerbung).
- **Pflanzliche Gerbstoffe** sind Polyphenole. Sie können in verschiedene Gruppen eingeteilt werden:
  - **hydrolysierbare Gerbstoffe**, z. B. **Gallotannine**: Grundbausteine sind Gallus- oder Ellagsäure, die mit Zuckern verestert sind, daher ist eine hydrolytische Spaltung möglich. Bei innerer Einnahme von Tanninen würden diese durch Hydrolyse inaktiviert werden. Daher werden in Fertigarzneimitteln Tanninproteine verwendet. Sie wirken nicht magenreizend, und der Gerbstoff wird erst im Darm, dem gewünschten Wirkort, freigesetzt.
  - **nicht hydrolysierbare Gerbstoffe** sind oligomere, kondensierte **Catechine**, die ab einem Polymerisationsgrad von 15 nicht mehr wasserlöslich sind. Ein höherer Vernetzungsgrad der Polymere durch Luftsauerstoff zeigt sich durch Braunfärbung, z. B. bei der Alterung von Drogen. Catechingerbstoffe (z. B. in Eichenrinde und Heidelbeeren) wirken schwächer adstringierend als Tanningerbstoffe (z. B. in Blutwurz, Hamamelis).
  - **Labiaten- oder Lamiaceengerbstoffe:** Esterverbindungen von Phenolcarbonsäuren, z. B. Rosmarinsäure. Die adstringierende Wirkung ist vergleichsweise schwach.

Anwendungsgebiete:

- **innerlich:** Durchfall, Harnwegsinfekte
- **äußerlich:** Entzündungen im Mund-Rachen-Raum, nässende und juckende Hauterkrankungen, übermäßiges Schwitzen

Bei Diarrhö nutzt man die entwässernde und stopfende Wirkung der Adstringenzien. Wund- und Wassersekretion aus der Schleimhaut werden vermindert, kleinere Blutungen gestillt. Die Reizempfindung der Nervenendigungen wird herabgesetzt, was leicht schmerzlindernd wirkt. Die Darmperistaltik wird reduziert (daher **nicht bei Verstopfungen** anwenden!). Die antimikrobiellen und antiphlogistischen Eigenschaften der Gerbstoffdrogen beruhen u. a. darauf, dass Bakterien oder deren Toxine nicht mehr in die Schleimhaut eindringen können. Bei Schwermetall- oder **Alkaloidvergiftungen** können Gerbstoffe als Gegengifte eingesetzt werden.

Vorsicht

Bei Langzeiteinnahme von Gerbstoffen können Leberschäden entstehen. Zu hohe Dosen können Brechreiz und Magenschleimhautentzündungen hervorrufen. Nicht bei Verstopfung anwenden! Aufgrund ihrer chemisch sauren Eigenschaften vermindern Gerbstoffe die Resorption basischer Arzneimittel. Gerbstoffe vermindern die Resorption von Mineralstoffen, z. B. Eisen. Aus diesem Grund sollten Grün- und Schwarztees nicht zu den Mahlzeiten, sondern dazwischen getrunken werden.

Gerbstoffdrogen dürfen nicht länger als 10 Minuten gekocht werden, das gilt auch für Wurzelzubereitungen, da sie sich sonst zersetzen. Sie sollten luftdicht und nicht länger als ein Jahr aufbewahrt werden. Gerbstoffdrogen sind in kaltem Wasser nur sehr schlecht löslich. Aufgrund der guten Alkohollöslichkeit eignen sie sich zur **Tinkturherstellung**. Bei der inneren Anwendung ist es empfehlenswert, Gerbstoffdrogen zum Schutz des Magens mit Schleimstoffdrogen zu kombinieren, z. B. durch Zusatz von Malvenblüten zu Tees. **Tab. 12.2** zeigt von den vielen möglichen pflanzlichen Gerbstoffdrogen nur eine Auswahl der traditionell meist verwendeten. Diese waren und sind in Mitteleuropa in der Natur leicht zu finden und konnten und können leicht selbst gesammelt werden.

12.6.1 Rezepturen/ Fertigpräparate

Pflanzenwirkstoffe zur symptomatischen Behandlung von Durchfall

Quellstoffe

Apfelpektin

Apfelpektin bildet im Darm ein Gel, dickt den Speisebrei ein und bindet bakterielle Toxine. Im Apfel befindet sich das meiste Pektin unter der Schale. Zur Zubereitung des geriebenen Apfels deshalb Bioware verwenden und den Apfel nicht schälen!

Tab. 12.2 Heilpflanzen zur Behandlung der Diarrhö.

Heilpflanze	adstringierend, abdichtend	flüssigkeits-bindend	entzündungs-hemmend
Gerbstoffdrogen			
Brombeerblätter (*Rubi fruticosi folium*)	xx	–	–
Eichenrinde (*Quercus cortex*)	xx	–	xx
Frauenmantelkraut (*Alchemillae herba*)	x	–	–
Gänsefingerkraut (*Potentillae anserinae herba*)	xx	–	–
Heidelbeerfrüchte (*Myrtilli fructus*)	xx	–	x
Odermennig-Kraut (*Agrimoniae herba*)	xx	–	xx
Teeblätter, grün (*Theae viridis folium*)	xxx	–	–
Tormentill-Wurzelstock (Blutwurz; *Tormentillae rhizoma*)	xxx	–	xx
Walnussblätter (*Juglans regiae folium*)	xx	xx	x
Quellstoffe			
Flohsamenschalen (*Psylii semen*)	–	xxx	–
Apfelpektin	–	xx	–
Karottenpektin (Suppe)	–	x	–
Adsorbenzien			
Kaffeekohle	–	xxx	–

x: qualitativ deutliche Ausprägung, xx: qualitativ starke Ausprägung, xxx: qualitativ sehr starke Ausprägung

12

Rezeptur

Geriebener Apfel

1–2 Äpfel täglich mit Schale fein reiben und essen.

Wer den Apfel nicht pur mag, z. B. mit pürierter Banane mischen, in einen Haferschleim (S. 211) rühren oder Zwieback oder trockenes Weißbrot dazu essen.

Die Verträglichkeit von Joghurt als Beigabe ist individuell verschieden und muss ausgetestet werden.

Für eine zusätzlich adstringierende Wirkung kann Blutwurzwurzelstock (als Pulver erhältlich) in den geriebenen Apfel eingerührt werden.

Apfelpektin ist auch in Form von Pulver, Flocken oder Kapseln erhältlich. Die Dosierung für Pulver liegt **bei 25 bis 40 g täglich**. Bei 5 g Pulver pro 2 TL auf 1 Glas Wasser sind für die Aufnahme bis zu 8 Gläser Wasser pro Tag notwendig (entspricht 1,6 Liter Flüssigkeit).

Fertigpräparat

Aplona

4,9 g Pulver pro Portionsbeutel zur Herstellung einer Suspension zum Einnehmen

! Vorsicht

Nicht für Patienten mit Apfelallergie! Bei Dauergebrauch kann, wie bei allen Quellstoffen, Nährstoffmangel entstehen, deshalb nur kurmäßig verwenden, bis die Durchfälle abgeklungen sind.

Möhrenpektin

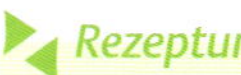

Rezeptur

Moro'sche Möhrensuppe

(Möhrensuppe nach dem österreichischen Kinderarzt Ernst Moro, 1874–1951)

500 g geschälte Karotten zerkleinern, in 1 Liter Wasser unter Zugabe von 3 g Salz (etwa 1 TL) eine Stunde kochen, durch ein Sieb pressen oder in einem Mixer pürieren. Danach mit Wasser auf 1 Liter Gesamtmenge auffüllen.

Keine Sahne oder sonstiges Fett zufügen!

In kleinen Mengen verabreichen.

Indischer Flohsamen (Psyllium)

Als Flohsamen (**Abb. 12.1**) werden die Samen einiger Pflanzen der Gattung *Plantago* (z. B. *Plantago ovata*, *Plantago psyllium*) bezeichnet. Sie können sowohl bei Verstopfung als auch bei Durchfall eingesetzt werden, denn sie haben die paradox anmutende Fähigkeit, harten Stuhl weicher und weichen Stuhl konsistenter zu machen.

Wirksamkeit gegen Durchfall: Bindung überschüssiger Flüssigkeit und Erhöhung der Verweildauer im Darm.

Wirksamkeit gegen Verstopfung: Durch das hohe Quellvermögen nimmt das Stuhlvolumen zu, die Darmwand wird gedehnt und die Darmentleerung angeregt. Die Schleimstoffe machen den Stuhl gleitfähiger. Diese wirken zudem antientzündlich und legen sich als beruhigende Schicht auf die Darmschleimhaut.

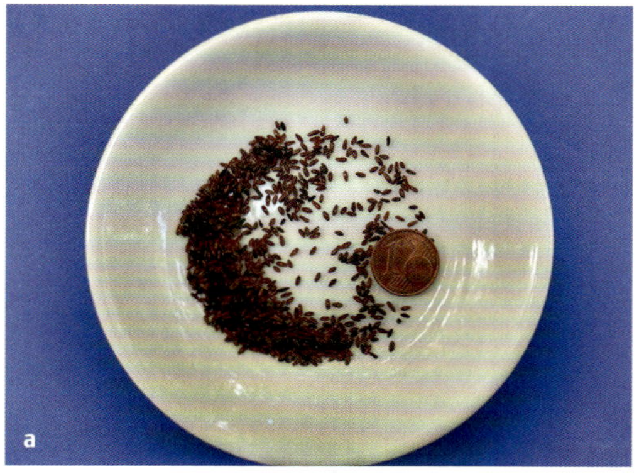

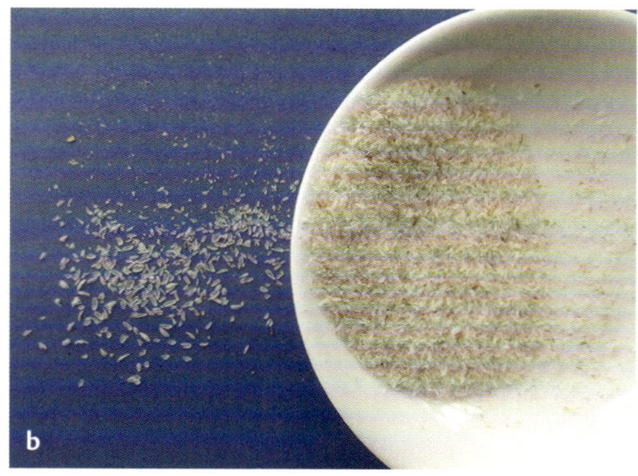

Abb. 12.1 *Plantago psyllium* gehört zu den Wegerichgewächsen, im Deutschen wird er auch Flohkraut genannt.
a Die Samen erinnern in Farbe und Größe an Flöhe.
b Geschälte und gemahlene Flohsamen lassen sich ohne Quellzeit in Getränke gerührt einnehmen.

Flohsamen haben auch eine präbiotische Wirkung, d. h., sie ernähren Darmbakterien und tragen zum Aufbau einer gesunden Darmflora bei. Nachteil: Es können Blähungen auftreten.

Am besten werden bei Durchfall die **gemahlenen Flohsamenschalen** verwendet, da sie aufgrund der größeren Oberfläche eine etwa viermal stärkere Wirkung haben als die ganzen Samen.

Tagesdosis:

- 5–20 g, über den Tag verteilt oder
- 1–2 TL pro Glas (Inhalt: 150 ml), 2-mal pro Tag

Flohsamenschalen lassen sich gut in Flüssigkeiten einrühren, können aber auch in Joghurt (Verträglichkeit austesten!) oder Breie gegeben werden. Alle Zubereitungen sollten rasch verzehrt werden, da die quellende Wirkung sehr schnell einsetzt. Nachtrinken von mindestens einem großen Glas Wasser ist hier besonders wichtig.

! Vorsicht

Quellstoffe in 1–2 Stunden Abstand zu den Mahlzeiten einnehmen, da sie auch Nährstoffe binden.

Fertigpräparat

Agiocur Granulat Madaus

Mischung aus ganzen Flohsamen und Flohsamenschalen

Enthält einen Messlöffel und ist für Patienten einfach zu dosieren: 1-mal täglich abends, eine Stunde nach der letzten Mahlzeit mit einem Glas Wasser einzunehmen. Ausreichend nachtrinken.

Schleimstoffe

Hafer, aber auch **Reis** sondern durch den Kochvorgang kohlenhydrathaltige Schleime ab, die sich schützend auf die Schleimhäute des Verdauungstrakts legen und beim Regenerieren helfen. Werden Hafer- bzw. Reisgerichte ohne Fett zubereitet, sind beide sehr leicht verdaulich. Gerichte bei Durchfall leicht salzen, z. B. mit gekörnter Brühe.

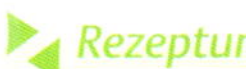

Rezeptur

Haferschleim

3 EL zarte Haferflocken in 250 ml kaltem Wasser aufsetzen und so lange köcheln, bis der Brei eingedickt ist. Mit 1 Prise Salz oder gekörnter Brühe würzen. Für besseren Geschmack kann ½ geriebener Apfel zugegeben werden.

Gerbstoffe

Getrocknete Heidelbeeren können als mildes Mittel gegen Durchfall eingesetzt werden.

Kauen von mehrmals täglich 1 EL getrockneten Heidelbeeren reduziert auch den analen Juckreiz, der nach länger anhaltendem Durchfall auftreten kann.

Tagesdosis: bis zu 60 g

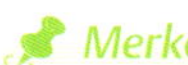

Merke

Keine frischen Heidelbeeren verwenden, die dort enthaltenen Fruchtsäuren würden Durchfall verstärken!

Tees

Bei Blähungen oder krampfartigen Schmerzen siehe auch Kap. 11.5.4 (S. 175).

Rezeptur

Schwarz- oder Grüntee

1 TL Teeblätter pro Tasse Wasser (150 ml) 10 Min. kochen, abseihen.

Diese Zubereitung auch bei Grüntee anwenden, der normalerweise nicht so lange ausgezogen wird. Gegen Durchfall ist er (nach ausreichender Ziehzeit) stärker wirksam als Schwarztee.

Im Akutstadium alle 2–3 Stunden eine Tasse Tee ungesüßt trinken.

In schweren Fällen durch 30 Tropfen einer Blutwurztinktur verstärken.

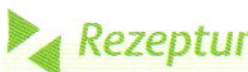

Blutwurz-Durchfalltee

- 60 g Blutwurzwurzeln, geschnitten
- 20 g Kamillenblüten
- 20 g Gänsefingerkraut, alternativ Brombeerblätter

1 TL der Mischung mit 200 ml siedendem Wasser übergießen, 15 Min. ziehen lassen, abseihen.
Bis 3-mal täglich 1 Tasse.
Anmerkung: Die Blutwurz, *Potentilla erecta*, gilt mit einem Gerbstoffanteil in der Wurzel bis zu 20 % als das stärkste pflanzliche Adstringens.

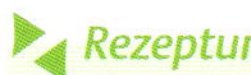

Stopfender Tee bei Durchfall mit Blähungen

- 50 g schwarzer Tee
- 25 g Fenchelfrüchte (frisch angestoßen)
- 25 g Kamillenblüten

1 TL der Mischung mit 200 ml siedendem Wasser übergießen, 10 Min. abgedeckt ziehen lassen, abseihen.
Bis 3-mal täglich 1 Tasse.

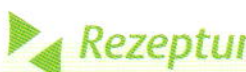

Milder Durchfalltee aus getrockneten Heidelbeeren

1 EL getrocknete Heidelbeeren (z. B. von Bombastus) mit 250 ml kaltem Wasser ansetzen, 10 Min. köcheln, abseihen.
Mehrmals täglich 1 Tasse. Dieser milde Tee eignet sich für Kinder.

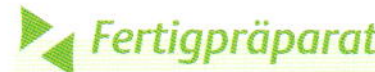

Eichenrinden-Tee (z. B. von Bombastus)

3 g des Pulvers (ca. 1 TL) zu 300 ml Wasser geben, aufkochen und 15 Min. sieden lassen; abseihen und in eine Thermoskanne umfüllen.
2-mal täglich eine Tasse trinken, jeweils 30 Min. vor dem Essen.

Gerbstofftees schmecken sehr unangenehm. Bei empfindlichen Personen daher besser Tee aus getrockneten Heidelbeeren empfehlen und **zusätzlich Gerbstoffe in Kapselform** verordnen. Tanninalbuminate sind Verbindungen des Tanningerbstoffs mit einer Eiweißkomponente, die im Darm abgespalten wird. Da der Gerbstoff erst dort freigesetzt wird, reizt er die Magenschleimhaut nicht.

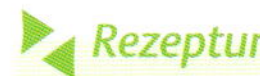

- Tannacomp Tabletten 500 mg: bis zu 6-mal täglich 2 Tabletten einnehmen
- Tannalbin Tabletten 500 mg: bis zu 6-mal täglich 2 Tabletten einnehmen

Tinkturen

Rezeptur

Blutwurztinktur

10 g frische Wurzeln (**Abb. 12.2**) bürsten, zerschneiden, etwas anquetschen. In ein Schraubdeckelglas geben und mit ½ Liter Doppelkorn aufgießen. Verschließen und vier Wochen im Dunkeln stehen lassen, ab und zu schütteln. Anschließend abseihen, in braune Tropfflaschen abfüllen und beschriften.
Dosierung: 30 Tropfen der Tinktur auf eine Tasse Wasser oder Tee geben, bis zu 3-mal täglich, in schweren Fällen stündlich einnehmen.
Anmerkung: Blutwurztinktur kann auch in Apotheken erworben werden.

Adsorbenzien

Adsorbtive Stoffe haben durch ihre Feinkörnigkeit eine sehr große Oberfläche. Sie sollen in ausreichendem Abstand zu Medikamenten und Mahlzeiten eingenommen werden, da sie unspezifisch eine Vielzahl von Wirkstoffen an sich binden, die dann dem Körper nicht mehr zur Verfügung stehen.

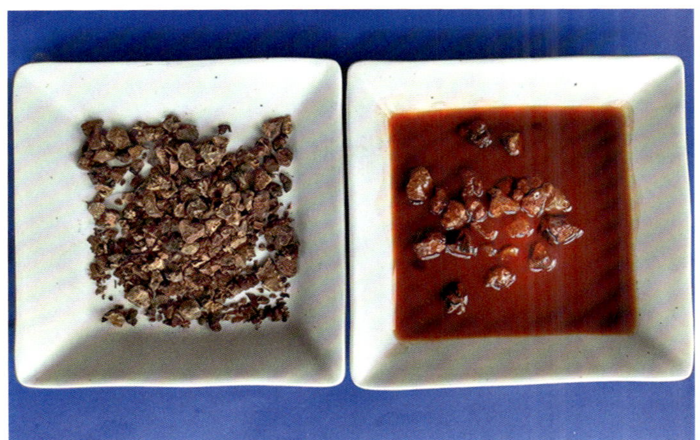

Abb. 12.2 Der alkoholische Auszug aus Blutwurz (*Potentilla erecta*) verfärbt sich sehr rasch zu einem intensiven Blutrot. Die Signaturenlehre scheint hier bestätigt: Äußerlich angewendet stillt die Tinktur kleinere Blutungen.

Fertigpräparate

- Luvos Heilerde Kapseln (**Abb. 12.3**): 2-mal täglich 3 Kapseln. Auch als Granulat oder Pulver erhältlich.
- Myrrhinil-Intest enthält eine bewährte Kombination aus Kaffeekohle, Myrrhe, Kamillenblüten. 3-mal täglich 4 Tabletten einnehmen.

Antidiarrhoikum

Loperamid, z. B. in Imodium akut, ist ein stark wirkender **Peristaltikhemmer**, dessen Inhaltsstoffe (Opiatrezeptoren) in der Darmwand eine Hemmung der Darmbewegung und eine Verstärkung der Schließmuskulatur des Enddarms bewirken. Obwohl rezeptfrei erhältlich, sollte das Präparat wegen möglicher Nebenwirkungen als Notfallmedikament betrachtet werden; die maximale Anwendungsdauer beträgt 2 Tage mit einer Tageshöchstdosis von 12 mg.

Wenn Reizdarmpatienten wichtige geschäftliche oder gesellschaftliche Termine zu absolvieren haben, verstärkt zu erwartender Stress bereits im Vorfeld die Symptome. Für Durchfallchroniker ist eine Planung solcher Ereignisse einfacher, wenn ein rasch und zuverlässig wirksames Medikament für Notfälle zur Hand ist.

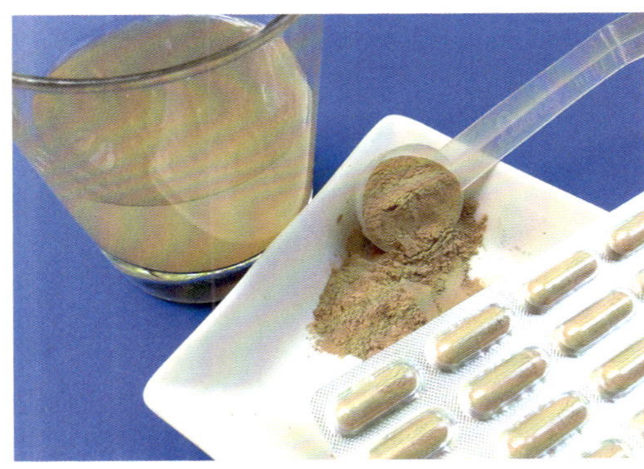

Abb. 12.3 Für Patienten, die sich nicht überwinden können, die aufgeschlämmte Heilerde zu trinken, stehen auch Kapseln zur Verfügung.

12.6.2 Ergänzende Anwendungen

Hefe

Hefe hat sich nicht nur in der Nachsorge zur Regenerierung und Stabilisierung der Darmflora bewährt. Auch während der Akutphase von Durchfällen (S. 193) ist eine Gabe von einer Kapsel 2-mal täglich bei manchen Patienten hilfreich; dies muss individuell ausgetestet werden. Empfohlen wird die Hefe auch zur **Prophylaxe von Durchfällen, die durch Einnahme von** Antibiotika (S. 194) hervorgerufen werden könnten.

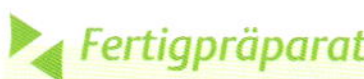

Saccharomyces cerevisiae Hansen CBS 5926-Trockenhefe

z. B. Yomogi, Perenterol

Jeweils 2-mal täglich eine Kapsel einnehmen.

Massageöle

Ätherische Öle werden über die Haut aufgenommen, verteilen sich über die Blutbahn im Organismus und wirken auf sensorische Nerven ein. Sie können dadurch arzneiliche, z. B. keimhemmende oder krampflösende/entspannende Wirkungen entfalten.

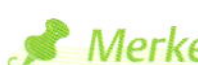

Es wird empfohlen, ätherische Öle nicht durchgehend länger als eine Woche anzuwenden, da Gewöhnungseffekte eintreten können und die Wirkung nachlässt.

Rezeptur

Entblähendes Bauchöl bei Durchfall

50 ml Sesamöl als Trägeröl mischen mit:

- 5 Tr. äth. Fenchelöl
- 3 Tr. äth. Bergbohnenkrautöl
- 2 Tr. Mastixöl
- 5 Tr. Bergamotteöl (wenn dessen Geruch als angenehm empfunden wird)

Den Unterbauch 2- bis 3-mal täglich mit diesem Massageöl einreiben.

Rezeptur

Unterstützendes Bauchöl bei Übelkeit

50 ml fettes Mandelöl als Trägeröl mischen mit:

- 3 Tr. äth. Ingweröl
- 3 Tr. Lavandin
- 2 Tr. äth. Zypressenöl

Den Unterbauch 2- bis 3-mal täglich mit diesem Massageöl einreiben.

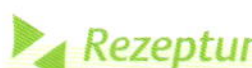

Bauchöl bei Übelkeit, Erbrechen, Bauchkrämpfen, Durchfall

30 ml fettes Mandelöl als Trägeröl mischen mit:

- 7 Tr. äth. Pfefferöl
- 8 Tr. Kamilleöl, blau
- 3 Tr. Cajeputöl

Den Bauch mehrmals täglich mit dieser Mischung einreiben.

Bauchkompresse

1 Kompresse (15 × 20 cm) oder ein Baumwolltuch dieser Größe mit einem der oben genannten Bauchöle tränken und auf den Bauch legen, darüber ein Baumwolltuch und eine Wolldecke, bei guter Verträglichkeit auch eine Wärmflasche. So lange belassen, wie es als angenehm empfunden wird. 1- bis 2-mal täglich anwenden.

Feucht-warmer Wickel

Einen Waschlappen oder ein dickes Baumwolltuch in heißes Wasser tauchen, gut auswringen. Auf den Bauch legen, mit einem Zwischentuch aus Baumwolle abdecken, darüber eine Wärmflasche. So lange belassen, wie es als angenehm empfunden wird.

Alternative: Statt Wasser Schafgarben- oder Kamillentee verwenden, da die Tees spasmolytische Eigenschaften besitzen.

12.7 Exkurs: Vergiftungen mit Pflanzen

12.7.1 Historischer Rückblick

In der medizinischen Literatur des Mittelalters werden leider häufig ungenaue oder gar keine Mengenangaben für die einzelnen Inhaltsstoffe der Rezepturen gemacht. Das erschwert uns heutzutage, die Wirksamkeit der damaligen Medikamente einzuschätzen. Insbesondere betrifft das ihre möglichen Neben- oder sogar Giftwirkungen, denn es ist auffällig, wie häufig Mischungen von Drogen mit narkotischen Inhaltsstoffen, allen voran Opium oder Bilsenkraut (**Abb. 12.6**), verwendet wurden. Dass es nicht häufiger zu Vergiftungen oder Todesfällen durch die Behandlung kam, ist wohl auch darauf zurückzuführen, dass Arzneidrogen generell selten als Monopräparat (*Simplicium*) verabreicht wurden. Üblich waren Zusammensetzungen (*Composita*), manchmal regelrechte „Riesenrezepturen", die 70 oder sogar mehr Arzneidrogen enthalten konnten. Der Durchschnitt dürfte bei etwa 20 Einzelkomponenten gelegen haben, eingerechnet die zur Verabreichung notwendigen galenischen Mittel – meist war dies Honig. Waren einzelne Drogen einer Mischung giftig, dürften sich ihre toxischen Substanzen in der Gesamtmischung soweit verdünnt haben, dass selten deutliche Schäden verursacht wurden. In die komplizierten Zusammensetzungen der Composita sind sicherlich viel ärztliche Intuition und Erfahrungen eingeflossen, und die praxisbewährten Rezepturen wurden sorgfältig weitergegeben. Einen guten Eindruck von der Vielzahl der tradierten Arzneimischungen gibt der fünfbändige *Canon der Medizin* des nicht zuletzt wegen seiner Heilerfolge berühmten persischen Arztes Avicenna, der vom 12. Jahrhundert an und weiterhin bis zur frühen Neuzeit ein Leitfaden für die medizinische Ausbildung in Europa war. In dessen zweiten Band werden 758 Simplicia (Einzel-Arzneimittel zumeist pflanzlicher, aber auch mineralischer oder tierischer Natur) vorgestellt, die sich im fünften Band als Composita zusammengestellt in nicht weniger als 650 Rezepturen wiederfinden.

Waren drastische Wirkungen gewünscht, zum Beispiel bei Abführ- oder Purgiermitteln, konnten natürlich auch Simplicia eingesetzt werden. Eine Giftpflanze, deren Verwendung seit der Antike in der Medizinliteratur Europas häufig dokumentiert wurde, ist die Weiße Nieswurz (auch Weißer Germer; *Veratrum album*). Über sie schrieb Adam Lonitzer:

> *„Man soll der weißen Nießwurtz allein nicht mehr auf einmal dann zwey Pfennig schwehr einnemmen."*
>
> Adam Lonitzer: Kreuterbuch (Kap. 216)

Hier wird also eine Höchstdosis für die Einnahme genannt. Adam Lonitzer hat wohl die begründete Sorge gehabt, dass die giftige Droge sonst überdosiert werden könnte. Die weiße Nieswurz löst Erbrechen und heftigen Durchfall aus, so dass sie, wie er schreibt „gern den Menschen erstickt". Er beschreibt dennoch in diesem Kapitel eine ganze Reihe von Anwendungen der Pflanze, zum Beispiel zum Auslösen von Erbrechen: „Weiß Nießwurtz benimt die Melancholen durch das oben außbrechen" oder Niesen: „Nießwurzelwasser in die Naßlöcher gelassen reinget das Haupt". Leonard Fuchs beschreibt in seinem *New Kreüterbuch* die Anwendung so: „Nießwurtz gepulvert in die nasen gethan reynigt das hirn und macht nießen". Noch in dem Drogisten-Handbuch von Ziegler und Petzold aus dem Jahr 1929 [139] findet sich unter dem Stichwort „Rhizoma veratri, die Weiße Nieswurz" die Angabe „in Niespulver dürfen nur 3 % enthalten sein, da sonst für die Schleimhäute gefährlich. Als Brechmittel kaum noch angewendet". Das Niespulver war hier allerdings bereits als Scherzartikel gedacht. Noch heute wird *Veratrum album* in der Homoöpathie gemäß dem Similia-Prinzip („Gleiches wird durch Gleiches geheilt") bei krampfhaftem Durchfall und Erbrechen eingesetzt.

Samuel Hahnemann, Begründer der Homöopathie, interessierte sich so sehr für die medizinische Anwendung der Nieswurzen, dass er sie 1812 zum Thema seiner Habilitation machte (*Dissertatio historica-medica: De helleborismo veterum* [„Gebrauch der schwarzen Nieswurz in der Medizingeschichte]). *Veratrum album* war ihm zufolge das zu Zeiten von Hippokrates übliche Brechmittel und das einzige Mittel für chronisch Kranke überhaupt [133].

Am Beispiel der (heute als Gartenpflanze sehr beliebten) Christrosen (*Helleborus-Arten*) und des Weißen Germers (*Veratrum album*) lässt sich übrigens gut veranschaulichen, wie wichtig die lateinischen, einheitlichen taxonomischen Bezeichnungen für Anwender und Erforscher der Pflanzenheilkunde sind. Beide Pflanzen werden im Deutschen als „Nieswurz" bezeichnet, da die entsprechende Zubereitung ihrer Wurzeln, in die Nase verbracht, das Niesen erregen; bei *Veratrum album* ist die Wurzel weißlich, bei *Hel-*

leborus niger schwarz. Verwandt sind die beiden Pflanzenarten nicht, aber gleichermaßen giftig. Schon der griechische Gattungsname „Helleborus“ weist auf die Giftigkeit hin: Übersetzt heißt er „todbringende Speise“.

Sowohl Leonard Fuchs als auch Adam Lonitzer stellen in ihren Kräuterbüchern die beiden Pflanzenarten einander gegenüber und bieten durch ausgezeichnete Abbildungen und die Angabe der lateinischen Bezeichnungen die Möglichkeit, sich zu orientieren. In vielen früheren und mangelhaft oder gar nicht bebilderten Werken der Kräuterkunde gibt es diese Hilfe freilich nicht, so dass nicht immer klar wird, welche Pflanze tatsächlich gemeint war (**Abb. 12.4**).

In der Theorie der Humoralmedizin waren Ausleitungsverfahren (einschließlich des Aderlasses) die wichtigsten therapeutischen Werkzeuge. Diese mussten dort angreifen, wo man sich eine krankheitsverursachende Ansammlung oder Stauung von Körpersäften vorstellte. Waren die Beschwerden im Kopfbereich, löste man Niesen aus, bei Problemen des Oberbauchs und Magens führte man Erbrechen herbei. Die breiteste Anwendung fanden die Purgiermittel, die sofortigen Stuhlgang herbeiführten. Viele dieser Rezepturen enthielten Giftpflanzen, deren Anwendung zu diesem Zweck bereits seit der Antike beschrieben waren. Während sich Wolfsmilch, Seidelbast und die Nieswurzarten (*Helleborus*) auch in Mitteleuropa finden ließen, konnte man aufgrund der engen Handelsbeziehungen zum Vorderen Orient andere benötigte Ingredienzien von dort importieren. Das waren zum Beispiel der drastisch wirkende getrocknete Milchsaft der Purgierwindenwurzel (*Convolvulus scammonia*), Rizinusöl, Aloe oder die Alexandrinische Senna (Sennesblätter).

Aus heutiger Sicht erscheint der therapeutische Einsatz giftiger Pflanzen bei möglicherweise schwer erkrankten Patienten riskant und wir fragen uns, wie oft es wohl zu unbeabsichtigten Todesfällen gekommen ist. Ein berühmtes Beispiel ist die Spekulation, der ja nur 32-jährige Alexander der Große könne durch die Verabreichung von Weißem Germer verstorben sein. Ob man nur seine Malaria mit der Pflanze behandeln wollte oder ein Mordkomplott schmiedete, ist nicht geklärt.

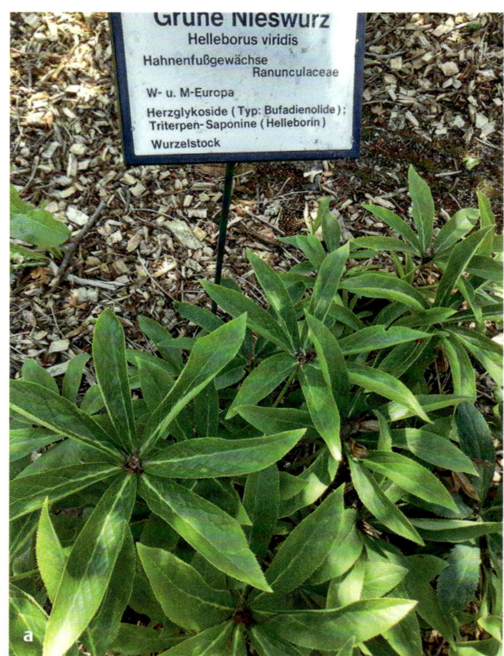

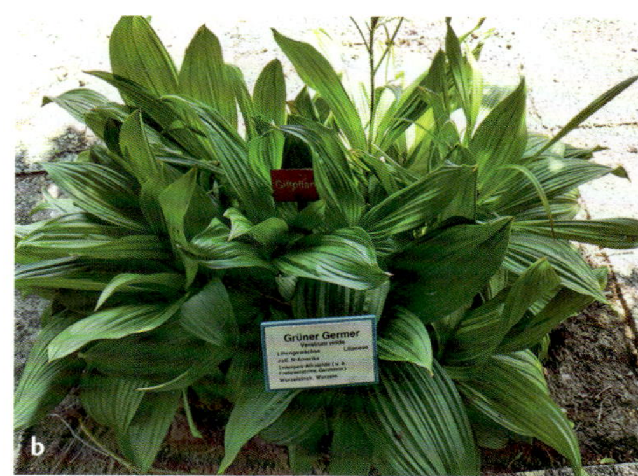

Abb. 12.4 „Nieswurz“ ist heute die Bezeichnung für Pflanzen der Gattung Helleborus. Zur Verwirrung führt, dass in der alten Literatur wie auch im Volksmund die Pflanzen der Gattung Veratrum (Germer) ebenfalls als Nieswurz bezeichnet werden.

a Die Blattform der Grünen Nieswurz (*Helleborus viridis*).

b Der Grüne Germer (*Veratrum viride*) kurz vor der Blüte.

Letztendlich war es zur damaligen Zeit schwer möglich zu unterscheiden, ob ein Patient durch die zugrundeliegende Krankheit selbst oder an den Nebenwirkungen der eingesetzten Medikamente verstorben war. Mangels Alternativen hielt man an den Rezepturen fest. Im Sinne der Humoralpathologie aber hat man potenziell giftige Pflanzen sehr bedacht und differenziert eingesetzt, abhängig von Faktoren wie Konstitution und Lebensalter des Patienten, vorherrschendem Klima und Jahreszeiten. Lonitzer schreibt beispielsweise vorbildlich in seinem Kapitel zum weißen Germer: „Junge Kinder und alte krancke Leut und die so gar mager seynd sollen sich vor weißer Nießwurz hüten."

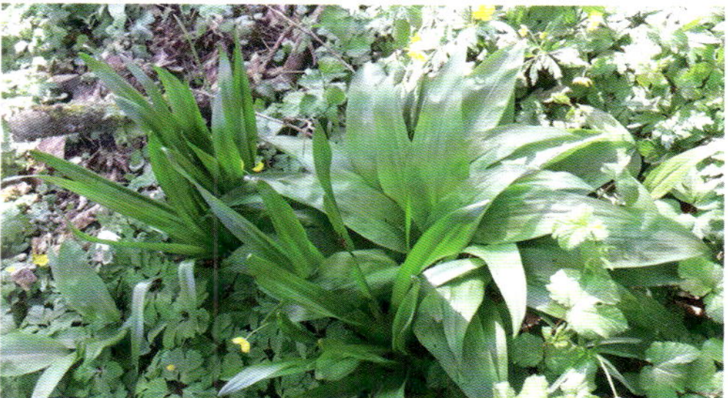

Abb. 12.5 In feucht-schattigen Lagen erscheinen im zeitigen Frühjahr die giftigen Blätter der Herbstzeitlose (links) und die Blätter des bei Wildkräutersammlern beliebten Bärlauchs (rechts) gleichzeitig. Eine Verwechslungsgefahr ist durchaus gegeben, wie diese Aufnahme zeigt.

12.7.2 Vergiftungsgefahr durch Pflanzen heute

Kinder, alte und geschwächte Menschen sind natürlich auch heute, sollte es zu Vergiftungen durch Pflanzen kommen, am stärksten gefährdet. Nun leben wir in einer Zeit, in der ein Großteil der Bevölkerung naturentfremdet lebt. Was in früheren Jahrhunderten lebensnotwendig war, nämlich die Kenntnis der in der umgebenden Natur wachsenden Pflanzen, benötigen die meisten Menschen heute nicht mehr. Nun, da Natur und Artenvielfalt um uns herum schrumpfen, gibt es wieder einen Trend „zurück zur Natur", zum Kräutersammeln für die „wilde Küche". Pflanzen werden in Wald und Flur gesammelt und zu Salaten und Green Smoothies verarbeitet – botanische Grundkenntnisse dagegen sind wenig verbreitet.

Merke

Für das Sammeln von Arzneipflanzen und von Wildkräutern zu kulinarischen Zwecken gilt: Nur Pflanzen ernten, die man zweifelsfrei identifizieren kann!

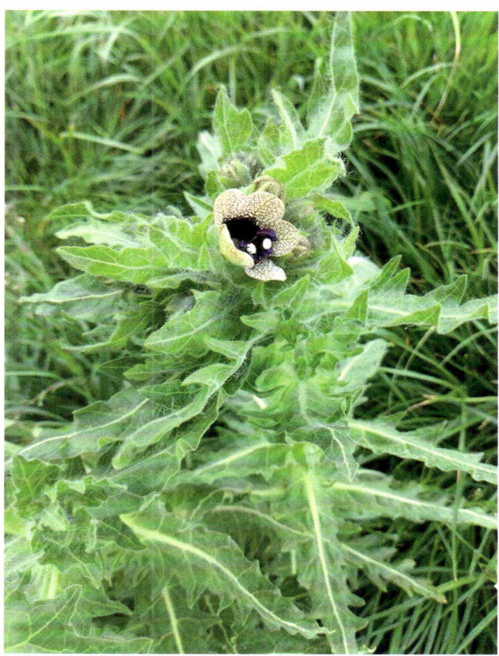

Abb. 12.6 Bilsenkraut gehört wegen seiner schlaffördernden und schmerzlindernden Wirkung zu den ältesten arzneilich genutzten Giftpflanzen. Bereits Dioskurides warnte jedoch davor, dass es auch Wahnsinn oder Lethargie hervorrufen könne.

Etliche der bei uns heimischen Giftpflanzen (**Abb. 12.5**, **Abb. 12.6**) finden sich zudem in Gärten und öffentlichen Anlagen, Parks und Friedhöfen, wo sie wegen ihrer Attraktivität angepflanzt wurden. Nicht immer hat man dabei die mögliche Gefährdung von Kindern im Auge behalten. **Tab. 12.3** gibt einen groben Überblick über einige mittel- bis stark giftige Pflanzenarten.

Tab. 12.3 In Deutschland in Natur, Gärten und Zimmern vorkommende Giftpflanzen (die Liste ist **nicht vollständig**!).

Deutscher Name	Botanischer Name	Toxizität	Vorwiegend giftige Pflanzenteile
Aronstab	*Arum maculatum*	xx	Wurzelstock, Beeren, Blätter
Bilsenkraut	*Hyoscyamus niger*	xxx	Blätter, Samen
Dieffenbachia-Arten	*Dieffenbachia spec.*	xx	alle Pflanzenteile
Efeu	*Hedera helix*	xx	Beeren, Blätter
Eibe	*Taxus baccata*	xxx	Nadeln, Samen
Eisenhut, blauer	*Aconitum napellus*	xxx	alle Pflanzenteile
Engelstrompete	*Datura suaveolens*	xxx	alle Pflanzenteile v. a. während der Blüte
Färberginster	*Genista tinctoria*	xx	Samen
Faulbaum	*Frangula alnus*	xx	unreife Früchte, frische Rinde, Blätter
Feuerbohne	*Phaseolus coccineus*	xx	unreife rohe Früchte, Blätter
Fingerhut, roter u. a.	*Digitalis purpurea u. a.*	xx	Blätter, Blüten, Samen
Fingerhut, wolliger	*Digitalis lanata*	xx	Blätter, Blüten, Samen
Germer, weißer	*Veratrum album*	xx	alle Pflanzenteile
Gift-Hahnenfuß	*Ranunculus sceleratus*	xx	alle Pflanzenteile
Gift-Lattich	*Lactuca virosa*	xx	Milchsaft
Goldregen	*Laburnum anagyroides*	xx	Blüten, grüne Früchte, Samen
Herbstzeitlose	*Colchicum autumnale*	xxx	Samen, Knolle
Herkuleskraut	*Heracleum mantegazzianum*	xx	alle Pflanzenteile
Kaiserkrone	*Fritillaria imperialis*	xx	Zwiebel
Kartoffel(-beeren)	*Solanum tuberosum*	xx	unreife Beeren, Keime, grüne Knollen
Kermesbeere	*Phytolacca americana*	xx	alle Pflanzenteile
Kirschlorbeer	*Prunus laurocerasus*	xx	Blätter, Samen
Korallenkirsche	*Solanum pseudocapsicum*	xx	unreife Beeren
Rosmarinheide	*Andromeda polifolia*	xx	Blüten und Blätter
Lebensbaum	*Thuja spec.*	xx	Zweigspitzen, Zapfen
Maiglöckchen	*Convallaria majalis*	xx	Blüten, Blätter, Beeren
Meerzwiebel	*Urginea maritima*	xx	Zwiebel
Nachtschatten, bittersüßer	*Solanum spec.*	xx	unreife Beeren, u. a. Pflanzenteile vor der Blüte
Oleander	*Nerium oleander*	xx	Blätter, Blüten, Rinde

▶ **Tab. 12.3** Fortsetzung.

Deutscher Name	Botanischer Name	Toxizität	Vorwiegend giftige Pflanzenteile
Pfaffenhütchen, Spindelstrauch	*Euonymus europaeus*	xx	Samen, Blätter, Rinde
Rizinus	*Ricinus spec.*	xxx	Samen
Sadebaum	*Juniperus sabina*	xx	alle Pflanzenteile
Schierling, gefleckter	*Conium maculatum*	xxx	alle Pflanzenteile
Schlafmohn	*Papaver somniferum*	xx	unreife Kapseln, Milchsaft
Seidelbast-Arten	*Daphne spec.*	xxx	Rinde, Samen, Blüten, Blätter
Stechapfel	*Datura stramonium*	xxx	Blätter, Samen
Stechpalme	*Ilex aquifolium*	xx	Blätter, Früchte
Tabak-Arten	*Nicotiana spec.*	xxx	gesamte Pflanze, außer reife Samen
Tollkirsche	*Atropa belladonna*	xxx	Früchte, Blätter, Wurzeln
Wandelröschen	*Lantana camara*	xx	Beeren, Kraut
Wasserschierling	*Cicuta virosa*	xxx	gesamte Pflanze, bes. der Saft des Wurzelstockes
Wiesenbärenklau	*Heracleum sphondylium*	xx	Blätter und Pflanzensaft
Wolfsmilcharten	*Euphorbia spec.*	xx	Milchsaft
Zaunrübe, rote	*Bryonia dioica*	xx	Wurzel, Beeren, Samen
Zaunrübe, weiße	*Bryonia alba*	xx	Wurzel, Beeren, Samen

xx: giftig, xxx: sehr giftig

12

12.7.3 Pyrrolizidinalkaloide

Im Zusammenhang mit giftigen Pflanzeninhaltsstoffen soll hier auch auf **Pyrrolizidinalkaloide** (PA) hingewiesen werden (s. Zusatzinfo „Pyrrolizidinalkaloide"). Die lebertoxischen und krebserregenden Wirkungen dieser Verbindungen sind natürlich nicht unmittelbar beim Verzehr der betreffenden Pflanzen spürbar, da der Körper keine Alarmsignale gibt. Im Gegensatz zu den Menschen in früheren Jahrhunderten haben wir heute die Möglichkeit, solche Giftstoffe zu detektieren und können das Risiko des Verzehrs einschätzen. Viele Wildkräuterliebhaber sind nun der naiven Ansicht, dass der Verzehr von Blättern einer Pflanze, die man als Arzneipflanze kennt (z. B. Beinwell gegen Prellungen, Huflattich gegen Husten) nicht schädlich sein könne. Vom häufigen Verzehr von Borretsch (z. B. Zutat der „Frankfurter Grünen Soße"), Beinwell (**Abb. 12.7**) und Huflattich in Wildkräutersalaten muss abgeraten werden. Auch auf Verwechslungsmöglichkeiten muss hingewiesen werden, so ähneln z. B. die Blätter des stark PA-haltigen Jakobskreuzkrauts sehr Rucolablättern.

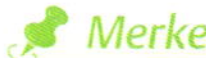

PA-haltige Pflanzen sollten Kräutersammler auf jeden Fall erkennen, um die Kontamination ihres Sammelgutes mit ihnen vermeiden zu können.

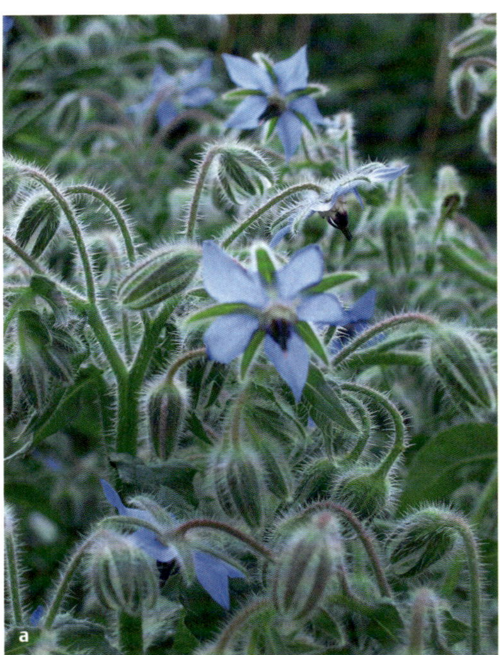

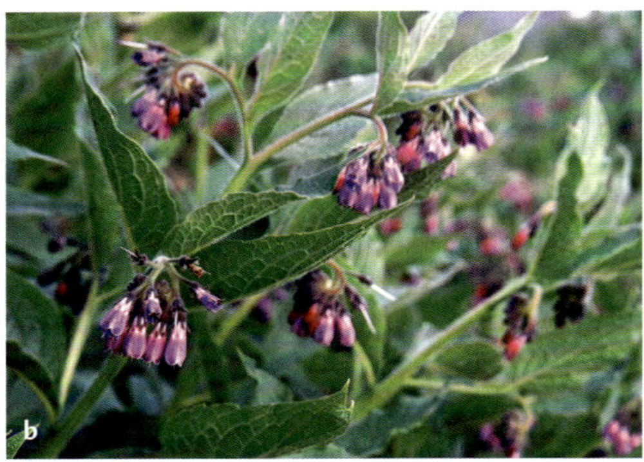

Abb. 12.7 Raublattgewächse wie der Borretsch oder der Beinwell enthalten typischerweise Pyrrolizidinalkaloide, auch in den Blüten. (Quelle: Thieme Gruppe)
a Borretsch.
b Beinwell.

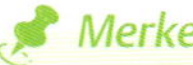 *Merke*

In Mischsalaten, ob selbst gesammelt oder gekauft, sollten nicht sicher identifizierbare Pflanzenteile aussortiert werden.

Zusatzinfo

Pyrrolizidinalkaloide

Pyrrolizidinalkaloide (PA) sind sekundäre Pflanzeninhaltsstoffe, die von den Pflanzen vermutlich gebildet werden, um Fraßschädlinge abzuwehren. Man geht davon aus, dass weltweit über 6000 Pflanzenarten diese Wirkstoffe synthetisieren können. Die chemische Struktur der PA ist äußerst variabel, es gibt rund 500 Strukturen mit verschiedenen Eigenschaften. Vor allem Korbblütler (Asteraceae), Hülsenfrüchtler (Fabaceae) und Borretschgewächse (Boraginaceae) produzieren PA.

In Langzeitstudien im Tierversuch haben sich bestimmte PA als genotoxische Kanzerogene erwiesen, zudem sind ihre im Lebermetabolismus erzeugten Stoffwechselprodukte lebertoxisch. Das Bundesinstitut für Risikobewertung stellt fest, dass für Menschen in Deutschland kein akutes Gesundheitsrisiko durch den Verzehr PA-haltiger Pflanzen bestehe, stuft aber die chronische Aufnahme als „gesundheitlich bedenklich" ein [95].

In Deutschland gilt derzeit für Arzneimittel bei Einnahme ein Grenzwert von 1 µg PA pro Tag für Erwachsene. Die Europäische Behörde für Lebensmittelsicherheit, EFSA, sieht derzeit keine Möglichkeit, eine tolerierbare tägliche Aufnahmemenge (TDI-Wert) festzulegen, da bisher nur auswertbare Studien aus Tierversuchen vorliegen.

Es wurde nur vereinzelt von akuten Vergiftungsfällen bei Menschen berichtet, diese äußerten sich durch schwere Leberfunktionsstörungen. Bei Tieren kommen jedoch häufiger Leberzirrhosen vor, wenn sie mit Kreuzkrautarten vermischtes Futter gefressen haben.

Verunreinigung von Heilkräuterpräparaten mit PA-haltigen Pflanzen

In **Nahrungsergänzungsmitteln in Kapselform** kann es zur Aufkonzentrierung von PA kommen. Bedenklich sind Präparate, die Huflattich, Beinwell, Borretsch, Lungenkraut, Steinsamen oder Pestwurz enthalten.

In **Kräutertees** können Verunreinigungen durch PA-haltige Wildkräuter vorliegen. So war laut BfR (Studien 2013) fast jede Probe von Johanniskrautpräparaten mit PA belastet, obwohl Johanniskraut selbst keine PA produziert.

In **Honig** oder **Nahrungsergänzungsmitteln aus Bienenprodukten** (Pollen, Bienenharz, Gelée Royal) werden PA-Verunreinigungen gefunden. Ausländische Honige, vor allem aus Übersee, sind stärker betroffen als einheimische.

Maßnahmen zur Minimierung der Aufnahme von PAs

Die PA-Gehalte einzelner Pflanzenchargen schwanken naturgemäß erheblich. Deshalb ist ein gesundheitliches Risiko nur bei langfristigem Konsum von Nahrungsergänzungsmitteln bzw. hohem Verbrauch von Tees mit zufälligerweise hohen PA-Gehalten wahrscheinlich.

Als überdurchschnittlich hohe Mengen Kräutertee gelten für Erwachsene etwa 3 Tassen Tee à 200 ml pro Tag. Diese Menge wird bei phytotherapeutischen Anwendungen erreicht. Meist gilt dabei jedoch, dass eine **Anwendungszeit von 3 bis 4 Wochen nicht überschritten** werden sollte bzw. dass bei noch ungenügender Besserung der Beschwerden zu einer anderen Heilpflanze mit ähnlichem Wirkspektrum gewechselt wird. Ein gelegentlicher **Wechsel des Anbieters bzw. Produzenten** von Arzneidrogen und Arzneimitteln kann dazu beitragen, immer wieder Pflanzen aus unterschiedlichen Anbaugebieten und Wachstums- und Lagerbedingungen zu erhalten, so dass die statistische PA-Belastung möglichst klein gehalten wird.

Arzneitees sind keine Genusstees und sollten **nicht als Durstlöscher** eingesetzt werden. Heilpflanzen wie Kamille, Fenchel und Salbei beispielsweise sollten keine regelmäßige Zutat in sogenannten „Haustees" sein, sondern gezielt und begrenzt zu arzneilichen Zwecken eingesetzt werden.

Die Hersteller von Babytees (häufig mit Fenchel, Kümmel oder Anis) sind besonders in der Pflicht, PA-Gehalte in diesen Produkten zu verhindern, da die Leber von Säuglingen und Kleinkindern im Hinblick auf Entgiftungsmechanismen noch nicht ausgereift ist. Eltern können entsprechenden Druck auf die Firmen ausüben, indem sie **gezielt nach den PA-Werten der Produkte fragen**.

Passionierte Teetrinker sollten häufig sowohl die **Sorten als auch die Hersteller** wechseln. Bioprodukte sind, was PA-Gehalte angeht, leider nicht vorteilhafter, da es sich um einen natürlichen Inhaltsstoff der Pflanzen handelt. Man kann aber davon ausgehen, dass auffällig billige Teekräuter mit weniger Sorgfalt und möglicherweise von nicht gut ausgebildetem Personal gesammelt wurden.

Allgemein gilt bei Kräutertees, dass der Zerkleinerungsgrad der Drogen am besten noch eine Blickkontrolle der Pflanzenbestandteile erlaubt. Gerade auf Kräutermärkten kann man gelegentlich Teemischungen finden, in denen sich neben deutlich fremden Pflanzenbestandteilen (Stängeln, Samenkapseln) sogar Insektenreste finden lassen – in solchen Fällen muss man durchaus auch damit rechnen, dass Verunreinigungen z. B. mit Jakobskreuzkraut nicht sorgfältig genug vermieden wurden.

Teebeuteltees sind nicht optisch kontrollierbar und sollten, wenn überhaupt, nur von vertrauenswürdigen Herstellerfirmen konsumiert werden.

Bei Heilkräutern sollte möglichst auf zertifizierte Apothekenware zurückgegriffen werden, da hier zumindest von sachgerechter Behandlung und Lagerung der Drogen auszugehen ist. Fehlt die Angabe von PA-Gehalten im Zertifikat, ist es auch hier sinnvoll, über die Apotheke bei den Herstellerfirmen bessere Informationen nachzufragen.

12.7.4 Akute Vergiftungssymptome und Erste Hilfe

Akute schwere Gesundheitsschäden durch Pflanzenvergiftungen sind selten, da die Pflanzen selbst durch scharfe oder bittere Geschmacksstoffe vor dem Verzehr „warnen". So kommt es selten zur Aufnahme größerer Giftmengen. Je nach chemischer Zusammensetzung der Giftstoffe treten folgende Symptome auf:

- Erbrechen und Übelkeit,
- Durchfall und Bauchkrämpfe,
- Kopfschmerzen,
- Schwindel,
- Unruhe,
- Rauschzustände,
- Bewusstseinsstörungen bis hin zur Bewusstlosigkeit.

Zusatzinfo

Erste Hilfe bei Pflanzenvergiftung

Rufen Sie so schnell wie möglich die **Giftinformationszentrale** (www.vergiftungszentrale.de) oder den **Notarzt (112)**.

Bewahren Sie Ruhe und beruhigen Sie den Betroffenen. Pflanzenvergiftungen mit tödlichem Ausgang sind eher selten.

Entfernen Sie Pflanzenteile und Beeren aus dem Mund, entweder durch Ausspucken oder Ausspülen mit Wasser, Tee oder Ähnlichem.

Kinder dürfen auf **keinen Fall mit Salzwasser zum Erbrechen** gebracht werden, konzentrierte Salzlösungen können für Kleinkinder tödlich sein. Auch bei Erwachsenen ist ausgelöstes Erbrechen nur unter ärztlicher Aufsicht ratsam.

Wasser, Tee oder verdünnten Saft in kleinen Schlucken und kleinen Mengen trinken lassen, um Substanzen aus Speiseröhre und Magen zu entfernen.

Keine Milch zu trinken geben. Sie begünstigt in manchen Fällen die Giftaufnahme aus dem Darm.

Bei Bewusstlosigkeit Betroffenen in Seitenlage bringen, Kopf nach unten positionieren. Keine Flüssigkeit zuführen, keinen Brechversuch unternehmen, unverzüglich Notarzt rufen.

Sollte der Betroffene im Liegen von sich aus erbrechen, unterstützen Sie ihn, indem Sie seinen Kopf zur Seite halten. Dem Sitzenden können Sie den Kopf nach vorn halten und die Stirn mit der Hand abstützen, um das Erbrechen zu erleichtern.

Sichern Sie nach Möglichkeit Pflanzenreste oder Erbrochenes, um sie dem Notarzt mitzugeben, damit die Pflanze bestimmt und eine entsprechende Behandlung eingeleitet werden kann.

Für den Notarzt wichtige Informationen:

- Zeitpunkt der Aufnahme der giftigen Pflanzenteile,
- Art/Name der Pflanze,
- vermutete Menge der aufgenommenen Pflanze,
- Symptome: Husten, Erbrechen, Muskelzuckungen, Rauschzustand, Benommenheit, Schmerzen, Riechen aus dem Mund, Trinkverweigerung?
- bereits durchgeführte Maßnahmen,
- Alter und Gewicht des Patienten, wichtig vor allem bei Kindern!

Wirken Sie beruhigend auf den Betroffenen ein und versuchen Sie, Ruhe zu bewahren. Lassen Sie den Betroffenen nie allein!

Entgiftung mit Medizinalkohle

Bei leichter, ausschließlich gastrointestinaler Symptomatik (Übelkeit, Bauchschmerzen, Durchfall) Gabe von **Medizinalkohle** (0,5 g pro kg Körpergewicht) mit reichlich Flüssigkeit (Wasser, Tee, verdünnter Saft).

Die Kohle bindet Toxine an sich und führt sie über den Stuhl der Ausscheidung zu. Zu den Nebenwirkungen gehören eine Schwarzverfärbung des Stuhls, Erbrechen und Verstopfung.

Aktivkohle ist unter anderem in Form von Tabletten, Kapseln, als Suspension und reines Pulver im Handel (z. B. Carbolevure, Norit, Carbovit, Hänseler Carbo activatus) erhältlich.

Bewährt hat sich die vordosierte Medizinalkohle von Köhler. Vor allem in Haushalten mit Kleinkindern sollte das Präparat vorrätig sein. Es ist in Dosenbehältern mit vorportionierter Einzeldosis à 10 g Kohle erhältlich, die nur mit Flüssigkeit aufgefüllt und umgeschüttelt werden müssen – ein Vorteil bei knapper Zeit und Stress. Kohlekompretten dagegen können, da sie verhältnismäßig groß und rau sind, von Kindern kaum geschluckt werden, und ihre Auflösung wäre zu langwierig.

Fertigpräparat

Kohle-Pulvis (Köhler Pharma)

Einzeldosis 10 g, 2- bis 3-mal täglich

13 Obstipation und Hämorrhoidalleiden

13.1 Obstipation

13.1.1 Grundlagen

Historischer Rückblick

In Kapitel 53 seines *Kreuterbuchs* beschreibt Adam Lonitzer ausführlich die Sennapflanze. Sie werde allenthalben in den Gärten gesät, könne aber wie auch Gurken und Melonen die Kälte nicht leiden. Die Blüte ähnele denen von Erbsen und Ginster, das Kraut erscheine wie das von Bockshornklee. Der Same der Sennapflanze ähnele vom Aussehen her Linsen, schmecke wie Erbsen. Ganz ohne eine botanische Fachterminologie, wie wir sie heute benutzen, wird so der Hülsenfrüchtler *Senna alexandrina* trefflich beschrieben, eine Pflanze, die ursprünglich aus Afrika und Arabien stammt. Bereits im Mittelalter war die Verwendung von Senna auch in Mitteleuropa weit verbreitet. Da man sie benötigte, hatte man gelernt, sie in der Sommersaison aus Samen zu ziehen. Zur Anwendung von Senna schreibt Lonitzer:

> *„Senet ist das nützlichst und unschädlichest under allen purgierenden Arzneyen. Mit Hünerbrü ein halb Lot genüßt laxiert es sänfftiglich. Ein Decoction von Senet getruncken /treibet den Schleim und die verbrannte Melancholen auß / reinigt das Geblüt erfreuet das Herz und alles innwendige."*
>
> Adam Lonitzer: Kreuterbuch

Mit der Terminologie der Humoralpathologie bezeichnet Lonitzer hier das, was wir modernen Menschen als „Schlacken im Darm" bezeichnen, als „verbrannte Melancholen". Chronisch Verstopfte befürchten oft eine Rückvergiftung ihres Körpers durch schädliche Stoffwechselendprodukte, was von der etablierten modernen Medizin als unwissenschaftlich und nicht beweisbar zurückgewiesen wird. „Schlacken" konnte man bisher mit bildgebenden Verfahren noch nicht nachweisen. Unsere eigenen Instinkte und tradiertes Volkswissen nähren aber Sorgen um die Gesundheit des gesamten Körpers bei chronischer Verstopfung. Was unsere Großeltern und Eltern verinnerlicht haben, beschreibt noch ein medizinisches Hausbuch aus den Jahren des zweiten Weltkriegs (Fischer-Dückelmann nach 1930), in dem zahlreiche Beschwerden auf die „Anhäufung von Selbstgiften" zurückgeführt werden, darunter Nervenleiden, Kopfschmerzen, unreine Haut, kalte Füße, Arbeitsunlust und eine schlechte Stimmung. Letzteres wird man nicht von der Hand weisen können: Wer verstopft ist, fühlt sich in höchstem Maße unwohl. Heute kommt sicherlich noch die Angst vor Darmkrebs dazu, dessen Häufigkeit aufgrund der Alterung der Bevölkerung zunimmt. Darmkrebs ist in Deutschland bei Männern die dritthäufigste und bei Frauen die zweithäufigste Krebserkrankung (www.krebsgesellschaft.de). Ein ursächlicher Zusammenhang zwischen der Häufigkeit von Darmkrebs und den weitverbreiteten Verstopfungsproblemen konnte zwar bisher nicht direkt nachgewiesen werden, aber eine sprichwörtlich gewordene Warnung von Paracelsus scheint nachzuhallen: „Der Tod kommt aus dem Darm." Unser aktuell angestiegenes Wissen um den Gesundheitswert einer ballaststoffreichen Ernährung stützt Vermutungen, dass eine raschere Passage des Darminhalts die Kontaktzeit aufgenommener Karzinogene mit der Darmschleimhaut verkürzt und damit die Wahrscheinlichkeit einer Krebsentstehung verringert. Außerdem wird bei kürzerer Verweildauer der Stuhlmasse im Darm die bakterielle Umwandlung von primären in sekundäre Gallensäuren vermindert, die als Prokanzerogene gelten. Es ist also eine sehr moderne Vorsorgeempfehlung, eine chronische Verstopfung durch eine ballaststoffreiche Ernährung möglichst zu vermeiden.

Aus Sicht der Humoralpathologie war die Regulierung der Darmtätigkeit ganz besonders wichtig, weil man damit praktisch jeder Krankheit vorzubeugen glaubte. Um gesund zu bleiben, musste man vermeiden, dass das persönliche Gleichgewicht der vier *Humores* durcheinandergeriet. Jeder im Übermaß vorhandene Körpersaft musste deshalb möglichst rasch ausgeleitet werden. Dasselbe galt, wenn ein Körpersaft durch äußere Einflüsse „verdorben" worden war. Dies konnte durch verschiedenste Faktoren passiert sein: beispielsweise durch das Klima, durch schlechte Luft, unangepasste Ernährung, übermäßigen Geschlechtsverkehr, falschen Schlafrhythmus oder durch eine schlechte Gemütsverfassung. Ausleitungsverfahren waren ein wichtiges Instrumentarium der Humoralmedizin, dabei gehörte das Abführen (Purgieren) zu den unkompliziertesten – verglichen zum Beispiel mit dem Auslösen von Erbrechen, dem blutigen Schröpfen oder dem Setzen von Brandwunden. Deshalb schrieben manche Klosterordnungen vor, dass zu bestimmten Zeiten alle Mönche, präventiv und unabhängig von ihrem Gesundheitszustand, zur Ader gelassen wurden oder Abführmittel einnahmen. Dass es zur organisierten Durchführung dieser Prozeduren eigene Aderlass- und Laxierhäuser gab, zeigt zum Beispiel der Klosterplan von St. Gallen aus dem Jahr 829. Die Purgiermittel wurden dort eingenommen oder als Klistiere verabreicht.

Als moderne Variante eines Laxierhauses kann eine alternativmedizinische Praxis betrachtet werden, in der eine Colon-Hydro-Therapie angeboten wird. Diese ist eine hygienischere Fortentwicklung der „subaqualen Darmbäder", bei denen dem in einer Wanne in warmem Wasser sitzenden Patienten hintereinander mehrere Einläufe verabreicht wurden. Befürworter der Colon-Hydro-Therapie sehen in der Methode nicht nur eine Möglichkeit zur Beseitigung von Verstopfung, sondern setzten sie auch gegen eine Vielzahl chronischer Erkrankungen ein, die sie auf eine schleichende Vergiftung durch innere Fäulnisprodukte zurückführen, z. B. Migräne, Hauterkrankungen oder Depressionen. Während ein wissenschaftlicher Nachweis für die Wirksamkeit der Colon-Hydro-Therapie gegen diese Erkrankungen bisher fehlt, wird vor einem ungünstigen Einfluss häufiger Darmspülungen auf die Darmflora gewarnt. Von der Mikrobiota und ihrer grundlegenden Wichtigkeit für die Darmgesundheit wusste man früher natürlich noch nichts, und auch wir stehen sicherlich erst am Anfang der Erforschung dieses inneren Universums.

Unstrittig ist aber, dass eine Darmreinigung den verstopfungsgeplagten Patienten nicht nur körperlich, sondern auch seelisch erleichtert – so wie Lonitzer es in obigem Zitat treffend ausdrückt.

Ein häufiges Leiden in der heutigen Zeit

Es ist davon auszugehen, dass in unserer Gesellschaft jeder Dritte langanhaltend oder zumindest gelegentlich unter Verstopfung leidet. Verstopfung tritt in jedem Lebensalter auf, nicht selten auch bei Kindern; Frauen sind doppelt so häufig betroffen wie Männer. Eine genetische Ursache konnte bis jetzt nicht gefunden werden, es gibt aber offenbar eine familiäre Veranlagung. Bei manchen Menschen scheint die Verstopfungsneigung zur Konstitution zu gehören; die Humoralpathologie glaubte, diese Beschwerden bei den „trockenen" Cholerikern und Melancholikern verstärkt vorzufinden. Unter unseren heutigen Lebensbedingungen dürften Bewegungsmangel und Fehlernährung die häufigsten Ursachen sein. Da es sich um eine allgegenwärtige Erscheinung handelt, wird der Leidensdruck der Betroffenen generell unterschätzt. Die chronische Verstopfung an sich wird medizinisch als harmlos eingestuft, weil eine „Rückvergiftung" des Organismus durch die lange Verweildauer der Stuhlmasse im Körper nicht nachgewiesen werden konnte. Eine niedrige Stuhlfrequenz alleine stellt für die etablierte Medizin keine Therapieindikation dar, eine solche besteht erst beim Auftreten von konkreten Beschwerden. Die Patienten sehen das anders, und Apotheker können es bestätigen: Vier von fünf Obstipierten besorgen sich Laxanzien in der Apotheke, und die wenigsten, nämlich nur 25 % von ihnen, haben das mit ihrem Arzt abgesprochen. Eine Studie [91], die diese Zahlen präsentierte, brachte auch zutage, dass die Patienten mit den erstandenen Laxanzien hoch zufrieden sind. 94 % gaben an, dass das Präparat bei ihnen sehr gut wirke.

Der gewohnheitsmäßige Gebrauch von Abführmitteln ist nicht harmlos, da diese langfristig Schäden durch Elektrolytentgleisungen verursachen können. Nach längerem Gebrauch von Sennaprodukten und anderen Abführmitteln auf der Basis von Anthrachinonen tritt als Nebenwirkung eine Dunkelfärbung der Darmschleimhaut auf, die ungefährlich ist und nachweislich ohne Konsequenzen bleibt. Senna (S. 223), das schon Lonitzer empfiehlt, ist das am besten untersuchte pflanzliche Laxans. Für die pflanzlichen Laxanzien gilt aber nicht anders als für die chemisch-synthetischen, dass Patienten unbedingt von einem Dauergebrauch abgehalten werden müssen. Dies muss nicht nur wegen der Gefahr einer Gewöhnung des Darms an die Mittel („Laxanskolon") Ziel sein, sondern auch wegen der Gefahr einer damit verbundenen psychischen Abhängigkeit, die die Patienten von ernsthaften anderweitigen Bemühungen zur Stuhlregulierung abhält.

Frauen sind noch eher als Männer geneigt, zu Abführmitteln zu greifen, da sie sich mit einem sichtbar (oder eingebildet) aufgeblähten Bauch als unattraktiv empfinden. In diesem Zusammenhang werden Laxanzien auch nicht selten zum Abnehmen missbraucht.

Wer zu den traditionellen Fastenzeiten aus religiösen Gründen oder zu Heilzwecken eine Fastenkur unternimmt, kennt das Ritual des täglichen Abführens. Die Leerung des Darms hat dabei nicht nur die Funktion, Hungergefühle zu vermeiden, sondern ist Teil einer physischen wie psychischen Reinigungsprozedur.

Begleiterscheinungen: Divertikulose und Hämorrhoiden

Für ein erhöhtes Darmkrebsrisiko durch chronische Verstopfung gibt es derzeit nicht genug Belege, obwohl Beobachtungen diese Vermutung (S. 223) stützen. Anders sieht es bei der **Divertikelkrankheit** aus: Sie tritt gehäuft in Ländern mit hohem Lebensstandard, vor allem bei über 50-Jährigen auf. Durch faserarme Kost und die lange Verweildauer der Stuhlmasse im Darm bei träger Verdauung wird der Stuhl hart und trocken. Der erhöhte Druck auf die Darmwand kann in Verbindung mit häufigem Pressen beim Stuhlgang bewirken, dass sich die Schleimhaut durch Schwachstellen in der Muskelschicht der Darmwand nach außen wölbt. Solche Ausstülpungen („Pseudodivertikel") werden durch Bindegewebsschwächen begünstigt, die veranlagungsbedingt sein können, in jedem Fall aber mit dem Alter zunehmen. Meist ist das Colon sigmoideum linksseitig (die S-förmige Krümmung direkt vor dem Enddarm) betroffen.

In vielen Fällen verursachen diese Ausstülpungen keine Beschwerden und müssen nicht behandelt werden. Eine Entzündung (Divertikulitis, s. Zusatzinfo) sollte wegen der Gefahr von Komplikationen aber unbedingt vermieden werden.

Patienten mit einer Divertikulose müssen sich ballaststoffreich ernähren, damit der Stuhl weich und geschmeidig bleibt und kein starkes Pressen beim Stuhlgang nötig wird. So lässt sich verhindern, dass sich weitere Ausstülpungen bilden. Außerdem bleibt weicher Stuhl nicht so leicht in den Ausstülpungen hängen, was das Entzündungsrisiko verringert. Eine bestehende Divertikulitis muss mit einem Breitbandantibiotikum behandelt werden. Kehren solche Entzündungen immer wieder, kann es sogar notwendig werden, die betroffenen Darmabschnitte operativ zu entfernen.

Zusatzinfo

Mögliche Anzeichen einer Divertikulitis:
- Schmerzen im linken Unterbauch („linksseitige Appendizitis")
- Verstopfung („schafskotähnlicher Stuhl") im Wechsel mit Durchfall
- Blut- oder Eiterbeimischungen im Stuhl
- Fieber und Abgeschlagenheit
- Probleme beim Wasserlassen

Mögliche Komplikationen einer Divertikulitis:
- Abszesse (eingekapselte Eiteransammlungen)
- Einengung des Ileus mit Folge eines Darmverschlusses
- Bildung von Fisteln (röhrenförmige Verbindungen) z. B. zu Blase, Harnleiter/Harnröhre, Gebärmutter, Vagina, Dünndarm oder Bauchwand
- Darmdurchbrüche mit Peritonitis (Bauchfellentzündung)

Hämorrhoidalleiden (S. 250) sind eine mögliche Folge von ballaststoffarmer Ernährung und chronischer Verstopfung, zusätzlich kann es zu Analfissuren kommen. Beides erhöht den ohnehin großen Leidensdruck der Betroffenen, die sich mit ihrer chronischen Verstopfung trotz der prinzipiellen Ungefährlichkeit nicht wohlfühlen.

Symptome und Diagnostik

Eine Obstipation kann eine Vielzahl von Ursachen haben, aus der Sicht des Patienten haben sie aber alle eine gemeinsame Auswirkung: Probleme beim Stuhlgang. Um zu überprüfen, ob überhaupt eine Obstipation nach medizinischer Definition vorliegt, wird der Patient nach unterschiedlichen Beschwerdebildern gefragt.

Diese können auch kombiniert auftreten:
- selten Stuhlgang (seltener als alle drei Tage),
- harter und klumpiger Stuhl (härter als teigartige Konsistenz),
- starkes Pressen zur Darmentleerung erforderlich,
- Gefühl der unvollständigen Darmentleerung oder der Blockade des Darmausgangs.

Besonders wichtig sind die **Dauer** und der **Zeitpunkt** des Auftretens der Beschwerden.

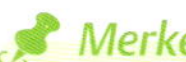

Merke

Die akut auftretende Verstopfung kann ein Warnzeichen, z. B. für einen Darmverschluss, sein.

Bei zusätzlichen Alarmzeichen wie Übelkeit/Erbrechen, Fieber, aufgetriebenem Bauch oder sehr starken Bauchschmerzen sollte umgehend der Notarzt/Rettungsdienst verständigt werden.

Bei **vorübergehender, kurzfristiger Verstopfung** ist der Anlass meistens nachvollziehbar, z. B. eine vorübergehende Bewegungseinschränkung wie eine Bettlägerigkeit während einer Erkrankung. Auch Flüssigkeitsverluste durch Fieber, ungewohnte Hitze oder andere Anlässe, durch die das Trinken vernachlässigt wird, können zu vorübergehender Verstopfung führen. Da der Darm gerne seinen Verdauungsrhythmus beibehält, ist eine „Fremdobstipation" bei Reisen und Urlaubsaufenthalten mit ihren veränderten Tagesabläufen für viele Menschen vorhersehbar und sozusagen normal. In diesem Fall ist es einfach, vorzubeugen. Flohsamenschalen gehören zum Reisegepäck, da sie sehr zuverlässig wirken und im Notfall auch bei Reisedurchfällen (S. 193) eingesetzt werden können! Reiseirrigatoren wurden für diesen Zweck entwickelt und stellen eine simple, nebenwirkungsarme Methode des Abführens für diejenigen, die in ihrer Anwendung geübt sind, dar.

In der zweiten Zyklushälfte leiden viele Frauen unter Darmträgheit. Mit dem Eintreten der Periode löst sich der Stau dann meist wieder. Wie bei der Reiseobstipation kann man dieser im Zusammenhang mit der Menstruation auftretenden Obstipation mit der Methode, die sich nach eigener Erfahrung als die beste herausgestellt hat, Abhilfe schaffen. Sport, Bauchmassagen oder -auflagen, Ballaststoffzufuhr oder Hausmittel wie eingeweichte Pflaumen oder Sauerkrautsaft schaden generell nicht. Die Einnahme von Abführmitteln sollte in diesem Fall keine Option sein.

Auch im letzten Drittel der Schwangerschaft kommt es häufig zu Verstopfung. Einerseits wird der Darm durch den Einfluss steigender Hormonspiegel immer träger, andererseits wird er durch den heranreifenden Embryo und die sich vergrößernde Gebärmutter zunehmend eingeengt. Bei hartnäckigen Beschwerden, die durch die allgemein empfohlenen Maßnahmen, die z. B. auch auf dem Patientenmerkblatt „Hinweise für Patienten mit Verstopfungsneigung" (S. 229) nachzulesen sind, nicht zu beheben sind, sollten Schwangere mit ihrer Hebamme oder dem betreuenden Gynäkologen Rücksprache halten.

Ursachen

Als **chronische Verstopfung** gilt Stuhlgang höchstens alle drei bis vier Tage über einen Zeitraum von mehr als drei Monaten. Sie kann idiopathische, anorektale oder kologene Ursachen haben.

Idiopathische Obstipation

Bei dieser Form der chronischen Verstopfung kann eine medizinische Ursache nicht gefunden werden. Zur Überprüfung der Aussagen des Patienten sollte dieser über längere Zeit ein detailliertes Stuhltagebuch mit Angaben über Ernährung, Freizeit- und sportliche Aktivitäten, Trinkverhalten und soziale Ereignisse führen. Nach Ausschluss aller weiteren üblichen Ursachen kann eine **Transitzeitmessung** für die Nahrung durchgeführt werden. Wird dadurch die Verstopfung bestätigt, spricht man vom Phänomen des unterdrückten Stuhldrangs. Eine psychotherapeutische Unterstützung des Patienten ist hier ratsam.

Anorektale Obstipation

Eine anorektale Obstipation lässt sich beispielsweise auf anatomische Veränderungen im Bereich von Rektum und Anus zurückführen. Hierzu gehören z. B. Analstenosen, Abszesse und Fisteln, Prolaps (z. B. durch häufiges, zu starkes Pressen beim Stuhlgang), Divertikel oder Rektozele (Aussackungen des Enddarms, die sich mit Stuhl füllen, anstatt diesen abzugeben). Manchmal ist nicht zu entscheiden, ob diese Erkrankungen zur chronischen Verstopfung geführt haben oder ob umgekehrt die Verstopfung die Erkrankung befördert hat. Möglich ist auch eine aus verschiedenen Gründen gestörte Sensibilität oder Motorik von Enddarm und After. Beim Anamnesegespräch muss auch auf andere, begleitende Erkrankungen wie frühere Infektionskrankheiten, systemische Erkrankungen, Rückenschmerzen/Wirbelsäulenprobleme und Erkrankungen anderer Bauchorgane eingegangen sowie nach Alarmzeichen für Tumore wie Gewichtsverlust etc. gefragt werden.

Kologene Obstipation

Die kologene Obstipation wird auch als „**Slow-transit-Obstipation**" bezeichnet, d. h., die Transitzeit der Nahrung ist durch eine träge Darmpassage verlängert; s. auch Zusatzinfo „Normale Transitzeit der Nahrung" (S. 238). Ursache sind Störungen der Motilität des Darms, ihre Folge eine Eintrocknung der Stuhlmasse, da während der Darmpassage fortwährend Wasser entzogen wird. Eine große Zahl von Faktoren übt Einflüsse auf die Darmmotilität aus. Dazu gehört die **zentrale Nervensteuerung**, die ihrerseits beeinflussbar ist durch die Psyche, die hormonelle Situation und den Zirkadianrhythmus. Menschen, die beruflich wechselnden Tag-Nacht-Rhythmen ausgesetzt sind, z. B. Nachtschichtarbeiter, Angehörige von Pflegediensten oder Langstreckenreisende, klagen deshalb häufig über Verstopfung.

Der **Ballaststoffgehalt** der Ernährung wirkt sich nicht nur auf die Stuhlmasse und deren Wassergehalt aus, sondern auch auf die Zusammensetzung der **Mikrobiota**. Die Stoffwechselprodukte der symbiontischen Darmkeime haben einen Einfluss auf die Gesundheit der Darmwand und dadurch indirekt auf deren Motilität. Bindegewebs-, Stoffwechselerkrankungen (z. B. **Diabetes**) und hormonelle Beeinträchtigungen, beispielsweise eine **Schilddrüsenunterfunktion**, führen häufig zu Verstopfung. Über chronisch-entzündliche Darmerkrankungen (S. 195) als Obstipationsursache wurde bereits gesprochen. Morbus Crohn, aber auch verschiedene rheumatische Erkrankungen können zu **Amyloidose** führen. Bei dieser Erkrankung lagern sich auf der Darmwand unlösliche Proteine ab, die die Darmtätigkeit behindern.

Eine nicht zu vernachlässigende Ursache von Darmträgheit sind viele (und häufig verordnete) **Medikamente** mit entsprechender Nebenwirkung, z. B.:

- Opiate (gegen Schmerzen),
- Kodeine (gegen Husten),
- Anticholinergika und Spasmolytika (entkrampfende Medikamente),
- Kalziumantagonisten (Blutdrucksenker),
- Antazida (magensäurebindende Medikamente, z. B. H_2-Rezeptor-Blocker und Protonenpumpenhemmer, aluminium- oder kalziumhaltige Antazida),
- Kontrazeptiva (hormonelle Verhütung),
- Diuretika, die Kaliummangel verursachen,
- Herz-Kreislauf-Medikamente (z. B. Betablocker),
- Antidepressiva.

13.1.2 Patientenberatung

Bewegung hat eine stimulierende Wirkung auf die Darmtätigkeit. Bei überwiegend sitzender Tätigkeit muss der Mangel an Bewegung durch regelmäßige sportliche Betätigung ausgeglichen werden. Alten und chronisch Kranken ist dies aber nur eingeschränkt möglich. In diesen Fällen können Bauchmassagen, Atemübungen mit Betonung der Bauchatmung, z. B. Bauch-Yoga, oder spezielle Krankengymnastik die Bewegungsdefizite ein wenig ausgleichen.

Ballaststoffe in der Nahrung vergrößern durch ihr Quellvermögen die Stuhlmasse und regen dadurch die Darmperistaltik an. Die häufig aufgestellte Forderung, mindestens 30 g Ballaststoffe am Tag mit der Nahrung aufzunehmen, ist für viele Menschen zu theoretisch. Einfache Anweisungen, wie z. B. „täglich 3 EL Haferkleie in geeignete Speisen mischen", oder „2-mal täglich 1 TL Flohsamenschalen in Joghurt oder Getränken verrührt einnehmen", funktionieren besser. Das gilt für allem für Ältere und solche Menschen, die sich aus geschmacklichen Gründen schwertun, auf Vollkornprodukte umzustellen (oder sie nicht kauen können).

> **! *Vorsicht***
>
> In den Fällen, in denen durch Schmerztherapie mit Opiaten die Darmmotilität eingeschränkt ist, können Quellstoffe zum Darmverschluss führen, hier sollte man auf die osmosebasierten Abführmethoden, z. B. durch Macrogole oder Lactulose, zurückgreifen.

Bei großem Leidensdruck durch die Verstopfung muss der Betroffene mit einem zusätzlichen Opiatantagonisten behandelt werden.

Ausreichende Flüssigkeitszufuhr ist grundsätzlich wichtig, da der Organismus bei Flüssigkeitsmangel dem Darminhalt vermehrt Wasser entzieht. Das führt zu einer Eindickung des Stuhls und zu einem erschwerten Weitertransport. Wird bei Gabe von Ballaststoffen und Quellmitteln nicht ausreichend getrunken, ziehen die Ballaststoffe Wasser aus der Stuhlmasse ab und verursachen das Gegenteil des gewünschten Effekts, nämlich Verstopfung bis hin zur Gefahr eines Darmverschlusses.

Eine **gesunde Darmflora** (Mikrobiota) trägt zur Ernährung der Darmschleimhaut bei und beeinflusst damit auch ihre Funktionsweise. Die Gesamtmasse unserer symbiontischen Darmkeime wird auf 2 Kilogramm geschätzt; lebende oder abgestorbene Keime machen 20–30 % der Stuhlmasse aus. Unter diesen Gesichtspunkten ist verständlich, dass das Stuhlverhalten auch von der Zusammensetzung der Mikrobiota beeinflusst wird. Bei Darmbeschwerden sollte deshalb grundsätzlich eine Stuhlanalyse durchgeführt werden – und in der Folge ggf. Stuhlsanierungsmaßnahmen.

Stress führt u. U. zu einer vom sympathischen Nervensystem dominierten Stoffwechsellage, dabei werden Verdauungsvorgänge unterdrückt. **Seelische Ausgeglichenheit, Vermeidung von Stress und Hektik und ein fester Lebensrhythmus mit ausreichend Schlaf** helfen dem vegetativen Nervensystem bei der Steuerung der Verdauungsvorgänge und wirken damit auch gegen Verstopfung – ein Zusammenhang, der den meisten Patienten natürlich klar ist. Diese Voraussetzungen zu erfüllen kann bei unseren Lebens- und Arbeitsbedingungen aber sehr schwer sein.

Ohne eine ganzheitliche Therapie, die alle oben genannten Aspekte einbezieht, wird man mit der medikamentösen Behandlung bei der chronischen Obstipation wohl keine langfristigen Erfolge erzielen! Vergleicht man das oben Gesagte mit den weisen Gesundheitsratschlägen der ***Sex res non naturales*** der Klostermedizin (S. 33), wird man feststellen, dass diese als eine ausgezeichnete Zusammenfassung von Maßnahmen zur Behandlung und Vorbeugung von Darmerkrankungen betrachtet werden können. Die sorgfältige Beobachtung von Patienten, ärztliche Intuition und nicht zuletzt gesunder Menschenverstand führten zur Formulierung dieser Präventionsmaßnahmen, die man noch heute sowohl Therapeuten als auch Patienten als gedanklichen Leitfaden ans Herz legen kann.

Patientenmerkblatt

Hinweise für Patienten mit Verstopfungsneigung

Liebe Patientin, lieber Patient,
bevor Sie zu Abführmitteln greifen, testen Sie bitte die folgenden bewährten Hausmittel gegen Verstopfung, da diese Ihnen auf keinen Fall schaden können. Probieren Sie jede Methode mindestens eine Woche lang aus, damit Sie die Wirkung einschätzen können.

Zur Prophylaxe

Trinken Sie am Morgen auf nüchternen Magen

- ein Glas **zimmerwarmes Wasser** (am Vorabend eine Karaffe mit Wasser ans Bett stellen),
- ein Glas **Sauerkrautsaft** oder
- ein Glas Wasser, in dem über Nacht **zwei oder drei Backpflaumen eingeweicht** wurden. Die Früchte können mitverzehrt werden.

Trinken Sie pro Tag

- 1,5–2 Liter Flüssigkeit, darunter
- 3–4 Gläser **Pflaumensaft**,
- 1 Glas **Kefir** oder
- 1–2 Gläser **Molke**: Der darin enthaltene Milchzucker (= Laktose) wirkt abführend. Natürlich nicht anwenden, wenn Sie laktoseintolerant sind!

Kauen Sie gründlich

- Lassen Sie sich beim Essen außerdem ausreichend Zeit.

Essen Sie

- als Frühstück Müsli oder Joghurt mit Flohsamen oder wahlweise Leinsamen,
- Vollkornbrot und -brötchen mit Leinsamen (statt Backwaren aus Weißmehl).

Ernähren Sie sich ballaststoffreich

- Grundsätzlich werden als tägliche Ballaststoffmenge 30–35 Gramm empfohlen. Im Dickdarm saugen die stark quellfähigen Pflanzenfasern Wasser auf und quellen, sodass das Speisebreivolumen größer wird. Dadurch übt der Speisebrei einen Reiz auf die Darmwand aus, was die Darmaktivität anregt und die Verweilzeiten des Speisebreis im Dickdarm verkürzt. Zugleich erhöhen Ballaststoffe die Vielfalt des Mikrobioms im Dickdarm. Deshalb möglichst Vollkornprodukte, Kleie (z. B. Gemüsen, Eintöpfen und Suppen insgesamt 3 EL **Haferkleie** täglich zusetzen), Hülsenfrüchte, Nüsse, Trockenfrüchte wie Pflaumen und Aprikosen sowie Samen (Leinsamen und/oder Flohsamenschalen), Gemüse und frisches Obst auf den Speisezettel setzen (optimal sind insgesamt ein Pfund Obst und Gemüse täglich). Beachten Sie, dass Sie nach Quellstoffen wie Kleie, Leinsamen und Flohsamen ausreichend **Flüssigkeit nachtrinken** müssen! **Bitte beachten:** Die Ballaststoffmenge sollte langsam erhöht werden. Die Fasern können nämlich, wenn man sie nicht gewöhnt ist, Blähungen oder Bauchkrämpfe auslösen.

Verwenden Sie

- **Milchzucker** (aus der Drogerie) zum Süßen von Saft, Quark, Müsli etc. und von Kaffee oder Tee. Steigern Sie die Milchzuckermenge langsam von 1 EL auf maximal 4 EL täglich. Natürlich nicht anwenden, wenn Sie laktoseintolerant sind!

Körperliche Aktivität

- Gehen Sie mindestens ½ Stunde täglich **zügig spazieren**. Sie sollten dabei mindestens 3000 Schritte zurücklegen. Mehr und schneller ist natürlich besser.

Regelmäßigkeit

- Bemühen Sie sich, Ihre Mahlzeiten immer zur gleichen Tageszeit einzunehmen.
- Bemühen Sie sich, immer zur gleichen Zeit schlafen zu gehen und stehen Sie immer zur gleichen Zeit auf.

Toilettengang

- Nehmen Sie sich immer genug Zeit für den Toilettengang.
- Verkneifen Sie Stuhlgang nicht: Je länger Sie warten, umso trockener und härter wird die Stuhlmasse!
- Auf der Toilette bewirkt die natürliche Hockhaltung mit gestrecktem Enddarm eine leichtere Darmentleerung. Stellen Sie sich einen Schemel vor die Toilette, auf dem Sie Ihre Füße abstellen können.
- Vermeiden Sie häufiges starkes Pressen. Lassen Sie sich für Notfälle von Ihrem Therapeuten eine für Sie geeignete Einlaufmethode erklären. Einmalklistiere können Sie auf einfache und hygienische Weise selbst anwenden.

Vegetatives Nervensystem

- Meiden Sie Stress und Hektik.
- Gönnen Sie sich ausreichend Schlaf- und Erholungszeiten.
- Erlernen Sie eine Entspannungsmethode, die Ihnen zusagt. Am besten sind Methoden mit Betonung der Bauchatmung, z. B. Yoga oder Qi Gong.

Weitere Maßnahmen

- Führen Sie regelmäßig morgens eine **Bauchmassage** durch. Dazu 10 Minuten den Bauch im Uhrzeigersinn, ausgehend vom rechten Unterbauch kreisförmig bis zum linken Unterbauch massieren (am besten geht das mit einem Massageöl). **Bitte beachten:** Schwangere sollten vorab mit ihrem Frauenarzt besprechen, ob das Massieren bei Ihnen ratsam ist.
- Lassen Sie sich von Ihrem Therapeuten anleiten, wie Sie abends einen **feuchten Leibwickel** anlegen können.

In Verstopfungsphasen meiden Sie bitte die folgenden Lebensmittel:

- Kakao, Schokolade
- schwarzen Tee, grünen Tee, Matetee, Cola
- Bananen
- Weißmehlbrote, -kuchen, -nudeln
- Süßigkeiten, Kuchen
- Käse

Übrigens

Das Patientenmerkblatt „Hinweise für Patienten mit Verstopfungsneigung" steht Ihnen unter dem Link www.thieme.de/klostermedizin auch zum bequemen Download zur Verfügung.

Strategisches Vorgehen

Grundsätzlich sollten physikalische wie chemische Abführmethoden nur angewandt werden, wenn alle anderen Maßnahmen (Umstellung der Ernährungs- und Lebensweise, Hausmittel) nachweislich nicht funktioniert haben. Vor allem eine Ernährungsumstellung braucht aber Zeit. Patienten, bei denen sich durch das Führen eines Ernährungstagebuchs herausgestellt hat, dass sie sehr ballaststoffarm essen, müssen sich langsam an die neue Kost gewöhnen. Andernfalls wird es zu Blähungen und Bauchschmerzen, Frustration und einem Rückfall in die alten Ernährungsgewohnheiten kommen. Oft sind sinnvoll ausgewählte Abführmethoden für eine Übergangszeit eine sinnvolle und notwendige Unterstützung (wie im Folgenden auch angesprochen wird).

Neue Patienten sollten mithilfe vorgefertigter Protokollbögen **mindestens zwei Wochen lang** ein **Ernährungs- und Trinktagebuch** und parallel dazu ein **Stuhltagebuch** führen. Beim Durchschauen und Besprechen stellt sich immer wieder heraus, dass die Patienten mit ihren Beteuerungen, sich „gesund" zu ernähren oder ausreichend zu trinken, nicht ganz recht hatten. Die Auswertung bietet eine gute Gelegenheit, die Inhalte z. B. des **Patientenmerkblatts** „Hinweise für Patienten mit Verstopfungsneigung" nochmals detailliert zu erklären und Ernährungsfragen zu beantworten.

Die Krankenanamnese des Patienten kann Antibiotikabehandlungen in der Vorgeschichte aufzeigen, die die Mikroflora durcheinandergebracht haben, oder es können Stoffwechselerkrankungen wie Diabetes an der Verstopfungsproblematik beteiligt sein usw. Unabhängig davon empfiehlt es sich, eine **qualitative und quantitative Stuhlanalyse** in Auftrag zu geben, deren Ergebnisse erst zwei bis drei Wochen später zu erwarten sind. Für die Kosten der Stuhlanalyse müssen die Patienten selbst aufkommen, und es kommt vor, dass sie sie darum nicht durchführen lassen wollen. In diesen Fällen kann man probatorisch eine Behandlung mit **E.-coli-Stamm Nissle 1917** (z. B. Mutaflor) beginnen, da sie nachweislich bei Obstipation in vielen Fällen Besserung bringt. Gemäß den Herstellerangaben kann die Dosis einschleichend von einer Kapsel täglich bis vier Kapseln täglich gesteigert werden, begleitet vom Führen eines Stuhlprotokolls. Bei Erfolg wird die Dosis auf eine Kapsel täglich über mindestens 3 Monate gesenkt.

Ein leicht abführendes und unbedenkliches Mittel während einer initialen Wartezeit auf Testergebnisse und Protokolle sind täglich **300 mg Magnesiumcitrat** als Kapseln oder Brausetabletten oder auch das Abführen mit Mineralsalzen (S. 237).

Während der Zeit der Ernährungsumstellung eignen sich Einläufe (S. 232) als Sofortmaßnahme, da sie nur den untersten Darmabschnitt entleeren und keinen Einfluss auf den aufzubauenden regelmäßigen Verdauungsrhythmus haben. Es lohnt sich deshalb, die häufig ablehnende Haltung der Patienten durch Aufklärung und Anleitung zu überwinden. Mögliche Schäden können lediglich durch Verletzungen durch die Einführspitzen oder allzu häufiges Anwenden mit folgender Schleimhautschädigung entstehen. Eine gewisse körperliche Beweglichkeit des Patienten ist für die Selbstanwendung von Klistieren allerdings notwendig.

Wenn die Einnahme von abführenden Mitteln notwendig erscheint, sollte man zunächst **Quellmitteln** (Flohsamen, Leinsamen, Kleie) den Vorzug geben. Patienten müssen genau angeleitet werden, damit sie eine sinnvolle Dosis nicht aus Bequemlichkeit unterschreiten. Es hat sich gezeigt, dass konkrete Kochrezepte (S. 234) gern angenommen werden.

> **! Vorsicht**
>
> Patienten mit beeinträchtigter Darmfunktion bei Schmerzmedikation (Opiate) dürfen keine Quellmittel einnehmen, da die Möglichkeit eines Darmverschlusses besteht!

Bei Schmerzmedikation, schlechtem Kauvermögen und generell bei älteren Menschen, die sich schwertun, ihre Ernährung umzustellen, sind **Macrogole** das Mittel der Wahl.

Lactulose und andere osmotisch wirksame Kohlenhydrate (S. 236) eignen sich ebenso gut und ernähren zudem die Darmflora. Sie haben jedoch den Nachteil, bei vielen Patienten zu Blähungen zu führen.

Es ist wahrscheinlich, dass Patienten, die neu in die Naturheilpraxis kommen, um eine chronische Obstipation behandeln zu lassen, bereits selbst viele Abführmethoden versucht haben. Synthetische Abführmittel werden schließlich intensiv beworben und sind leicht rezeptfrei verfügbar. Man sollte nachforschen, ob Abführmittel durch Gewöhnung beim Patienten vielleicht schon in der Wirkung nachgelassen haben oder ob schon ein Laxanskolon besteht. Dann muss der Patient bei der Entwöhnung (S. 249) unterstützt werden. Wenn die Patienten „etwas Pflanzliches“ und vermeintlich „Mildes“ zum Abführen bekommen wollen, muss darüber aufgeklärt werden, dass auch die pflanzlichen Abführmittel wegen ihrer Nebenwirkungen und der Gewöhnungsgefahr nur kurzzeitig angewendet werden dürfen.

Wegen der Vielzahl der Gründe für eine Verstopfung und der Verschiedenheit der Patienten bei Konstitution, Stoffwechsel und psychisch-seelischer Verfassung muss für jeden Einzelnen eine individuelle Therapie gefunden werden, häufig durch Ausprobieren verschiedener Methoden.

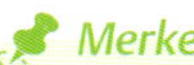

Merke

In Zusammenarbeit mit dem Patienten sollten häufige Präparatewechsel und Frustrationen wegen Nichterfolgs vermieden werden, indem man jedem Behandlungsprotokoll mindestens 4 Wochen Zeit bis zur Beurteilung gibt. Bei Verstopfung gilt der Leitsatz, dass die Genesung möglicherweise so lange dauert, wie die Erkrankung gedauert hat. Im Bewusstsein bestärkt, dass die Beschwerden nicht gefährlich sind, muss der Patient möglicherweise einige Geduld aufbringen.

Verschiedene Abführmethoden

Klistiere zur Akuthilfe

Als Klistier oder Einlauf wird das Einleiten einer Flüssigkeit durch den Anus in den Darm bezeichnet. Durch den starken Füllungsreiz kommt es zu einer Anregung der Peristaltik und zu einer nahezu sofortigen Entleerung des Dickdarms. Die Methode ist uralt, Klistiere gehören wahrscheinlich zu den ältesten Medizingeräten der Menschheit. Das schließt man aus dem Wissen von Naturvölkern und aus Aufzeichnungen oder Funden aus dem Altertum. Als Einlaufklistiere wurden trichterförmige Instrumente aus Tierhörnern oder Flaschenkürbissen verwendet, Druckklistiere zum Einspritzen der Flüssigkeit wurden aus Lederbeuteln oder Tierblasen gefertigt. Häufig dienten Klistiere dazu, ein Abführmittel in den Enddarm einzubringen, aber auch die Verabreichung von Kräuterabsuden zu Heilzwecken war bekannt. Die Idee einer rektalen Ernährung (Nährklistiere) bei Patienten, die zur Nahrungsaufnahme selbst schon zu geschwächt waren, findet sich unter anderem im *Corpus Hippocraticum* [122]. Im 17. und 18. Jahrhundert war in Europa das Klistieren geradezu modern, was zur Entwicklung ausgeklügelter Apparaturen führte. Man versprach sich vom regelmäßigen Abführen allgemein bessere Gesundheit, aber auch ein langsameres Altern und eine schöne Haut. Aus dieser Zeit hat sich wohl die immer noch verbreitete Befürchtung erhalten, dass im Körper verbleibender Stuhl durch Fäulnis zu innerer Vergiftung (S. 224) führen könne.

Moderne Einlaufgeräte

Einmalklistiere

Fertig verpackte Einmalklistiere haben mit 5–200 ml einen relativ geringen Inhalt, damit erreichen sie nur das letzte Stück des Enddarms und dienen der Akuthilfe, da die Wirkung rasch, innerhalb von 5–20 Minuten, eintritt. Sie enthalten Mischungen aus einer Salzlösung und Gleitmitteln. Die Flüssigkeit wird durch Druck auf den tubenartigen Behälter ausgebracht. Die Klistiere, z. B. Babylax oder Klyxenema, müssen mit zusammengedrückt gehaltener Tube wieder aus dem After entfernt werden, damit es nicht zu einem Rücksaugen der Flüssigkeit in die Tube kommt. Über die Anwendung der Klistiere und Hinweise zur Hygiene sollte vertrauensvoll mit dem Patienten gesprochen werden, um Vorbehalte gegen diese Abführmethode abzubauen.

Die Gefahr einer Darmgewöhnung besteht nicht. Dass es sich um ein Wegwerfprodukt handelt, wird von Patienten als hygienisch und praktisch empfunden und rechtfertigt für sie den höheren Preis. Geeignet sind Einmalklistiere für akute, einzelne Bedarfsfälle, z. B. auf Reisen (bei „Fremdobstipation"), in der Schwangerschaft, begleitend zur Entwöhnung nach Laxanzienabusus und zur gelegentlichen Unterstützung bei Fastenkuren.

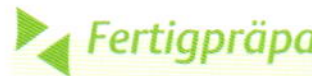

Fertigpräparat

Microlax 5 ml Rektallösung (Kohlpharma GmbH)

Inhaltsstoffe: Natriumcitrat, Dodecylsulfoacetat, Sorbitol, Glyzerol

Packungsgrößen: 4, 9, 12 oder 50 Miniklistiere mit je 5 ml Rektallösung

Dosierung: nach Bedarf je ein Miniklistier

Klistierspritzen, Druckklistiere

Birnenspritzen bestehen aus Kautschuk und enthalten je nach Größe 200–400 ml Wasser, sie werden durch Zusammendrücken des Druckballs geleert.

Anwendung: Der Klistierball wird mit lauwarmem Wasser oder Kamillentee gefüllt, das Rohrstück an seinem Ende mit Vaseline gefettet und in den Anus eingeführt. Durch Drücken wird die gesamte Flüssigkeit in den Enddarm eingebracht.

Nachteile:

- Wird der Klistierball nicht gedrückt gehalten, bis er vollständig geleert ist, kommt es zum Rücksaugen der Flüssigkeit mit entsprechenden Hygieneproblemen. Körperliche Geschicklichkeit und eine gewisse Kraft in der Hand sind erforderlich; für adipöse und ältere Menschen ist die Methode nicht geeignet.
- Ohne Zusatz von Salz oder Gleitmitteln zur Klistierflüssigkeit und bei zu kleinen Klistierbällen muss die Prozedur eventuell so lange wiederholt werden, bis die Stuhlentleerung vollständig ist.

Irrigatorsysteme

Der Einlauf erfolgt hier aus einem größeren Flüssigkeitsbehälter. Die einlaufende Flüssigkeit übt einen Dehnungsreiz auf den Darm aus und regt die Peristaltik zur natürlichen Transportbewegung an. Die Flüssigkeit (lauwarmes Wasser oder Kamillentee) kann entweder mit einem Schwerkraftsystem oder mit einer mechanischen oder elektrischen Pumpe in den Darm eingebracht werden.

Beim **Schwerkraftsystem** wird ein Flüssigkeitsbehälter im Verhältnis zum liegenden oder im Vierfüßlerstand knieenden Patienten erhöht aufgehängt. Der Vorteil von Irrigatoren dieses Typs ist, dass sie billig sind, denn sie enthalten nur das Gefäß, einen Verbindungsschlauch mit Klemme und eine Einführspitze. Diese muss vor dem Einführen in den Anus mit Vaseline gefettet werden, damit sie keine Schleimhautverletzungen verursacht. Vor dem Einführen wird das Gefäß gefüllt, hochgehalten, so dass durch den offenen Schlauch Wasser abfließt und die enthaltene Luft vollständig verdrängt wird. Danach wird die Schlauchklemme geschlossen und das Gefäß erhöht aufgehängt. Die Schlauchspitze wird vorsichtig in den Anus eingeführt und die Schlauchklemme langsam wieder geöffnet. Durch den Höhenunterschied läuft die Flüssigkeit ein, bis der Patient einen deutlichen Dehnungsreiz und Stuhldrang verspürt, dann wird die Klemme wieder geschlossen und der Schlauch entfernt. Bei sehr verhärtetem Stuhl sollte der Patient versuchen, die Flüssigkeit noch eine Weile innen zu halten, damit der Stuhl aufgeweicht wird.

Wegen des Verlaufs des Dickdarms sollte der Patient auf der linken Seite liegen. Die Toilette muss sich in unmittelbarer Nähe befinden, da die Entleerung sehr heftig erfolgen kann. Die Nachteile des Systems liegen in den Anforderungen an die räumliche Umgebung (z. B. muss das Irrigatorgefäß hoch genug aufgehängt werden können) und an die Geschicklichkeit und Beweglichkeit des Patienten.

Die (teureren) **Pumpensysteme** dagegen können auf der Toilette sitzend angewendet werden. Auf dem Markt sind verschiedene Produkte, die für eine einfache, selbstständige Bedienung durch den Patienten entwickelt wurden und die Hilfe anderer Personen überflüssig machen. Als medizinische Hilfsmittel sind sie notwendig, wenn Darmentleerungsstörungen z. B. neurogen oder durch Operationen bedingt sind.

> **! *Vorsicht***
>
> Kontraindikationen für die Irrigation sind entzündliche Darmerkrankungen oder Veränderungen des Dickdarms oder Rektums. Für Kinder unter zehn Jahren und Schwangere ist die Irrigation nicht geeignet!

Suppositorien

Substanzen wie Glyzerin oder Paraffin können als Suppositorien (Zäpfchen) oder Klistier in den Enddarm eingebracht werden und bewirken eine bessere Entleerung durch die Bildung eines gleitfähigen Films auf der Darmwand. Sie wirken außerdem auf osmotischem Weg wasseranziehend und lösen dadurch einen Entleerungsreiz aus. Die Wirkung tritt nach 15–60 Minuten ein, also relativ rasch und gut planbar. Eine Gewöhnung ist nicht zu befürchten. Bei Zäpfchen ist außerdem die Verletzungsgefahr gering. Die Methode eignet sich vor allem bei Hämorrhoidalleiden (S. 250), bei Bettlägerigkeit und nach Operationen, bei alten Menschen, Schwangeren, Kindern und Säuglingen.

Abführen durch CO_2-Zäpfchen

In Suppositorien (Zäpfchen) speziell für Kinder oder Erwachsene sind Kaliumhydrogentartrat und Natriumhydrogencarbonat enthalten, die nach dem Einführen in den Enddarm Kohlensäure entwickeln. Diese wirkt durchblutungsfördernd auf die Schleimhaut, regt die Darmbewegung an und steigert die Bereitschaft zur Stuhlentleerung. Aus der Kohlensäure entsteht Kohlendioxid; durch die Gasentwicklung kommt es zum Dehnungsreiz, der die Darmentleerung auslöst. Nebenwirkungen sind nicht bekannt, weswegen die Anwendung (nach Rücksprache mit Arzt oder Hebamme) auch für Schwangere geeignet ist.

Fertigpräparat

Lecicarbon Zäpfchen (C. Brady)

Bei Bedarf ein Zäpfchen einführen.
Die Wirkung tritt nach 15–30 Minuten ein.

Abführende Mittel zum Einnehmen

Quellmittel

Quellmittel und Ballaststoffe (s. Zusatzinfo „Ballaststoffe") sind natürliche Mittel erster Wahl. **Leinsamen** (*Plantago psyllium*) oder **Indischer Flohsamen** (*Plantago ovata*) bzw. **Flohsamenschalen** quellen im Darm bis zum Hundertfachen ihres Volumens auf und binden dadurch Wasser. Damit wird das Stuhlvolumen erheblich vergrößert und über die Erhöhung des Darminnendrucks die Darmmotilität angeregt. Wegen der Wasserbindung ist es allerdings notwendig, genügend Flüssigkeit nachzutrinken.

! Vorsicht

Für herz- oder nierenkranke Patienten, die nur eine bestimmte Flüssigkeitsmenge aufnehmen dürfen, ist diese Methode ungeeignet.

Weizenkleie oder **Haferkleie** können zur Vermeidung von Rückfällen in den täglichen Speiseplan integriert werden, da sie vielen Speisen zugesetzt bzw. aufgestreut werden können. Zu beachten ist, dass sie an ihre große Oberfläche auch Nährstoffe binden, die dadurch dem Körper verlorengehen. Bei abwechslungsreicher und ausgewogener Ernährung sollte das aber kein Problem darstellen.

Im Gegensatz zu den Macrogolen (S. 236) können lösliche Ballaststoffe aus Getreidevollkorn, Kleie oder Leinsamen teilweise von der Darmflora verwertet werden. Ein regelmäßiger Verzehr scheint die Zusammensetzung der Mikrobiota zu beeinflussen und gilt als vorbeugend gegen Darmkrebs. Lösliche Ballaststoffe führen durch die Verstoffwechselung im Dickdarm häufig zur Gasbildung.

Merke

Sehr empfindliche Personen können diese Mittel eventuell nicht akzeptieren. In diesem Fall empfiehlt es sich, auf Flohsamenschalen oder Macrogole zurückzugreifen.

! Vorsicht

Quellstoffe sollten nicht im Liegen und nicht kurz vor dem Schlafengehen eingenommen werden, damit ein kontinuierlicher Weitertransport durch den Darm gewährleistet ist.

ⓘ Zusatzinfo

Ballaststoffe

Als „Ballaststoffe" werden Nahrungsmittelbestandteile bezeichnet, die im **Dünndarm** des Menschen nicht aufgespalten werden können und deshalb nicht resorbiert werden. Es handelt sich überwiegend um Kohlenhydratpolymere aus Pflanzenbestandteilen; Ballaststoffe kommen also in Nahrungsmitteln tierischen Ursprungs nicht vor. Der Grund für die Unverdaulichkeit der Ballaststoffe im menschlichen Dünndarm ist das Fehlen von Enzymen für die Spaltung der chemischen Bindungen zwischen den enthaltenen Kohlenhydratmonomeren. Beispiele sind die natürlichen Kohlenhydratpolymere, die ausschließlich aus Glukose-Einheiten aufgebaut sind, die sogenannten Glukane wie Stärke bzw. Glykogen und Zellulose bzw. die β-Glukane aus Hafer. Während in den ersten beiden Polymeren die Einheiten mit einer α-1–4-glykosidischen bzw. α-1–6-glykosidischen Bindung verknüpft und im Verdauungstrakt spaltbar sind, sind die Monomere in β-Glukan und Zel-

lulose β-glykosidisch verbunden und für uns unverdaulich, da wir nicht über β-Glykosidasen verfügen.
Die Mikroorganismen unseres Dickdarms dagegen haben unterschiedlichste Ausstattungen an Verdauungsenzymen. Ein weiterer wichtiger Aspekt der Nützlichkeit von Ballaststoffen ist deshalb ihre Löslichkeit in Wasser: Je weniger verzweigt sie sind und je niedriger das Molekulargewicht ist, desto besser sind sie löslich, was den Angriff von mikrobiellen Verdauungsenzymen erleichtert.
Ballaststoffe werden daher in wasserunlösliche und wasserlösliche eingeteilt. Wasserunlösliche Ballaststoffe sind Zellulose, Hemizellulosen und Lignin. Sie verlassen den Verdauungstrakt praktisch unverändert wieder, und ihr Nutzen besteht im Wesentlichen in einer Erhöhung der Stuhlmasse und dem Binden von Gallensäuren, gefolgt von einer Absenkung des Cholesterinspiegels. Ein Beispiel für eine Hemizellulose ist das Arabinoxylan aus der Flohsamenschale. Die Unverdaulichkeit durch die Darmflora ist ein Grund für die gute Verträglichkeit der Flohsamenbehandlung, bei der kaum Blähungen entstehen.
Die wasserlöslichen Ballaststoffe dagegen können zum Teil durch die Darmflora des Dickdarms abgebaut werden. Dabei entstehen einerseits die Gase CO_2 und Methan, die bei empfindlichen Personen zu Blähungen führen, was ein Grund dafür ist, dass Ballaststoffe von manchen Menschen als unverträglich empfunden werden. Andererseits entstehen kurzkettige Fettsäuren (z. B. Essig-, Propion- und Buttersäure), die resorbiert werden können und neben der Versorgung der Darmflora selbst auch der Ernährung und gesunden Funktion der Dickdarmschleimhaut dienen. Die Absenkung des pH-Werts durch diese Säuren schützt den Darm beispielsweise vor der Besiedelung durch ungünstige Keime. Zu den wasserlöslichen Ballaststoffen gehören die Pektine aus den Schalen von Obst und Gemüse, die Raffinose (ein Speicherkohlenhydrat in Hülsenfrüchten), und die Fruktane (Polymere aus Fruktose-Einheiten) wie beispielsweise das Inulin (in Topinambur, Pastinaken, Chicorée, Schwarzwurzeln und Artischocken). Gut belegt ist auch der Nutzen der wasserlöslichen β-Glukane des Hafers bei der Absenkung des Blutzucker- und Cholesterinspiegels.

■ Flohsamen und Flohsamenschalen

Flohsamen sollten vor dem Verzehr trocken aufgestreut oder nur ganz kurz in Flüssigkeit eingerührt werden, damit der Quelleffekt erst im Darm und nicht schon im Mund einsetzt. Wenn nicht genug Flüssigkeit nachgetrunken wird, entzieht der Flohsamen der Stuhlmasse Flüssigkeit, sodass Verstopfungen des Darmrohrs die Folge sein können.

Rezeptur

Flohsamen ganz

Vor den Mahlzeiten 1 TL Droge in 1 Tasse Flüssigkeit geben, umrühren und rasch einnehmen. 2 Tassen Flüssigkeit hinterhertrinken.
Tagesdosis: 10–30 g (maximal 8 TL)

Flohsamenschalen wirken 4-mal stärker als ganze Flohsamen.

Rezeptur

Flohsamenschalen

1- bis 2-mal täglich 1 TL in Flüssigkeit, Suppen, Müsli oder Joghurt geben, umrühren und rasch einnehmen. Mindestens 2 Tassen Flüssigkeit nachtrinken!
Tagesdosis: 10–30 g (maximal 4 TL)

13

Die Wirkung tritt frühestens nach 12 Stunden ein.

Andere Arzneimittel immer im Abstand von 1 Stunde zu den Flohsamen einnehmen, da sie sonst nicht vollständig aufgenommen werden.

Fertigpräparate

Flohsamen

- Mucofalk Granulat Apfel oder Orange: 2-mal täglich 1 TL bzw. 1 Beutel Granulat in 1 Glas Wasser anrühren, rasch trinken. 1 Glas Wasser nachtrinken.
- Schoenenberger NatuPur Portionsbeutel: 2– 3 Portionsbeutel täglich in reichlich Flüssigkeit einnehmen, 1 Glas Wasser nachtrinken.

(s. a. **Tab. 13.2**)

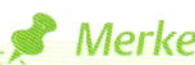

Merke

Bei hartnäckiger chronischer Obstipation sind Kombinationen aus Flohsamenschalen und Lactulose empfehlenswert, z. B. 2-mal täglich je 10 ml Lactulosesirup (Stada) in der Trinkflüssigkeit auflösen.

■ Leinsamen

Im Gegensatz zur Anwendung bei Magenschleimhautbeschwerden oder Ösophagitis wird der **Leinsamen** für die Obstipationsbekämpfung **nicht vorgequollen**. Er sollte trocken verzehrt oder nur ganz kurz in Flüssigkeit eingerührt werden, damit der Quelleffekt erst im Darm einsetzt.

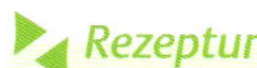

Rezeptur

Leinsamen ganz

1 EL Leinsamen (am besten Linusit goldfarbener Leinsamen; dieser ist bereits angebrochen) auf Joghurt, Quark, Müsli, Apfelmus o. Ä. aufstreuen oder kurz einrühren. Ebenso geeignet ist die Zugabe zu Suppen, Gemüse, Kartoffelpüree usw. Mindestens 1 großes Glas Wasser nachtrinken.
Bei Verwendung von handelsüblichem, braunen Leinsamen ist es günstiger, diesen vor dem Einweichen grob zu schroten.

Es hat sich bewährt, den Patienten auch ganz konkrete **Rezepte zur Verwendung von Leinsamen** in der Küche mitzugeben. Frühstücks- oder Brotrezepte erleichtern es, Leinsamen täglich und gewohnheitsmäßig aufzunehmen. Daher die beiden folgenden, bewährten und beliebten Rezepte als Beispiel.

Rezeptur

Frischkornbrei

- 2 EL frisch geschrotetes Getreide (die Sorte ist Geschmacksache, man sollte aber immer mal wechseln: z. B. Nackthafer, Gerste, Roggen oder Mehrkornmischungen)
- 2 EL zerkleinerte Nüsse (alle außer Erdnüsse)
- 2 TL fein geschnittenes Trockenobst (wie etwa Dörrzwetschgen, Hutzeln, Rosinen oder Feigen)

in ein Schälchen füllen und mit Wasser aufgießen, bis alles bedeckt ist. Über Nacht quellen lassen und zum Frühstück mit 2 EL Leinsamen und etwas Dickmilch oder geriebenem Apfel verrührt verzehren.

Historische Rezeptur

Dinkelbrot nach Hildegard von Bingen

- 400 g Dinkelvollkornmehl
- 100 g Buchweizenmehl
- 70 g Leinsamen („Linusit Gold")
- 70 g Sesam
- 70 g Nüsse oder Sonnenblumenkerne, hier beliebig abwechseln!
- 2 TL Salz
- 500 ml lauwarmes Wasser
- 2 TL Essig
- 1 Würfel Frischhefe
- etwas Zucker oder Honig für die Hefe

Die flüssigen Zutaten verquirlen und die Hefe darin auflösen. Die trockenen Zutaten mischen und zum Verrühren in die Küchenmaschine geben. Unter Rühren die Hefelösung zugeben. Der entstehende Teig ist gießbar und muss nicht geknetet werden!
Ohne Gehzeit den Teig in eine gefettete Kastenform gießen und bei 220 °C im vorgeheizten Backofen etwa 60 Min. backen. Brot auf ein Gitter stürzen und auskühlen lassen.

Osmotisch wirkende Mittel: Macrogole, Kohlenhydrate, Salze

Macrogole sind synthetische Gemische von linearen Polymeren des Ethylenglykols (Polyethylenglykole, PEG). Der Macrogoltyp wird durch eine Zahl definiert, die die mittlere Molekülmasse bezeichnet (z. B. 3350 in Movicol). Macrogole haben wegen ihrer vielen Sauerstoffatome eine große Affinität zu Wasser, das sie über Wasserstoffbrücken binden. Im Darm weichen sie den Stuhl auf, dessen Volumen dadurch vergrößert wird. Die Effekte treten abhängig vom Alter, der Dosis und dem Arzneimittel nach etwa 12–48 Stunden ein. Macrogole werden aufgrund ihrer Molekülgröße weder biotransformiert noch absorbiert. Die Anwendung ist daher nebenwirkungsarm, führt nicht zur Gewöhnung und eignet sich zum Dauergebrauch, z. B. bei Patienten unter Opiattherapie. Insbesondere bei älteren Patienten ist ihre Anwendung der von Quellmitteln wie Flohsamen vorzuziehen, da diese oft Probleme mit der Einnahme haben (z. B. Schluckprobleme) und nicht zuverlässig genug ausreichend Flüssigkeit nachtrinken. Macrogole sind als Pulver, Granulate oder Trinklösungen erhältlich.

Lactulose ist ein semisynthetisches Disaccharid aus Galaktose und Fruktose und kommt in der Natur nicht vor. Es ist ein Isomerationsprodukt von Laktose, die als Ausgangssubstanz zur Herstellung dient. Nach der Einnahme gelangt Lactulose unverdaut in den Dickdarm, weil an der Dünndarmschleimhaut keine Lactulose-spaltenden Glykosidasen vorhanden sind. Im Darm wirkt die Lactulose osmotisch und führt zu Wasserretention und Erweichung des Darminhalts. Lactulose kann im Dickdarm von den Darmbakterien verstoffwechselt werden, u. a. zu Milchsäure und Essigsäure. Die Veränderungen im Säure-Base-Haushalt regen die Darmperistaltik an. Die abführende Wirkung tritt nach 2–10 Stunden ein und ist dosisabhängig.

Als Nebeneffekt der Ansäuerung des Darmmilieus wird das basische Ammoniak, das bei Leberschwächen vermehrt anfällt, am Wiedereintritt in die Blutbahn gehindert. Bei vielen älteren Patienten kann dies ein zusätzlicher positiver Effekt sein. Regelmäßiger Konsum von Lactulose fördert das Wachstum von Milchsäurebakterien, weswegen sie als Präbiotikum eingesetzt werden kann.

Lactulose eignet sich zur **Daueranwendung**, eine maximale Dosierung von 30 g pro Tag sollte aber nicht überschritten werden, um Flüssigkeits- und Salzverluste zu vermeiden. Sie wird als Pulver oder Sirup angeboten, beide Darreichungsformen sollten mit ausreichend Flüssigkeit eingenommen werden. Gegenanzeige ist eine Fruktose- oder Laktoseunverträglichkeit; Diabetiker müssen den anfallenden Zucker mitberücksichtigen.

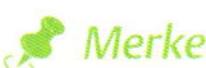

Merke

Die Nebenwirkungen von Lactulose (Blähungen und Bauchschmerzen) sind leider häufig, so dass sie sich für viele Patienten nicht eignet.

Abführen durch elektrolytisch wirksame Salze

Magnesiumsalze organischer Säuren, wie sie z. B. zur Vorbeugung von Wadenkrämpfen empfohlen werden, haben einen stuhlerweichenden, leicht abführenden Effekt. Ein Versuch mit den üblichen Dosierungen (z. B. Magnesiumcitrat, 400 mg pro Tag) kann bei leichteren Fällen von Verstopfung als **erste Therapiemaßnahme** versucht werden. Die Einnahme sollte maximal vier Wochen lang erfolgen, aber in jedem Fall von einer Ernährungsumstellung mit verstärkter Ballaststoffzufuhr begleitet sein.

Stark abführend wirken Bittersalz (Magnesiumsulfat) oder Glaubersalz (Natriumsulfat; „Karlsbader Salz"), die in der Apotheke auch mit geschmacksverbessernden Aromastoffen zu bekommen sind. Durch den osmotischen Effekt wird Wasser ins Darminnere sezerniert und der Stuhlgang angeregt. Sie wirken auf Dünndarm und Dickdarm und werden deshalb klassischerweise beim Fasten zur inneren Reinigung benutzt. Der Effekt kann allerdings heftig sein und bei empfindlichen Personen zu Kreislaufproblemen führen, zudem ist der Zeitpunkt des Eintretens nicht gut steuerbar.

! *Vorsicht*

Zur Daueranwendung bei chronischer Verstopfung eignen sich Mineralsalze nicht, da sie zu Störungen des Elektrolythaushalts führen können.

Darmreizende und sekretolytische Mittel

Einige Arzneipflanzen und chemisch-synthetische Wirkstoffe haben einen direkten Einfluss auf die Schleimhautzellen der Darmwand. Sie verhindern die Wiederaufnahme von Wasser und Elektrolyten aus dem Darmlumen und fördern gleichzeitig deren Einstrom ins Darminnere. Damit sammelt sich salzhaltiges Wasser im Verdauungstrakt und beschleunigt die Entleerung. Im Einzelnen sind dies:

- Arzneipflanzen, die Anthraglykoside enthalten: Aloe, Cascara (Rinde des amerikanischen Faulbaums), Frangula (Faulbaumrinde), Rhamnus (Kreuzdornbeeren), Rheum (Rhabarberwurzel), Senna (Sennesblätter),

- Arzneipflanzen mit Cucurbitacinen: Koloquintenfrüchte,
- Rizinusöl (aus Rizinussamen gepresst, diese wurden noch im 18. Jahrhundert, als die Anwendung von Rizinus zu Abführzwecken allgemein aufkam, als „Purgierkörner“ bezeichnet) enthält die abführend wirkende Substanz Rizinolsäure, eine C 18-Fettsäure,
- synthetische Arzneimittel: Triarylmethan-Derivate, z. B. Bisacodyl (Dulcolax), Natriumpicosulfat, Phenolphtalein.

Siehe hierzu auch Kap. 13.1.3 (S. 238).

Die Anthrachinon-Wirkstoffe der pflanzlichen Abführmittel werden erst im Dickdarm durch die dort lebenden Darmbakterien in die pharmakologisch wirksamen Bestandteile aufgespalten. Sie liegen in der Pflanze als Prodrugs in glykosidischer Bindung vor. Durch die Spaltung im Darm entstehen zunächst die zuckerfreien Aglykone und durch weitere Reduktion die wirksamen Anthrone. Diese treten also lokal dort auf, wo eine Beeinflussung der Motilität am wichtigsten ist: Im Dickdarm wird dem Stuhl das meiste Wasser entzogen, und eine raschere Passage ist hier am effektivsten bei der Vermeidung von Stuhleintrocknung.

Im Gegensatz dazu entfaltet das synthetische Bisacodyl (u. a. im intensiv beworbenen und häufig verkauften Dulcolax) seine Wirkung schon im Dünndarm. Dadurch kommt es zu einer Entleerung eines wesentlich längeren Darmabschnitts, als wenn nur im Dickdarm abgeführt wird. In der Folge verlängert sich die Zeitspanne bis zum nächsten Stuhlgang. Sind die Patienten darüber nicht aufgeklärt, neigen sie dazu, zu schnell erneut zu einem Abführmittel zu greifen. Sie sind der Auffassung, sie wären schon wieder verstopft. Erneutes Abführen wäre aber nicht notwendig, denn nach einer vollständigen Darmentleerung dauert es mehrere Tage, bis wieder ein Stuhlgang möglich ist (s. Zusatzinfo „Normale Transitzeit der Nahrung“).

Merke

Patienten müssen darauf hingewiesen werden, dass abführende Mittel frühestens am dritten Tag nach erfolgreicher Anwendung erneut eingenommen werden dürfen!

Zusatzinfo

Normale Transitzeit der Nahrung

Der Verdauungskanal ist mit allen seinen Bestandteilen (Mund, Rachen, Speiseröhre, Magen, Dünndarm, Dickdarm, Mastdarm, After) bis zu 9 Meter lang. Je nach Zusammensetzung der Nahrung dauert eine vollständige Darmpassage 48–120 Stunden bzw. etwa zwei bis fünf Tage.

13.1.3 Unterstützende Phytotherapie

Anthranoiddrogen

Anthranoide oder Anthrachinone sind trizyklische Moleküle. In den Arzneipflanzen, von denen sie gebildet werden, liegen sie an Zuckermoleküle gebunden vor. Solche Zuckerverbindungen, die Glykoside, sind Prodrugs in dem Sinne, dass sie erst dann pharmakologisch wirken, wenn der Zuckeranteil am Wirkort abgespalten wurde. Die Anthranoidglykoside gelangen nach der Aufnahme unverändert in den Dickdarm und werden erst dort durch die Darmbakterien gespalten. Deshalb kommt es frühestens 6–10 Stunden nach der Einnahme zum abführenden Effekt. Die Wirkung des freien Anthrachinons ist ein Wassereinstrom ins Darmlumen, der chemisch, nicht osmotisch bedingt ist, man spricht deshalb von **hydragoger** Wirkung. Die Sekretion von Wasser und Elektrolyten in den Darm wird gefördert, umgekehrt die Resorption von Flüssigkeit aus dem Darm gehemmt. Es kommt zu einer Volumenzunahme der Stuhlmasse und einem Dehnungsreiz auf die Darmwand, die Peristaltik wird angeregt. Durch die schleimhautreizende Wirkung der Anthrachinone wird verstärkt **Schleim sezerniert**, was zu erleichterter Stuhlabgabe beiträgt. Die bereits erwähnte Schwarzfärbung der Schleimhaut ist eine Nebenwirkung der Anthrachinone.

Anthranoiddrogen, die seit Antike und Mittelalter als Abführmittel dokumentiert sind, sind **Aloe vera** (Fam. Xanthorrhoeaceae), **Faulbaumrinde** (*Rhamnus frangula*, Fam. Rhamnaceae), Kreuzdornbeeren (Purgier-Kreuzdorn, *Rhamnus cathartica*, Fam. Rhamnaceae) sowie **Sennesblätter und -früchte** (*Senna alexandrina* und

Senna acutifolia bzw. **Senna angustifolia**, Fam. Caesalpiniaceae, Johannisbrotbaumgewächse). Bei falscher Handhabung können heftige Bauchschmerzen und Erbrechen auftreten. **Kreuzdornbeeren** sollten wegen der schwer zu regulierenden Wirkung heute **nicht mehr verwendet** werden. Bei der Faulbaumrinde ist zu beachten, dass sie mindestens ein Jahr vor der Anwendung gelagert sein sollte, sie ruft sonst starken Brechreiz hervor. Die Verträglichkeit der Anthranoiddrogen ist umgekehrt proportional zu ihrer Wirkstärke, wie **Tab. 13.1** zeigt. Sehr gerne wird heute die milder wirkende Rhabarberwurzel eingesetzt. Dabei wird der aus China und Tibet stammende **Medizinalrhabarber** (*Rheum palmatum*) bzw. der Chinesische Rhabarber (*Rheum officinale*, **Abb. 13.1**) verwendet (unser Speiserhabarber dagegen wirkt kaum abführend!). Zur Liste der Anthranoiddrogen ist auch der Amerikanische Faulbaum (*Rhamnus purshiana*, **Abb. 13.1**) hinzugekommen, dessen Rinde als **Cascara** bezeichnet wird. Auch Cascararinde muss vor Gebrauch mindestens ein Jahr gelagert werden. In allen Rezepturen kann die heimische Faulbaumrinde durch Cascara ersetzt werden.

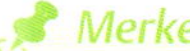

Merke

Anthranoiddrogen sind wegen der schleimhautreizenden Wirkung und der Gefahr von Mineralstoffverlusten nur zur kurzfristigen Anwendung von maximal 2 Wochen geeignet! Als Zusatz in Mischungen von Tees zur Blutreinigung oder in verdauungsfördernden Tinkturen wie dem klassischen Schwedenbitter sind sie deshalb seit 1997 nicht mehr zugelassen.

Unter der Behandlung mit Anthranoiddrogen kann es zur verzögerten Resorption anderer Arzneimittel kommen.

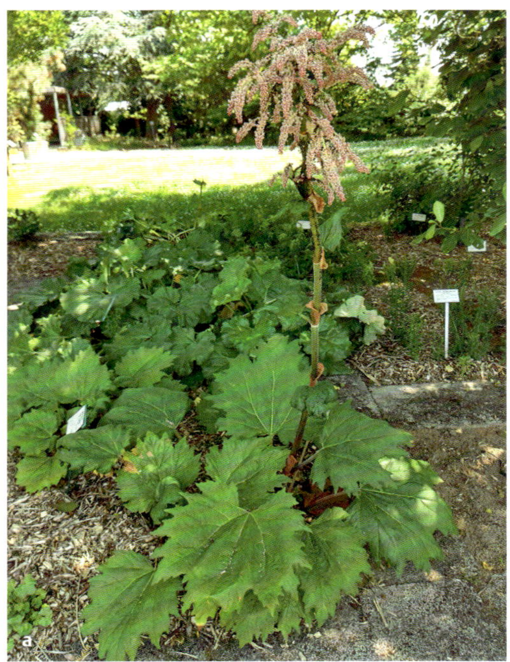

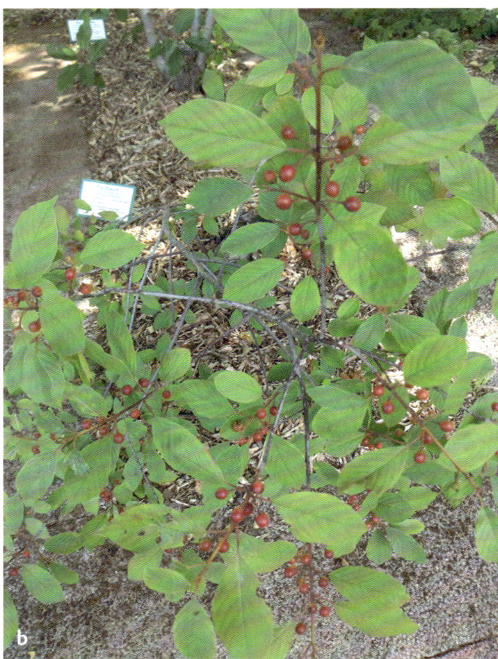

Abb. 13.1 Anthranoidhaltige Arzneipflanzen.
a Medizinalrhabarber (*Rheum officinale*).
b Amerikanischer Faulbaum (*Rhamnus purshiana*).

Tab. 13.1 Wirkstärke und Verträglichkeit von Anthranoiddrogen.

Anthranoiddroge	Wirkstärke	Verträglichkeit
Rhabarberwurzel (*Rhei radix*)	+	+ + + + +
Faulbaumrinde (*Frangulae cortex*)	+ +	+ + + +
Sennesfrüchte (*Sennae folium*)	+ + +	+ + +
Sennesblätter (*Sennae fructus*)	+ + + +	+ +
Aloe-Extrakt	+ + + + +	+

! Vorsicht

Kontraindikationen starker Abführmittel:

- Nicht bei Kindern unter 10 Jahren verabreichen
- Darmverengung
- Darmverschluss
- Entzündliche Erkrankungen des Darms, z. B. Morbus Crohn, Colitis ulcerosa
- Bauchbeschwerden, z. B. Blinddarmentzündung
- Starke Bauchschmerzen verbunden mit Übelkeit und Erbrechen
- Gallenwegserkrankungen
- Schwerer Flüssigkeitsmangel im Körper mit Wasser- und Salzverlusten
- Schwangerschaft (da Anthranoiddrogen auch die Durchblutung im kleinen Becken verstärken)
- Menstruation (da Anthranoiddrogen auch die Durchblutung im kleinen Becken verstärken)
- Hämorrhoiden (da Anthranoiddrogen auch die Durchblutung im kleinen Becken verstärken)

Rezepturen mit mehreren Pflanzenwirkstoffen

Grundsätzlich sollte immer die geringst mögliche Dosierung verwendet werden, bei der sich ein abführender Effekt erzielen lässt. Der Zusatz von **Süßholzwurzel** in Abführtees ist dabei günstig, da sie als Saponindroge die Lösungsvermittlung an der Darmschleimhaut begünstigt.

Kaltauszüge sind wegen der geringeren Extraktion der Wirkstoffe besser verträglich. Bei auftretenden Nebenwirkungen wie Bauchschmerzen ist der Kaltauszug gegenüber dem heißen Tee eine Möglichkeit, die Dosis an Anthranoiddroge zu verringern.

! Vorsicht

Der Einsatz von Kreuzdornbeeren wird nicht mehr empfohlen, da ihre Wirkung zu schwer zu regulieren ist.

Bei **Faulbaumrinde** setzt der Gewöhnungseffekt langsamer ein als bei den anderen Anthranoiddrogen. Sie hat auch die geringste spastische Nebenwirkung und wird daher bei spastischer Obstipation bevorzugt eingesetzt.

(i) Zusatzinfo

Praktische Hinweise für Patienten

Anthranoiddrogen am besten vor dem Schlafengehen einnehmen, da die Wirkung nach ca. 8–10 Stunden einsetzt.

Eine möglicherweise infolge der Behandlung mit Anthranoiddrogen auftretende **Rotfärbung** des Urins ist harmlos.

Bei inkontinenten Patienten kann der Urin infolge der Behandlung mit Anthranoiddrogen **Hautreizungen** verursachen. Vorlagen daher zügig und häufig wechseln.

Überdosierungen müssen unbedingt vermieden werden, da sie zu krampfartigen Bauchschmerzen führen können.

Tees

Rezeptur

Mild abführender Tee mit Rhabarberwurzel

- 30 g Rhabarberwurzel, geschnitten
- 30 g Anisfrüchte
- 40 g Kümmelfrüchte

Vor der Zubereitung im Mörser anstoßen. 1 TL mit 250 ml kochendem Wasser übergießen und abgedeckt 10 Min. ziehen lassen.

Vor dem Schlafengehen eine Tasse trinken.

Variante: Statt kochendem Wasser ein frisch hergestelltes Süßholzwurzeldekokt benutzen; zur Herstellung von Dekokten siehe Kap. 14.2.2 (S. 271).

Rezeptur

Mild abführender Tee bei Obstipation mit spastischen Bauchschmerzen

- 20 g Faulbaumrinde, geschnitten
- 20 g Pfefferminzblätter
- 10 g Hagebuttenschalen

2 TL der Mischung mit 250 ml kochendem Wasser übergießen und abgedeckt 10 Min. ziehen lassen. Vor dem Schlafengehen eine Tasse trinken.
Variante: Statt kochendem Wasser ein frisch hergestelltes Süßholzwurzeldekokt benutzen; zur Herstellung von Dekokten siehe Kap. 14.2.2 (S. 271).

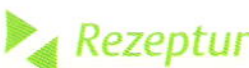

Rezeptur

Mild abführender Tee bei Obstipation mit Magenbeschwerden

- 25 g Faulbaumrinde, geschnitten
- 25 g Süßholzwurzel, geschnitten
- 25 g Pfefferminzblätter
- 25 g Kamillenblüten

Mischung vor der Zubereitung im Mörser frisch anstoßen. 2 TL der Mischung mit 250 ml kochendem Wasser übergießen und abgedeckt 10 Min. ziehen lassen.
Vor dem Schlafengehen eine Tasse trinken.

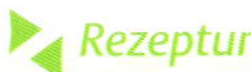

Rezeptur

Stärker abführender Tee mit Sennesblättern

- 20 g Sennesblätter
- 20 g Fenchelfrüchte
- 20 g Süßholzwurzel, geschnitten

Mischung vor der Zubereitung im Mörser frisch anstoßen. 1 TL der Mischung mit 250 ml Wasser kurz aufkochen und auf Trinktemperatur abkühlen lassen.
Vor dem Schlafengehen 1 Tasse trinken.

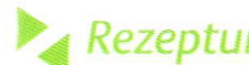

Rezeptur

Stärker abführender Tee bei spastischer Obstipation mit Blähungen

- 30 g Faulbaumrinde, geschnitten
- 10 g Sennesblätter
- 30 g Pfefferminzblätter
- 30 g Kümmelfrüchte

Mischung vor der Zubereitung im Mörser anstoßen. 1 TL (bei Bedarf 2 TL) mit 250 ml kochendem Wasser übergießen und abgedeckt 10 Min. ziehen lassen.
Vor dem Schlafengehen eine Tasse trinken.

Tinkturen

Die folgenden Tinkturen mit Aloe helfen bei starker oder akuter Obstipation.

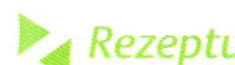

Rezeptur

Rezeptur I

- 25 g Aloetinktur
- 15 g Kümmelfrüchtetinktur
- 10 g Engelwurztinktur

Vor dem Schlafengehen nach Bedarf 25–40 Tropfen der Mischung in ½ Glas Wasser einnehmen.

Rezeptur

Rezeptur II bei akuter Obstipation mit Spasmen

- 30 g Faulbaumrinden-Fluidextrakt
- 20 g Aloe-Fluidextrakt

Vor dem Schlafengehen nach Bedarf 25–40 Tropfen der Mischung in ½ Glas Wasser einnehmen

Fertigpräparate

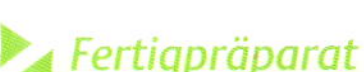

Fertigpräparat

Bekunis Instant Tee
Inhaltsstoff: Sennesfrüchte-Trockenextrakt
Täglich ½ bis 1½ TL in einer Tasse warmem Wasser auflösen.

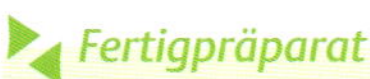

Fertigpräparat

NEDA Früchtewürfel

Inhaltsstoffe: Sennesfrüchte Tinnevelly, gepulvert, Sennesblätter-Pulver, Feigen-Paste, Zuckersirup

Täglich ½ bis 1 Würfel kauen.

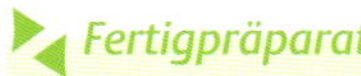

Fertigpräparat

Ramend Abführtabletten

Inhaltsstoff: Sennesfrüchte-Trockenextrakt

1-mal täglich abends 1 Tablette einnehmen.

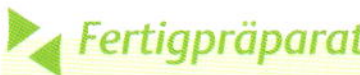

Fertigpräparat

Agiolax Granulat

Inhaltsstoffe: Sennesfrüchte, Flohsamen, Flohsamenschalen

Abends und nach Bedarf zusätzlich morgens vor dem Frühstück 1 TL des Granulats unzerkaut mit reichlich Flüssigkeit einnehmen.

Ergänzende Anwendungen

Bitterstoffe

Wie in Kap. 9.3 (S. 99) beschrieben, können Bitterstoffdrogen nicht nur die Sekretion von Verdauungssäften erhöhen, sondern auch die Peristaltik von Magen und Darm anregen. Je nach Alter und Lebenssituation des Patienten sind Tees (S. 110), Liköre (S. 111) oder Medizinalweine (S. 114) aus Bitterstoffen empfehlenswert, diese sollten jeweils nach den Mahlzeiten genossen werden.

Obsttag

Einen Tag ausschließlich 1 Kilo Kirschen oder 1 Kilo Trauben essen (je nach Saison). Trotzdem ausreichend trinken, allerdings nur Wasser oder ungesüßten Kräutertee.

Heublumensack

Pfarrer Sebastian Kneipp empfahl den Heublumensack, um eine Obstipation zu lösen. Durch die feuchte Wärme wird die Durchblutung im Bauchraum angeregt und ein träger Darm kommt wieder in Bewegung.

Anleitung: Entweder ein fertiges Heublumensäckchen im Reformhaus kaufen oder 500 g getrocknete Heublumen in ein Säckchen von Sitzkissengröße einfüllen (Füllhöhe etwa zwei Drittel) und zubinden. Nun das Säckchen über Wasserdampf erhitzen. Dazu zwei Kochlöffel über einen Topf mit kochendem Wasser legen und das Säckchen darauf packen. Wenn es etwa 50 °C erreicht hat, auf den Bauch legen, mit einem Baumwolltuch und zusätzlich einer Wolldecke bedecken. Etwa eine Stunde einwirken lassen.

Kirschkern- oder Dinkelkissen

Kirschkern- oder Dinkelkissen mit trockenen, haltbaren Füllungen haben den Vorteil, dass man sie wiederholt in Mikrowelle oder Backofen (bei 100–120 °C) aufheizen kann. Wenn das Kissen ausreichend abgekühlt ist, auf den Bauch legen und warm zudecken. Auf ein Dinkelkissen kann man sich auch bäuchlings legen.

Heiße Rolle

Diese Anwendung kann der Patient nicht selbst durchführen, es wird eine pflegende Person benötigt.

Anleitung: 4 Frotteetücher der Länge nach falten. Das erste Tuch so aufwickeln, dass auf einer Seite eine gerollte Spitze entsteht und an der anderen ein Trichter. Die anderen 3 Tücher nacheinander so darum wickeln, dass der Trichter immer größer wird. Dann 1 Liter heißes Wasser langsam in den Trichter gießen. Wenn er gut gewickelt ist, läuft nichts heraus, und das Wasser wird langsam vollständig aufgesogen. Anschließend mit einem trockenen Frotteetuch umwickeln. Die Rolle über den bloßen Bauch wälzen. Wenn das jeweils äußerste Tuch der Rolle kühl wird, dieses entfernen. Das letzte Tuch dann noch eine Weile auf dem Bauch liegen lassen und eine wärmende Decke über den Patienten breiten.

Kalter Lendenwickel

Bei chronischer Verstopfung (und auch bei Einschlafstörungen) wirkt ein kalter Wickel um den Leib entkrampfend und stabilisierend auf die Verdauungsorgane. Dazu braucht man drei große Badehandtücher (etwa 70 × 190 cm). Eines der Tücher quer über das Bett breiten. Das zweite in kaltes Wasser (alternativ: Sole-Lösung aus 110 g Kochsalz auf 1 Liter Wasser) eintauchen, gut auswringen und faltenlos um den Leib wickeln. Abgedeckt wird der gesamte Bereich vom untersten Rippenbogen bis zu den oberen Oberschenkeln. Jetzt das dritte Tuch darüber wickeln. Nun in Rückenlage auf das Tuch im Bett positionieren und sich dieses ebenfalls um den Körper schlingen. Mit einer Decke zudecken und so zugedeckt entspannt liegen bleiben, bis sich der Wickel erwärmt hat, danach abnehmen und warm anziehen. Die anregende Wirkung auf die Verdauung tritt nach 30 bis 60 Minuten ein.

Historische Abführmittel

Ein Drastikum: Rizinusöl

Der ursprünglich aus Afrika und Arabien stammende *Ricinus communis* ist aufgrund seiner Schnellwüchsigkeit und seiner großen Blätter eine beeindruckende exotische Erscheinung. Im deutschen Sprachraum wurde er deshalb als „Wunderbaum“ bezeichnet. Das lateinische Wort *ricinus* bedeutet Laus oder Ungeziefer und verweist auf die große Ähnlichkeit der Samenkörner mit Zecken.

Zum Rizinus schreibt Adam Lonitzer Richtiges und Falsches:

> *„Wunderbaum hat viel Namen und wird auch […] Zeckenkörner genannt, dieweil sein Saame sich den Zecken vergleicht […] Bey uns ists nur ein Spectackel und Lust in den Gärten und wird auch darum in denselben gepflanzt, dieweil er die Maulwürff vertreibt […] Soll mehr aussendann innwendig in Leib genommen werden. […] Zeckenkörner dieses Baums zerstoßen und eingetruncken, purgieren und reinigen den Magen, führen Wasser und Gallen durch den Stuhlgang und oben durch erbrechen auß. Es ist aber gedachte Purgation auch sehr mühseelig, denn sie bewegt Magen und Leber sehr hefftig […]“*
>
> Adam Lonitzer: Kreuterbuch (Kap. 80)

Obwohl er selbst vor der inneren Anwendung der zeckenartig aussehenden Samenkörner warnt, empfiehlt Lonitzer im weiteren Verlauf dieses Kapitels eine einzunehmende Menge an Rizinussamen, die nach heutigen Erkenntnissen tödlich wäre (daher wurde Lonitzers Dosisangabe hier vorsorglich nicht zitiert!). Für Kinder kann die orale Aufnahme von 6, für Erwachsene von 15–20 Samen tödlich sein. Verantwortlich dafür sind die in den Samen enthaltenen, stark toxischen Lektine Ricin und Ricinin, die heute bei der Gewinnung von Rizinusöl (aus *Ricinus communis*, Fam. Euphorbiaceae) durch Reinigungsprozesse (Kaltpressung und Raffinierung) sorgfältig entfernt werden. Obwohl dies im Altertum nicht möglich war, ist der Rizinus ein „Klassiker“ unter den Abführmitteln. Schon im *Papyrus Ebers* (1600 v. Chr.) wird dem Rizinus ein eigenes Kapitel gewidmet. Es heißt darin, Rizinus sei ein Heilmittel für das Entleeren des Bauches und das Beseitigen von „Leiden im Bauch des Mannes, es werde gekaut und mit Bier hinuntergeschluckt, bis alles herauskommt, was in seinem Bauche ist“ [119].

Die abführende Wirkung von Rizinusöl geht auf eine spezifische Fettsäure (Rizinolsäure) zurück, die im Dünndarm in Gegenwart von Gallensäuren aus dem fetten Öl freigesetzt wird. Diese verursacht eine Freisetzung von Prostaglandin E_2, das seinerseits hydragog wirkt und zusätzlich die Motorik des Dünndarms anregt.

! Vorsicht

Da sich die peristaltikanregende und kontrahierende Wirkung von Rizinusöl nicht nur auf den Darm, sondern auch auf den Uterus erstreckt, ist die Anwendung von Rizinusöl in der Schwangerschaft absolut kontraindiziert.

Anders als bei den Anthranoiddrogen wird das pharmakologisch wirksame Molekül beim Rizinusöl nicht erst im Dick-, sondern bereits im Dünndarm freigesetzt. Rizinusöl kann deshalb zum Abführen eingesetzt werden, wenn eine zuverlässige Entleerung des gesamten Darms erwünscht ist, z. B. vor Operationen oder zur Unterstützung von Wurmkuren. Die Wirkung tritt nach 2–4 Stunden ein. Ein Vorteil von Rizinusöl kann die flüssige Darreichungsform sein: Als wirksame Dosierung werden 10–30 ml angegeben. Durch beliebige Verringerung der Menge kann die Dosierung individuell an den Patienten angepasst werden.

Rizinusöl sollte **nur kurzzeitig, d. h. maximal 1–2 Wochen** zum Abführen eingesetzt werden, wenn Quellmittel und Ernährungsumstellung keine Erfolge erzielt haben. Bei längerer Anwendung drohen Elektrolytverluste, zur Behandlung der habituellen Obstipation ist Rizinusöl also nicht empfehlenswert. Bei der Behandlung von Dermatosen und in der Kosmetik dagegen findet Rizinusöl gerne Anwendung, worauf schon Adam Lonitzer in seinem Kapitel zum Rizinus hinweist: „Das Öl von diesem Zeckensamen dienet derhalben wol zu der mißfarbigen Haut [...]"

Koloquintenfrüchte

Zu den heute nur noch selten eingesetzten Drastika (also sehr stark wirkenden, vor allem im Dünn- und Dickdarm schleimhautreizenden Abführmitteln) gehören vor allem **Convolvulaceen-(Windengewächs-)Harze**, das **Podophyllotoxin** aus Fußblattgewächsen (aus *Podophyllum peltatum* bzw. *emodi*) und Koloquinten-Fruchtfleischextrakte.

Die Koloquinte (*Citrullus colocynthis*, Fam. Cucurbitaceae) ist ein in Nordafrika beheimatetes Kürbisgewächs, in dessen Fruchtfleisch verschiedene bitter schmeckende Cucurbitacine enthalten sind. Sie wurde auch als Bitterkürbis, Purgiergurke oder Teufelsapfel bezeichnet – Namen, die auf die Giftigkeit und die althergebrachte Verwendung als Abführmittel hinweisen. Eng verwandte Kürbisgewächse sind übrigens unsere heimischen, rot- oder schwarzbeerigen Zaunrüben (*Bryonia*, „Schittrüben", **Abb. 13.2**), auch hier sind Cucurbitacine für die Giftigkeit der Pflanze, vor allem der Früchte, verantwortlich; vgl. dazu auch den Exkurs „Vergiftungen mit Pflanzen" (S. 214). Auch für die Koloquinte ist die medizinische Nutzung bereits im *Papyrus Ebers* im Kapitel über Erkrankungen des Bauches beschrieben.

Eine interessante alte Quelle ist das 2. Buch der Könige im Alten Testament. Hier wird erzählt, dass ein Diener, der auf Befehl des Propheten Elisa ein Gemüsegericht kochen sollte, auf dem Feld Koloquinten gesammelt hatte:

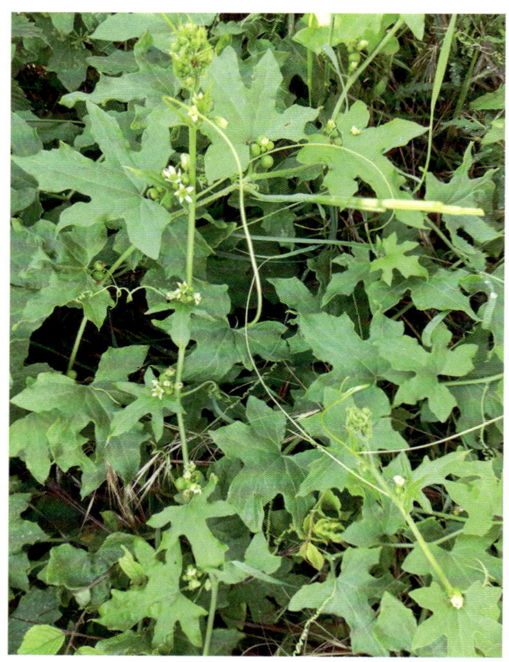

Abb. 13.2 Zaunrüben sind in ganz Europa verbreitete Kletterpflanzen, die gerne Wegränder oder Schuttflächen überwuchern. Der Name rührt von der rübenförmigen Wurzel her. Die in dieser Abbildung noch unreifen Beeren färben sich später je nach Zaunrübenart rot oder schwarz. Alle Teile dieser Pflanze sind giftig, besonders aber die Beeren: Bereits 15 von ihnen können für ein Kind tödlich sein.

„Da ging einer aufs Feld, dass er Kraut läse und fand wilde Ranken und las davon Koloquinten sein Kleid voll; und da er kam, schnitt er's in den Topf zum Gemüse, denn sie kannten's nicht [...] und da sie von dem Gemüse aßen, schrieen sie und sprachen: O Mann Gottes, der Tod im Topf! Denn sie konnten's nicht essen."

2. Könige 4,39–40

Die Bezeichnung „Tod im Topf", im Lateinischen *Mors in olla*, wurde in der älteren chemischen Fachliteratur als geflügeltes Wort im Zusammenhang mit Giftwirkungen gern verwendet. Diese Geschichte zeigt auch, dass unsere Instinkte uns vor Vergiftungen schützen können. Die bitteren Cucurbitacine, deren Geschmack auch in großen Verdünnungen noch wahrnehmbar ist, wurden aus unseren Speisekürbissen, Gurken und Zucchini herausgezüchtet. Durch ungünstige Wachstumsbedingungen (vor allem beim Eigenanbau) kann es vereinzelt zu Rückmutationen kommen. Auch Rückkreuzungen, z. B. mit Zierkürbissen, können zur Wiederaufnahme der Cucurbitacinsynthese führen. Bitterschmeckende Zubereitungen aus diesen Gemüsen sollten auf keinen Fall gegessen werden.

Cucurbitacine sind hitzebeständig und kaum wasserlöslich; sie werden daher beim Kochen nicht zerstört. Sie sind zytotoxisch, insektizid und fungizid und damit aus Sicht der Pflanze ein ausgezeichneter Fraßschutz! Ihre abführende Wirkung beruht, ähnlich wie die der Anthranoide, auf einer Reizung unserer Darmschleimhaut, die Wasser und Schleim sezerniert – eigentlich um den Körper vor der Vergiftung zu schützen. Zubereitungen von Koloquintenfrüchten zu Abführzwecken (**Tab. 13.1**) sind derzeit verschreibungspflichtig, um Überdosierungen und drastische Nebenwirkungen zu vermeiden.

13.2 Exkurs: Laxanzienmissbrauch

In Bezug auf einen Missbrauch ist die Gruppe der darmreizenden Abführmittel besonders problematisch, da die Darmschleimhaut sich an die Reizung „gewöhnt" und der Patient zu immer höheren Dosierungen greifen muss, um die gewünschte Wirkung zu erzielen. Es kann schließlich zu einer Abhängigkeit kommen, so dass ein Stuhlgang ohne den Einsatz der Substanzen unmöglich wird. **Dabei ist es unwesentlich, ob das Abführmittel pflanzlichen oder synthetischen Ursprungs ist!** Bei der dann zwangsläufig langfristigen Einnahme der Laxanzien kommt es zu Elektrolytstörungen, vor allem zu einem **Kaliummangel**. Dieser wiederum äußert sich in:

- Verstopfung(!),
- Muskelschwäche, auch bezüglich der Darmmuskulatur,
- Müdigkeit,
- Herzrhythmusstörungen,
- Kopfschmerzen,
- Schwindel,
- Übelkeit,
- im Extremfall Darmlähmung (paralytischer Ileus).

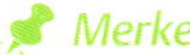

Merke

Wegen der leichten Zugänglichkeit und weitverbreiteten Anwendung von Abführmitteln sollte bei neu vorgestellten Darmpatienten, aber auch bei anderen chronischen Erkrankungen, nach einem Laxanzienmissbrauch geforscht werden. Bei passenden Beschwerdebildern sollten die Elektrolytwerte im Blut überprüft werden.

Zur Information zeigt **Tab. 13.2** eine Auswahl aus der Vielzahl der erhältlichen Laxanzien.

Bitte beachten: Bisacodyl wird über das CytP450-System entgiftet. Das muss berücksichtigt werden, wenn die Patienten in der Naturheilpraxis **Johanniskraut** zur psychischen Unterstützung verordnet bekommen sollen.

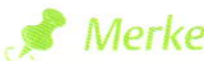

Merke

Mit einer Therapie mit Johanniskraut würde die Wirkung von Bisacodyl/Dulcolax verlängert werden und die Nebenwirkungen würden sich verstärken. Darauf müssen die Patienten hingewiesen werden bzw. es sollte generell vom Gebrauch dieser Laxanzien abgeraten werden.

Grundsätzlich sollten also solche Abführmittel bevorzugt werden, von denen kein Missbrauch bekannt ist, z. B. Quellmittel, Macrogole oder Lactulose. Die darmreizenden Mittel dagegen sollten nur kurzfristig gegen akute Verstopfungen eingesetzt werden, z. B. nach Bettlägerigkeit oder bei medizinischen Indikationen, in denen starkes Pressen beim Stuhlgang ungünstig ist, wie bei Divertikulitis oder Thromboseneigung. Sinnvoll kann die Anwendung von Bisacodyl in Suppositorien (Zäpfchen) zur Erweichung des Stuhls bei Hämorrhoiden sein, wenn Patienten zu große Probleme mit Klistieren (S. 232) haben. Während das Arzneimittel oral eingenommen seine Wirkung erst nach 6–12 Stunden entfaltet, ist dies bei der Verabreichung von Zäpfchen schon nach 15–30 Minuten der Fall.

13

Tab. 13.2 Übersicht über im Handel befindliche Laxanzien.

Wirkstoffe	Präparate
Pflanzliche Abführmittel	
Aloe	• Chol Kugeletten mono • Kräuterlax 15 • Rheogen • Silberne Boxberger mono
Aloe-Kombinationen	• Aristochol Konzentrat Gran. • Chol-Kugeletten Neu
Cascara	• Legapas
Sennoside	• Abführ N MR Pharma • Alasenn Kräutergranulat • Aristochol Abführtabletten • Bad Heilbrunner Abführ Tee • Bekunis Dragees • Cholhepan Sen Schuck • Chol-Kugeletten Senna Natriumpicosulfat Depuran Drag. • Dragees 19 Senna • Grünwalder Sennalax/Laxative • Heverto Kräuter • Lax Kugeletten • Laxans Brausetabletten • Laxigol • Liquide pur • Marienbader Tee Kleppes • Maskam Kräuter N • Midro • Ramend Abführ • Salus Abführ Tee • Sidroga Abführtee N • Sidroga Sennesblätter • Wörishofener Darmdragees/-N
Sennoside-Kombinationen	• Abführ Tee S Bombastus • Ramend Kräuter Abführtee
Rizinusöl	• Abführ Kapseln IN InterPharm • Abführkapseln SN • Abführkapseln SN Geyer • Abtei Abführkapseln SN • Asco Abführkapsel SN • Daileys Abführ/ideal • Abführ-Kapseln Rizinol 1000 mg • Laxopol mild • Primalax • Ramend Rizinol • Wurzelsepp Abführkapseln SN
Koloquinthen	• Koloquinthen-Essenz Bombastus

► **Tab. 13.2** Fortsetzung.

Wirkstoffe	Präparate
Quellstoffe	
Ispaghula (Flohsamen)	• Abführmittel Flosalax • Agiocur • Bioredux • Flohsamen Künzle • Flosa • Flosema Körner • Flosine • Kneipp Cholesterin control • Linusit Flohsamen • Metamucil • Mucofalk • Natupur • Pascomucil • Perix • Plantaben Madaus • Sättigungskapseln Natures
Ispaghula-Kombinationen	• Agiolax
Leinsamen	• Daileys spezial Leinsamen • Leinsamen Bombastus • Linusit Gold/Darmaktiv
Leinsamen-Kombinationen	• Dralinsa
Macrogole	
Macrogol	• Bekunis Balance • Bellymed Abführpulver/-RX • Delcoprep Brause • Dulcolax M • Forlax • Laxofalk • Lefax Activolax
Macrogol-Kombinationen	• Isomol Pulver • Laxatan M • Macrogol-1 A Pharma • Macrogol AbZ • Macrogol AL • Macrogol HEXAL/-plus • Macrogol/Balance-ratiopharm • Macogol Sandoz • Macrogol STADA • Movicol
Osmotisch wirksame Kohlenhydrate	
Glyzerol	• Babylax (Zäpfchen für Säuglinge und Kleinkinder) • Freka Clyss mini Klistiere
Lactitol	• Importal
Lactulose	• Bifinorma • Bifiteral • Eugalac • Hepa-Merz Lact • Hepaticum Lac Medice

► **Tab. 13.2** Fortsetzung.

Wirkstoffe	Präparate
	• Kattwilact • Lactocur • Lactuflor • Lactugel • Lactulade • Lactulose-1 A Pharma • Lactulose AbZ • Lactulose AL • Lactulose AZU • Lactulose Heumann • Lactulose HEXAL • Lactulose Neda • Lactulose-ratiopharm • Lactulose saar • Lactulose STADA • Lactuverlan • Laevilac S • Laximed • Medilet • Natulax • Palmicol Lactulose Kautbl. • Tulotract
Lactulose-Kombinationen	• Eugalan Töpfer
Sorbitol	• Klysma-Sorbit
Osmotisch wirksame Mineralsalze	
Magnesiumperoxid	• Ozovit MP
Magnesiumsulfat	• Bittersalz Bombastus • F.X. Passage SL Pulver • Herbasana • Retterspitz Darmreinigungspulver
Mineralsalze in Kombination	• Arhama Lax
Natriumphosphat	• Clyssie • Freka Clyss
Natriumsulfat	• Glaubersalz Bombastus • Glaubersalz Fluks
Synthetische, darmschleimhautreizende Abführmittel	
Bisacodyl	• Agaroletten • Axea Lax • Bekunis Bisacodyl • Bisacodyl Aiwa • Bisacodyl Lichtenstein • Bisco-Zitron • Dialax B • Docpelin Proculax • Drix Bisacodyl • Dulcolax • Florisan N • Gib Bisacodyl • Hemolax • Laxagetten-CT

► **Tab. 13.2** Fortsetzung.

Wirkstoffe	Präparate
	• Laxanin N • Laxans AL • Laxans Heumann • Laxans-ratiopharm • Laxbene • Laxoberal Bisa • Lünolax • Marienbader Pillen N • Mediolax medice • Pyrilax • Solaxtabs • Stadalax • Tempolax/-forte • Tirgon/N
Bisacodyl-Kombinationen	• Potsilo N
Natriumpicosulfat	• Abführ Heumann • Abführtropfen ratiopharm • Agiolax Pico • Darmol Pico • Dulcolax NP • Laxans-ratiopharm Pico • Laxoberal • Liquidepur • Regulax Picosulfat
Natriumpicosulfat-Kombinationen	• Citrafleet • Picoprep

Stand: Mai 2013 (basiert auf Daten der Deutschen Hauptstelle für Suchtfragen [104])

13.2.1 Entzug von Laxanzien

Missbrauch von Laxanzien kommt nicht nur bei chronisch verstopften Patienten vor, sondern auch bei Personen, die Abführmittel zum Zweck der Gewichtsreduktion über längere Zeit eingenommen haben. Für beide Gruppen gilt:

! *Vorsicht*

Der Entzug von Laxanzien darf nicht abrupt erfolgen, da im schlimmsten Fall die Gefahr eines Darmverschlusses droht.

Je nach Dauer und Höhe der Einnahme sollten die Mittel schrittweise über mehrere Wochen(!) reduziert werden, dabei werden die Abführmittel durch osmotische Laxanzien, z. B. Flohsamenschalen, ersetzt.

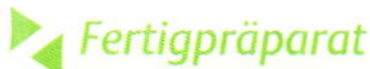

Fertigpräparat

Mucofalk Granulat (Apfel oder Orange)

Inhaltsstoff: gemahlene Flohsamenschalen

Zum Einrühren in mindestens 150 ml Flüssigkeit. Einnahme 2- bis 3-mal täglich, auf ausreichend Abstand zu den Mahlzeiten achten!

Fertigpräparat

Salus Darm-Care Kräuter-Tonikum

Inhaltsstoffe: Apfel-Pflaumen-Extrakt, Mineralien, Kräuterauszüge und Kurkuma-Extrakt

1- bis 2-mal täglich 20 ml zu einer Mahlzeit einnehmen.

Anmerkung: Zur Unterstützung der Umstellung

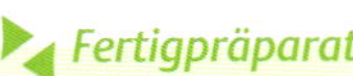

Zirkulin Früchtewürfel

Inhaltsstoffe: Feigen (69 %), Pflaumenzubereitung (17 %), Milchzucker (9,4 %), Tamarindenkonzentrat (2 %), Geliermittel Apfelpektin

Als Zwischenmahlzeit mit viel Flüssigkeit einnehmen.

Alternative zu eingeweichten Pflaumen.

Bei zwischenzeitlichen Rückfällen akuter Obstipation sollten die Patienten angewiesen werden, Klistiere (S. 232) zum Abführen einzusetzen.

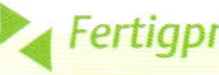

- Microlax Einmalklistiere; bei Bedarf ein Mikroklistier à 5 ml einsetzen.
- Freka Clyss Klistiere; einzeln verpackt, 120 ml

Die Patienten müssen intensiv betreut werden, um zu gewährleisten, dass begleitende Maßnahmen (z. B. eine Ernährungsumstellung) eingehalten werden. Die täglich aufgenommene Trinkmenge muss mindestens 2,5 Liter betragen und ein Bewegungsprogramm (z. B. Laufen, Schwimmen, Radfahren, Bauch-Yoga) muss vereinbart werden. Das Wichtigste ist aber die Information der betroffenen Person über die normale Häufigkeit und Funktion des Stuhlgangs, damit nicht falsche Vorstellungen zu einem Rückfall in alte Verhaltensmuster führen.

13.3 Hämorrhoiden und Analfissuren

13.3.1 Grundlagen

Unser Enddarm benötigt einen zuverlässigen Verschluss, der verhindert, dass flüssiger Darminhalt, Stuhl und Gase kontinuierlich über den Anus nach draußen gelangen. Der Schließmechanismus besteht aus verschiedenen Schließmuskeln: einem inneren aus glatter Muskulatur, der nicht willentlich gesteuert werden kann, und einem äußeren, längs ausgerichteten, den wir bewusst zusammenziehen und wieder entspannen können. Ein weiterer Schließmuskel zieht sich mit einer Schlinge um den Mastdarm herum, er ist Teil der Beckenbodenmuskulatur. Die Schließmuskeln allein reichen für die erforderliche Dichtigkeit gegen Flüssigkeit aber nicht aus. Deshalb befinden sich in der Schleimhaut des Enddarms zusätzlich ringförmig angeordnete Schwellkörper (*Corpus cavernosum recti*), dies sind die Hämorrhoiden „in gesundem Zustand“. Um den Darminhalt zurückzuhalten, werden sie stark durchblutet, schwellen an und greifen zahnradartig ineinander. Ähnlich wie eine geschlossene Blende verschließen sie auf diese Weise das Darmlumen.

Ist der Mastdarm oberhalb des Verschlusses gefüllt, entsteht ein Dehnungsreiz, der von den sensiblen Nerven in der Darmschleimhaut ins „Stuhlzentrum“ des Gehirns weitergeleitet wird: Der Mensch muss zur Toilette. Damit der Darm entleert werden kann, erschlafft der innere ringförmige Schließmuskel und das Blut aus den Hämorrhoidenpolstern fließt ab. Damit wird der Weg frei und der Darminhalt kann herausbefördert werden. Hämorrhoidenpolster (das auf das Altgriechische zurückgehende „Hämorrhoide“ bedeutet etwa „Blut fließt durch“) müssen sich also flexibel mit Blut füllen und wieder entleeren können. Wenn sie chronisch zu starkem Druck ausgesetzt werden, können sie sich prall füllen und derart überdehnen, dass das enthaltene Blut nicht mehr vollständig abfließen kann. Die Folgen sind nicht unerhebliche Risiken und in jedem Fall eine enorme Einschränkung der Lebensqualität der Betroffenen: Die harten Gefäßpolster schmerzen, bluten, jucken, nässen oder treten aus dem After heraus.

Historischer Rückblick

Die menschliche Anatomie und nicht zuletzt das menschliche Verhalten begünstigen die Entstehung von „Hämorrhoiden“, so dass es zu allen Zeiten und auf allen Erdteilen notwendig war, nach Behandlungsmethoden dafür zu suchen. In seinem *Heidelberger Artzneybuch* von 1568 äußert sich der Apotheker Christoph Wirsung zu diesem Thema auf sachliche und ausführliche Weise:

„Bei allen Arten von [Hämorrhoiden] sind sich die Ärzte einig, dass es sich bei diesen Geschwüren um eine ernste Erkrankung handelt, die nur schwierig zu heilen ist. […] Erstens handelt es sich um einen unsauberen Ort, den man nicht gerne gründlich untersucht. Zweitens ist der After sehr empfindlich. […] Aber bevor wir näher auf die [durch Hämorrhoiden] verursachten Schmerzen eingehen, müssen wir noch von den Ursachen sprechen und wie man Abhilfe schaffen kann. Als erstes nützt natürlich eine ordentliche Lebensführung was Essen, Trinken und dergleichen anbelangt. […] Bewegung tut gut, man soll aber nicht reiten und auf harter Unterlage sitzen. […] Schließlich soll man sich vor Traurigkeit, Unmut, Zorn und allem, was das Gemüt beschwert, hüten."

Texte wie der oben zitierte wirken mit ihrer Forderung nach ganzheitlicher Behandlung und Unterweisung des Patienten erstaunlich modern. Auch Christoph Wirsung hielt sich gedanklich an das Konzept der ***Sex res non naturales***, wie man hier sehen kann, und als Anleitung zur Prävention hielt es sich über Jahrhunderte. Man muss auf der anderen Seite aber auch darauf hinweisen, dass historische Textüberlieferungen viel Falsches und Überholtes dokumentieren. Die Hämorrhoidenbehandlung ist ein gutes Beispiel dafür, denn hier ging die Humoralpathologie gefährliche Wege. Wirsung beschreibt im weiteren Verlauf des Textes, dass das dunkelblaue Aussehen der Hämorrhoidenknoten durch „verdorbenes, schweres melancholisches Blut" hervorgerufen sei und empfiehlt natürlich, es auszuleiten. Bewerkstelligen konnte man dies durch direktes Aufsetzen von Blutegeln oder zum Beispiel, „indem man einen Schröpfkopf mit breiter Öffnung auf den After setzt". Seine danach aufgeführten Rezepturen zur Blutstillung muten eher abenteuerlich an und sind keineswegs zur Nachahmung zu empfehlen.

! Vorsicht

Patienten mit aufgeplatzten Hämorrhoiden und starken Blutungen müssen sich selbstverständlich zur Blutstillung in eine ambulante Notaufnahme begeben.

Jedenfalls zeigt Christoph Wirsung uns in diesem Text, dass die Hämorrhoidenbehandlung auch vor hunderten von Jahren als delikate Angelegenheit betrachtet wurde – von Patienten ebenso wie vom Arzt. Und das Problem ist immer noch dasselbe: Ohne ernsthafte Änderungen in der Lebensführung der Patienten werden Hämorrhoidalleiden rezidivieren. Es geht also darum, ein vertrauensvolles Verhältnis zum Patienten aufzubauen und ihn in offenem Gespräch von der Dringlichkeit von Vorsorgemaßnahmen zu überzeugen – im anderen Fall bliebe nur die symptomatische Behandlung der Schmerzen und Entzündungen.

Die vorbeugenden Maßnahmen umfassen alles, was eine chronische Verstopfung und das damit verbundene häufige Pressen verhindern kann: Veränderung der Stuhlgewohnheiten mit dem Ziel eines weichen und geschmeidigen Stuhls, faserreiche Kost, regelmäßige körperliche Bewegung, und der Abbau von Übergewicht. Siehe auch das Patientenmerkblatt „Hinweise für Patienten mit Hämorrhoiden" (S. 254).

Hämorrhoiden – ein schambesetztes Leiden

Wer unter Hämorrhoiden leidet, ist wahrhaftig nicht allein damit. Da aus Schamhaftigkeit nicht über dieses Thema gesprochen wird, ist vielen gar nicht bewusst, wie verbreitet dieses Leiden ist. Männer und Frauen sind gleich häufig betroffen. Auch Kinder können durchaus, bei Veranlagung und ungünstiger Lebensweise, Hämorrhoidenprobleme haben. Da eine Bindegewebsschwäche mit dem Alter zunimmt, treten Probleme häufig um das fünfzigste Lebensjahr herum auf. Man geht davon aus, dass mindestens 50 % unserer Bevölkerung, wahrscheinlich jedoch wesentlich mehr, von symptomatischen Hämorrhoiden betroffen ist.

Symptome und Diagnostik

Hämorrhoiden 1. Grades werden vom Patienten meist noch nicht bemerkt; sie sind nur durch ein Proktoskop zu erkennen. Sehr harter Stuhl kann jedoch bereits beim Pressen kleine Kratzer und Verletzungen auf den Schwellkörpern verursachen, dann sind auf dem Kot hellrote Blutspuren sichtbar. Dies sollte ein Signal sein, die Lebensgewohnheiten zu ändern, um Verschlimmerungen vorzubeugen!

Hämorrhoiden 2. Grades sind bereits so groß, dass es beim Pressen gelegentlich zu einem Prolaps aus dem After kommt. Sie können mit dem Finger wieder zurückgeschoben werden oder ziehen sich manchmal von allein wieder zurück. Jucken und Nässen in der Analregion treten auf, weil die Hämorrhoiden ihre Abdichtungsfunktion schon nicht mehr vollständig erfüllen können. Hämorrhoiden 2. Grades können vom Arzt verödet werden.

Hämorrhoiden 3. Grades sind so stark mit Blut gefüllt, dass sie bei jedem Stuhlgang nach außen vorfallen. Sie können immer noch mit dem Finger zurückgeschoben werden, was unter Umständen – ebenso wie der Prozess des Stuhlgangs – schmerzhaft sein kann. Es kann das Gefühl entstehen, dass der Darm sich nicht mehr vollständig entleeren lässt, weil das Darmlumen eingeengt wird. Der Proktologe hat hier noch verschiedene Optionen, die Hämorrhoiden zu entfernen, z. B. durch eine Gummibandligatur. Operationen möchte man möglichst vermeiden, da die Haut im Analbereich sehr sensibel und schmerzempfindlich ist und die Wunden oft lange nässen und schlecht abheilen.

Hämorrhoiden 4. Grades können nicht mehr in den Enddarm zurückgeschoben werden, sie liegen dauernd vor dem After. Wundsein und Analabszesse können auftreten, der nicht abgedichtete Enddarm nässt, es kann ggf. Stuhl aus dem Darm entweichen. Hämorrhoiden 4. Grades müssen operiert werden.

ⓘ Zusatzinfo

Marisken

Marisken werden häufig mit Hämorrhoiden verwechselt. Es handelt sich aber nicht um durchblutete Gefäßpolster, sondern um Hautlappen des Analkanals. Diese schlaffen Falten können durch Verlagerungen der Analhaut nach außen treten, beispielsweise durch den von Hämorrhoiden ausgeübten Druck, oder bei Schwangerschaften durch Einflüsse der Hormone auf das Bindegewebe und die steigende Druckbelastung im Unterleib. Frauen nach mehreren Geburten sind häufig von Marisken betroffen – so wie Schwangerschaften auch generell das Entstehen von Hämorrhoiden begünstigen. Marisken bilden sich nicht von alleine wieder zurück. Abgesehen von der erschwerten Analreinigung machen sie keine Probleme, sie werden aber als sehr unschön empfunden. Von Operationen sollte man aber aus den genannten Gründen möglichst absehen.

Ursachen

Hauptverantwortlich sind eine überwiegend sitzende Lebensweise, Übergewicht und eine zu faserarme Kost. Nicht von ungefähr sind dies zugleich die Ursachen der chronischen Verstopfung, denn die Betroffenen geraten in einen Teufelskreis: Verstopfung fördert Hämorrhoidalleiden und symptomatische Hämorrhoiden fördern Verstopfung.

Tatsächlich machen sich viele Menschen ihre Verstopfung selbst. Die Angst vor Bakterien und unhygienischen Keimen führt zur Abneigung, fremde Toiletten zu benutzen. Eine **Fremdobstipation** ist übrigens nicht selten bei Kindern, die im Kindergarten oder in der Schule nicht aufs Klo wollen (angesichts von Medienberichten über sanierungsbedürftige Schultoiletten ist das durchaus verständlich). Der Stuhldrang wird unterdrückt, weil der Zeitpunkt gerade nicht passt oder weil man lieber warten möchte, bis man zu Hause ist. Auch ein voller Terminplan, der keine Zeit für Toilettengänge zu lassen scheint, führt dazu, dass eine notwendige „Sitzung“ so lange auf später verschoben wird, bis der Stuhldrang schließlich tatsächlich nachgelassen hat.

Wir können den Stuhlgang willentlich unterdrücken, wenn es Dringenderes und Wichtigeres gibt. Die Sensibilität der sensorischen Nerven, die den Drang ans Gehirn melden, lässt nach und der Darm scheint sich an den größeren Füllungszustand zu gewöhnen. Möglicherweise werden wir erst nach Stunden wieder daran erinnert, dass wir eigentlich zur Toilette wollten. Derweilen müssen die Hämorrhoidenpolster Schwerarbeit bei der Abdichtung leisten; gleichzeitig dickt die Stuhlmasse aufgrund der natürlichen Aktivität der Darmschleimhaut immer mehr ein, wird härter und trockener. Das rächt sich dann beim nächsten Stuhlgang: Es muss stärker und länger gepresst werden und die strapazierten Hämorrhoidenpolster geraten noch weiter unter Druck.

Hat sich ein Hämorrhoidalleiden erst einmal etabliert, wird der Stuhlgang zur schwierigen und möglicherweise schmerzhaften Sache, weil die Hämorrhoiden den Darmausgang blockieren. Das kann dazu führen, dass der Toilettengang gerne bis zum Äußersten aufgeschoben wird – ein Teufelskreis ist in Gang gesetzt. Durch starkes Pressen kann es zu Einrissen in der gespannten Schleimhaut, zu Analfissuren kommen. Die Reinigung der Analregion ist aufgrund der Falten- und Kryptenbildung erschwert, Stuhlreste können zu Entzündungen führen. Bewusstes und unbewusstes Kratzen (z. B. nachts während des Schlafs) wegen des ständigen Juckreizes reißen kleine Wunden immer wieder auf. Wenn sich der Patient trotz Schamhaftigkeit entschließt, sich mit seinem Problem beim Arzt vorzustellen, wird er vor allem nach einem schmerz- und juckreizlindernden Medikament verlangen. Zumeist werden zur Behandlung schmerzlindernde Substanzen mit entzündungshemmenden Glukokortikoiden kombiniert (z. B. Lidocain plus Fluocinolon, als Salbe oder Zäpfchen). Eine Dauerlösung ist das natürlich nicht, zumal diese Behandlung ja die Ursachen nicht beseitigen kann. Die Infektionsanfälligkeit der Schleimhaut wird durch die Glukokortikoide erhöht, und Pilzinfektionen sind eine häufige Folge der Anwendung.

Phytotherapeutische Maßnahmen haben diesen Nachteil nicht. Eingesetzt werden Pflanzen mit adstringierenden, antiphlogistischen und hämostypischen (= blutstillenden) Eigenschaften. Zusätzlich zum Einsatz als Salben oder Zäpfchen können Sitzbäder aus einem geeigneten Pflanzensud kühlen oder desinfizieren und zusätzlich bei der Analreinigung helfen (s. a. Tipps im Patientenmerkblatt „Hinweise für Patienten mit Hämorrhoiden“). Sinnvoll sind phytotherapeutische Maßnahmen vor allem bei Hämorrhoiden 1. und 2. Grades.

13.3.2 Patientenberatung

Im Wesentlichen gilt natürlich hier das bereits in Kap. 13.1 (S. 223) Gesagte. Die vorbeugenden Maßnahmen gegen Hämorrhoiden umfassen alles, was eine chronische Verstopfung und das damit verbundene häufige Pressen verhindern kann (s. a. das Patientenmerkblatt „Hinweise für Patienten mit Hämorrhoiden“). Ziel ist eine Veränderung der Stuhlgewohnheiten, um einen weichen und geschmeidigen Stuhl zu erzeugen, faserreiche Kost, regelmäßige körperliche Bewegung, und gegebenenfalls der Abbau von Übergewicht.

Patientenmerkblatt

Hinweise für Patienten mit Hämorrhoiden

Liebe Patientin, lieber Patient,
für die Besserung Ihrer Beschwerden beachten Sie bitte folgende Hinweise.

Stuhlkonsistenz optimieren

Heftiges Pressen bei hartem und trockenem Stuhl fördert Ihr Hämorrhoidalleiden, da sich die Hämorrhoidenknoten dadurch verstärkt mit Blut füllen. Achten Sie also unbedingt auf eine weiche Stuhlkonsistenz, damit ein extremes Pressen nicht nötig ist.
Dafür sollten Sie ausreichend trinken und auf eine ballaststoffreiche und vielseitige Ernährung achten. Nehmen Sie täglich 1–2 TL Flohsamenschalen ein. Diese Maßnahmen fördern eine aktive Darmflora und helfen, Hämorrhoidenprobleme zu verringern.

Starkes Pressen und zu lange Toilettensitzungen unterlassen

Vermeiden Sie übertrieben lange Aufenthalte auf dem stillen Örtchen. Eine Zeitung oder das Smartphone sollte die Toilettenroutine nicht in die Länge ziehen.
Stellen Sie zur Erleichterung des Stuhlgangs einen Schemel vor die Toilette und stellen Sie die Füße darauf. In dieser Körperhaltung wird der untere Abschnitt des Enddarms gerade ausgerichtet und zur Entleerung ist weniger Druck nötig.

Stuhldrang nicht unterdrücken

Geben Sie dem Impuls zum Toilettengang möglichst sofort nach, auch wenn der Stuhldrang nach einiger Zeit wieder nachgelassen wird. Je länger Sie warten, desto härter wird der Stuhl und desto mehr werden Sie bei der nächsten Sitzung pressen müssen. Wenn Sie keine fremden Toiletten mögen, nehmen Sie sich Einweg-Toilettenbrillen-Abdeckungen mit.

Bluthochdruck und Übergewicht bekämpfen

Hoher Blutdruck macht Ihre Hämorrhoiden praller und schmerzhafter. Versuchen Sie deshalb, Übergewicht zu reduzieren. Bemühen Sie sich, salzarm zu essen. Vermeiden Sie auch scharfe Gewürze.

Abführen

Die Einführspitzen von Klistieren oder Analduschen können bei Hämorrhoiden zu Verletzungen und Blutungen führen. Wenn Sie kurzzeitig abführen wollen, lassen Sie sich über geeignete Zäpfchen beraten. Diese sind schonender und entleeren auch nur den untersten Darmabschnitt, anders als viele Abführmittel in Tablettenform.

Bitte beachten: Nehmen Sie Abführmittel **niemals länger als 2 Wochen** ein! Es besteht die Gefahr, dass Ihr Darm sich daran gewöhnt – und danach sind Ihre Verstopfungsprobleme größer als zuvor.

Beckenbodentraining

Eine Bindegewebsschwäche ist leider erblich. Es ist in diesem Fall vorbeugend, verschiedene Übungen zum Beckenbodentraining zu erlernen. Lassen Sie sich von Ihrem Therapeuten über die besten Möglichkeiten beraten.
Eine einfache Übung, die Sie selbst durchführen können: Stärken Sie Ihren Schließmuskel, indem Sie mehrmals täglich die Muskulatur des Schließmuskels anspannen („Pobacken zusammenkneifen"), die Spannung einige Sekunden halten und dann wieder entspannen. Sie stärken damit das Bindegewebe und beugen Hämorrhoiden aktiv vor.
Der Schließmuskel lässt sich auch mit einem speziellen Analdehner trainieren – lassen Sie sich von Ihrem Therapeuten dazu beraten.

Bewegung

Viele Menschen, die unter Hämorrhoiden leiden, üben eine sitzende Tätigkeit aus und verbringen den Großteil des Tages auf ihren „4 Buchstaben". Dadurch wird die Entstehung eines Hämorrhoidenleidens begünstigt. Zwingen Sie sich mit Tricks dazu, während der Arbeit häufiger aufzustehen. Verteilen Sie z. B. Arbeitsmaterial auf verschiedene Tische oder Räume, so dass Sie nicht alles immer griffbereit haben. Benutzen Sie gelegentlich ein Stehpult. Machen Sie in regelmäßigen Zeitabständen Pause und vertreten sich die Beine.
Gehen Sie 1- bis 2-mal wöchentlich zum Sport.

Analpflege

Da der gesamte Analbereich durch die Hämorrhoiden ohnehin in Mitleidenschaft gezogen ist, sollte die Reinigung sehr vorsichtig durchgeführt werden. Das bedeutet weiches Toilettenpapier und kein übertriebenes Reiben und Wischen. Auch bei **Marisken** ist sanfte Pflege sinnvoll, da Reibung zu Entzündungen führen kann.
Wenn möglich, statten Sie Ihr Badezimmer mit einem Bidet aus oder lassen Sie Ihre Toilette entsprechend nachrüsten. Die Reinigung mit fließendem lauwarmem Wasser ist die beste. Feuchtes Toilettenpapier ist auf die Dauer keine Alternative.
Benutzen Sie keine Seife zur Reinigung der Analregion! Für Waschungen können Sie Tees aus Kamille, Ringelblumenblüten oder Schafgarbe verwenden.

Im Anschluss den Analbereich sorgfältig und vorsichtig trocknen, gegebenenfalls mit einem Fön. Danach mit einer geeigneten Pflegecreme eincremen und eventuell ein Hametum-Hämorrhoidenzäpfchen einführen.
Bei strapazierter Haut oder entzündeter Haut helfen Sitzbäder mit geeigneten Pflanzenauszügen. Lassen Sie sich beraten.

Kleidung

Tragen Sie keine beengende Kleidung oder Materialien, in denen Sie schwitzen. Unterwäsche sollte aus reiner Baumwolle bestehen, da Sie sie dann kochen können. Bei nässenden Hämorrhoiden empfiehlt es sich, Analeinlagen zu tragen (erhältlich in der Apotheke). Diese Einlagen werden zwischen die Pobacken geklemmt, saugen Flüssigkeit auf und polstern ab.

Ärztliche Untersuchung

Wenn trotz all dieser Maßnahmen das Wundsein (Analekzem) oder der Juckreiz nicht in den Griff zu bekommen sind, sollten Sie sich bei einem **Proktologen** vorstellen. Häufig können Hämorrhoiden durch Sklerosierung oder Gummibandligaturen behoben werden.

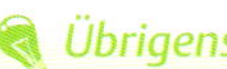

Übrigens

Das Patientenmerkblatt „Hinweise für Patienten mit Hämorrhoiden" steht Ihnen unter dem Link www.thieme.de/klostermedizin auch zum bequemen Download zur Verfügung.

13.3.3 Unterstützende Phytotherapie

Merke

Chronische und nässende Wunden, wie sie bei Hämorrhoidalleiden vorkommen, verstärken die Gefahr von Allergieentwicklungen. Das betrifft sowohl die Inhaltsstoffe der Heilpflanzen selbst als auch Salben- oder Zäpfchengrundlagenstoffe. Deshalb sollten bei den Patienten während der Behandlung Unverträglichkeiten nachgefragt werden.

Ödemprotektiva sind pflanzliche Stoffe, die die Gefäßwände der Venen und Venolen stärken. Sie werden deshalb vorrangig bei chronisch-venöser Insuffizienz eingesetzt, aber auch unterstützend bei Hämorrhoiden, damit diese weniger stark aussacken. Ödemprotektiva wirken vasokonstriktorisch (= tonisierend), die Gefäßwände ziehen sich zusammen und kleine Kapillarrisse verengen sich.

Heilpflanzen mit Ödemprotektiva sind Rosskastanie und Stechender Mäusedorn (*Ruscus aculeatus*; Saponindrogen), Virginianische Zaubernuss, Hamamelis und Rotes Weinlaub (Flavonoiddrogen), Buchweizen (Inhaltsstoff: Rutin) und Steinklee (Cumarin).

In den medizinischen Leitlinien wird die äußerliche (topische) Applikation von Rosskastanie und Mäusedorn nicht mehr empfohlen. Ein Nachweis ihrer Wirksamkeit bei dieser Applikation konnte bisher nicht sicher erbracht werden, da die Salbengrundlagen ein gutes Penetrieren der Wirkstoffe durch die Haut nicht immer gewährleisten. Das Rutin des Buchweizens, das nachweislich die Mikrozirkulation in Kapillaren und Venolen verbessert, ist nur in Form pharmazeutischer Zubereitungen ausreichend dosiert und bioverfügbar, z. B. in Fagorutin-Tee (S. 256) und -Tabletten (S. 259). Auch Steinklee und Weinlaub werden als adjuvante Behandlung von Hämorrhoidalleiden zur **inneren Anwendung** in Form von Fertigarzneimitteln mit standardisiertem Mindestgehalt an Wirkstoff empfohlen.

Die **Einnahme** der Ödemprotektiva führt natürlich nicht zur Rückbildung bereits bestehender Hämorrhoiden, sondern ist eher gedacht als Vorsorgemaßnahme gegen Verschlimmerungen von Hämorrhoiden des ersten und zweiten Stadiums. Die Arzneimittel sollten **kurmäßig mindestens 6 Monate** in ausreichender Dosierung eingenommen werden, auch wenn es zwischenzeitig zu einer Besserung der Beschwerden kommt.

13

Die **Virginische Zaubernuss** (*Hamamelis virginiana*) ist keine Pflanze der Klostermedizin, da sie, wie der Name sagt, aus Nordamerika stammt. Bei der **äußerlichen Anwendung** von Hautentzündungen, Krampfadern und Hämorrhoiden nimmt sie aber eine so herausragende Stellung ein, dass sie mit ihrem beeindruckenden Wirkspektrum hier aufgeführt werden muss. Verwendet werden sowohl die Blätter als auch die Rinde der Pflanze. Hamamelis ist vorrangig eine Gerbstoffdroge. In wässrigen und wässrig-alkoholischen Auszügen sind vor allem die Gallotannine wirksamkeitsbestimmend. Die adstringierenden, blutstillenden und wundheilungsfördernden Eigenschaften gehen auf sie zurück. Im Hamamelis-Wasserdampfdestillat sind die Gerbstoffe nicht mehr enthalten, dafür ist das ätherische Öl angereichert. Die enthaltenen Flavonoide und ätherischen Öle sind verantwortlich für die entzündungshemmende Wirkung

In der Volksheilkunde wurden früher anstelle der (damals noch nicht bekannten) Hamamelis Rinde und Blätter der Schwarzerle oder die Blätter der Haselnuss für Sitzbäder oder Klistiere verwendet, da diese ebenfalls sehr gerbstoffreich sind.

Pappelknospen enthalten Salizylderivate und wirken deshalb schmerzstillend. Flavonoide und das enthaltene ätherische Öl mit Bisabolol wirken wundheilend und antiphlogistisch.

Einen Überblick über Pflanzenheilstoffe zu Behandlung von Hämorrhoiden gibt **Tab. 13.3**.

Gerbstoffdrogen

Teedrogen können bei Hämorrhoiden nur unterstützen und nicht direkt heilend einwirken. Die adstringierenden Gerbstoffdrogen (S. 209) werden zur inneren Anwendung bei Durchfallerkrankungen herangezogen.

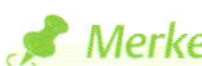
Merke

Bei Hämorrhoiden ist nur die äußere Anwendung von Gerbstoffdrogen sinnvoll, denn Gerbstoffe haben, innerlich eingenommen, eine stopfende Wirkung – und Verstopfung möchte man schließlich aus den oben genannten Gründen vermeiden.

Rezepturen/Fertigpräparate

Traditionell bringt man das Stillen kleiner Wunden und Blutungen mit den gerbstoffhaltigen Pflanzen Schafgarbenkraut, Hirtentäschelkraut und Gänsefingerkraut in Verbindung, weswegen sie in Teemischungen öfter aufgeführt sind. Die in Kap. 9.3.1 ff. (S. 99) beschriebenen tonisierenden Bitterstoffdrogen werden ebenfalls zur Unterstützung bei Hämorrhoidalleiden empfohlen, da sie generell verdauungsfördernd wirken. Abführtees (S. 256) können unterstützend während einer Akutphase eingenommen werden, damit äußerliche wundheilende Maßnahmen greifen können und nicht durch starkes Pressen wegen Verstopfung wieder zunichte gemacht werden.

Tees

Rezeptur

Abführtee bei akuten Hämorrhoiden

- 20 g Kamillenblüten
- 20 g Kalmuswurzelstock
- 20 g Sennesblätter
- 20 g Faulbaumrinde

1–2 TL pro Tasse mit kochendem Wasser übergießen, 10 Min. ziehen lassen.
Morgens und abends eine Tasse trinken.
Bitte beachten: Abführtees nicht länger als 2 Wochen konsumieren!
Ziel: weicher Stuhl und damit Vermeiden starken Pressens während einer akuten Beschwerdephase.

Rezeptur

Tee zur Unterstützung bei kleinen Wunden und Blutungen

- 30 g Hirtentäschelkraut
- 20 g Eichenrinde
- 30 g Kamillenblüten
- 20 g Tormentillwurzel

1 TL der Mischung mit 250 ml kochendem Wasser übergießen, 10 Min. ziehen lassen und abseihen.
2-mal täglich 1 Tasse trinken.
Bitte beachten: Bei Einnahme stopfende Wirkung!
Für Bäder: 5 TL pro Liter Wasser, 10 Min. kochen lassen, abseihen und abkühlen lassen.
Dieser Tee sollte bevorzugt für **Umschläge** und **Sitzbäder** benutzt werden.

Tab. 13.3 Heilpflanzen zur unterstützenden Behandlung bei Hämorrhoiden.

Heilpflanze	adstringierend	antiexsudativ	vasokonstriktorisch, kapillarabdichtend	hämostyptisch (blutstillend)	dekongestiv (abschwellend)	juckreizlindernd	schmerzstillend	kühlend	antiphlogistisch
Einnahme									
Buchweizenkraut (*Fagopyri herba*)	–	+	+	–	–	–	–	–	+
Hirtentäschelkraut (*Bursae pastoris herba*)	–	–	–	+	–	–	–	–	+
Mäusedorn-Wurzelstock (*Rusci aculeati rhizoma*)	–	+	+	–	+	+	–	–	+
Rosskastaniensamen (*Hippocastani semen*)	–	+	+	–	–	–	–	–	–
Steinkleekraut (*Meliloti herba*)	–	+	–	–	–	+	–	–	–
Weinlaub, rotes (*Vitis viniferae rubrae folium*)	–	+	+	–	–	–	–	–	+
Innerliche Anwendung als Suppositorien (Zäpfchen)									
Hamamelisblätter/-rinde (*Hamamelidis folium et cortex*)	+	–	–	+	+	+	–	–	+
Kamillenblüten (*Matricariae flos*)	–	–	–	–	–	+	–	–	+
Pappelknospen (*Populi gemma*)	+	–	–	–	–	–	+	–	+

▸ **Tab. 13.3** Fortsetzung.

Heilpflanze	**adstringierend**	**antiexsudativ**	**vasokonstriktorisch, kapillarabdichtend**	**hämostyptisch (blutstillend)**	**dekongestiv (abschwellend)**	**juckreizlindernd**	**schmerzstillend**	**kühlend**	**antiphlogistisch**
Äußerliche Anwendung									
Aloe-vera-Gel	–	–	–	–	–	+	+	+	–
Arnikablüten (*Arnicae flos*)	–	–	–	–	+	–	+	–	+
Eichenrinde (*Quercus cortex*)	+	–	–	+	+	+	–	–	+
Hamamelisblätter/-rinde (*Hamamelidis folium et cortex*)	+	–	–	+	+	+	–	–	+
Hirtentäschelkraut (*Bursae pastoris herba*)	–	–	–	+	–	–	–	–	–
Kamillenblüten (*Matricariae flos*)	–	–	–	–	–	+	–	–	+
Pappelknospen (*Populi gemma*)	+	–	–	–	–	–	–	–	+

Rezeptur

Milder Tee zur Unterstützung bei Hämorrhoidalleiden

- 30 g Gänsefingerkraut
- 40 g Schafgarbenkraut
- 30 g Kamillenblüten

2 TL pro Tasse Wasser, mit kochendem Wasser übergießen und 10 Min. ziehen lassen.
2–3 Tassen täglich trinken.
Für Bäder: Dieser Tee kann auch für **Sitzbäder** und **Waschungen** eingesetzt werden. Dazu doppelt so stark ansetzen wie angegeben.

Fertigpräparat

Fagorutin Venen-aktiv Buchweizentee
Inhaltsstoff: Buchweizenkraut
1 Filterbeutel pro Tasse.
3-mal täglich 1 Tasse trinken.

Tabletten, Tropfen

Fertigpräparat

Fagorutin Buchweizen-Tabletten N
Inhaltsstoffe: Buchweizenkrautpulver, Troxerutin
3-mal täglich 2 Filmtabletten einnehmen.

Fertigpräparat

Cefadyn
Inhaltsstoff: Mäusedornwurzel-Trockenextrakt
1- bis 2-mal täglich eine Filmtablette gegen Jucken und Brennen bei Hämorrhoiden einnehmen.

Fertigpräparat

Phlebodril Venenkapseln (Pierre Fabre)
Inhaltsstoff: Mäusedornwurzel-Trockenextrakt
2- bis 3-mal täglich 1 Hartkapsel einnehmen.

Fertigpräparat

Abtei Rosskastanien Venen-Dragees
Inhaltsstoff: Rosskastaniensamen-Trockenextrakt
2-mal täglich 1 Tablette einnehmen.

Fertigpräparat

Plissamur (Ardeypharm)
Inhaltsstoff: Rosskastaniensamen-Trockenextrakt
2-mal täglich 1 Tablette einnehmen.

Rezeptur für Fertigpräparat

Kombinationspräparat (flüssig)
In der Apotheke herstellen lassen:

- 20 ml Rosskastaniensamen-Flüssigextrakt (Extract. Hippocastani e Fruct. fluid.)
- 15 ml Hamamelis-Flüssigextrakt (Extract. Hamamelis fluid)
- 15 ml Steinkleekraut-Extract (Extract. Meliloti fluid.)

3-mal täglich 30 Tr. einnehmen.

Ergänzende Anwendungen

Salben, Cremes, Gele

Fertigpräparate

Bei Schmerzen und Juckreiz:

- Pappelsalbe mit Bisabolol BDIH (Herbaria Kräuterparadies)

Bei eingerissener und entzündeter Haut:

- Quercus Salbe (WALA): enthält Urtinkturen von Borretschblättern, Hamamelisblättern und Eichenrinde
- Hametum (Dr. Schwabe) Hämorrhoidensalbe: Wirkstoff: Hamamelisblätter- und -zweigedestillat.
- Kamillosan Creme: mehrmals täglich auftragen

Zum Kühlen:

- HemoClin Gel (Paracelsia Pharm/You Medical): aus Aloe barbadensis; nach Bedarf mehrmals täglich auftragen

Zäpfchen

Fertigpräparate

Bei Juckreiz, Nässen und Brennen in den Anfangsstadien von Hämorrhoidalleiden:

- Faktu lind (Dr. Kade) Zäpfchen oder Salbe: enthalten einen Auszug aus Hamamelisblättern
- Weleda Hämorrhoidalzäpchen: enthalten Auszüge aus Hamamelisblättern und Rosskastanienrinde
- Hametum Hämorrhoidenzäpfchen 400 mg: Wirkstoff: Hamamelisblätter-Auszug.
- Kamillenblüten-Zäpfchen DRF: in der Apotheke aus ethanolisch-wässrigem Spissum-Extrakt als DRF-(Deutsche Rezeptformeln)-Rezeptur zubereiten lassen

Feuchte Umschläge und Bäder

Rezepturen/Fertigpräparate

Zum Kühlen:

Feuchte Umschläge mit

- Arnika-Tinktur: 1–2 TL Tinktur in ½ Liter Wasser lösen.
- Hametum Extrakt 1,2 g/5 ml Flüssigkeit: Wirkstoff: Hamamelisdestillat; für Umschläge 1:3 mit Waser verdünnen.
- Kamillentee: Starken Kamillentee kochen (3 EL Kamillenblüten auf 1 Liter Wasser) und abkühlen lassen; zur Verstärkung 5 Tropfen Kamillen-Tinktur zugeben (z. B. Kamillosan).

Bitte beachten: Kamillenzubereitungen sollten **nicht länger als 4 Wochen ununterbrochen** angewendet werden, da Kamille die Haut austrocknet.

Gegen akut-entzündliche Beschwerden, auch bei Analfissuren und Marisken: Sitzbäder mit Kamille

- **Rezeptur:** Starken Kamillentee kochen (3 EL Kamillenblüten auf 1 Liter Wasser) und auf 36 °C abkühlen lassen; zur Verstärkung 5 Tropfen Kamillen-Tinktur zugeben (z. B. Kamillosan)
- **Fertigpräparat:** Kamillin-Extern-Robugen: Portionsbeutel für Sitzbäder

Bitte beachten: Das Wasser für Sitzbäder sollte **körperwarm** sein (32–36 °C). Ein heißeres Bad erweitert die Blutgefäße und erhöht den Innendruck der Hämorrhoiden, wodurch sich die Symptome verschlimmern können!

Bei feuchter Analregion, Nässen, Jucken und kleinen Wunden/Blutungen:

- **Umschläge:** 2 g Eichenrinde (z. B. von Bombastus) mit 100 ml Wasser übergießen, 15 Min. kochen
- **Sitzbäder:**
  - **Rezeptur:** 5 g Eichenrinde pro 1 Liter Wasser. Vorgehen für ein Sitzbad mit etwa 20 Litern: 3 EL Eichenrinde mit 300 ml Wasser übergießen, 15 Min. kochen, abseihen und dem Sitzbad zufügen. 1-mal täglich durchführen, bei Besserung 2- bis 3-mal pro Woche. Badedauer nicht länger als 20 Minuten.
  - **Fertigpräparat:** Eichenrinden-Extrakt (Fa. Schupp) zum Auflösen im Badewasser, ca. 150 g für ein Sitzbad

Erfahrungsgemäß sind Patienten dankbar, wenn sie für die Anwendungen zu Hause eine schriftliche Anleitung erhalten bzw. wenn diese konkret erklärt wird. Dazu eignet sich das folgende Patientenmerkblatt.

Patientenmerkblatt

Anleitungen für Auflagen, Wickel und Sitzbäder bei Hämorrhoiden

Liebe Patientin, lieber Patient,
für die Besserung Ihrer Beschwerden erhalten Sie hier praktische Hinweise für äußerliche Pflegemaßnahmen bei Hämorrhoiden.

Auflage oder Umschlag

Tränken Sie ein feines Tuch, z. B. ein Baumwolltaschentuch, mit einer geeigneten Flüssigkeit, z. B. Kamillentee, Eichenrindensud oder Hamamelisdestillat. Für eine Auflage legen Sie sich auf den Bauch und platzieren das getränkte Tuch, solange Sie liegenbleiben, auf den Hämorrhoiden. Für eine kühlende Auflage können Sie zusätzlich 2–3 Eiswürfel in das angefeuchtete Tuch geben.
Eine Salbenauflage stellen Sie her, indem Sie eine in der Apotheke gekaufte Hämorrhoidensalbe dick auf ein weiches Tuch streichen. Das Tuch zwischen die Pobacken legen und zum Fixieren eine gut sitzende Unterhose darüber anziehen, damit die Salbe lang genug einwirken kann. Zum Kühlen eignen sich hier auch Minikühlkompressen oder Gelkissen (erhältlich in der Apotheke), die Sie in gleicher Weise einsetzen.
Nach der Anwendung die Analregion gut abtrocknen und mit einer speziellen Hämorrhoidencreme eincremen, eventuell die ganze Behandlung durch ein Hämorrhoidenzäpfchen ergänzen.

Sitzbäder

Für ein Sitzbad in der Badewanne füllt man diese zu einem Drittel mit Wasser und setzt sich hinein. Nachteil ist, dass so unnötig viel Wasser benötigt und der heilende Badezusatz sehr verdünnt wird. Im Sanitätsfachhandel gibt es spezielle Sitzbadewannen oder Aufsätze für die Toilette. Eine große, stabile Schüssel ist aber ebenso geeignet.
Das Badewasser sollte nicht heißer als 36 °C sein. Baden Sie die Hämorrhoiden nicht länger als 20 Minuten, da Sie sonst die Haut zu sehr aufweichen.
Nach der Anwendung gut abtrocknen und die Analregion mit einer speziellen Hämorrhoidencreme eincremen, eventuell die Behandlung durch ein Hämorrhoidenzäpfchen ergänzen.

Wickel

Sie benötigen ein langes, schmales Leintuch. Dieses wird in kaltes Wasser gelegt und sehr gut ausgedrückt. Ein Ende des Tuchs wird direkt auf die Hämorrhoiden gelegt, den Rest des Tuchs um die Hüfte wickeln. Darüber ein großes Handtuch wickeln, zum Schluss mit einer Wolldecke gut zudecken. Der Wickel bleibt so lange liegen, bis er sich erwärmt hat.
Nach der Anwendung gut abtrocknen und die Analregion mit einer speziellen Hämorrhoidencreme eincremen, eventuell die Behandlung durch ein Hämorrhoidenzäpfchen ergänzen.

Übrigens

Das Patientenmerkblatt „Anleitungen für Auflagen, Wickel und Sitzbäder bei Hämorrhoiden“ steht Ihnen unter dem Link www.thieme.de/klostermedizin auch zum bequemen Download zur Verfügung.

13.4 Exkurs: Mikrobiota – ein Organ der besonderen Art

„Scio me nihil scire.“ (Ich weiß, dass ich nichts weiß.)

Cicero: Academici libri quattuor

Dieses Bekenntnis zur Selbstkritik ist seit der Antike ein geflügeltes Wort. Es wurde zwar erstmals von Cicero schriftlich fixiert, dieser lässt jedoch seinerseits in seiner *Academia* seinen fiktiven Gesprächspartner behaupten, der Spruch gehe auf Sokrates zurück. Sehr wahrscheinlich ging es bei dem Satz um erkenntnistheoretische Erläuterungen, nicht um fachliches Wissen. Unseren aktuellen Wissensstand bezüglich unserer symbiontischen Mikroorganismen beschreibt der oben zitierte Satz aber sehr treffend. Es wäre selbstverständlich vermessen, das Thema Mikrobiota im Rahmen dieses Buches grundlegend behandeln zu wollen. Die Anfänge unseres Wissens über dieses Ökosystem in unserem Körper reichen schließlich nicht bis in die Antike zurück, und mit der Klostermedizin und ihren traditionellen Behandlungskonzepten scheint die Beschäftigung mit der Mund-, Magen- und

Darmflora auf den ersten Blick nichts zu tun zu haben. Das stimmt allerdings nicht ganz, vgl. dazu Kap. 13.4.5 (S. 265). In jedem Fall kann kein heutiger Therapeut Patienten mit Beschwerden des Verdauungstrakts behandeln, ohne den Zustand der Darmflora bei Diagnose und Therapieplanung mit einzubeziehen.

Die Mikrobiomforschung begann im 17. Jahrhundert mit der Begeisterung des Niederländers Antoni van Leeuwenhoek für die Mikroskopie. Im Jahr 1676 veröffentlichte er seine Beobachtungen von Animalcula, „Tierchen", die er mithilfe seines selbstgebauten Mikroskops entdeckt hatte. Spektakulär war, dass er sie nicht nur außerhalb des menschlichen Körpers in Regen- und Teichwasser, sondern auch im menschlichen Speichel und in seinem eigenen Zahnbelag gefunden hatte. Ablehnung und Spott, mit denen seine Veröffentlichung zunächst quittiert wurde, legten sich rasch. Die neue Technik machte ja für jeden sichtbar, dass es einen Mikrokosmos gibt, von dem man all die Zeit vorher nichts hatte ahnen können.

Bis in die 1980er Jahre blieb das Mikroskop – auch in Form seiner Weiterentwicklung als Elektronenmikroskop – ein wichtiges Instrument der Mikrobiomforschung. Mithilfe von Kultivierungsversuchen auf verschiedenen Nährböden war es bis dahin gelungen, ungefähr 450 verschiedene Mikroorganismen aus dem Magen- und Darmtrakt zu identifizieren. Heute gehen Experten von bis zu 10 000 Mikroorganismen-Arten in unserer Mund-Magen-Darm-Mikrobiota aus. Die Gesamtheit aller Gene dieser Mikroorganismen (das Mikrobiom) soll mindestens 150-mal größer sein als die in unserem eigenen menschlichen Genom [105]. Die konkrete Anzahl der Lebewesen, die diese Gene hervorbringen, wird mit 1014 koloniebildenden Einheiten angegeben: eine unvorstellbar große Zahl. Besser vorstellbar ist das vermutete Gesamtgewicht unserer Mikrobiota, das zwei Kilogramm betragen soll, vergleichbar etwa dem Gewicht der Leber. Die Gesamtheit aller symbiontischen Mikroorganismen wurde wegen solcher Relationen auch schon als „Superorgan" bezeichnet. Effektive DNA-Sequenzierungstechniken machen zumindest eine Untersuchung dieses riesigen mikrobiellen Genpools, wenn auch noch nicht eine Interpretation der Ergebnisse, möglich. Die dabei entstehende Datenfülle ist nur mit bioinformatorischen Methoden auswertbar und bildet derzeit das Ausgangsmaterial für einen boomenden Forschungszweig.

Unser Wissen steckt noch in den Kinderschuhen. Die metabolische Syntheseleistung des Mikrobioms können wir nur schätzen: So sollen etwa 30 % der in unserem Blut kreisenden Metabolite mikrobiellen Ursprungs sein, und etwa 10 % der für unsere Energiegewinnung verstoffwechselten Substanzen sollen aus der bakteriellen Produktion stammen [97].

Wir sind uns inzwischen bewusst, dass unsere symbiontische Bakterienflora die Gesundheit und Funktionsfähigkeit der Darmschleimhaut aufrechterhält. Am Beispiel eigentlich gut untersuchter Substanzen, der Vitamine, lässt sich veranschaulichen, wie wenig konkret dieses Wissen noch ist. Häufig kann man lesen, dass die Mikrobiota Vitamin B_{12}, Folsäure (B_9), Biotin (B_7) und Vitamin K_2 „zur Verfügung stellen" würde. Dabei lassen diese Texte häufig den Eindruck entstehen, es sei selbstverständlich, dass Stoffwechselprodukte der Darmbakterien die Darmwand passieren würden und von unserem Gesamtorganismus verwertet werden könnten. Im Fall der aufgeführten Vitamine möchte man an die ursprüngliche Definition dieses Begriffs erinnern: Er bezeichnet Substanzen, auf deren Zufuhr über die Nahrung wir angewiesen sind. So wird aufgenommenes Vitamin B_{12} zusammen mit dem *Intrinsic Factor* bereits im Dünndarm resorbiert. Im dicht von Bakterien besiedelten Dickdarm aber ist kein Transportsystem bekannt, das die aktive Aufnahme von Vitamin B_{12} bewerkstelligen könnte. Ein anderes Beispiel: Das bakteriell hergestellte Vitamin K_2 wird im menschlichen Darm zwar in großen Mengen gefunden, da es von den zahlenmäßig stark vertretenen Kolibakterien produziert wird. Es ist aber schwer zu beurteilen, ob dieses zur Bedarfsdeckung an Vitamin K beiträgt. Das von den Bacteroides-Stämmen gebildete Vitamin B_7 (Biotin) spielt offenbar ebenfalls kaum eine Rolle bei der Gesamtversorgung des Organismus [103]. Vitaminmangelerscheinungen des Gesamtorganismus kann die Darmflora selbstverständlich nicht ausgleichen. Ob dagegen die Darmschleimhaut lokal von der Vitaminproduktion der Darmbakterien profitiert, ist nicht bekannt.

Demgegenüber ist der Nutzen der kurzkettigen Karbonsäuren, die beim mikrobiellen Abbau bestimmter Ballaststoffe (S. 234) entstehen, besser belegt: Acetat fördert die Durchblutung der Darmschleimhaut, Butyrat stabilisiert die Schleimhautzellen und vermindert die Entzündungsaktivität, Laktat senkt den Darm-pH-Wert und trägt dadurch zur Entgiftung von Ammoniak bei, das beim Abbau stickstoffhaltiger Verbindungen entstanden ist. Propionat scheint einen positiven Einfluss auf den Cholesterinstoffwechsel, das Körpergewicht und die Insulinsekretion zu haben. Aus diesen Beispielen kann man umgekehrt ableiten, welche Krankheitssymptome bei einer gestörten Darmflora, einer Darmdysbiose, vermutlich auftreten werden.

13.4.1 Intestinale und extraintestinale Erkrankungen

Ein ursächlicher Zusammenhang zwischen einem gestörten Mikrobiom und akuten Darmproblemen besteht bei der **antibiotikaassoziierten Diarrhö**, bei **infektiösen Durchfällen** und **Darmmykosen** sowie beim **bakteriellen Überwucherungssyndrom des Dünndarms** (SIBO). Eine Korrelation wurde auch nachgewiesen bei den **chronisch-entzündlichen Darmerkrankungen** (CED) und beim **Reizdarmsyndrom**, wobei hier nicht letztendlich geklärt ist, ob die Dysbiose zu den Ursachen oder zu den Auswirkungen gehört.

Noch komplizierter und weniger leicht verständlich sind die Zusammenhänge zwischen gestörter Mikroflora und den extraintestinalen Erkrankungen. Nachgewiesen sind sie bei **rezidivierenden Harnwegs- und Vaginalinfektionen** sowie bei **chronischen und allergischen Erkrankungen der Haut** und der **Atemwege**. Hier geht es um die Kontaktflächen zu Haut und Schleimhäuten und zur Außenwelt, aber auch bei inneren Erkrankungen spielt das Mikrobiom eine Rolle. Hierzu gehören die **Hepatische Enzephalopathie** und die **Arthritiden**, aber auch **Depression**, **Fruchtbarkeitsstörungen** und **Multiple Sklerose** wurden damit schon in Verbindung gebracht. Besonderes Interesse finden die Hinweise auf die Rolle der individuellen Mikrobiota bei **Adipositas** und **Insulinresistenz**.

13.4.2 Besiedelungsmuster im intestinalen Ökosystem

Die Mikrobiota eines Menschen ist etwas Individuelles, dennoch lässt sie sich grob kategorisieren. Ein Großteil der bakteriellen Gene findet sich bei jedem, ein variabler Teil führt dagegen zur Ausprägung von (nach derzeitigem Wissensstand) drei bestimmten Enterotypen (s. Zusatzinfo). Diese ermittelt man durch die Sequenzierung der Mikroorganismen-DNA aus Stuhlproben. Festzustellen ist, dass Enterotypen unabhängig von Geschlecht, Alter, Körpergewicht oder Lebensumfeld sind, aber abhängig von lebenslangen Ernährungsgewohnheiten. Durch Langzeitdiäten lassen sie sich beeinflussen.

(i) Zusatzinfo

Dominante Bakterienstämme der drei Enterotypen

Enterotyp 1
Bacteroides-dominant. Korreliert mit einer Ernährung mit hohem Gehalt an Proteinen und gesättigten Fetten. Häufig bei Fleischessern.

Enterotyp 2
Prevotella-dominant. Korreliert mit einer Ernährung mit hohem Gehalt an Kohlenhydraten. Häufig bei Vegetariern.

Enterotyp 3
Ruminococcus-dominant. Korreliert mit einer Ernährung mit Ballaststoffen und Schleimstoffen, effektiv bei der Verdauung von Zuckern. Weit verbreitet, betrifft etwa 70 % der Untersuchten.

Prevotella- und Ruminococcus-Typen sollen besonders anfällig für das Reizdarmsyndrom sein, Prevotella-Stämme fanden sich gehäuft bei

Rheumatikern. Auch hier ist festzustellen, dass noch nicht geklärt ist, ob diese Dominanzen Ursache oder Folge der Erkrankungen sind: Beispielweise ernähren sich Rheumatiker häufig vegetarisch, da dies erfahrungsgemäß die Entzündungsneigung verringert. **Bacteroides-Typen** neigen offenbar zu Adipositas, da diese Bakterien durch effektivere Verdauungsaktivitäten dem Körper vermehrt verwertbare Nährstoffe zuführen.

Akkermansia muciniphilia ist ein Darmbakterium, das auf den Abbau von Schleimstoffen spezialisiert ist und damit zur regelmäßigen Regeneration der Darmschleimhaut beiträgt. Bei Adipösen und Insulinresistenten wurde es in verminderter Menge vorgefunden. Als Nahrungsergänzungsmittel wird es bereits verkauft und als Schlankmacher vermarktet, ohne dass belastbare Studien zum Erfolg einer Supplementierung vorliegen.

Im Zusammenhang mit Bemühungen, bei Herzinfarktpatienten eine Prognose für die Gefahr weiter Infarkte abgeben zu können, konnte ein negativer Einfluss des Darmbakterien-Stoffwechsels nachgewiesen werden. Aus Nahrungsmitteln wie Fleisch, Eiern und fettreichen Milchprodukten werden bei der Verdauung Phosphatidylcholin, Cholin und Carnithin freigesetzt. Diese wiederum werden von Darmbakterien in Trimethylamin umgewandelt, das im Darm resorbiert und von der Leber zu Trimethylamin-N-oxid (TMAO) umgebaut wird. TMAO aktiviert Blutplättchen und fördert damit die Bildung von arteriosklerotischen Plaques in den Gefäßen. Studien, die den präventiven Effekt einer vegetarischen Ernährung mit dem einer Stuhltransplantation bei Herzinfarktpatienten vergleichen, stehen noch aus [123].

Nachgewiesen ist allgemein, dass die Zusammensetzung des Mikrobioms zu individuellen Reaktionen auf Nahrungsmittel führt. Zukunftsmusik ist noch die Vorstellung, man könne durch die Einsendung einer Stuhlprobe an ein spezialisiertes Labor persönliche Ratschläge erhalten, welche Nahrungsmittel der eigenen Gesundheit zuträglich sind und welche nicht. Bei manchem Verbraucher mag die einschlägige Produktwerbung auch schon die Hoffnung wecken, sich weiterhin einer bevorzugten, wenn auch ungesunden Ernährungsweise hingeben zu können, und dies dann durch Einnahme von Tabletten mit speziellen Probiotika wieder auszugleichen. In diesem Zusammenhang stellt sich die Frage, wie effektiv Probiotika-Behandlungen, auch zu seriösen therapeutischen Zwecken, letztendlich sein können.

13.4.3 Stuhltests

Stuhluntersuchungen bilden die Dickdarmflora ab, über die Dünndarmflora können sie keine Aussagen machen. Eine Routinediagnostik wird von spezialisierten Labors angeboten. Dabei können natürlich auch pathogene Fremdkeime ermittelt werden. Um die erhaltenen Informationen über die symbiontischen Mikroorganismen therapeutisch nutzen zu können, müssen nicht nur qualitative, sondern auch quantitative Aussagen gemacht werden. Dies erfordert derzeit noch die kulturelle Anzucht und Auszählung, was bei anaeroben Keimen spezielle Anzuchtverfahren erfordert (s. Zusatzinfo).

Zusatzinfo

Sauerstoffbedarf einiger häufiger Darmbakterienarten

Aerobe Bakterien

- obligat: Escherichia Coli, Enterococcus sp.
- passager: Proteus sp., Streptococcus sp., Bacillus sp. u. a.

Mikroaerobe Bakterien

- obligat: Lactobacillus sp.

Anaerobe Bakterien

- obligat: Bacteroides sp., Bifidobacterium sp.
- passager: Clostridium sp.

Die Ernährung eines Patienten wirkt sich, wie bereits erwähnt, auf die Zusammensetzung der Dickdarmflora aus. Sogenannte Säuerungskeime, wie Laktobazillen und Bifidobakterien, sind auf den Abbau komplexer Kohlenhydrate spezialisiert. Bei gesunden Menschen mit ausgewogener, abwechslungsreicher Kost gelangen überwiegend nur noch die Ballaststoffe in den Dickdarm. Diese können dann von den Säuerungskeimen zu kurzkettigen Fettsäuren abgebaut werden, der pH-Wert im Dickdarm sinkt dadurch ab. Gelangen aufgrund einseitiger Ernährung bzw. aufgrund von Darmerkrankungen oder Nahrungsmittelunverträglichkeiten überschüssige, d. h. nicht vollständig verdaute Proteine oder Fette in den Dickdarm, fördert dies sogenannte Fäulniskeime wie Proteus oder Clostridium. Deren Stoffwechselendprodukte sind meist alkalisch; der pH-Wert im Dickdarm steigt an. Der Stuhl-pH ist also ein wichtiger Indikator bei der Beurteilung des Darmzustands. Für therapeutische Entscheidungen müssen noch weitere Verdauungs- Entzündungs- und Immunparameter aus dem Stuhl erhoben werden, um die Stuhlanalyse in einen ursächlichen Zusammenhang mit Beschwerden des Patienten bringen zu können. Sinnvoll sind nach unserem derzeitigen Kenntnisstand solche Stuhluntersuchungen bei

- akuten und chronischen Verdauungsstörungen,
- Lebensmittelunverträglichkeiten,
- Erkrankungen des allergischen sowie des rheumatischen Formenkreises,
- Abwehrschwächen, z. B. erhöhter Infektanfälligkeit, Krebsnachsorge, Pilzerkrankungen oder der chronischen Fatigue (Müdigkeitssyndrom) und
- nach infektiösen Darmerkrankungen oder wiederholten Antibiotikatherapien.

13.4.4 Einfluss von Medikamenten

Es liegt auf der Hand, dass **Antibiotika** das mikroökologische Gleichgewicht im Darm stören. Auch bei Dauergebrauch von **Laxanzien** ist ein negativer Einfluss vorhersagbar. Erst seit einigen Jahren wird der Einfluss häufig verwendeter Medikamente auf die Darmflora gezielt untersucht. Ein Screening ergab, dass von mehr als 1000 zugelassenen Wirkstoffen jeder vierte die Zusammensetzung der Darmflora verändert. Ein nachhaltiger Einfluss ist vor allem dann zu erwarten, wenn Medikamente langzeitig eingenommen werden müssen. Solche Medikamente sind zum Beispiel **Protonenpumpeninhibitoren**, **nicht steroidale Antiphlogistika**, das Diabetesmedikament **Metformin** und einige **Antipsychotika**, bei denen Auswirkungen auf die Darmflora nachgewiesen wurden [124].

13.4.5 Stuhlsanierungen

Wenn Stuhltests eine Abweichung einzelner Bakterienspezies von den bekannten Normwerten (gemessen als Anzahl der koloniebildenden Einheiten pro Gramm Stuhlmasse) erbringen, wird man versuchen, das Defizit durch Supplementierung auszugleichen. Dazu steht eine Vielzahl an Mono- und Kombinationspräparaten mit Probiotika zur Verfügung. Die Patienten, die die Kosten für eine Darmsanierung in der Regel selbst bezahlen müssen, fragen zu Recht nach Dauer und Langzeitwirkung der Therapie. Die meisten Experten gehen davon aus, dass die positiven Wirkungen der Supplementierung nach Absetzen der Präparate wieder zurückgehen, eine dauerhafte Ansiedelung oral eingenommener Probiotika also nicht gelingt. Immerhin sind die Erfahrungen z. B. beim Reizdarmsyndrom so gut, dass in der S3-Leitlinie zur Behandlung (2011) ein probatorischer Einsatz bestimmter probiotischer Stämme empfohlen wird; siehe dazu auch Kap. 12.4 (S. 199). Eine effektive Veränderung der Zusammensetzung der Mikrobiota ist aber wohl eher durch die aufwendigere Stuhltransplantation zu erreichen. Deshalb wird generell empfohlen, die Einnahme von Probiotika auch nach dem Abklingen von Beschwerden noch einige Wochen oder sogar Monate fortzusetzen.

Während dieser verlängerten Einnahmezeit hofft man, durch weitere komplementäre Maßnahmen eine Heilung fördern zu können. Aus allem bisher Gesagten geht hervor, dass eine Therapie mit Probiotika vor allem dann Erfolg haben kann, wenn es dem Patienten möglich ist, die verursachenden Faktoren seiner Erkrankung, wie falsche Ernährung, ein falscher Lebensstil oder auch Stress, zu beseitigen.

Die **Pflanzenheilkunde** spielt in der Therapie von Mund-, Magen- und Darmerkrankungen zu Recht eine große Rolle. Sie lässt sich nicht nur hervorragend mit der probiotischen Therapie kombinieren. Eine gezielte und rechtzeitige Anwendung von Pflanzen mit antiphlogistischen und/oder antimikrobiellen Eigenschaften kann helfen, die Notwendigkeit einer Antibiotikabehandlung abzuwenden und so die symbiontische Mikroflora zu schonen. Jedwede andere Maßnahme zur präventiven Vermeidung von Magen- und Darmerkrankungen erhält gleichzeitig auch die Mikrobiota gesund und umgekehrt.

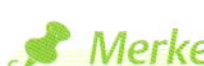
Merke

Die wichtigsten Faktoren für eine gesunde Mikrobiota

- Abwechslungsreiche Ernährung mit niedrigem Anteil an industrieller Fertignahrung
- Eher fleischarme, pflanzenbetonte Kost mit ausreichend Ballaststoffen
- Vermeidung von Überernährung, ggf. ein kalorischer Ausgleich durch sportliche Betätigung
- Vermeidung von Fremdstoffen, deren Auswirkungen auf die Mikrobiota nicht erforscht sind; dazu gehören z. B. Süßstoffe, Aromastoffe, Pestizide, Herbizide und Medikamente, deren Einnahme nicht dringlich erforderlich ist
- Sinnvolle Körperpflege, aber keine übertriebene Hygiene, wie es z. B. der Einsatz von Desinfektionsmitteln im Haushalt wäre
- Regelmäßiger Lebensrhythmus mit geregelter Verdauung und ausreichend Schlaf
- Vermeidung von Stress

Trotz unserer technischen Fortschritte bei der Analyse und Charakterisierung der Mikrobiota unterscheiden sich also die Empfehlungen, die man zur Gesunderhaltung des Mund-Magen-Darm-Trakts geben kann, nicht wesentlich von denen, die in den ***Sex res non naturales*** der mittelalterlichen Gesundheitsliteratur bereits vorgegeben sind und die ihrerseits auf den Erfahrungsschatz der antiken Medizin zurückgehen. Hippokrates' häufig zitierte Gleichung „Gesunder Darm = gesunder Mensch" könnte man, mit unserem heute dazugewonnenen Wissen, umformulieren in „Gesunde Mikrobiota = gesunder Mensch". Und ganz in diesem Sinne tragen alle in diesem Buch als „Patientenmerkblatt" formulierten Ratschläge gleichermaßen zum Erhalt einer funktionsfähigen Mikrobiota bei.

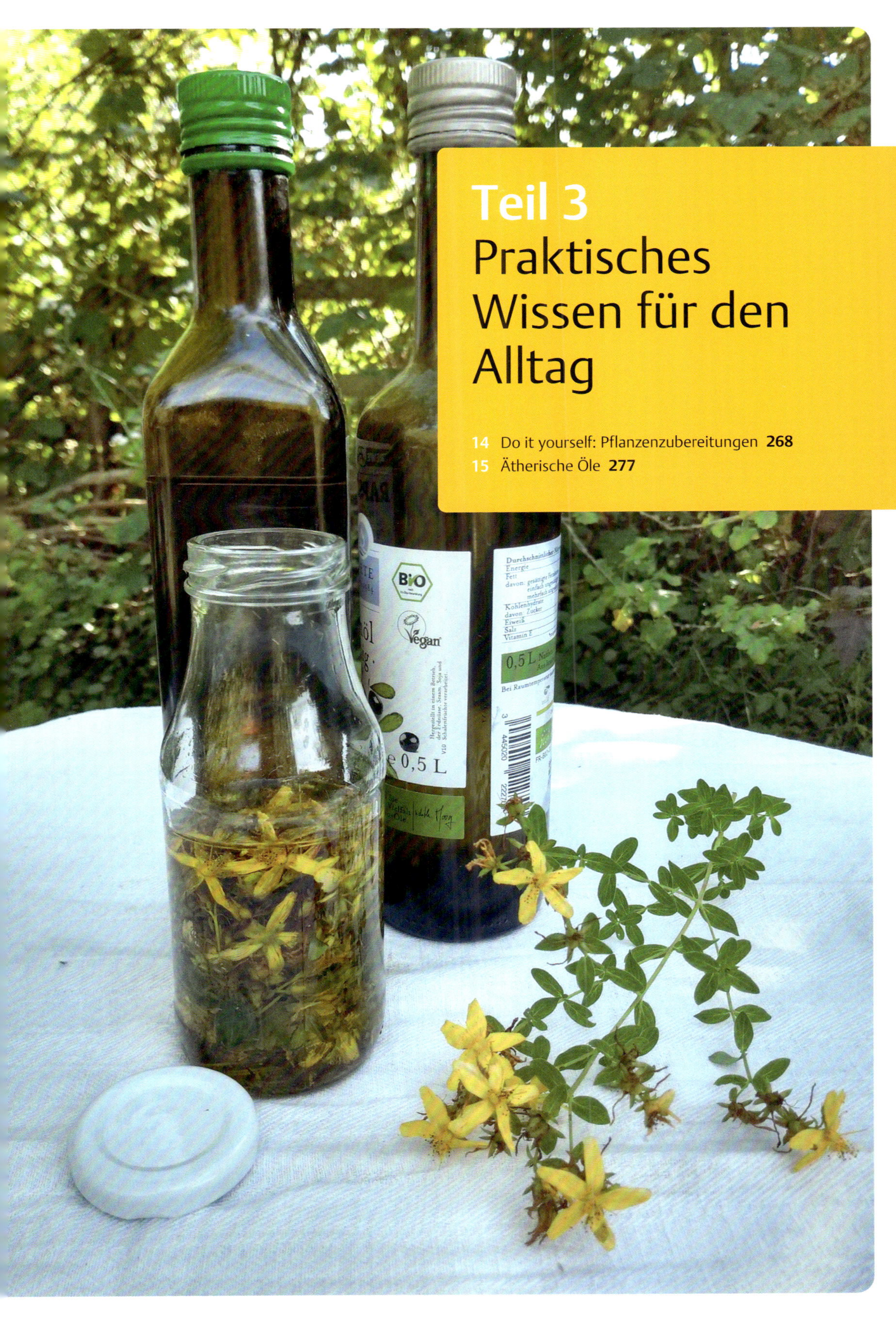

Teil 3
Praktisches Wissen für den Alltag

14 Do it yourself: Pflanzenzubereitungen

14.1 Hinweise zum Sammeln und Lagern von Arzneipflanzen

Nur an Tagen sammeln, an denen das Sammelgut trocken ist.

Nicht in der Nähe von Straßen und nicht direkt am Rand von bewirtschafteten Äckern sammeln.

Naturschutzregeln beachten und keine geschützten Pflanzen beschädigen!

Nur Pflanzen ernten, die am Sammelort in größerer Menge vorhanden sind. Nach dem Verlassen des Sammelorts sollte er optisch keinen anderen Eindruck machen als vorher!

Umgebung nicht niedertrampeln, genügend Pflanzen der gesammelten Sorte stehen lassen.

Scharfe Scheren oder Messer zur Ernte benutzen, um die Pflanzen nicht unnötig zu beschädigen.

14.1.1 Sammeln von Kraut/Blättern

Die meisten Wirkstoffe sammeln sich in den Blättern kurz vor der Blüte der Pflanze. Geerntet werden sollten nur gut ausgebildete, nicht zu alte Blätter. Da sich fortwährend neue Blätter

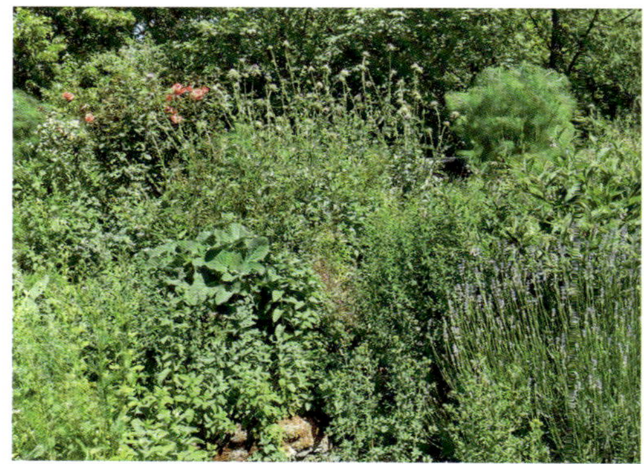

Abb. 14.1 Für Menschen, die Kräuterarzneien für die Hausapotheke selbst herstellen wollen, empfiehlt sich (wie schon seit Jahrhunderten) die Anlage eines gut sortierten Kräutergartens (im Bild der Kräutergarten des Klosters Oberzell). Schon das Anlegen wie auch die spätere Freude daran haben einen nicht zu unterschätzenden therapeutischen Wert.

bilden, kann evtl. (z. B. im Garten, **Abb. 14.1**) während der Saison von derselben Pflanze mehrmals geerntet werden.

Bei Wildsammlungen niemals alle Blätter einer Pflanze komplett entfernen!

14.1.2 Sammeln der Blüten

Die Blüten sind die empfindlichsten Pflanzenteile. Sie sollten nur nach der Abtrocknung des

Taus in den frühen Morgenstunden sonniger Tage gepflückt werden. Gesammelt werden sollten möglichst nur solche Blüten, die sich eben entfaltet haben (das sind diejenigen Blüten, die auch von Insekten besucht werden).

Direkt am Sammelort werden die Blüten zunächst auf Papier oder weißen Tüchern ausgebreitet und vorsichtig geschüttelt. Man wartet, bis kleine Insekten, Raupen etc. die Blüten verlassen haben, entlässt sie also direkt am Sammelort wieder in die Natur!

14.1.3 Sammeln von Wurzeln

Wurzeln werden in der Regel im Herbst gesammelt.

Bitte beachten: Durch das Ausgraben von Wurzelteilen wird die Pflanze am meisten geschädigt. Deshalb sollten Wurzeln nur dort gesammelt werden, wo wirklich große Bestände dieser Pflanze vorhanden sind. Wurzeln schwächerer Pflanzen sollten unberührt bleiben! Von starken Wurzelstöcken werden Teile mit scharfem Messer abgeschnitten und der Rest des Wurzelstocks wird wieder eingepflanzt, um den Bestand zu erhalten.

Die Erde an den Wurzeln lässt sich am einfachsten entfernen, wenn man sie zunächst antrocknen lässt. Dann werden die Wurzeln zwischen zwei rauen Tüchern gerieben, bis die meiste Erde abgefallen ist. Danach werden die Wurzeln gewaschen und gebürstet.

14.1.4 Transport des Sammelguts

Pflanzenteile locker geschichtet, am besten mit Papierzwischenlagen, in luftdurchlässigen Behältern nach Hause bringen. Am besten eignen sich flache Körbe. Zusammenpressen des Sammelguts unbedingt vermeiden, dabei entsteht Wärme, die Gärungsprozesse in Gang setzen kann. Frisches Sammelgut niemals in Haufen liegen lassen, sondern möglichst früh flach ausbreiten.

14.1.5 Trocknen des Sammelguts

Das Sammelgut muss sofort nach dem Einbringen getrocknet werden. Die Kunst besteht darin, Faulen und Schimmelbildung zu verhindern und die ursprüngliche Farbe der Pflanzenteile weitgehend zu erhalten. An warmen Sommertagen kann an windgeschützten Stellen im Freien getrocknet werden. Sammelgut nicht dem direkten Sonnenlicht aussetzen; rote und blaue Blüten sind am empfindlichsten.

Traditionell wurde auf Dachböden getrocknet, niemals in bewohnten Räumen! Sammelgut am besten auf schwebenden Trockentüchern aus Leinen (**Trockenhorden**) ausbreiten. Dazu z. B. Bettlaken zwischen Stühlen etc. aufspannen. Um ein gleichmäßiges Trocknen zu gewährleisten, muss das Trockengut **täglich mindestens einmal aufgelockert** und gewendet werden. Frisch eingebrachte Pflanzen niemals mit bereits halbtrockenen vermischen.

Bei sehr saftreichen Kräutern muss die Leinenunterlage gelegentlich gewechselt werden. Bei Schimmelgefahr kann das Sammelgut vor der Trocknung auch leicht mit (unvergälltem!) **Äthylalkohol** (aus der Apotheke) eingesprüht werden.

Wurzeln können auf Fäden aufgereiht zum Trocknen **aufgehängt** werden.

Bei zu feuchter Witterung sollten vor allem die empfindlichen Blüten mit künstlicher Wärme, z. B. im Backofen, getrocknet werden. Im Handel erhältlich sind auch dafür geeignete Trockengeräte. Die Trockenhorden nur dünn beschichten und unter ausreichender Lüftung (Backofentür ein Stück offen lassen) mit ansteigender Temperatur bis maximal 70 °C trocknen. Kräuter mit ätherischen Ölen sollten möglichst rasch und nicht über 40 °C getrocknet werden.

14.1.6 Lagerung und Haltbarkeit

Nur rascheltrockenes Sammelgut in gut schließenden Blechdosen aufbewahren. Haltbarkeit etwa ein Jahr.

14.2 Grundrezepte

14.2.1 Tee (Infus: Wasserauszug, heiß)

- 1 Teil Droge ergibt i. d. R. 10 Teile Auszug (Bsp. bei 1 TL pro Tasse: 1 TL etwa 5 ml, 1 Tasse etwa 150 ml).
- Bei Frischpflanzentees: das Doppelte der Angabe für die Droge nehmen: 1 EL pro Tasse bei frischem Kraut, 1 TL pro Tasse bei der Droge.
- Je größer der Zerkleinerungsgrad, desto größer die Ausbeute. Bei gekaufter Ware: Pflanzenteile (z. B. Stängel, Blüten) sollten optisch identifizierbar sein.
- Möglichst hoher Extraktionsgrad: kochendes Wasser, abgedecktes Gefäß, 10 Min. Auszugszeit unter gelegentlichem Umrühren.
- Tees mit Ätherisch-Öl-Drogen: weniger heiß, kürzere Ziehzeiten (Bsp. Fencheltee: angestoßene Früchte, heißes Wasser [80 °C], 3 Min. ziehen lassen, unbedingt abdecken).
- Eventuell Milchauszug bevorzugen, Fett zieht ätherische Öle besser aus als Wasser.
- Möglichst nicht mehr als 4 Komponenten zusammenmischen (Gefahr der Unterdosierung!).
- Spaltfrüchte erst unmittelbar vor der Verwendung anstoßen, große Blätter rebeln.
- Sinnvolles Teegeschirr verwenden: Kondenswasser sollte zurück in das Gefäß tropfen.
- Aufbewahrung in Weißblechdosen. Faustregel: Haltbarkeit max. 1 Jahr.

Beispiele

Rezeptur

Meerrettichtee

- 1 Tasse heißes, nicht mehr kochendes Wasser
- 1 TL frisch geriebener Meerrettich
- 1 TL Honig
- 2–3 Nelken

Zutaten mischen und 10 Min. ziehen lassen, abseihen.
Bei Erkältung in kleinen Schlucken trinken.

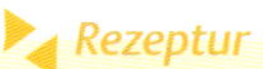

Milchauszug mit Meerrettich

- 1 EL frisch geriebener Meerrettich
- pro ½ Liter Milch

kalt ansetzen und vorsichtig auf Trinktemperatur erhitzen (nicht kochen!).
10 Min. ziehen lassen, abseihen.
In kleinen Schlucken trinken.
Unterstützend bei Mandelentzündung, Sinusitis, Erkältung, Kopfschmerzen, Zahnschmerzen.

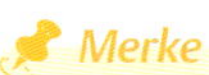

Kinderdosierungen bei Tees und anderen pflanzlichen Zubereitungen

- **Kinder unter 12 Jahren:**

  $$\text{Dosis} = \frac{\text{Erwachsenendosis x Alter des Kindes}}{\text{Alter des Kindes + 12}}$$

  Beispielrechnung: Die Kinderdosierung für Kinder unter 12 Jahren erhält man, indem man zunächst das Alter des Kindes mit der Zahl multipliziert, die die Erwachsenendosis wiedergibt. Ist das Kind beispielsweise 5 Jahre alt und die Erwachsenendosis beträgt 4 TL Droge (pro 1 Liter Wasser), erhalten wir die Zahl 20.
  Nun addieren wir das Alter des Kindes zur Zahl 12, in diesem Beispiel ergibt das 17.
  Anschließend teilen wir 20 durch 17 und erhalten die Dosis für das 5-jährige Kind: 1,2 TL Droge pro 1 Liter Wasser.
  Mit einer **Faustregel** kann man die Kinderdosierung auch in guter Annäherung überschlagen: 5 % der Erwachsenendosis werden mit der Anzahl der Lebensjahre des Kindes multipliziert. In unserem Beispiel des 5-jährigen Kindes und einer Erwachsenendosis von 4 TL pro 1 Liter Wasser ergeben sich: 5 % x 5, also 25 % der Erwachsenendosis und damit 1 TL Droge pro 1 Liter Wasser.
- **Für Jugendliche von 12–18 Jahren gilt:**
  Erwachsenendosis x 0,5, d. h. die Hälfte der Erwachsenendosis.

Infus aus Frischpflanzen

Das Doppelte der Angabe für die Droge nehmen: 1 EL pro Tasse bei frischem Kraut, 1 TL pro Tasse bei der Droge (**Abb. 14.2**).

Infus aus Drogen

Je größer der Zerkleinerungsgrad, desto größer die Ausbeute.

Bei gekaufter Ware beachten: Pflanzenteile sollten optisch identifizierbar sein, z. B. auch das Verhältnis Stängel- zu Blütenanteil.

Ein möglichst hoher Extraktionsgrad lässt sich mit kochendem Wasser, einem abgedeckten Gefäß, 10 Min. Auszugszeit unter gelegentlichem Umrühren erzielen.

Infus aus Ätherisch-Öl-Drogen

- Heißes, nicht kochendes Wasser verwenden, kürzere Ziehzeiten einhalten.
- Evtl. Milchauszug bevorzugen, da Fett ätherische Öle besser auszieht als Wasser.
- Möglichst nicht mehr als 4 Komponenten zusammenmischen (Gefahr der Unterdosierung!).
- Spaltfrüchte erst unmittelbar vor der Verwendung anstoßen, große Blätter rebeln.
- Beim Teegeschirr beachten: Kondenswasser sollte zurück in das Gefäß tropfen.
- Aufbewahrung in Weißblechdosen; Faustregel: Haltbarkeit max. 1 Jahr.

Beispiel

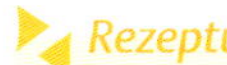

Fencheltee

Angestoßene Früchte in 80 °C heißes Wasser geben, abgedeckt(!) 3 Min. ziehen lassen.

14.2.2 Dekokt (Abkochung)

- 1 EL frische oder 1 TL getrocknete Ware auf 200 ml Wasser.
- Ansetzen der Droge mit kaltem Wasser, aufkochen und anschließendes Ziehenlassen (etwa 10–20 Min.) bei leichtem Kochen, ggf. verdampftes Wasser nachfüllen.

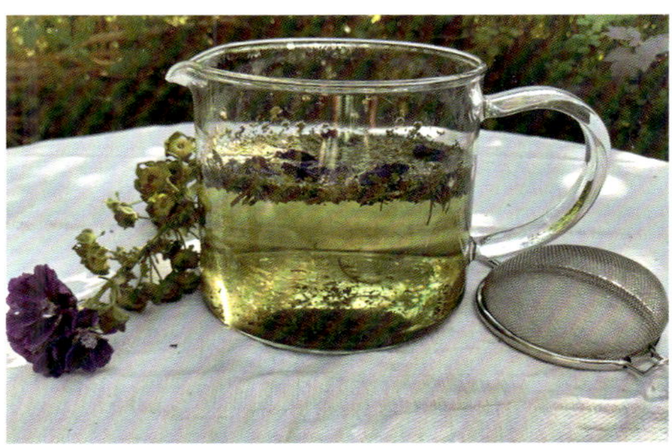

Abb. 14.2 Das Pflanzenmaterial zur Herstellung von Tee sollte möglichst frei in der Kanne schwimmen können und nicht in Teesieben oder Teeeiern „eingesperrt" werden. Besonders wichtig ist das beim Kaltwasserauszug. Nach der Ziehzeit den Tee durch ein normales Haushaltssieb in eine zweite Kanne abseihen. Im Bild die Herstellung eines Kaltauszugs aus Malvenblättern und -blüten.

- Geeignet bei kompakten Drogen aus harten Blättern, Rinden, Wurzeln oder Hölzern (Bsp. Süßholzwurzel, Blutwurz).
- Längere Haltbarkeit als Infus, da weniger Verkeimungsgefahr.
- **Bitte beachten:** Wirksamkeitsbestimmende Inhaltsstoffe müssen hitzestabil sein!

Beispiel

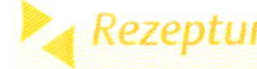

Süßholztee

- 3 TL Süßholzwurzel, fein geschnitten
- mit 250 ml kaltem Wasser ansetzen

aufkochen (hohes Gefäß benutzen, schäumt!) und 10 Min. köcheln lassen. Abseihen.

14.2.3 Mazerat (Wasserauszug, kalt)

- 1 EL frisches oder 1 TL getrocknetes Kraut mit 200 ml kaltem Wasser aufgießen und über Nacht abgedeckt ziehen lassen, vor der Verwendung abseihen und kurz erwärmen, aber nicht kochen.

- Geeignet für Drogen mit Schleimstoffen (Muzilaginosa), die hitzelabil sind, oder für Drogen, bei denen durch heißes Wasser unerwünschte Stoffe in den Tee übergehen würden.

Beispiele

- **Eibischwurzel:** Muzilaginosum mit hohem Anteil an Pektinen und Stärke, die bei höheren Temperaturen den Tee verkleistern würden.
- **Bärentraubenblätter:** Abtrennung des Wirkstoffs Arbutin von magenreizenden Gerbstoffen durch das Kaltmazerat:
  - Abkochung: 600 mg Arbutin und 600 mg Gerbstoff im Endprodukt,
  - Kaltauszug: 800 mg Arbutin und 300 mg Gerbstoff im Endprodukt.

14.2.4 Mazerations-Dekokt

- Droge wird lange, z. B. über Nacht, in kaltes Wasser gelegt und 10–30 Min. lang ausgekocht.
- Für kieselsäurehaltige Drogen, da die Kieselsäure so gut in Lösung geht. Auch beste Zubereitungsform für getrocknete Hagebutten.

14.2.5 Infus-Mazerat

- Drogen werden zuerst mit kochendem Wasser übergossen, der Inhalt wird abgedeckt bis zum Erkalten mazerisiert.
- Für harte Drogen mit ätherischen Ölen, z. B. Engelwurz, Alantwurzel, Baldrianwurzel.

14.2.6 Tinktur (Alkoholauszug)

- Das Verhältnis von Droge und Liquidum (= Auszugsmittel) beträgt in der Regel 1:2 bei frischem und 1:5 bei getrocknetem Pflanzenmaterial.
- Beim Frischpflanzenmaterial zum Beispiel bedeutet das in der Praxis, dass das doppelte Gewicht des Auszugsmittels im Verhältnis zum Frischpflanzenmaterial hinzugegeben wird (1 Teil Pflanzenmaterial plus 2 Teile Auszugsmittel).
- In weithalsigen Flaschen ansetzen, damit beim Abfiltrieren möglichst wenig Material in der Flasche verbleibt. Das Pflanzenmaterial sollte in jedem Fall **gut von der Flüssigkeit bedeckt** sein, da sonst die Gefahr des Verschimmelns droht.
- Für den Hausgebrauch wird meist Wodka oder Doppelkorn (etwa 38 % Alkohol) benutzt, womit man eine Haltbarkeit von etwa 1 Jahr erzielen kann.
- Den Ansatz unter gelegentlichem Schütteln 2–3 Wochen dicht verschlossen und **unter Lichtausschluss** ziehen lassen.
- Abseihen und in eine **dunkle Flasche** füllen, lichtgeschützt lagern.
- Tinkturen werden tropfenweise verwendet, z. B. in Wasser oder Tee.

Zusatzinfo

Um **Arzneibuchqualität** zu erhalten, ist für jeden Pflanzenauszug der Alkoholgehalt (= **Äthanolgehalt**) des Auszugsmittels vorgegeben:
Beispiele:
- Eiche (Gerbstoffe) 65 %
- Goldrute (Flavonoide, Saponine) 35 %
- Tausendgüldenkraut (Bitterstoffe) 35 %
- Thymian (ätherische Öle) 70 %
- Ingwer (Scharfstoffe) 35–50 %

Soll die herzustellende Tinktur für die innerliche Einnahme geeignet sein, ist auf Verwendung **trinkbaren Alkohols** zu achten (Bezeichnung in der Apotheke: **Trinkfeinsprit, Ethanolum potabile**).

Mit Kampfer vergällter Alkohol ist billiger; daraus hergestellte Tinkturen können für die äußerliche Anwendung benutzt werden.

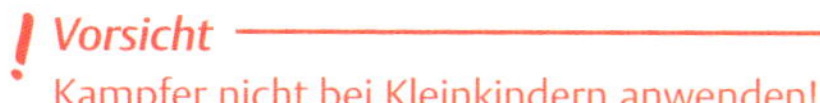

Vorsicht

Kampfer nicht bei Kleinkindern anwenden!

14.2.7 Urtinktur

- Hergestellt gemäß den Vorschriften des Homöopathischen Arzneibuchs (HAB).
- Meist aus frischem und gepresstem Pflanzenmaterial, selten aus Drogen.
- Ausgangsmaterial für Potenzierungen und Spaghyrik.
- Extraktion des Presssaftes mit 86 % Alkohol im Verhältnis 1:1.

14.2.8 Medizinalwein

Medizinalwein aus Frischpflanzen oder Drogen

Faustregel: ca. 30–50 g Pflanzenmaterial pro 1 Liter Wein

1–7 Tage an einem sonnigen Platz stehen lassen, gelegentlich schütteln, abfiltrieren. Da Medizinalweine auch angenehm schmecken sollen, werden ihnen häufig noch Süßungsmittel oder aromatisierende Zusatzstoffe beigefügt. In der Zeit der Klostermedizin enthielten sie meist Honig, da man sie aus den honighaltigen Latwergen herstellte.

Historische Rezeptur

Petersilienwein nach Hildegard von Bingen

- 10 Stängel frische Petersilie mit Blättern
- 2 EL Essig
- 80 g Honig
- 1 Liter Kabinettwein

Petersilie und Honig 5 Min. kochen. Dann Honig und Essig zugeben und noch 5 Min. weiterkochen, abschäumen, abseihen.
3-mal täglich 1 Likörglas nach dem Essen einnehmen.
Herzstärkend, harntreibend.

Medizinalwein aus Tinkturen oder Magenbittern

Alle Magenbitter oder Tinkturen aus Bitterstoffpflanzen, die auf der Basis von Doppelkorn oder Wodka mit 38–40 % Alkohol hergestellt wurden, lassen sich mit Südwein (Alkoholgehalt 17–22 %, z. B. Sherry, Portwein, Malaga etc.) zu einem Medizinalwein mischen (abspriten). **Selbstverständlich verringert sich durch diese Verdünnung die medizinische Wirkung!**

In dunkle Flaschen füllen und etikettieren.

Haltbarkeit: etwa 6 Monate, je nach Inhaltsstoffen und Zuckergehalt

Zusatzinfo

Mischungsverhältnis zum Erreichen eines Alkoholgehalts von etwa 20 %:
150 ml Tinktur (oder Bitter) + 850 ml Südwein

Aufspriten zur Erhöhung der Haltbarkeit

Generell gilt, dass die Haltbarkeit eines alkoholischen Pflanzenauszugs mit dem Alkoholgehalt ansteigt. Handelsübliche Weine enthalten 8,5 bis maximal 17 % Alkohol. Hieraus hergestellte Medizinalweine haben je nach Inhaltsstoffen und Zuckergehalt eine Haltbarkeit von 1–2 Monaten; sie sollten bis zum endgültigen Verbrauch im Kühlschrank gelagert werden.

Süd- oder Likörweine (z. B. Madeira, Sherry, Portweine) enthalten bis zu 22 % Alkohol, die Haltbarkeit daraus hergestellter Medizinalweine steigt dadurch auf 4–6 Monate.

Durch das Aufspriten, d. h. das Mischen eines Medizinalweins mit höherprozentigen Spirituosen oder reinem Alkohol, kann der gewünschte Alkoholgehalt gezielt eingestellt werden. Zu beachten ist dabei, dass durch die Volumenzugabe beim Aufspriten die Konzentration des Pflanzenextrakts wegen seiner Verdünnung absinkt. Die Verwendung von 96 %igem Alkohol (Weingeist z. B. aus der Apotheke, nicht vergällt!) zum Aufspriten hält diesen unerwünschten Effekt am geringsten, da hier die Volumenzugabe am kleinsten ist.

Zur Einstellung eines Ziel-Alkoholgehalts wird das **Mischungskreuz** (**Abb. 14.3**) verwendet. Mit dieser anschaulichen Methode kann man leicht die Massenanteile zweier Stammlösungen ausrechnen, die man jeweils benötigt, um daraus ein Lösungsgemisch mit einer bestimmten Zielkonzentration herzustellen. Im folgenden Beispiel soll eine beliebige Menge eines selbst her-

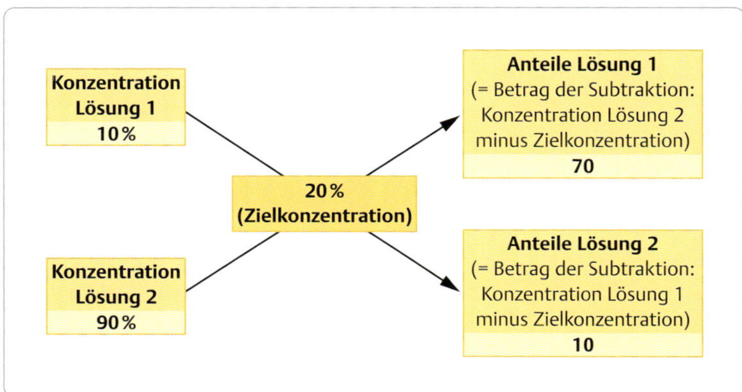

Abb. 14.3 Mischungskreuz.

gestellten Medizinalweins mit nur 10 % Alkohol auf 20 % eingestellt werden:

Gedanklich betrachtet man die Lösung mit geringerer Alkoholkonzentration (Beispiel: Medizinalwein mit 10 %) als „Gewinnlösung", den hochkonzentrierten Alkohol (Beispiel: 90 %) als „Verlustlösung". Im Mischungskreuz stehen die Alkoholkonzentrationen dieser Lösungen auf der linken Seite (bei diesem Beispiel: 10 % links oben, 90 % links unten.) Die gewünschte Ziel-Alkoholkonzentration (Beispiel: 20 %) wird in der Mitte notiert. Da sich beim Mischen der Lösungen deren Massenanteile umgekehrt proportional zu Gewinn und Verlust verhalten, kann man die Massen der Mischungspartner folgendermaßen „über Kreuz berechnen":

Man bildet die Differenz aus der bekannten Konzentration links oben und der Zielkonzentration in der Mitte und notiert das Ergebnis rechts unten (bei diesem Beispiel ergibt sich: 10–20 = –10. Das negative Vorzeichen nicht notieren!). Danach wird die Differenz aus der bekannten Konzentration links unten und der Zielkonzentration in der Mitte gebildet und rechts oben notiert (in diesem Beispiel: 90–20 = 70). Man ersieht nun aus dem Mischungskreuz, dass das Gewichtsverhältnis zwischen Medizinalwein und dem 90 %igen Alkohol 70:10 sein muss, um einen Gesamtalkoholgehalt der Mischung von 20 % zu erhalten.

Man wiegt nun den selbst hergestellten Medizinalwein ab und gibt ein Siebtel dieses Gewichts an 90 %igem Alkohol hinzu.

14.2.9 Likör

Liköre können aus mit Korn oder Wodka ausgezogenen Kräuteransätzen zubereitet werden.

Um eine Zucker-Endkonzentration von mindestens 100 g pro Liter Likör zu erhalten, den **fertig ausgezogenen Kräuteransatz** nach dem Abfiltrieren ausmessen. Der Zucker (oder Honig, Agavendicksaft etc.) sollte getrennt zunächst in wenig Wasser aufgelöst werden. Nach Belieben kann dieser Zuckeransatz auch mit erwärmtem (nicht kochendem!) Wein oder anderen Spirituosen hergestellt werden, was vielfältige Geschmacksvarianten beim Gesamtergebnis ermöglicht. Zum Ausrechnen des Gesamtzuckergehalts muss das Volumen der Zuckerlösung zur abgemessenen Menge des Kräuteransatzes hinzugerechnet werden!

Beide Flüssigkeiten werden nach Auflösen des Zuckers vereint. Diese Mischung wird nochmals gelagert und sollte erst nach einigen Wochen angebrochen werden, da der Likör nach der Zuckerzugabe geschmacklich noch nachreift.

14.2.10 Ölmazerat

Pflanzenteile werden nach Zerkleinerung mit **nicht trocknenden Ölen** (Bsp. Olivenöl, Mandelöl) oder Fetten (Bsp. Schweineschmalz, Kokosöl) angesetzt (**Abb. 14.4**).

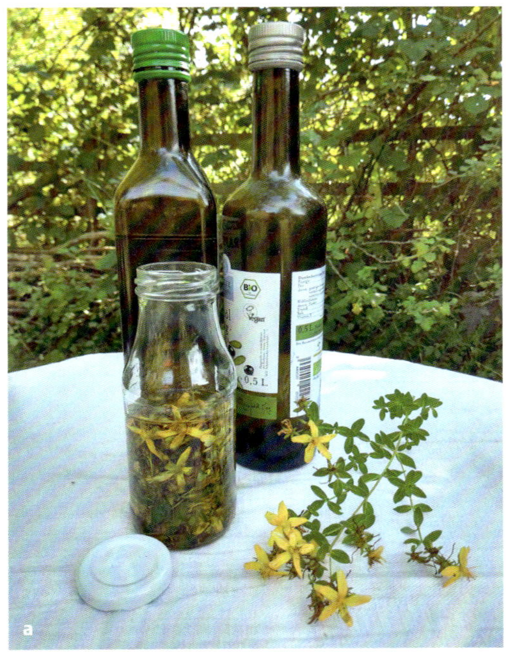

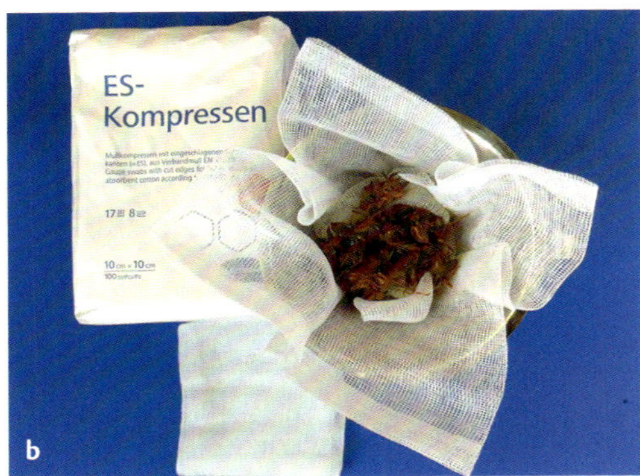

Abb. 14.4 Herstellung von Ölmazeraten.
a Ölmazerate stets in weithalsigen Gefäßen ansetzen.
b Öliges Pflanzenmaterial filtriert man am besten durch mehrere Lagen von Mullkompressen ab (= kolieren: abseihen durch ein Tuch); Papierfilter würden zu schnell verstopfen.

Mazerieren hat eine jahrhundertelange Tradition in Europa, v. a. im ländlichen Raum (Bsp. Arnika, Johanniskraut [= „Rotöl"], Ringelblume).

In Asien wird traditionell mit Kokosöl mazeriert. Vorteil: Kokosöl enthält keine ungesättigten Fettsäuren, wird also nicht ranzig! Medizinische Werke des Mittelalters listen Kokosöl als Heilmittel auf.

- Frischpflanzen vor Verwendung evtl. anwelken lassen (zwischen Küchenpapier 1–2 Tage bei trockenem Wetter oder mit Alkohol besprühen und antrocknen lassen).
- Ölauszüge sind relativ instabil durch Peroxidation. Gefahr von Schimmel und Verkeimung bei Restwassergehalt!
- Kaltextrakt: ca. 4 Wochen bei Sonnenlicht.
- Heißextrakt: bei max. 50–70 °C im Wasserbad, 2–3 Stunden.
- Pro 1000 g Öl/Fett: 100–250 g Frischpflanzenmaterial oder 50–100 g Droge.
- Haltbarkeit von fertigen, abgeseihten Ölmazeraten bei kühler und dunkler Lagerung: etwa 1 Jahr.

14.2.11 Creme

Cremes sind **wasserhaltig** und versorgen die Haut mit Feuchtigkeit.

Grundbestandteile:

- **Wasserbasis**: 100 ml Kräutertee, alternativ 50 ml Wasser + 50 ml Hydrolat.
- **Ölbasis**: 100 ml Basisöl (z. B. Mandel- oder Olivenöl; kaltgepresst, Bio-Qualität!), alternativ ein fertiges Ölmazerat (S. 274).

Herstellung:

- Wasserbasis auf 40–60 °C temperieren.
- Ölbasis im Wasserbad auf 40–60 °C erwärmen, darin 15 g Bienenwachs und 15 g Wollwachs schmelzen lassen.
- Wasserbasis zugeben (auf gleiche Temperatur beider Komponenten achten) und unter ständigem Rühren die Creme erkalten lassen. Kurz vor dem Festwerden können 3–4 Tropfen eines ätherischen Öls nach Wahl zugegeben werden. In Tiegel füllen und diese geöffnet, mit einem sauberen Tuch bedeckt, abkühlen lassen. Erst dann mit den Schraubdeckeln verschließen (um Kondenswasserbildung zu verhindern).

- Dunkel und kühl gelagert 3–4 Monate haltbar, wenn saubere, am besten sterilisierte Tiegel und Arbeitsgeräte verwendet wurden.

14.2.12 Salbe

Salben enthalten **kein Wasser**. Sie bilden eine Schutzschicht auf der Hautoberfläche und versorgen die Haut mit Fett.

- 100 ml Basisöl (z. B. Mandel- oder Olivenöl; kaltgepresst, Bio-Qualität!), alternativ ein fertiges Ölmazerat (S. 274), im Wasserbad auf 40–60 °C erwärmen, 20 g Bienenwachs zugeben und unter Rühren schmelzen.
- Gefäß aus dem Wasserbad nehmen und die Salbe unter Rühren erkalten lassen. Kurz vor dem Festwerden können 5–10 Tropfen eines ätherischen Öls nach Wahl (Herstellerangaben auf den Fläschchen zur Verdünnung beachten!) zugegeben werden.
- Salbe in Tiegel füllen und diese geöffnet, mit einem sauberen Tuch bedeckt, abkühlen lassen. Erst dann mit den Schraubdeckeln verschließen (um Kondenswasserbildung zu verhindern).
- Dunkel und kühl gelagert bis zu 1 Jahr haltbar.

15 Ätherische Öle

15.1 Ankauf

Es ist damit zu rechnen, dass viele Verfälschungen und minderwertige Produkte auf dem Markt sind! Nur kleine Flaschen (5–10 ml) kaufen; die Flaschen sollten einen **Tropfeinsatz** und eine **Kindersicherung** haben.

Bei hochwertigen ätherischen Ölen sollte Folgendes auf dem Etikett vermerkt sein:

- Name und Kontaktdaten des Herstellers,
- Füllmenge,
- Verfallsdatum; Chargennummer,
- die Angabe „**100 % reines**, natürliches ätherisches Öl",
- der deutsche und der botanische Name der verwendeten Pflanze, ggf. der Chemotyp (ct); z. B. mögliche Zusätze für Thymian: ct. linalool, ct. geraniol, ct. thymol, ct. carvacrol,
- der verwendete Pflanzenteil,
- Zusätze und Mischungsverhältnisse in Prozent (z. B. bei Mischungen im Trägeröl),
- das Ursprungsland mit Angaben zum Anbau (z. B. Wildsammlung, kontrolliert biologischer Anbau, konventioneller Anbau, rückstandsgeprüft),
- Sicherheitshinweise und Angaben zur Lagerung.

Merke

Keine „naturidentischen" oder gar synthetischen Öle oder Ölmischungen verwenden! Hinter der Angabe „natürliches ätherisches Öl" können sich Gemische verbergen!
Kontrolliert biologischer Anbau der Ursprungspflanzen ist zu bevorzugen, da sich herstellungsbedingt Pflanzenschutzmittel in den ätherischen Ölen anreichern können.

15.2 Sicherheitshinweise

Empfindliche Personen und Allergiker sollten vor Anwendung des Öls einen Armbeugentest machen (4 Tropfen ätherisches Öl auf 10 ml Trägeröl, z. B. Olivenöl; Mischung in die Armbeuge einmassieren, 10 Minuten beobachten, ob eine Reaktion erfolgt).

Agrumenöle (ätherische Öle aus Zitrusfrüchten) können unter Sonnenlicht zu Hautreizungen führen.

Minzöle nicht für Vollbäder verwenden, da sie über die Reizung der Kälterezeptoren zu unangenehmem Kältegefühl führen können („Kühlschrankeffekt").

! Vorsicht

Säuglinge bis zum Alter von 6 Monaten nicht mit Duftlampen beduften. Auch bei Kleinkindern keine kühlenden Öle wie Pfefferminze, Niaouli, Cajeput oder Rosmarin verwenden, da sie Kehlkopfkrämpfe und Atemstillstand auslösen können.

Merke

Angaben zu Verdünnungen immer exakt beachten!

15.3 Lagerung

Bei der Lagerung gilt es Folgendes zu beachten:

- bei Raumtemperatur lagern; keiner Heizungswärme aussetzen,
- im Dunkeln (Box oder Schrank) lagern; nicht dem Sonnenlicht aussetzen, da häufiger Kontakt mit Luftsauerstoff ätherische Öle oxidieren lässt, sie können dann hautreizend wirken.

15.4 Haltbarkeit

- **Faustregel:** Ätherische Öle sind ungeöffnet bis 2 Jahre, geöffnet bis 1 Jahr haltbar.
- Dickflüssige Öle (z. B. Sandelholz, Vetiver) und Absolues verlieren durch die Lagerung nicht an Qualität. Ungeöffnet halten sie 10–15 Jahre.
- Zitrusöle verlieren bereits nach einem Jahr ihren Duft und können ranzig werden.

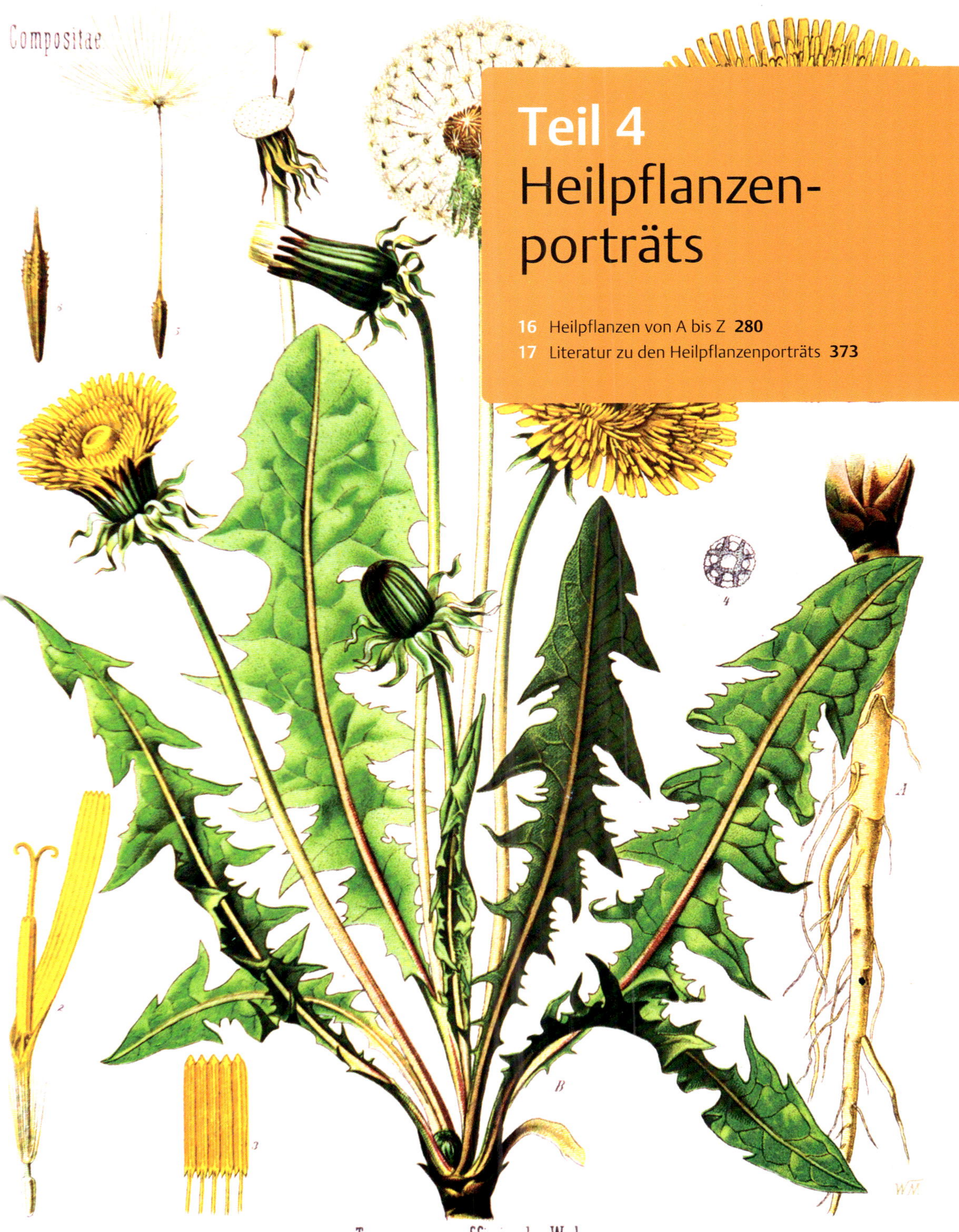

Teil 4
Heilpflanzen-porträts

16 Heilpflanzen von A bis Z

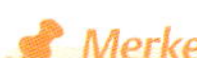

Historische Verwendung von Arzneipflanzen

Die Angaben zu Indikationen und Anwendungsweise in den medizinhistorischen Werken dürfen zur Behandlung von Beschwerden **nicht unkritisch** in die heutige Zeit übernommen werden. Ihre Darstellung in diesem Buch dient ausschließlich der Information medizinhistorisch interessierter Leser, sie ist **keine Anleitung** zur Verwendung dieser Arzneipflanzen. Viele historisch belegte Anwendungen von Heilpflanzen sind aus heutiger Sicht obsolet oder möglicherweise gesundheitsschädlich. Sie können die Gefahr von Neben- und Wechselwirkungen bergen, die in der damaligen Zeit nicht zutage traten oder aber bewusst in Kauf genommen wurden.

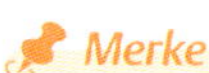

Heutige Verwendung von Arzneipflanzen

Die jeweils aufgeführte **Tagesdosis** gilt für **Erwachsene**.

Ein Hinweis zur **Anwendungsdauer** ist nur bei denjenigen Pflanzen angegeben, deren Inhaltsstoffe eine Begrenzung der Anwendungsdauer aus gesundheitlichen Gründen erfordern. Für alle anderen gilt, dass die aufgeführten Pflanzen ohne ärztlichen Rat **nicht länger als 4–6 Wochen** in einer arzneilich wirksamen Dosis eingenommen werden sollten. Dies gilt speziell im Rahmen einer Selbstmedikation.

Zusatzinfo

Die aufgeführten **Fertigpräparate** sind Beispiele und wurden willkürlich ausgewählt; es existieren in der Regel zahlreiche Alternativen an Herstellern und Handelsnamen. Beim Konsum der Fertigpräparate sind stets die Herstellerangaben auf dem Beipackzettel zu beachten.

16.1 Aloe vera

16.1.1 Kurzporträt

Systematische Einordnung *Aloe vera* (*L.*) *Burm. F., Aloe bardadensis Miller* (Fam. Xanthorrhoeaceae)

Aloe gehört innerhalb der Familie der Grasbaumgewächse (Xanthorrhoeaceae) zur Unterfamilie der Affodillgewächse (Asphodeloideae). Die Grasbaumgewächse sind Mitglieder der Ordnung Spargelartige (Asparagales). Ihre ursprüngliche Heimat war möglicherweise die arabische Halbinsel, heute wird sie in allen tropischen und subtropischen Regionen angebaut. Im Mittelmeerraum und auf den Kanaren sowie in Indien und Mexiko gilt sie als eingebürgert. Sie wächst stammlos oder nur mit sehr kurzen, aber bis 30 cm dicken Stämmen. Daran sind dicht als Rosette bis zu 16 Laubblätter angeordnet, die sich nach oben lanzettartig verjüngen. Die Blätter können eine Länge von 50 cm und eine Breite von 7 cm erreichen.

16.1.2 Historische Verwendung

Schon in der Spätantike kam die Aloe (**Abb. 16.1**) aus Arabien, Indien und von den Inseln des Mittelmeeres, wie Dioskurides berichtet (III, 22, S. 276 f.). Die beste sei die, die leberfarben, fett, glänzend und ohne sandige Bestandteile sowie von stark bitterem Geschmack sei. Genutzt wurde der Saft unter anderem zur Reinigung des Magens, in Abführmitteln, gegen blutigen Auswurf, bei Mandel- und Zahnfleischentzündung: „Zunge, Zahnfleisch und alle Mundbeschwerden erhalten ihren Vorteil, wenn sie mit Aloe, in Wein und Honig gut gestampft, gerieben werden."

In Antike und Mittelalter galt Aloe im Gegensatz zu heute als mildes Abführmittel, wie das z. B. Odo Magdunensis im späten 11. Jahrhundert angibt.

> *„Drei Pillen täglich nach dem Mahl oder nur zwei, von frischer, grüner Aloe mit Kohlsaft, ausgeformt nach der Größe einer dicken Bohne oder Kichererbse, seien sehr nützlich einzunehmen, sprach er [gemeint ist der Arzt Oribasius]. Dies Mittel treibt die bösen Körpersäfte mitsamt der Darmausscheidung reinigend hinaus, ohne den Magen zu zerrütten oder Gewalt zu gebrauchen."*
>
> Odo Magdunensis: Macer floridus (Kap. 77)

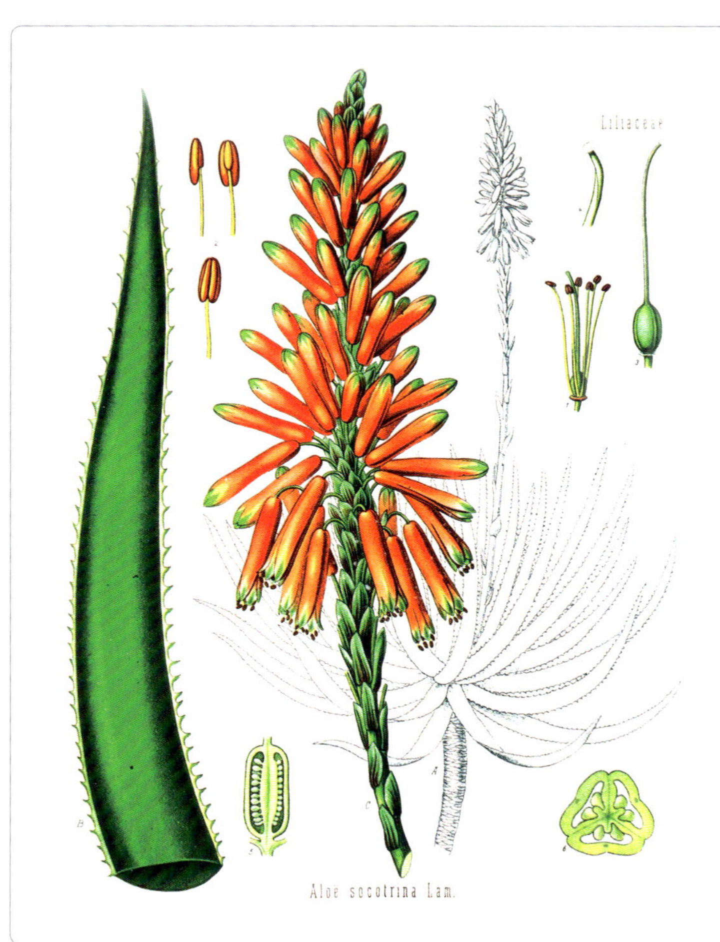

Abb. 16.1 Aloe vera
Tafelbeschreibung: A Pflanze, sehr verkleinert. B Blattspitze, nat. Grösse. C oberer Theil des Blüthenschaftes, nat. Grösse, 1 Blüthe ohne Perigon desgl.; 2 Staubgefässe, vergrössert; 3 Stempel vergrössert; 4 Griffelende desgl.; 5 u. 6 Fruchtknoten im Längs- und Querschnitt, desgl. Nach einer Originalzeichnung des Herrn Professor Schmidt in Berlin (Quelle: Papst G, Hrsg. Köhler's Medizinal-Pflanzen in naturgetreuen Abbildungen mit kurz erläuterndem Texte: Atlas zur Pharmacopoea germanica, austriaca, belgica, danica, helvetica, hungarica, rossica, suecica, Neerlandica, British pharmacopoeia, zum Codex medicamentarius, sowie zur Pharmacopoeia of the United States of America. Gera-Untermhaus: Fr. Eugen Köhler; 1883–1914. Foto: Kirsten Oborny, Thieme Gruppe)

Aloe galt auch als hilfreich gegen Haarausfall und Kopfschmerzen. So auch bei Hildegard von Bingen (*Physica*, 1.175), die gegen Kopfschmerzen einen Umschlag mit Aloe und Myrrhe sowie Mohnöl und Sauerteig empfiehlt. Wie Dioskurides und der *Macer* erwähnt sie Gelbsucht, Zahnschmerzen, dazu Husten und Fieber (hier mit Andorn, Lorbeerblättern und Süßholz), aber nicht die abführende Wirkung der Aloe.

Nach dem *Circa instans* aus Salerno reinigt Aloe den Körper von allen überflüssigen Säften, kräftigt den Magen und beseitigt Kopfweh, das von „aus vom Magen aufsteigenden Dämpfen (infolge ungenügender Verdauung) herrührt". Weiterhin wird in diesem Kapitel ausgeführt: „Wenngleich nämlich die Aloe für den Mund bitter ist, so ist sie doch dem Magen süß." Und: „Wenn kalte Säfte sich im Magen aufhalten und die Verdauung verhindern, gibt man zwei Drachmen Aloe zusammen mit zwei Drachmen Mastixharz: das reinigt den Magen, macht ihn aus seiner Abkühlung und Schwächung wieder stark".

Noch der Medizinprofessor Julius Clarus (1819–1863, Leipzig) hielt Aloe für ein langsam wirkendes Purgiermittel bei habitueller Obstipation. Er beobachtete die erfolgreiche Anwendung von Aloe bei Gärungsprozessen im Magen mit saurem Aufstoßen und setzte Aloe auch als Stomachikum und Karminativum ein.

Nach Gerhard Madaus (1938) [79] wurde Aloe zu seiner Zeit vor allem als Purgiermittel bei Verstopfungen, aber auch als Emmenagogum verschrieben. Als weitere Indikationen nennt er Leber- und Gallenstörungen (auch Ikterus), eitrige Augen bei Konjunktivitis sowie Wunden und Geschwüre.

Seit dem ausgehenden 20. Jahrhundert wurde Aloe als eine Art Wundermittel überall angeboten, meist ohne Angabe der Stammpflanze (es gibt über 500 Arten) und der Zubereitungsform.

Primärqualitäten Nach dem *Circa instans* aus Salerno ist Aloe wärmend und trocknend im zweiten Grad (gemeint ist dabei der eingedickte und getrocknete Blattsaft der Pflanze, der die wirksamen Anthranoide enthält).

16.1.3 Heutige Verwendung

Arzneilich genutzte Pflanzenteile

Die als „**Curaçao-Aloe**" bezeichnete Substanz ist der zum Trockengut eingedampfte (= der nach dem Verdunsten des Wasseranteils zu Pulver getrocknete) Saft der Blätter. Er enthält 25–40 % Aloin sowie Anthranoide und das bitterschmeckende Polyketid Aloeresin. Das **Aloe-vera-Gel** dagegen wird ausschließlich aus dem Wasserspeichergewebe der Blätter gewonnen, wobei durch geeignete Isolierungsverfahren eine Verunreinigung mit den Anthranoiden aus dem gelben Saft direkt unter der Blattrinde vermieden werden muss. Das Gel, das hauptsächlich zur Hautpflege verwendet wird, enthält Heteropolysaccharide von unterschiedlicher Kettenlänge sowie in kleinen Mengen Proteine und Aminosäuren, Steroide (Cholesterol, β-Sitosterin) und Salizylsäure.

Wirkweise und Indikationen

Aloin und die weiteren Anthranoide wirken stark abführend, deshalb kann Aloe als Abführmittel bei Verstopfungen (Obstipationen) eingesetzt werden, oder wenn ein weicher Stuhl erwünscht ist. Zudem wird die Peristaltik des Darms angeregt. Bei längerer Anwendung kann es jedoch zu Elektrolytverlusten, insbesondere von Kalium, kommen, was zu Störungen der Herzfunktion und zu Muskelschwäche führen kann. Außerdem wird durch den Kaliummangel die Wirkung von Herzglykosiden verstärkt.

Aloe-vera-Gel, besonders das frisch aus der Pflanze entnommene Gel, wirkt heilend bei Sonnenbrand, Verbrennungen, und Insektenstichen. Zur Heilung der Mundschleimhaut können aus Aloe-Gel Gurgellösungen hergestellt oder frisches (keimfreies!) Gel direkt einmassiert werden.

Kontraindikationen

Als Abführmittel darf Aloe nicht bei Schwangerschaft, Ileus, akuten entzündlichen Darmerkrankungen, Morbus Crohn, Colitis ulcerosa, Appendizitis und abdominalen Schmerzen unklarer Herkunft verwendet werden sowie nicht bei Kindern unter 12 Jahren.

Neben- und Wechselwirkungen

Bei längerer Einnahme von Aloe-Anthranoiden kann es zu Störungen im Wasser- und Elektrolythaushalt kommen, insbesondere zu Kaliumverlusten. Im Urin können Eiweiß und Blut auftreten (Albuminurie, Hämaturie). Bei Überdosierung kann es zu Vergiftungserscheinungen kommen, die sich in krampfartigen Schmerzen und schweren Durchfällen äußern. Auch Nierenentzündungen wurden beschrieben.

Anwendungen

Aloe-Gel Wer eine Aloe-Pflanze besitzt (Anm.: Aloe ist frostempfindlich und muss im Haus überwintert werden), kann für die äußere Behandlung der Haut das Aloe-Gel selbst herstellen.

Merke

Vorsichtsmaßnahmen gegen Verkeimung

Ein ganzes Blatt direkt am Blattgrund abschneiden, das verwendete Messer sollte scharf und mit Alkohol (z. B. Wodka) desinfiziert sein. Das Blatt waschen und abtrocknen, dann mit der Schnittstelle schräg nach unten in ein Gefäß stellen, damit der gelbe Saft herauslaufen kann. Sobald kein gelber Saft mehr austritt, die Schnittstelle davon säubern. Das Blatt in ca. 5–10 cm lange Stücke schneiden, dann den Rand mit den spitzen Zähnen auf beiden Seiten entfernen, zuletzt die Blattrinde großzügig abtrennen. Das gewonnene Gelstück zerkleinern und sofort frisch verwenden oder in kleinen Portionen einfrieren.

Aloe-Anthranoide Gegen Obstipation ausschließlich **Fertigpräparate** verwenden, z. B. Kräuterlax von Dr. Henk, 15 mg Kräuterdragees. 1 Dragee am Abend.

16.2 Andorn

16.2.1 Kurzporträt

Systematische Einordnung *Marrubium vulgare L.* (Fam. Lamiaceae)

Der Andorn ist eine ausdauernde, krautige Pflanze, mit aufrechten, unverzweigten Stängeln, die 30 bis 80 cm hoch werden können. Die Blätter sind rund bis herzförmig, unregelmäßig gezähnt und mit einem tief eingesenkten Nervennetz versehen. Die Blattunterseite ist filzig behaart. Die kleinen, weißen Blüten stehen in vielblütigen, kugeligen Scheinquirlen. Die Blütezeit erstreckt sich vom Mai bis zum August.

16.2.2 Historische Verwendung

Bereits in der Antike wurde der Andorn (**Abb. 16.2**) geschätzt, im Vordergrund stand dabei die Behandlung von Husten, Asthma und Lungenleiden, aber auch der Einsatz bei „Vergiftungen", wobei hier auch an die Wirkung von verdorbenen Speisen zu denken ist.

„Sollten die Stiefmütter je feindselig bereitete Gifte mischen in das Getränk oder in trügerische Speisen verderblich Eisenhut mengen, so scheucht ein Trank des heilkräftigen Andorns, unverzüglich eingenommen, die drohenden Lebensgefahren."

Walahfrid Strabo: Hortulus

Äußerlich wurde Andorn u. a. bei Wunden, Krämpfen, Flechten und Brüchen eingesetzt, so bei Dioskurides, Plinius, im *Lorscher Arzneibuch* und im *Hortulus* des Walahfrid Strabo. Das volkstümliche Herbarium *Pseudo-Apuleius* aus dem 4. Jahrhundert, das im Mittelalter gut bekannt war, führt unter anderem Magenschmerzen bei der langen Liste der Anwendungen auf (Kap. 45). In der Zeit der Klostermedizin (frühes und hohes Mittelalter) gehörte der Andorn zu den bedeutendsten Arzneipflanzen. Noch bis in die Neuzeit hinein wurde er als eine der wichtigsten Pflanzen gegen Vergiftungen betrachtet.

16

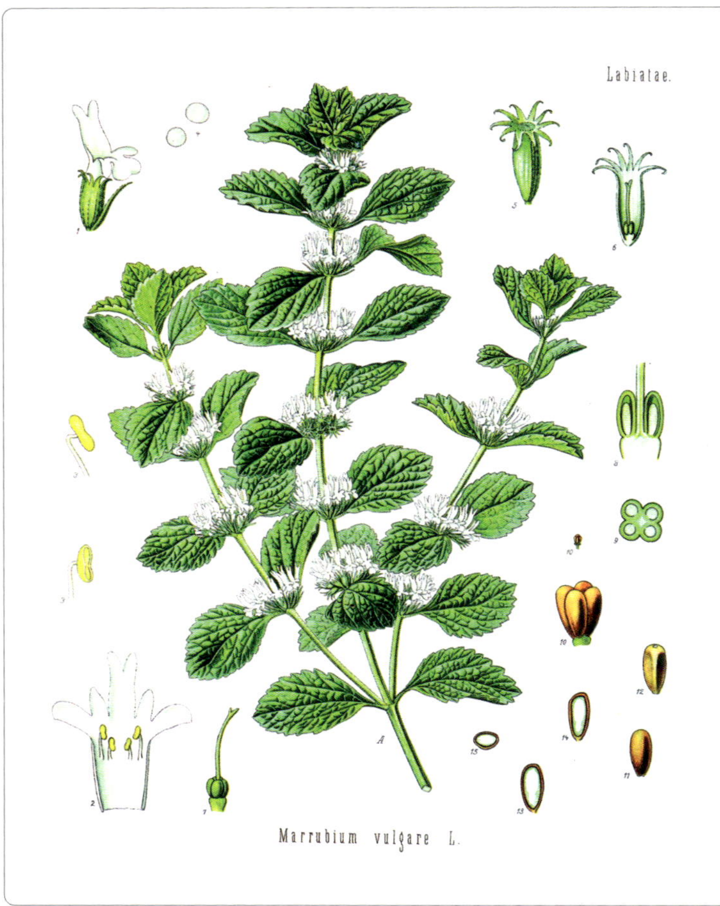

Abb. 16.2 Andorn
Tafelbeschreibung: A Theil der blühenden Pflanze, nat. Grösse; 1 Blüthe, vergrössert; 2 Krone zerschnitten und auseinandergebreitet, desgl.; 3 Staubgefässe, desgl.; 4 Pollen, desgl.; 5 Kelch, desgl.; 6 Kelch zerschnitten, mit Stempel, desgl.; 7 Stempel, desgl.; 8 unterer Theil des Stempels mit 2 Carpellen im Längsschnitt, desgl.; 9 derselbe im Querschnitt, desgl.; 10 Nüsschen, natürl. Grösse und vergrössert; 11 und 12 einzelnes Nüsschen von verschiedenen Seiten, desgl.; 13 und 14 dasselbe im Längsschnitt, desgl.; 15 dasselbe im Querschnitt, desgl. Nach einer Originalzeichnung des Herrn Prof. Schmidt in Berlin (Quelle: Papst G, Hrsg. Köhler's Medizinal-Pflanzen in naturgetreuen Abbildungen mit kurz erläuterndem Texte: Atlas zur Pharmacopoea germanica, austriaca, belgica, danica, helvetica, hungarica, rossica, suecica, Neerlandica, British pharmacopoeia, zum Codex medicamentarius, sowie zur Pharmacopoeia of the United States of America. Gera-Untermhaus: Fr. Eugen Köhler; 1883–1914. Foto: Kirsten Oborny, Thieme Gruppe)

Nach dem *Circa instans* sind die Hauptwirkungen des Andorns säfteauflösend und harntreibend. Indikationsgebiete im Bereich der Verdauungsorgane sind Würmer und „Verstopfung der Milz" (gemeint ist nach heutiger Auffassung eine Pankreas-Unterfunktion). Hildegard von Bingen schätzte den Andorn überaus. Sie empfiehlt vor allem die Zubereitung in Wein bei tauben Ohren, Halsschmerzen, Husten und Problemen der Eingeweide. Dass Andorn auch bei „verstopfter Leber" hilfreich ist, schreibt Ibn Sina (Avicenna 980–1037) in seinem *Canon medicinae*, der aber ebenso die Indikationen der Antike nennt. Noch Gerhard Madaus sieht in den Atemwegen, der Leber und dem weiblichen Genitalapparat die wichtigsten Indikationsgebiete des Andorns, besonders wenn es sich um sogenannte Verschleimungen dieser Organe handelt.

Primärqualitäten Das *Circa instans* stuft den Andorn als wärmend und trocknend im dritten Grad ein.

16.2.3 Heutige Verwendung

Arzneilich genutzte Pflanzenteile

Marrubii herba: das Kraut der Pflanze

Inhaltsstoffe und Wirkweise

In der Heilkunde wird das Kraut verwendet, genauer die Blätter mit den Blüten und den oberen Teilen der Stängel. Neben den wirksamkeitsbestimmenden Bitterstoffen mit Marrubiin (mindestens 0,7 %) enthält das Kraut Phenylethanoidderivate (unter anderem Acteosid) sowie Flavonoide, stickstoffhaltige Verbindungen (wie Cholin) und bis zu 7 % Lamiaceen-Gerbstoffe und Hydroxyzimtsäuren, jedoch keine Rosmarinsäure. Ätherisches Öl ist nur in sehr geringer Menge (ca. 0,06 %) vorhanden, was für Lippenblütler untypisch ist.

Andornkraut ist vor allem ein Bitterstoffmittel. Es wirkt choleretisch, fördert also den Gallenfluss, außerdem unterstützt es die Schleimlösung in den Atemwegen. Zudem hat es antientzündliche sowie krampflösende Effekte. Die Bitterstoffe regen die Magensaftsekretion an. Sie sollen außerdem das darmassoziierte Immunsystem modulieren.

Experimentelle Studien gaben Hinweise auf eine Verringerung der Sensitivität gegenüber Schmerzreizen. Im Tierversuch hat sich isoliertes Marrubiin gegenüber etablierten Analgetika wie ASS, Diclofenac und Paracetamol als wirksamer erwiesen (HMPC-Monografie).

Indikationen

Die Kommission E erstellte eine positive Monografie und nennt Appetitlosigkeit, dyspeptische Beschwerden wie Völlegefühl und Blähungen sowie Katarrhe der Luftwege (01.02.1990).

Nach der HMPC-Monografie (2012) sind drei Indikationen anerkannt: Zum einen als Expektorans bei erkältungsbedingtem Husten wegen der schleimlösenden und krampflösenden Effekte, zum anderen leichte dyspeptische Beschwerden wie Blähungen und Flatulenz und schließlich temporär auftretende Appetitlosigkeit.

Kontraindikationen

Wie bei allen Bitterstoffdrogen ist die Einnahme von Andornzubereitungen bei Gastritiden kontraindiziert, da die Sekretion von Magensäure durch Bitterstoffe gefördert wird.

Neben- und Wechselwirkungen

Keine bekannt.

Anwendungen

Tee Tee aus Andornkraut: 1,5 g Droge mit kochendem Wasser übergießen und 10 Min. ziehen lassen.

Tagesdosis: 4,5 g Droge

Fertigpräparate Zum Beispiel: Presssaft (Schoenenberger Andorn, Naturreiner Heilpflanzensaft), Fluidextrakt als Bronchialtropfen (Marrubin Andorn-Bronchialtropfen).

16.3 Angelika

16.3.1 Kurzporträt

Systematische Einordnung *Angelica archangelica L.* (Fam. Apiaceae)

Die Angelika oder Engelwurz, auch Arznei-Engelwurz genannt, stammt aus den gemäßigtkühlen und feuchten Regionen Nord-, Mittel- und Osteuropas. Der große Doldenblütler kann Höhen von 1,5 bis 3 Meter erreichen und sollte deshalb nicht mit dem Riesenbärenklau verwechselt werden. Bärenklau, zu dem ein Hautkontakt aufgrund möglicher Fotosensibilisierung vermieden werden sollte, hat einen dichtbehaarten und gefleckten Stängel, während der Stängel der Engelwurz unbehaart und rotbraun ist. Die Engelwurz ist 2- bis 4-jährig und blüht nur einmal. Im ersten Jahr wird eine rübenförmige Wurzel gebildet, im zweiten entwickelt sich der etwa 5 cm dicke Wurzelstock, der mit zahlreichen teilweise zopfigen Wurzeln besetzt ist. Die gesamte Pflanze riecht aromatisch.

16.3.2 Historische Verwendung

Die Autoren der Antike erwähnen die Angelika (**Abb. 16.3**) nicht, wohl deshalb, weil sie im Mittelmeerraum nicht vorkommt. Auch in den Werken der Klostermedizin fehlt Engelwurz, sogar bei Hildegard von Bingen, obwohl sie mehrere andere einheimische Pflanzen erstmals in einem medizinischen Zusammenhang nennt. In Norwegen, Island und Grönland wurde die Engelwurz dagegen sogar als Gemüse genutzt.

Erst mit der großen Pestwelle in der Mitte des 14. Jahrhunderts (1348–1350) fand die Pflanze Eingang in die Medizin in Mitteleuropa. Nach einer Legende soll der Erzengel Raphael erschienen sein, um sie den Menschen als Schutz vor dem Schwarzen Tod zu bringen. Dies soll auch den Namen Angelica (Engel) und Archangelica (Erzengel) erklären. Ab dem 14. Jahrhundert wurde sie auch in den Kräuter- und Klostergärten angebaut. Aufgrund ihres würzigen ätherischen Öls wurde sie dann auch Bestandteil verschiedener Kräuterbitter, wie etwa des Benediktiner- und Kartäuserlikörs. So behandelt sie auch Hieronymus Brunschwig in seinem *Kleinen Destillierbuch* vom Jahr 1500, dem ersten gedruckten Destillierbuch in deutscher Sprache. Dort heißt es: „Das beste Theil und [die beste] Zeit seiner Destillierung ist die Wurzel an dem Ende des zweiten Jahres im Herbst gehackt, gestoßen und mit großem Fleiß destilliert. Angelicawasser ist das aller edelste Wasser, das man gegen die

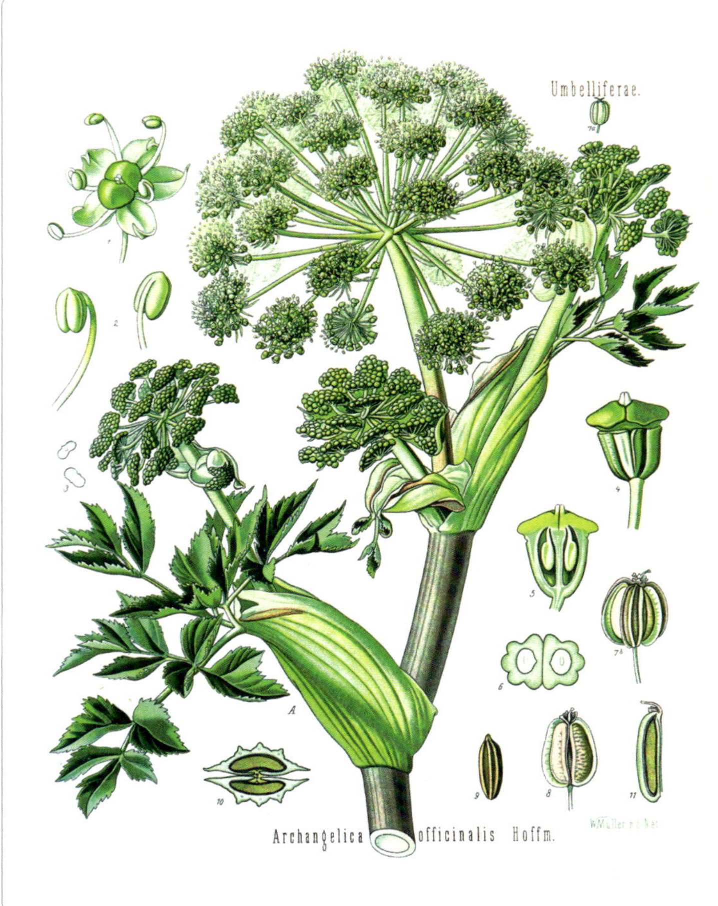

Abb. 16.3 Angelika
Tafelbeschreibung: A oberer Theil der Pflanze, natürl. Grösse; 1 Blüthe, vergrössert; 2 Staubblätter, desgl.; 3 Pollen, desgl.; 4 Stempel, desgl.; 5 derselbe im Längsschnitt, desgl.; 6 derselbe im Querschnitt, desgl.; 7a b Frucht, natürl. Grösse und vergrössert; 8 dieselbe im Längsschnitt, vergrössert; 9 Same, desgl.; 10 Frucht im Querschnitt, desgl.; 11 Spaltfrüchtchen im Längsschnitt, desgl. Nach der Natur von W. Müller (Quelle: Papst G, Hrsg. Köhler's Medizinal-Pflanzen in naturgetreuen Abbildungen mit kurz erläuterndem Texte: Atlas zur Pharmacopoea germanica, austriaca, belgica, danica, helvetica, hungarica, rossica, suecica, Neerlandica, British pharmacopoeia, zum Codex medicamentarius, sowie zur Pharmacopoeia of the United States of America. Gera-Untermhaus: Fr. Eugen Köhler; 1883–1914. Foto: Kirsten Oborny, Thieme Gruppe)

Pestilenz haben kann." In einer Klosterhandschrift sind als weitere Anwendungen des Wassers (Destillates) verschleimte Brust, Verdauungsprobleme des Magens und Vergiftungen angegeben. Darüber hinaus soll es den ganzen Körper stärken.

> *„Vom Angelikawasser am Morgen und am Abend jeweils 2 Lot getrunken ist über alle Maßen gut für die Brust, sei sie von Eiter, von Schleim belastet, das Wasser macht sie wieder weit. Angelikawasser in gleicher Weise getrunken über 12 oder 14 Tage ist sehr gut bei einem schlechten, trägen Magen. Angelikawasser jeden Morgen nüchtern 2 Lot getrunken stärkt den ganzen Leib."*
>
> Aus dem Angelika-Traktat, einer Klosterhandschrift des 15. Jahrhunderts

Auch Leonhart Fuchs erwähnt in seinem Kräuterbuch (1543) die Pest, Husten und verschleimte Brust sowie starke Appetitlosigkeit und Bisse von Schlangen und dem tobenden Hund (Kap. 43). Christoph Wilhelm Hufeland (1762–1836) setzte Angelika als Stärkungsmittel bei Schwächezuständen ein, z. B. bei Typhus-Patienten, und Sebastian Kneipp empfahl sie bei Ruhr, Cholera, Koliken, das Pulver der Wurzel zur Reinigung von Magen und Darm.

Primärqualitäten Adam Lonitzer (*Kreuterbuch*, 1582) beschreibt die Angelika als trocken und warm im dritten Grad; ihre vornehmste Tugend sei, das Gift auszutreiben, das Geblüt zu zerteilen und den Leib zu wärmen (Kap. 302).

16.3.3 Heutige Verwendung

Arzneilich genutzte Pflanzenteile

Angelicae radix: die Wurzel der Pflanze

Inhaltsstoffe und Wirkweise

Die Wurzel der Angelika enthält Bitterstoffe und ätherisches Öl (bis 1,3 %), sie ist eine Amarum-aromaticum-Droge. Die Pflanze enthält, wie es z. B. auch vom Riesenbärenklau bekannt ist, Furanokumarine, allerdings in geringerer Konzentration als dieser. Diese Stoffe können nach Berührung der oberirdischen Teile der Pflanze über eine Fotosensibilisierung der Haut zu einer sogenannten „Wiesengräserdermatitis" führen.

Die Wurzel der Angelica wirkt karminativ und krampflösend auf die Magen- und Darmwände; sie regt die Sekretion von Magensaft und den Gallensaftfluss an.

Indikationen

Anerkannt ist nach den Monografien der *European Scientific Cooperative on Phytotherapy* (ESCOP) die Anwendung bei Appetitlosigkeit, Verdauungsschwäche, dyspeptischen Beschwerden (gastrointestinale Spasmen, Flatulenz, Völlegefühl), Anorexie, Reizmagen, aber auch Bronchitis.

In der Erfahrungsheilkunde wird die Angelika auch bei Brechreiz und Erkältungskrankheiten, Neuralgien und rheumatischen Beschwerden verwendet.

Kontraindikationen

Wie bei allen Bitterstoffdrogen ist die Einnahme von Angelikazubereitungen bei Gastritiden kontraindiziert, da die Sekretion von Magensäure durch Bitterstoffe gefördert wird.

Neben- und Wechselwirkungen

Keine bekannt.

Anwendungen

Tee 1 TL zerkleinerte Angelikawurzel mit einer Tasse kochendem Wasser übergießen, zugedeckt 10 Min. ziehen lassen und abseihen. 1 Tasse mäßig warm jeweils 30 Min. vor den Mahlzeiten trinken.

Tagesdosis: 4,5 g Droge

Fertigpräparat Zum Beispiel: Carvomin Verdauungstropfen mit Benediktenkraut und Pfefferminzblättern: 1- bis 4-mal täglich 2 ml.

Es sind keine Monopräparate erhältlich.

16.4 Artischocke

16.4.1 Kurzporträt

Systematische Einordnung *Cynara scolymus L./ Cynara cardunculus* L. (Fam. Asteraceae)

Die Artischocke ist heute eine bedeutende Arzneipflanze, für das Jahr 2003 wurde sie zur Arzneipflanze des Jahres gekürt. Ihre Heimat sind die Küstenregionen Nordafrikas bis nach Kilikien (Türkei) und zum Iran. Die distelartige Pflanze mit den großen violetten Blüten ist eine gute Bienen- und Hummelweide. Im ersten Jahr bildet sie eine bodenständige Blattrosette, erst ab dem zweiten Jahr entwickelt sich ein starker Stängel, der 0,5 bis 2 Meter hoch werden kann, mit großen, dornigen, fiederschnittigen Laubblättern.

16.4.2 Historische Verwendung

In der Antike hat die Artischocke keine große Rolle in der Medizin gespielt, Plinius der Ältere nennt sie allerdings in seiner *Naturalis Historia* (1. Jh. n. Chr.) und Galen empfiehlt einen Sud aus Artischocke und Wein als harntreibendes Mittel.

Abgesehen vom *Lorscher Arzneibuch* wird die Pflanze nicht in der Klostermedizin erwähnt. Alles deutet darauf hin, dass die Araber die Pflanze nach Europa, und zwar auf die Iberische Halbinsel gebracht haben. Dies zeigt schon der Name Artischocke, der sich von arabisch *al-harsuf* (etwa: Erddistel) ableitet. Vor allem in Portugal findet sich die Pflanze auffallend häufig als Zierelement in der Ornamentik von Klöstern. Seit dem 15. Jahrhundert begann der Adel die fleischigen Böden der Blütenstände und Hüllblätter als Delikatesse und Aphrodisiakum zu schätzen, worauf auch Adam Lonitzer eingeht:

> *„Die Distel und die Artischoca mehren den natürlichen Samen und reizen zu den ehelichen Wecrken, deshalb gebrauchen die Romanen die Köpfe der Disteln fleißig in der Speise, in Wasser gesotten und mit Olivenöl und Pfeffer zubereitet, um die ehelichen Wercke damit zu reizen und zu befördern."*
>
> Adam Lonitzer: Kreuterbuch (Kap. 29)

Primärqualitäten Laut Adam Lonitzer haben Disteln und Artischocken eine „feuchte und warme Natur".

16.4.3 Heutige Verwendung

Arzneilich genutzte Pflanzenteile

Cynarae folium: die Blätter der Pflanze

Inhaltsstoffe und Wirkweise

Erst in den letzten Jahrzehnten erreichte die Artischocke auch in Deutschland als Arzneipflanze aufgrund von wissenschaftlichen Untersuchungen ihre große Bedeutung. In der Heilkunde werden die Blätter verwendet (und nicht die als Gemüse geschätzten Artischockenböden). Die Blätter enthalten Phenylpropane (Caffeoylchinasäurederivate), Flavonoide und Bitterstoffe (bis zu 6 %). Dem Bitterstoff **Cynarin** wird eine leberschützende Wirkung zugeschrieben. Die Inhaltsstoffe regen zu einer gesteigerten Produktion der Gallensäure an, der Extrakt aus Artischockenblättern wirkt also choleretisch. Dies führt zu einer verbesserten Fettverdauung. Durch die erhöhte Gallenproduktion wird die Leber selbst entlastet, die Inhaltsstoffe der Artischockenblätter haben eine leberregenerierende und antihepatotoxische Wirkung. Außerdem konnte beobachtet werden, dass das Gesamtcholesterin gesenkt und bestehende Cholesterinablagerungen aufgelöst werden. Auch günstig beeinflusst werden die Blutlipide (Blutfettwerte).

Indikationen

Empfohlen wird die Anwendung von Artischockenblättern bei Magen-Darm-Beschwerden, vor allem wenn diese durch eine Störung von Leber und Galle verursacht werden, zudem bei Appetitlosigkeit.

Auch als vorbeugendes Mittel gegen Arteriosklerose und Gallensteine kann Artischocke sinnvoll eingesetzt werden.

Kontraindikationen

Wie bei allen Bitterstoffdrogen ist die Einnahme von Artischockenzubereitungen bei Gastritiden kontraindiziert, da die Sekretion von Magensäure durch Bitterstoffe gefördert wird.

Neben- und Wechselwirkungen

Wie bei allen Korbblütlern sind mögliche allergische Reaktionen zu beachten. Im Fall einer Allergie kann die Pflanze nicht genutzt werden. Kreuzallergien können z. B. mit Arnika, Beifuß, Kamille, Ringelblume und Schafgarbe bestehen.

Anwendungen

Tee Prinzipiell ist es möglich, Artischockenblätter als Tee einzunehmen: 1 TL zerkleinerte Artischockenblätter mit 1 Tasse kochendem Wasser übergießen, 10 Min. ziehen lassen und abseihen. Jeweils eine Tasse vor den Mahlzeiten trinken.

Mittlere Tagesdosis: 6 g Droge

Fertigpräparate Um die wirksame Dosierung der Flavonoide und anderer Inhaltsstoffe sicher zu erreichen, sind Fertigpräparate zu empfehlen. Erhältlich sind Kapseln, Dragees, Frischpflanzenpresssaft oder alkoholische Extrakte (Tinkturen).

16.5 Baldrian

16.5.1 Kurzporträt

Systematische Einordnung *Valeriana officinalis L.* (Fam. Caprifoliaceae)

Der Baldrian gehört zur Unterfamilie der Baldriangewächse (Valerianaceen), die wiederum zur Familie der Geißblattgewächse (Caprifoliaceen) gezählt wird. Früher wurde die Familie der Valerianaceen der Pflanzenordnung der Kardenartigen (Dipsacales) als eigene Familie zugerechnet. Es handelt sich um vorwiegend zweijährige Pflanzen, die durch ihre Wurzeln oder Rhizome überwintern. Zur Familie gehören auch die Narden, der Echte Speik (*Valeriana celtica*) und der Feldsalat.

Der Echte Baldrian (*Valeriana officinalis*) gedeiht in mehreren Unterarten in Europa, Westasien bis Sibirien, weiten Regionen Chinas und in Japan. Im nordöstlichen Amerika wurde er eingebürgert. Er kann 1 bis 2 Meter hoch werden. Von den gefiederten Laubblättern sind die unteren gestielt, die oberen sitzen direkt am Trieb. Die rosafarbenen bis weißen Blüten stehen in schirmartigen Blütenständen. Die Blütezeit ist Mai und Juni.

Für die medizinische Verwendung wird die zweijährige Wurzel geerntet.

16.5.2 Historische Verwendung

Der deutsche Name „Baldrian" gibt Rätsel auf. Er findet sich schon in althochdeutschen Glossen, deshalb wurde eine Beziehung zum germanischen Gott Baldur oder Balder gezogen, eine Vermutung, die sich nicht weiter belegen ließ. Vielleicht handelt es sich um eine Übertragung vom lateinischen „Valeriana"; aber auch dieses Wort ist erst im Mittelalter belegt. Es gehört nicht zum Wortschatz des klassischen Lateins, sondern ist wahrscheinlich eine Bildung des Mittelalters, möglicherweise von lat. *valere* für „gesund sein".

Der Baldrian (**Abb. 16.4**) durchlief in der europäischen Medizingeschichte eine sehr wechselvolle Geschichte. In der Antike und im Mittelalter wurde die Wurzel vor allem bei „Seitenstechen" (Pneumonie, Entzündungen des Lungen- oder Brustfells oder auch der Lunge selbst), z. B. bei Hildegard von Bingen, zudem bei Ikterus, Harnwegsinfekten, Menstruations- und anderen gynäkologischen Problemen, Magen- und Bauchschmerzen sowie bei „Verstopfung" von Leber und Milz eingesetzt.

Von einer sedierenden oder beruhigenden Wirkung ist nur selten die Rede, so im Lorscher Arzneibuch und in einigen Handschriften des Spätmittelalters.

Im 16. Jahrhundert galt die Baldrianwurzel plötzlich als eines der besten Augenmittel und wurde zudem gegen die Pest und andere Seuchen empfohlen. Ab 1800 stand schließlich die

16

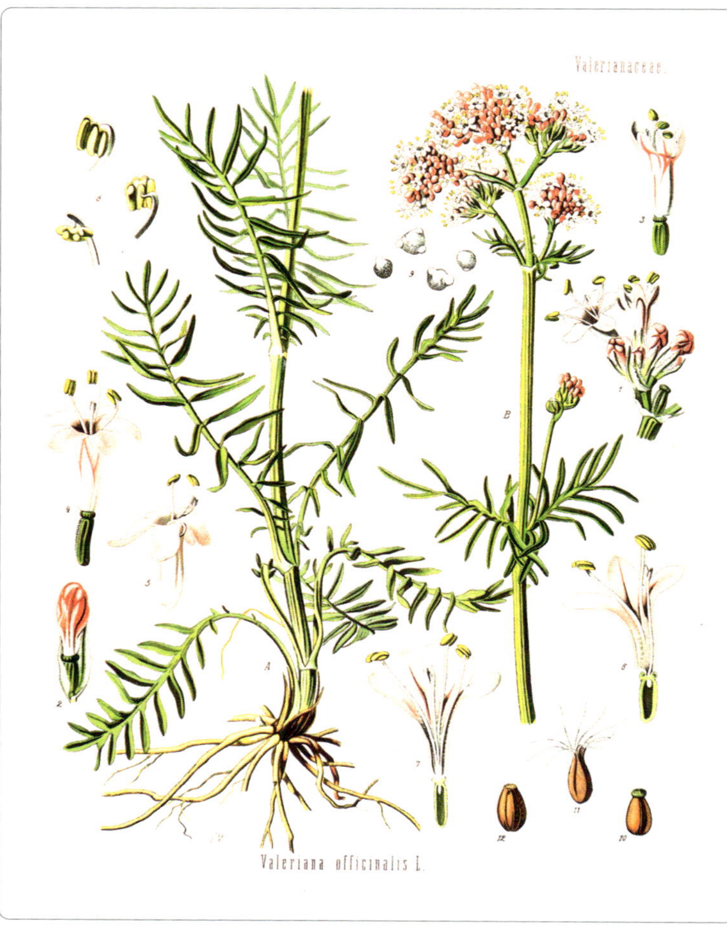

Abb. 16.4 Baldrian
Tafelbeschreibung: A B Pflanze der schmalblätterigen Form in natürl. Grösse; 1 Blüthenästchen, vergrössert; 2 Blüthenknospe mit Deckblättchen, desgl.; 3, 4, 5 Blüthen, desgl.; 6 u. 7 dieselben im Längsschnitt, von verschiedenen Seiten, desgl.; 8 Staubgefässe, desgl.; 9 Pollen unter Wasser, desgl.; 10 junge Frucht ohne Federkrone, desgl.; 11 dieselbe mit Federkrone, desgl.; 12 Same, desgl. (Quelle: Papst G, Hrsg. Köhler's Medizinal-Pflanzen in naturgetreuen Abbildungen mit kurz erläuterndem Texte: Atlas zur Pharmacopoea germanica, austriaca, belgica, danica, helvetica, hungarica, rossica, suecica, Neerlandica, British pharmacopoeia, zum Codex medicamentarius, sowie zur Pharmacopoeia of the United States of America. Gera-Untermhaus: Fr. Eugen Köhler; 1883–1914. Foto: Kirsten Oborny, Thieme Gruppe)

sedierende Wirkung zunehmend im Vordergrund des Interesses. Diese Verwendung steht auch bei Sebastian Kneipp im Vordergrund.

> *„Daß im Baldrian etwas Besonderes stecken muß, darüber belehren uns die Katzen, die er so betäubt, dass sie sich in ihm wälzen. Wir benützen allein die Wurzel, die entweder zur Theebereitung zugeschnitten oder zu Pulver zerrieben und stets nur (als Thee und als Pulver) in kleinen Portionen genommen wird. Baldrianwurzel lindert Kopfbeschwerden und hebt krampfhafte Zustände ähnlich wie die Raute; sie wirkt auf beide Leiden gut ein, weil sie deren hauptsächlichste Ursachen, die Gase nämlich, ausscheidet.“*
>
> Sebastian Kneipp: Meine Wasserkur (S. 124)

Primärqualitäten Nach Hildegard von Bingen ist Baldrian „mehr warm als kalt und er ist feucht“. Im *Circa instans* ist Baldrian alphabetisch unter F mit dem Namen „Fu“ aufgeführt („er hat die Namen Phu oder Valeriana“) und als erwärmend und trocknend im zweiten Grad eingestuft. Adam Lonitzer, der für die Baldrianwurzel auch die Bezeichnung „Augenwurzel“ angibt, nennt keine Primärqualitäten.

16.5.3 Heutige Verwendung

Arzneilich genutzte Pflanzenteile

Valerianae radix: die Wurzel der Pflanze

Inhaltsstoffe und Wirkweise

Die Baldrianwurzel enthält ätherisches Öl mit Sesquiterpenen, Sesquiterpenkarbonsäuren wie die Valerensäuren sowie Valepotriate (Iridoide), weiterhin Lignane und Alkaloide (Pyridinalkoloide). Die genauen Wirkmechanismen des Stoffgemisches sind nicht bekannt. Eine wichtige Rolle spielen die krampflösenden und beruhigenden Effekte der Valerensäuren sowie der Lignane.

Indikationen

Baldrianwurzel in verschiedenen Zubereitungen und Mischungen ist die meistgenutzte Pflanze zur Behandlung von Unruhezuständen in Europa. Offiziell anerkannt ist auch die Anwendung bei nervös bedingten Einschlafstörungen. Baldrian kann wegen seiner beruhigenden und krampflösenden Wirkung – wie der Hopfen – auch bei Magenkrämpfen und Reizmagen hilfreich sein sowie bei Übererregbarkeit während der Menstruation.

Kontraindikationen

Keine bekannt.

Neben- und Wechselwirkungen

Keine bekannt.

Anwendungen

Viele Menschen empfinden den Geruch der Baldrianwurzel als unangenehm, weswegen sie bevorzugt in Kräuterteemischungen und nicht pur eingesetzt wird. So verringert sich allerdings die Wirkung.

Kaltwasserauszug 2 TL zerkleinerte Baldrianwurzel mit einer Tasse kaltem Wasser übergießen, mehrere Stunden ziehen lassen, kurz aufkochen und abseihen. 2–3 Tassen täglich trinken.

Tagesdosis: 2–3 g Droge pro Tasse, mehrmals täglich

Fertigpräparate Durch Fertigpräparate wird das Problem des Geruchs umgangen und bei bestimmungsgemäßer Anwendung eine optimale Dosierung garantiert.

16.6 Benediktenkraut

16.6.1 Kurzporträt

Systematische Einordnung *Cnicus benedictus L./ Centaurea benedicta* (Fam. Asteraceae)

Für das Benediktenkraut sind verschiedene botanische Namen im Umlauf: Neben *Cnicus benedictus* L. auch *Centaurea benedicta*, in älterer Literatur heißt es *Carduus benedictus*. Es handelt sich um einen Korbblütler aus der Gattung der Flockenblumen (*Centaureae*). Die distelähnliche Pflanze ist einjährig und erreicht eine Höhe von bis zu 60 cm. Die Blätter können bis zu 30 cm lang und 8 cm breit werden. Die leuchtend gelben, kugeligen Blütenstände mit vielen stachligen, rötlichen Hüllblättern erblühen im Juni. Heimat der Pflanze ist die Mittelmeerregion und Kleinasien. Nach Mittel- und Osteuropa wurde sie durch den Anbau gebracht, sie findet sich hier auch als Auswilderung.

16.6.2 Historische Verwendung

Das Epitheton „benedictus" könnte sich auf den Hl. Benedikt oder die Mönche seines Ordens beziehen, die die Pflanze angebaut haben. Er könnte sich aber auch einfach von lateinisch *benedictus* herleiten, was zu Deutsch „gesegnet" bedeutet und auf die Heilkraft des Krautes hindeuten mag.

Die Geschichte des Benediktenkrautes (**Abb. 16.5**) in Antike und Mittelalter ist schwer fassbar. **Dioskurides** behandelt in seiner *Materia medica* (4. Buch, Kap. 187) unter dem Namen Knikos eine Pflanze, deren Beschreibung auf *Cnicus benedictus* passen könnte, es dürfte jedoch eher die Färberdistel gemeint sein. Dioskurides empfahl *Knikos* zur „Erweichung des Bauches",

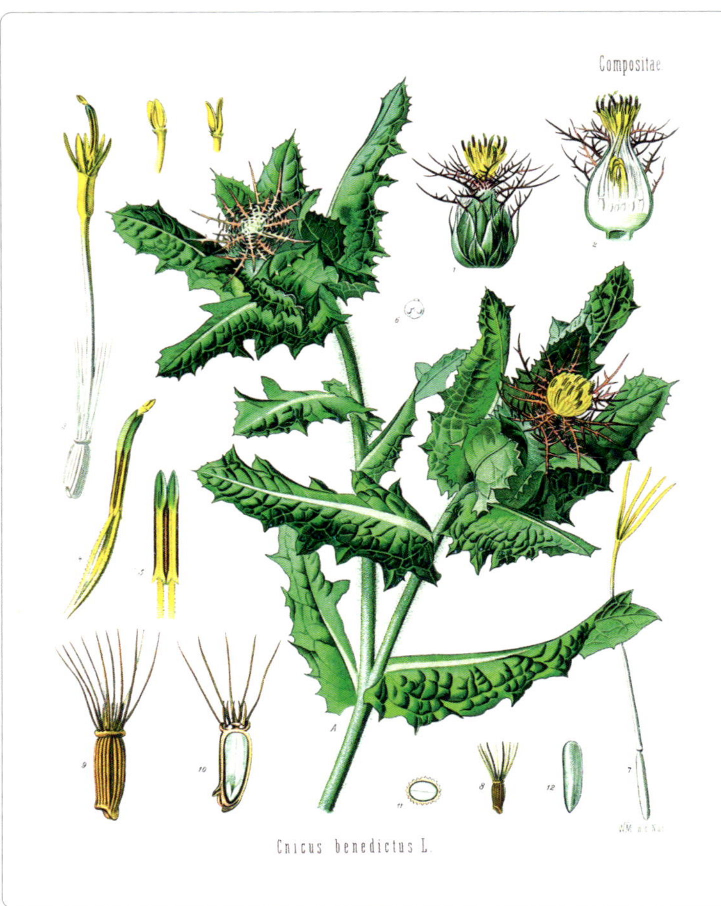

Abb. 16.5 Benediktenkraut **Tafelbeschreibung:** A oberer Theil der Pflanze in natürl. Grösse; 1 Blüthenkopf von der Hülle befreit, desgl.; 2 derselbe im Längsschnitt, desgl.; 3 Scheibenblüthe, vergrössert; 4 Staubgefässe mit Griffel, desgl.; 5 Staubgefässe, desgl.; 6 Pollenkorn unter Wasser, desgl.; 7 geschlechtslose Randblüthe; 8 Frucht mit Pappus, natürl. Grösse; 9 dieselbe, vergrössert; 10 dieselbe im Längsschnitt, desgl.; 11 dieselbe im Querschnitt, desgl.; 12 Same, desgl. Nach der Natur von W. Müller (Quelle: Papst G, Hrsg. Köhler's Medizinal-Pflanzen in naturgetreuen Abbildungen mit kurz erläuterndem Texte: Atlas zur Pharmacopoea germanica, austriaca, belgica, danica, helvetica, hungarica, rossica, suecica, Neerlandica, British pharmacopoeia, zum Codex medicamentarius, sowie zur Pharmacopoeia of the United States of America. Gera-Untermhaus: Fr. Eugen Köhler; 1883–1914. Foto: Kirsten Oborny, Thieme Gruppe)

also gegen Verstopfungen. Im 16. Jahrhundert wurde aber dieses Knikos-Kapitel mit dem Benediktenkraut identifiziert. Adam Lonitzer empfiehlt das Benediktenkraut bei Magenbeschwerden und Appetitlosigkeit:

> *„Benedicktenwurtz heilet den bösen Magen, bringt Lust zu essen, stillet das Grimmen."*
>
> Adam Lonitzer: Kreuterbuch (Kap. 122)

Unter dem Namen „Benedicta" behandelt **Hildegard von Bingen** das Benediktenkraut (1.164). Seine Wirkung sei stark erwärmend und entflamme die „Glut der Begierde". Außerdem empfiehlt sie das Kraut als Stärkungsmittel bei stark nachlassenden körperlichen Kräften. Dazu solle es sehr heiß als Tee zubereitet getrunken werden.

Außerdem bietet der ***Gart der Gesundheit*** von 1485 ein Kapitel zu „Cardo benedictus", wobei die Abbildung eindeutig das Benediktenkraut zeigt. Zwar werden Galen und Dioskurides zitiert, jedoch mit falschen Zuweisungen, beispielsweise ist das Dioskurides-Zitat dem Kapitel zur Hausdachwurz (Buch 4, 88) entnommen.

Vom 17. bis zum frühen 19. Jahrhundert erfreute sich die Pflanze zunehmender Beliebtheit. Nach **Gerhard Madaus** wurde sie im frühen 20. Jahrhundert vor allem bei Gallen- und Leberleiden, Dyspepsie, Flatulenz, Obstipation und Diarrhöe verschrieben.

Primärqualitäten Wärmend nach Hildegard von Bingen, trocknend nach Adam Lonitzer: „Diß Kraut dörret den Menschen gar sehr."

16.6.3 Heutige Verwendung

Arzneilich genutzte Pflanzenteile

Cnici benedichti herba: die Blätter der Pflanze

Inhaltsstoffe und Wirkweise

In der Heilkunde werden die oberirdischen Teile, die Blätter mit Blüten, verwendet. Sie enthalten Bitterstoffe, ätherisches Öl und Flavonoide. Benediktenkraut ist ein Amarum, eine Bitterstoffdroge.

Die Inhaltsstoffe fördern die Sekretion des Speichels und des Magensaftes.

Eine bakterienhemmende Wirkung auf die aggressiven Eiterbakterien *Staphylococcus aureus* und *Staphylococcus faecalis* konnte in Laborversuchen gezeigt werden.

Indikationen

Wissenschaftlich anerkannt ist die Anwendung bei Appetitlosigkeit und bei Verdauungsbeschwerden wie Völlegefühl und Blähungen.

Kontraindikationen

Wie bei allen Bitterstoffdrogen ist die Einnahme von Benediktenkraut-Zubereitungen bei Gastritiden kontraindiziert, da die Sekretion von Magensäure durch Bitterstoffe gefördert wird.

Neben- und Wechselwirkungen

Wie bei allen Korbblütlern sind mögliche allergische Reaktionen zu beachten. Im Fall einer Allergie kann die Pflanze nicht genutzt werden. Kreuzallergien können z. B. bestehen mit Arnika, Beifuß, Kamille, Ringelblume und Schafgarbe.

Anwendungen

Tee 2 TL mit einer Tasse kochendem Wasser übergießen, 30 Min. ziehen lassen, abseihen. 1–3 Tassen jeweils vor den Mahlzeiten trinken.

Mittlere Tagesdosis: 4–6 g Droge

Fertigpräparate Erhältlich in Mischung mit anderen Heilpflanzen, z. B. in Iberogast, oder mit Angelikawurzel und Pfefferminzblättern in Carvomin Verdauungstropfen.

Monopräparate sind nicht erhältlich.

16.7 Blutwurz

16.7.1 Kurzporträt

Systematische Einordnung *Potentilla erecta* (*Raeusch*) (Fam. Rosaceae)

Zusatzinfo

Erstveröffentlichung der botanischen Bezeichnung der Pflanze 1753 als ***Tormentilla erecta*** durch **Linné** in *Species Plantarum*.

Die Blutwurz gehört zur Gattung der Fingerkräuter (*Potentilla*) in der Familie der Rosengewächse (*Rosaceen*). Sie ist eine ausdauernde krautige Pflanze, die 10 bis 30 cm hoch werden kann, selten bis zu 50 cm. Sie bildet ein kräftiges, kriechendes Rhizom, das verholzt. Beim Anschneiden läuft das Rhizom blutrot an. Die Stängel können aufrecht stehen, aber auch darniederliegen. Die Kelch- und Kronblätter sind von nahezu gleicher Länge. Die Blütezeit reicht von Mai bis Oktober. Ihre Heimat sind die klimatisch gemäßigten Gebiete Europas.

Der deutsche Name „Blutwurz" leitet sich her von der blutroten Farbe, die sich nach Anschnitt der Wurzel entwickelt und alkoholische Auszüge davon leuchtend rot färbt. Der Gattungsname *Potentilla* könnte eine Verkleinerungsform des lateinischen Wortes *potentia* (= Macht, Stärke) darstellen. Der häufig genutzte Name „Tormentill" bzw. „Tormentilla" ist die Verkleinerungsform von *tormentum*, was im Lateinischen Marter oder Marterwerkzeug bedeutet, im Plural, *tormenta*, auch Schmerzen. Auch dies hängt wahrscheinlich, gemäß der Signaturenlehre, mit der Assoziation von Wunden und den blutstillenden Eigenschaften der Wurzeldroge zusammen. In der deutschen Volksheilkunde finden sich auch die Namen Rotwurz oder Ruhrwurz, Letzteres ein Hinweis auf die Verwendung gegen Durchfall.

16.7.2 Historische Verwendung

Die Ärzte der Antike kannten die Blutwurz (**Abb. 16.6**) nicht. So ist es wohl **Hildegard von Bingen**, die – wie bei manch anderer einheimischen Pflanze – die Blutwurz erstmals in der europäischen Heilkunde behandelt. Dies offenbar gleich zweimal, denn sowohl das Kapitel 1.161 „dornella“ (= Tormentill) als auch Kapitel 1.167 „bircwurz, sanguinaria“ (in *Physica*) scheinen sich auf die Blutwurz zu beziehen. In beiden Kapiteln wird die Primärqualität „mehr kalt als warm“ angegeben. Im Tormentill-Kapitel (1.161) soll die Pflanze gegen Fieber wirksam sein, das von schädlichen Speisen kommt, eingenommen mit Wein und Honig. In Kapitel 1.167 gibt Hildegard als alleinige Anwendung die innere Reinigung von überflüssigen und giftigen Säften an.

Der ***Gart der Gesundheit*** (1485) nennt ebenfalls die innere Reinigung von „bösen, tödlichen Feuchtigkeiten“ als hauptsächliche Anwendung (Kap. 109). Außerdem soll die Blutwurz bei Fieber, Quartana (Malaria), Gicht und Hitze im Magen hilfreich sein.

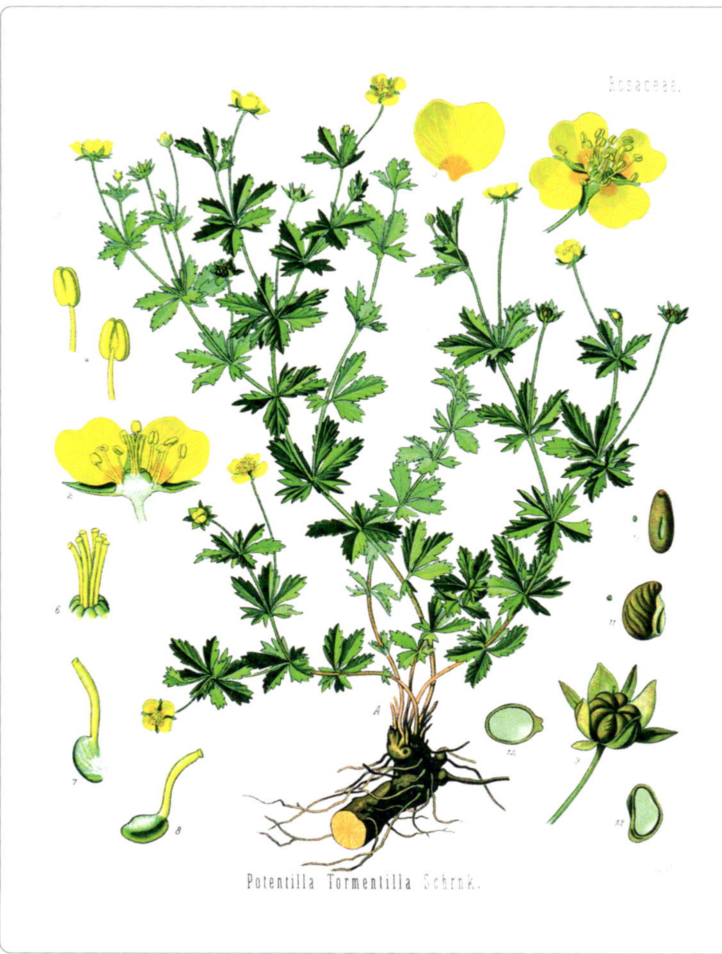

Abb. 16.6 Blutwurz
Tafelbeschreibung: A Pflanze in natürl. Grösse; 1 Blüthe, vergrössert; 2 dieselbe im Längsschnitt, desgl.; 3 Kronblatt, desgl.; 4 Staubgefässe, desgl.; 5 Pollen, desgl.; 6 Stempel, desgl.; 7, 8 einzelne Stempel, desgl.; 9 Frucht, desgl.; 10, 11 einzelnes Früchtchen von verschiedenen Seiten, natürl Grösse und vergrössert; 12, 13 dasselbe im Quer- und Längsschnitt, vergrössert. Nach der Natur gezeichnet von W. Müller (Quelle: Papst G, Hrsg. Köhler's Medizinal-Pflanzen in naturgetreuen Abbildungen mit kurz erläuterndem Texte: Atlas zur Pharmacopoea germanica, austriaca, belgica, danica, helvetica, hungarica, rossica, suecica, Neerlandica, British pharmacopoeia, zum Codex medicamentarius, sowie zur Pharmacopoeia of the United States of America. Gera-Untermhaus: Fr. Eugen Köhler; 1883–1914. Foto: Kirsten Oborny, Thieme Gruppe)

In der frühen Neuzeit wurde die Pflanze bei Erkältung, Erbrechen, Durchfällen einschließlich der Ruhr und Cholera sowie zur Behandlung von Wunden, Beulen, Feigwarzen und zur Stillung der Monatsblutung eingesetzt, wie das z. B. **Hieronymos Bock** angibt.

> *„Weiter so findet man kaum ein wurtzel, die da besser ist wider alle Bauchflüß rot und weiß als eben der Tormentill.*
> *Tormentill ist auch ein Wundkraut zu allen Wundtränken, dann sie seubert und heylet alle faule Wunden, Schäden und geschwär."*
>
> Hieronymus Bock: New Kreütter Buch

Ab dem 19. Jahrhundert steht die Anwendung bei Durchfällen immer mehr im Vordergrund. Daneben wurde sie bei Brechdurchfall, Bluterbrechen, Magenschwäche, Ulcus ventriculi und Appetitlosigkeit empfohlen.

16.7.3 Heutige Verwendung

Arzneilich genutzte Pflanzenteile

Tormentillae rhizoma: der Wurzelstock der Pflanze

Inhaltsstoffe und Wirkweise

Mit einem Anteil an Gerbstoffen von 15–20 % im Rhizom ist die Blutwurz das stärkste Gerbstoffmittel der europäischen Heilpflanzenkunde. Die Gerbstoffe hemmen Bakterien und wirken zusammenziehend (adstringierend) auf Haut und Schleimhäute.

Indikationen

Anerkannt ist die innerliche Anwendung bei unspezifischem, akutem Durchfall sowie die äußerliche Anwendung in Form von Gurgellösung bei Schleimhautentzündungen im Mund- und Rachenraum.

Kontraindikationen

Blutwurz sollte nicht bei Kindern unter 12 Jahren und bei Schwangerschaft angewendet werden.

Neben- und Wechselwirkungen

Bei empfindlichen Menschen kann es zu Magenbeschwerden kommen.

Anwendungen

Zur Behandlung von Entzündungen im Mund- und Rachenraum empfiehlt sich **Blutwurztinktur**, die leicht selbst hergestellt werden kann (S. 272) oder ein abgekühlter Dekokt (S. 271) zum **Gurgeln oder Spülen**.

Bei **Durchfall** ist das **Blutwurzpulve**r besonders wirksam (eingenommen z. B. vermischt mit etwas geriebenem Apfel).

Ein Dekokt aus purer Blutwurz schmeckt extrem herb und zusammenziehend, so dass er von Patienten eher abgelehnt wird. Das Pulver ist auch deshalb vorzuziehen, weil damit die Gerbstoffe erst im Dünndarm freigesetzt werden und dort die gewünschte lokale Wirkung erzielen.

Erwachsene können das Pulver aus geschmacklichen Gründen z. B. auch in Rotwein auflösen, der ja ebenfalls Gerbstoffe enthält und dadurch die Wirkung der Blutwurz ergänzt.

! *Vorsicht*

Eine Tagesdosis von 4–6 g sollte nicht überschritten werden.

Fertigpräparat Zum Beispiel: Tormentilla Urtinktur, DHU.

16.8 Bockshornklee

16.8.1 Kurzporträt

Systematische Einordnung *Trigonella foenum-graecum L.* (Fam. Fabaceae)

Der Bockshornklee gehört zur Unterfamilie der Schmetterlingsblütler (*Faboideae*) innerhalb der Familie der Hülsenfrüchtler (*Fabaceae*). Die einjährige, krautige Pflanze erreicht eine Höhe zwischen 30 und 80 cm. Die kleeartigen Blätter sind gestielt und umgekehrt eiförmig. Die hellgelblichen bis weißlichen Blüten erscheinen einzeln oder paarweise von April bis Juli. Charakteristisch sind die hornförmigen Fruchthülsen, die den Hörnern eines Ziegenbocks ähneln. Die Pflanze verströmt einen starken Geruch, besonders die Samenkörner, wenn man sie zerreibt.

Der Bockshornklee wächst wild im Mittelmeerraum, aber auch in Indien, China bis nach Australien. Auch in Süd- und Mitteldeutschland ist er wild anzutreffen. Eng verwandt ist er mit dem Schabzigerklee (*Trigonella caerulea*).

Der Name Bockshornklee geht auf die hornförmigen Fruchthülsen zurück. *Trigonella* bezeichnet die Gattung der Kleepflanzen mit ihren dreigeteilten Blättern, während das lateinische *foenum graecum* zu Deutsch „Griechisches Heu" heißt. Dies war auch der bevorzugte Name der Pflanze im Mittelalter.

16.8.2 Historische Verwendung

Der Bockshornklee (**Abb. 16.7**) gehört zu den sehr alten Nutzpflanzen. In Ägypten wurde er in kultischen Handlungen und in der Heilkunde verwendet. Im *Lorscher Arzneibuch* ist er Bestandteil von vielen Rezepten. Karl der Große empfahl in den *Capitulare de villis* (800 n. Chr.) den Anbau der Pflanze. In der Medizin wurden vor allem die Samen, manchmal auch das Kraut

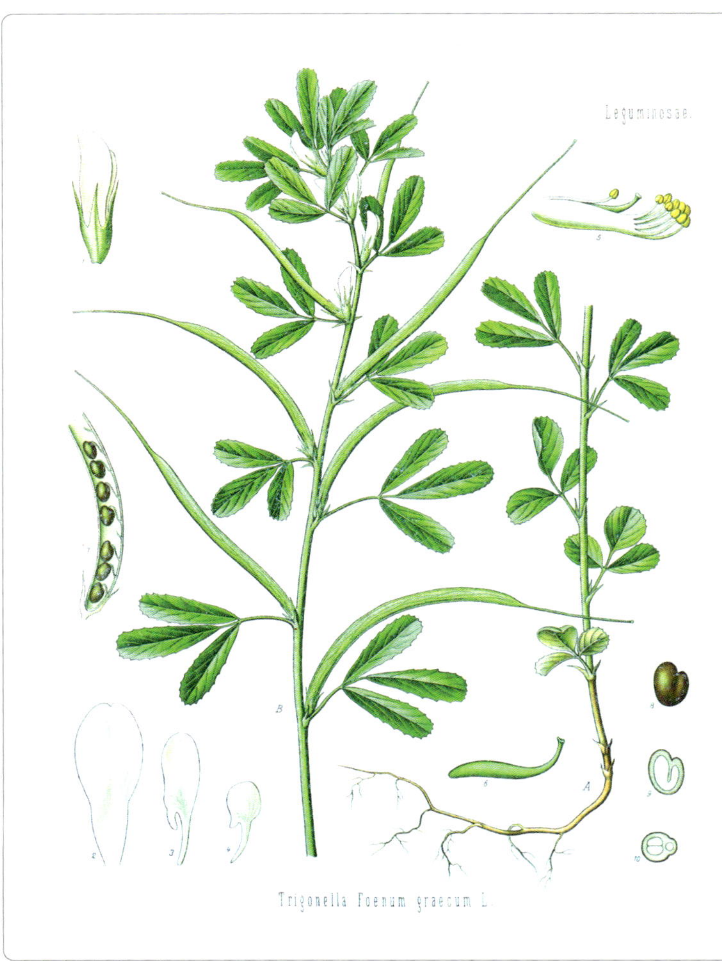

Abb. 16.7 Bockshornklee
Tafelbeschreibung: A B Pflanze in natürlicher Grösse; 1 Blüthe vergrössert; 2, 3, 4 Theile der Blüthe (Fahne, Flügel und Schiffchen), desgl.; 5 Staubgefässe mit Stempel, desgl.; 6 Stempel, desgl.; 7 Theil der Hülse halbirt, desgl.; 8 Same, desgl.; 9 und 10 derselbe in Längs- und Querschnitt. Nach einer Originalzeichnung des Herrn Professor Schmidt in Berlin (Quelle: Papst G, Hrsg. Köhler's Medizinal-Pflanzen in naturgetreuen Abbildungen mit kurz erläuterndem Texte: Atlas zur Pharmacopoea germanica, austriaca, belgica, danica, helvetica, hungarica, rossica, suecica, Neerlandica, British pharmacopoeia, zum Codex medicamentarius, sowie zur Pharmacopoeia of the United States of America. Gera-Untermhaus: Fr. Eugen Köhler; 1883–1914. Foto: Kirsten Oborny, Thieme Gruppe)

verwendet. Das *Circa instans* nennt als Anwendungsgebiet vor allem verschiedene „Aposteme“ (Geschwüre, Abszesse) in Magen und Darm, in den Atemwegen sowie auf der Haut. Albertus Magnus beschreibt die Qualitäten und Anwendungsgebiete folgendermaßen:

> *„Er ist wärmend und trocknend und dennoch nicht frei von überflüssiger Feuchtigkeit [gemeint sind wohl die Schleimstoffe]. Seine Wirkkraft ist verdauend und lindernd […]“*
>
> Albertus Magnus: De vegetabilibus (VI, 342)

Hildegard von Bingen nennt in der *Physica* (Kap. 1.36) Fieber, starke Kopfschmerzen und Schwächezustände als Einsatzgebiete. Die Samen wurden im Mittelalter und in der frühen Neuzeit, aber auch bei Brust- und Lebererkrankungen sowie als Abführ- und Hustenmittel eingesetzt. Ihre Komplexion wurde übereinstimmend als leicht wärmend und trocknend bezeichnet.

In der Neuzeit wurde Bockshornklee zunehmend äußerlich in Form von Umschlägen bei den verschiedensten Hautleiden eingesetzt. Innerlich wurde er für Ausscheidungskuren bei Rheuma und Gicht sowie bei Magen- und Darmbeschwerden verwendet.

Primärqualitäten Das *Circa instans* listet den Bockshornklee als *fenugraecum* auf und bezeichnet ihn als „erwärmend und trocknend, trocknend indes in geringerem Maß“.

16.8.3 Heutige Verwendung

Arzneilich genutzte Pflanzenteile

Foenugraeci semen: Samen der Pflanze

Inhaltsstoffe und Wirkweise

Die Samen des Bockshornklees enthalten 30 % Schleimstoffe, Proteine, fettes und ätherisches Öl, Saponine und Bitterstoffe. Sie wirken adstringierend (zusammenziehend), schmerzlindernd und fördern den Stoffwechsel.

Experimentell nachgewiesen ist die unterstützende Wirkung bei Diabetes mellitus und erhöhten Blutfettwerten (ESCOP, WHO). Zudem soll Bockshornklee den Blutzuckerspiegel und die Blutfettwerte senken sowie die Kohlenhydratverdauung im Darm und die Aufnahme ins Blut verlangsamen.

Indikationen

Anerkannt ist die Anwendung bei Appetitlosigkeit, außerdem die äußerliche Anwendung bei lokalen Hautentzündungen wie Ekzemen oder Furunkeln.

Kontraindikationen

Wie bei allen Bitterstoffdrogen ist die Einnahme von Bockshornkleesamen bei Gastritiden nicht empfehlenswert, da die Sekretion von Magensäure durch Bitterstoffe gefördert wird. Er gehört allerdings zu den milderen Bitterstoffdrogen und die enthaltenen Schleimstoffe können zur Abheilung von Entzündungen beitragen, so dass die Verträglichkeit individuell getestet werden kann.

Neben- und Wechselwirkungen

Keine bekannt.

Anwendungen

Die sehr harten Samen sollten vor der Zubereitung zerkleinert werden, das gelingt z. B. mit einer alten Kaffeemühle.

Tee Der Tee wird als Kaltwasserauszug (Mazerat) zubereitet. 1 TL (2–3 g) zerkleinerte Samen mit einer Tasse kaltem Wasser übergießen. 3 Stunden ziehen lassen und abseihen.

Tagesdosis: 6 g Droge

Gewürz In der Küche ist der regelmäßige Einsatz von Bockshornkleesamen empfehlenswert. Er ist Bestandteil vieler Currymischungen. Die Samen entfalten das intensivste Aroma, wenn sie vor dem Mörsern oder Mahlen kurz in einer fettfreien Pfanne angeröstet werden.

16.9 Brombeere

16.9.1 Kurzporträt

Systematische Einordnung *Rubus fructicosus L.* (Fam. Rosaceae)

Die Brombeersträucher gehören zu den Rosengewächsen (*Rosaceen*), dabei handelt es sich um eine Sammelart, eine Sektion (*Rubus* sectio *Rubus*), die mehrere Tausend Kleinarten umfasst. Allein in Europa wurden mehr als 2000 davon beschrieben. Es handelt sich um leicht verholzende ausdauernde Pflanzen mit zweijährigen Zweigen. Als Kletterpflanzen können sie mehr als drei Meter hoch werden. Die Sprossachsen besitzen Stacheln, die als Kletterhilfe und zum Fraßschutz dienen. Die Blätter sind drei-, fünf- und siebenfach gefiedert und am Rand gezähnt. Die fünf Blütenblätter sind weiß bis rosafarben und können von Mai bis August erscheinen.

Die verschiedenen Brombeerarten sind auf der gesamten nördlichen Halbkugel in gemäßigten Zonen verbreitet. Das deutsche Wort „Brombeere" hat sich aus althochdeutsch *brāmberi* entwickelt, was „Beere des Dornbusches bedeutet". Der Strauch trägt jedoch keine Dornen, sondern Stacheln.

16.9.2 Historische Verwendung

Die Brombeeren sind sehr alte Kulturpflanzen. Schon die Ägypter, Griechen und Römer nutzten sie in der Heilkunde. **Dioskurides** empfiehlt in seiner *Materia medica* (1. Jh. nach Chr.) einen Tee aus den Spitzen der Triebe bei Durchfall und starker Monatsblutung. Eine Anwendung, die auch **Adam Lonitzer** beschreibt:

> *„Getrocknete Brombeerblätter und obersten Spitzen der Triebe in Wein gekocht und getrunken, stillen sehr bald den roten Bauchfluss wie auch die übermäßige Monatsblutung. Das bewirken auch die Blüten der Pflanze oder der an der Sonne getrocknete Saft."*
>
> Adam Lonitzer: Kreuterbuch (1679, 108)

Hildegard von Bingen führt Schmerzen und Geschwüre an der Zunge sowie Zahnschmerzen an, wobei hier Zunge oder Zahnfleisch mit den Stacheln leicht angeritzt werden sollen (*Physica*, 170). Die Früchte hält sie nicht für ein Heilmittel. Nach Adam Lonitzer sollen die Blätter kühlen und trocknen, wobei er keine Angaben zu den Wirkungsgraden macht. Hildegard meint dagegen, die Pflanze sei mehr warm als kalt.

16.9.3 Heutige Verwendung

Arzneilich genutzte Pflanzenteile

Rubi fruticosi folium: Blätter der Pflanze

Inhaltsstoffe und Wirkweise

In der Heilkunde werden nur die Blätter und nicht die Früchte verwendet. Sie enthalten Gerbstoffe, Flavonoide, Fruchtsäuren und etwas Vitamin C. Vor allem aufgrund des Gerbstoffgehalts wirken sie leicht adstringierend (zusammenziehend).

Indikationen

Anerkannt ist die Anwendung von Brombeerblättern bei akuten Durchfallerkrankungen sowie bei leichten Schleimhautentzündungen im Mund- und Rachenraum, äußerlich zu Waschungen bei Hauterkrankungen. In der Erfahrungsheilkunde werden die Blätter auch bei Husten und Menstruationsbeschwerden genutzt.

Kontraindikationen

Keine bekannt.

Neben- und Wechselwirkungen

Keine bekannt.

Anwendungen

Tee Für Mundspülungen und bei Durchfall: 1–2 TL zerkleinerte Brombeerblätter werden mit einer Tasse heißem Wasser übergossen. 10 Min. ziehen lassen und abseihen.

Fermentierte Brombeerblätter ergeben einen schmackhaften Tee, der im Geschmack an Schwarztee erinnert, aber kein Teein enthält.

Fertigpräparate Nicht erhältlich.

16.10 Dill

16.10.1 Kurzporträt

Systematische Einordnung *Anethum graveolens L.* (Fam. Apiaceae)

Dill gehört in Deutschland zu den beliebtesten Gewürzpflanzen. Der hier auch gebräuchliche Name „Dillfenchel" weist auf die äußere Ähnlichkeit zum verwandten Fenchel hin, jedoch wird der stark und charakteristisch duftende Dill weniger hoch, maximal 30 bis 70 cm. Die einjährige, krautige Pflanze hat auch deutlich feiner gefiederte Blätter als der Fenchel.

Die ursprüngliche Heimat des Dills liegt in Vorderasien, Nordafrika, die Iberische Halbinsel und der Balkan. Wild kommt die Pflanze ganz selten als Auswilderung in Mitteleuropa vor.

Der botanische Name *Anethum* ist möglicherweise ägyptischen Ursprungs, während *graveolens* stark riechend oder auch stinkend bedeutet. Der deutsche Name Dill hängt vielleicht mit einer indoeuropäischen Wurzel zusammen, aus der auch das Wort Dolde kommt.

16.10.2 Historische Verwendung

Der Dill stand schon bei den frühen Hochkulturen in großem Ansehen, beispielsweise ließ sich Pharao Amenophis II. (um 1400 v. Chr.) Dill mit ins Grab legen. In der ägyptischen Heilkunde wurde er gegen Kopfschmerzen eingesetzt. Kopf- und Bauchschmerzen nennen auch **Dioskurides** in seiner *Materia medica* und das *Lorscher Arzneibuch* (790/95), das älteste erhaltene Werk der Klostermedizin. Hier werden zudem Magen- und Darmbeschwerden sowie Husten und Lungenleiden als Anwendungen aufgeführt.

Odo Magdunensis gibt im ***Macer floridus*** nicht nur Anwendungen bei Blähungen und Brechreiz an, vielmehr soll Dill auch die Produktion von Muttermilch fördern, die gesamte Verdauung stärken und beschleunigen, bei Wunden helfen und Kopfschmerzen sowie Muskelverspannungen lösen.

> *„Muttermilch bis zum Überfluss spendet die Pflanze, abgekocht genossen; ferner vertreibt sie alle Magenleiden, wenn der Kranke von dieser Abkochung drei Becher lau trinkt. Dies führt ein Aufrülpsen herbei, welches anzeigt, dass sich der Magenmund geöffnet hat und die schädliche Windblähung so entwichen ist; ferner wird auch durch diesen Trunk der bedrückende Brechreiz beruhigt."*
>
> Odo Magdunensis: Macer floridus (Kap. 10)

Dem ***Circa instans*** zufolge wurden Früchte, Kraut und Wurzel als Arzneimittel verwendet. Unter den Anwendungen werden neben Brechreiz und Schluckauf, Erkrankungen der Harnwege, Menstruationsprobleme, Brustleiden und Hämorrhoiden genannt.

Dill galt im Mittelalter und in der frühen Neuzeit auch als ein Mittel zur Beruhigung und Schlafförderung, vielleicht aufgrund der positiven Wirkung auf den Magen.

Noch zu Beginn des 20. Jahrhunderts wurden Dillfrüchte bei Blähungen, Dyspepsien, Durchfall und Brechreiz verordnet. Sie galten als schmerzlindernd und beruhigend, deshalb wurden sie auch bei Schlaflosigkeit und bei Koliken des Magen-Darm-Traktes empfohlen.

Primärqualitäten Nach *Circa instans* wärmend und trocknend im zweiten Grad angegeben.

16.10.3 Heutige Verwendung

Arzneilich genutzte Pflanzenteile

Anethi fructus: Dillfrüchte

Inhaltsstoffe und Wirkweise

In der Heilkunde wird nicht das als Gewürz so beliebte Kraut, sondern die Früchte – im Volksmund „Samen" – verwendet. Die Früchte enthalten bis zu 8% ätherisches Öl mit dem Hauptbestandteil Carvon (60%), der hauptsächlich für die krampflösende und keimhemmende Wirkung verantwortlich ist. Zudem sind fettes Öl (15–20%) und verschiedene Karotinoide enthalten. Bemerkenswert ist auch der hohe Anteil an den mineralischen Inhaltsstoffen Kalium, Kalzium und Schwefel. Das ätherische Öl ist bei Darmkrämpfen und Koliken hilfreich. Bei Blähungen wirken Kümmelfrüchte zwar stärker als Dillfrüchte, für diejenigen, die eine Abneigung gegen Kümmel haben, ist der Dill aber eine gut wirksame Alternative.

Indikationen

Anerkannt ist die Anwendung von Dillfrüchten bei dyspeptischen Beschwerden, Gastritis, Flatulenz und Magenschmerzen (WHO, HMPC-Monografie).

Kontraindikationen

Keine bekannt.

Neben- und Wechselwirkungen

Keine bekannt.

Anwendungen

Tee 1 TL Dillfrüchte mit dem Mörser anstoßen (damit die Ölgänge aufbrechen) und mit heißem Wasser übergießen. Zugedeckt 5 Min. ziehen lassen und abseihen. 3-mal täglich bei Verdauungsproblemen eine Tasse trinken.

Dillwein (Mittel der Erfahrungsheilkunde) 1 TL Dillfrüchte im Mörser anstoßen, in einer Mischung aus einer Tasse Wasser und einer Tasse Weißwein aufkochen, 5–10 Minuten zugedeckt ziehen lassen und abseihen. Jeweils vor den Mahlzeiten einnehmen.

Tagesdosis: 3 g Droge

Fertigpräparate Nicht erhältlich.

16.11 Eibisch

16.11.1 Kurzporträt

Systematische Einordnung *Althaea officinalis L.* (Fam. Malvaceae)

Der Eibisch, auch Weiße Pappel oder Weiße Malve, gehört zur Familie der Malvengewächse (Malvaceen). Die mehrjährige krautige Pflanze erreicht eine Höhe bis zu eineinhalb Metern. Sie blüht von Juli bis August mit strahlend weißen Kronblättern. Ihre Heimat reicht von Südrussland und Kasachstan über den europäischen Mittelmeerraum bis zur Iberischen Halbinsel. Nach Mitteleuropa kam sie durch den Anbau und ist hier nur ganz selten als Auswilderung anzutreffen. Die wild lebenden Pflanzen sind geschützt und dürfen nicht gesammelt werden.

16.11.2 Historische Verwendung

Zwar gehörte der Eibisch (**Abb. 16.8**) in der Antike und im Mittelalter zu den sehr bedeutenden Arzneipflanzen, er wurde allerdings vor allem zur Behandlung von Wunden eingesetzt. Die Eibischsalbe gehörte zu den wichtigsten Mitteln der Wundärzte. Innerlich wurde er vor allem gegen Durchfall eingesetzt, wie schon Dioskurides bezeugt.

Während Dioskurides den Namen vom griechischen *althäeis* (heilsam) ableitet, weil die Pflanze so viele Heilwirkungen besitze, gibt Odo im *Macer floridus* mehrere Bezeichnungen dafür an:

> *„Althaea ist eine Malvenart; darüber sind sich alle einig. Althaea nennt man sie, weil sie so in die Höhe wächst [auf Latein: in altum]. Man nennt sie aber auch Eviscus (oder Hibiscus), weil ihre Wurzel, stampft man sie, wie Vogelleim (vicus) zu triefen scheint. […] Ihre Blüte, in Met gekocht oder gestampft und mit Wein aufgetragen, reinigt Wunden, soll böse Halsdrüsen vertreiben und den schmerzenden After beruhigen […]“*
>
> Odo Magdunensis: Macer floridus (Kap. 9)

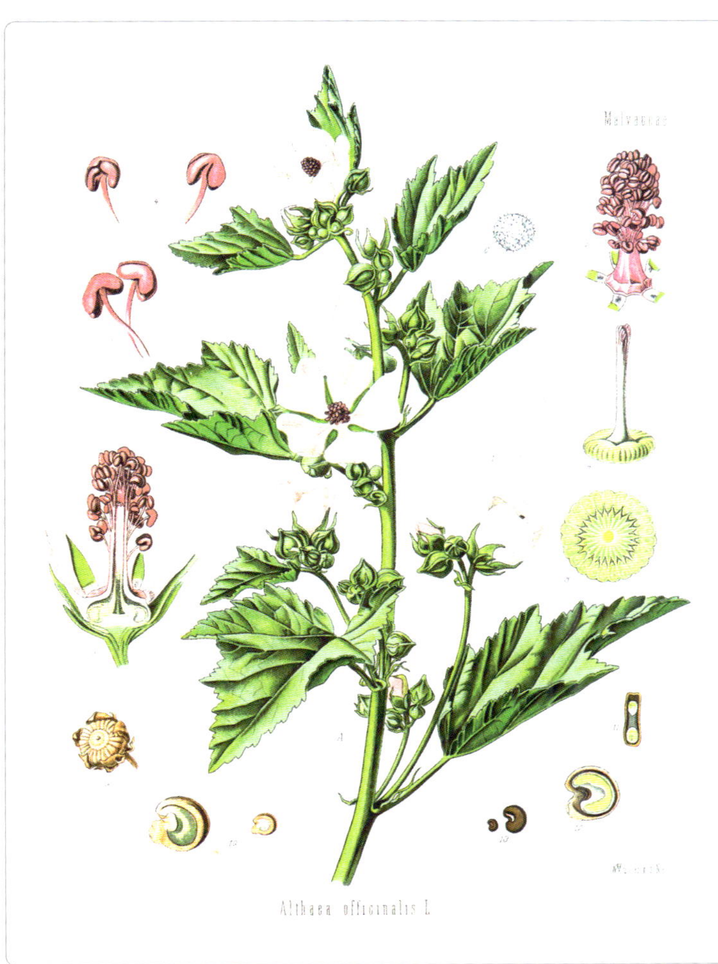

Abb. 16.8 Eibisch
Tafelbeschreibung: A Pflanze in natürl. Grösse; 1 Kronblatt, desgl.; 2 Staubfadenröhre mit den Ansätzen der Kronblätter, vergrössert; 3 Blüthe im Längsschnitt, desgl.; 4 u. 5 Staubgefässe, desgl.; 6 Pollen, desgl.; 7 Stempel, desgl.; 8 Fruchtknoten im Querschnitt, desgl.; 9 Frucht, natürl. Grösse; 10 einzelnes Früchtchen, natürl. Grösse und vergrössert; 11 u. 12 dasselbe in verschiedenen Längsschnitten, desgl.; 13 Same, natürl. Grösse und vergrössert. Nach der Natur von W. Müller (Quelle: Papst G, Hrsg. Köhler's Medizinal-Pflanzen in naturgetreuen Abbildungen mit kurz erläuterndem Texte: Atlas zur Pharmacopoea germanica, austriaca, belgica, danica, helvetica, hungarica, rossica, suecica, Neerlandica, British pharmacopoeia, zum Codex medicamentarius, sowie zur Pharmacopoeia of the United States of America. Gera-Untermhaus: Fr. Eugen Köhler; 1883–1914. Foto: Kirsten Oborny, Thieme Gruppe)

In der Klostermedizin wurde Eibisch auch als Hustenmittel empfohlen, eine heute noch aktuelle Indikation. Zudem ist auch der Einsatz bei Harnwegsentzündungen und gegen Harngries belegt.

Erst im 19. und 20. Jahrhundert wurde Eibisch auch bei Erkrankungen des Magen-Darm-Traktes verstärkt eingesetzt, so bei Darmkatarrhen, Durchfall, Ulcus ventriculi, Ulcus duodeni und Appetitlosigkeit.

Primärqualitäten Das *Circa instans* äußert sich differenziert zu den Mitgliedern der Malvenfamilie:

„Die Malve ist kühlend im ersten Grad, befeuchtend im zweiten. Es gibt die Gartenmalve (malva domesticus), die stärker kühlt und eine feinere Feuchtigkeit besitzt, und die Waldmalve (malva silvestris), das ist Eibischwurzel: die wächst höher und hat höhere Blätter und sieht wie eine Staude aus, sie ist weniger kühlend, und ihre Feuchtigkeit ist klebrig.“

Matthäus Platearius: Circa instans

16.11.3 Heutige Verwendung

Arzneilich genutzte Pflanzenteile

Althaeae radix: Eibischwurzel

Inhaltsstoffe und Wirkweise

In der Heilkunde werden zwar auch die Blüten und Blätter des Eibischs verwendet, im Vordergrund steht aber eindeutig die Wurzel. Alle Pflanzenteile enthalten Schleimstoffe (Polysaccharide); die Blüten 5–10 %, die Wurzeln 15 %. Die Schleimstoffe haben eine reizlindernde und schleimhautschützende Wirkung. Sie bilden einen Schutzfilm auf den Schleimhäuten, so dass diese vor Reizungen geschützt werden. Damit wird der Hustenreiz eingedämmt. Die Glykane der Eibischwurzel werden außerdem in die Schleimhautzellen aufgenommen und beeinflussen diese positiv.

Indikationen

Anerkannt ist die Anwendung bei trockenem Husten, Reizungen der Schleimhaut im Mund- und Rachenraum und bei leichten Entzündungen der Magenschleimhaut.

Kontraindikationen

Keine bekannt.

Neben- und Wechselwirkungen

Durch den Schutzfilm auf den Schleimhäuten des Magen-Darm-Trakts kann die Aufnahme anderer Arzneimittel verzögert werden.

Anwendungen

Tee Zubereitung als Kaltmazerat: 1 TL zerkleinerte Eibischwurzel in 1 Tasse kaltes Wasser geben, 1–2 Stunden bei gelegentlichem Umrühren ziehen lassen, abseihen und erwärmen. 3- bis 4-mal täglich eine Tasse trinken.

Ein Schutzfilm auf den Schleimhäuten kann sich nur dann bilden, wenn man den Tee langsam und in kleinen Schlucken zu sich nimmt.

Fertigpräparate Nicht erhältlich.

16.12 Eiche

16.12.1 Kurzporträt

Systematische Einordnung *Quercus robur L.* (Fam. Fagaceae)

Quercus robur, die Stiel-Eiche, Sommereiche oder auch Deutsche Eiche, gehört zu den Buchgewächsen (Fagaceen). In Mitteleuropa ist sie die häufigste Art der Eichen, abgesehen vom äußersten Süden und Norden kommt sie in ganz Europa vor. Die Traubeneiche oder Wintereiche (*Quercus petraea* [Matt.] Liebl) wird von vielen Fachleuten als eine Standortrasse der Stieleiche angesehen; sicher ist, dass beide Arten bastardisieren können. Bezüglich der pharmazeutischen Qualität der Rinde unterscheiden sie sich nicht. Die Gattung Quercus gehört mit bis zu 600 Arten zu den wichtigsten Laubbäumen auf der Nordhalbkugel der Erde. Eichen existieren in Europa schon mindestens seit dem Tertiär; ein Hinweis auf das hohe entwicklungsgeschichtliche Alter dieser Pflanzenart ist, dass zahlreiche Insektenarten ihre Entwicklung symbiontisch an die Eiche angepasst haben. Der Baum erreicht Wuchshöhen von 20–40 Metern und kann 500, in einzelnen Fällen sogar 1000 Jahre überdauern. Erst mit etwa 60 Jahren kann die Eiche keimfähige Eicheln entwickeln.

Der deutsche Name ist schon sehr früh belegt, im Altnordischen als *eik* und im Althochdeutschen bereits als *eih*.

16.12.2 Historische Verwendung

Wie **Konrad von Megenberg** andeutet, hatte die Eiche (**Abb. 16.9**) große kultische Bedeutung, und das nicht nur bei den Germanen.

> *„Quercus heißt eine Eiche und das ist so viel wie quernus, des meint einen Klagebaum. Denn – wie Isidor [von Sevilla] sagt – hatten die alten Heiden ihre Abgötter in den Eichen. Und wenn sie ihren Kummer klagten, so antworteten die Abgötter aus diesen Bäumen. Das Holz der Eichen verfault nicht, wenn man es trocken hält.*

[…] Wenn man die Eichenblätter pulverisiert und dieses Pulver auf geschlagene Stellen oder Wunden gibt, so vereinigen sich die Stellen und fügen sich zusammen.“

Konrad von Megenberg:
Buch der Natur (4. Buch, Kap. A 42)

Bei den Römern war sie der heilige Baum Jupiters, der höchsten Gottheit. Seit der Antike wurden verschiedene Pflanzenteile in der Heilkunde genutzt. Zum einen die Rinde, insbesondere die dünne Schicht, die sich zwischen der eigentlichen Rinde und dem Holz befindet, aber auch die Eicheln oder auch nur ihre Schalen, sogar die Wurzel und nicht zuletzt die Blätter, so Dioskurides.

Besondere Bedeutung hatte zudem der **Gallapfel** der Eiche bei den Ärzten des Mittelalters und darüber hinaus. Adam Lonitzer widmet ihm ein eigenes Kapitel (1. Buch, Kap. 38) und beschreibt darin in einem Abschnitt die darin vorkommende Gallwespe, freilich ohne dass zu seiner Zeit das Tier sicher identifiziert gewesen wäre:

„Der gemeine Mann hat jährlich diese Achtung an den Galläpfeln, daß entweder eine Fliege oder ein Spinn oder ein Omeyß [Ameise] darinnen ist. Die Fliege soll Krieg bedeuten, die Spinne ein Pestilenz oder Sterben/ die Omeyß aber eine Theuerung.“

Adam Lonitzer: Kreuterbuch

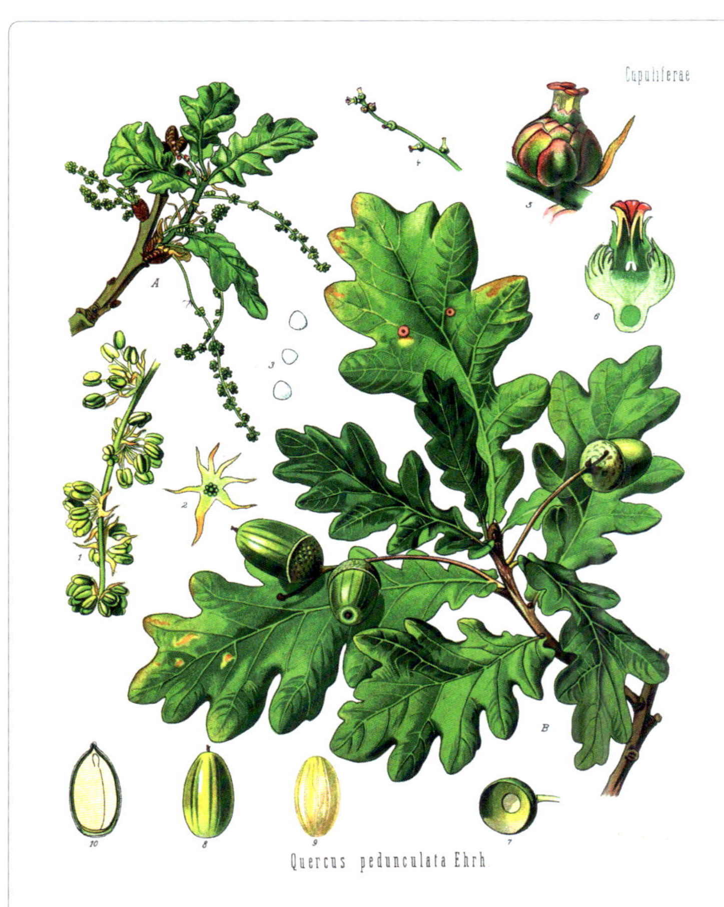

Abb. 16.9 Eiche
Tafelbeschreibung: A blühender, B fruchtender Zweig in natürl. Grösse; 1 männliches Kätzchen, vergrössert; 2 Perigon der männlichen Blüthe, desgl.; 3 Pollen, desgl.; 4 weiblicher Fruchtstand, natürl. Grösse; 5 weibliche Blüthe von der Braktee unterstützt, vergrössert; 6 dieselbe im Längsschnitt, desgl.; 7 Becher (Cupula), natürl. Grösse; 8 Same mit Samenschale, desgl.; 9 derselbe ohne Samenschale, desgl.; 10 derselbe im Längsschnitt, desgl. Nach der Natur von W. Müller (Quelle: Papst G, Hrsg. Köhler's Medizinal-Pflanzen in naturgetreuen Abbildungen mit kurz erläuterndem Texte: Atlas zur Pharmacopoea germanica, austriaca, belgica, danica, helvetica, hungarica, rossica, suecica, Neerlandica, British pharmacopoeia, zum Codex medicamentarius, sowie zur Pharmacopoeia of the United States of America. Gera-Untermhaus: Fr. Eugen Köhler; 1883–1914. Foto: Kirsten Oborny, Thieme Gruppe)

Hildegard von Bingen meint überraschenderweise, dass die Eiche überhaupt nicht als Heilmittel zu gebrauchen sei (*Physica*, 3.25).

Primärqualitäten Eichenrinde wurde zumeist als kühlend und trocknend im zweiten Grad eingestuft. Teilweise wird die Eiche aber auch als leicht wärmend bzw. ausgeglichen beschrieben, etwa bei Adam Lonitzer (1. Buch, Kap. 37).

16.12.3 Heutige Verwendung

Arzneilich genutzte Pflanzenteile

Quercus cortex: die Rinde junger Triebe

Inhaltsstoffe und Wirkweise

Die Eichenrinde enthält je nach Standort und Erntezeit 8–20 % Catechin-Gerbstoffe, die eine adstringierende (zusammenziehende) und virenhemmende Wirkung aufweisen. Auch eine leicht entzündungshemmende Wirkung, wohl zurückzuführen auf die enthaltenen Flavonoide, ist nachgewiesen.

Indikationen

Anerkannt sind die innerliche Anwendung von Eichenrinde zur Behandlung leichter Durchfälle sowie die äußerliche Anwendung zur symptomatischen Behandlung kleiner Entzündungen der Mundschleimhaut und der Haut, die symptomatische Behandlung von Juckreiz und Brennen bei Hämorrhoiden, nachdem schwerere Leiden durch einen Arzt ausgeschlossen wurden (HMPC-Monografie).

Kontraindikationen

Bei innerer Anwendung keine bekannt.

Äußerlich nicht anwenden bei großflächigen Verletzungen und Ekzemen, fieberhaften und infektiösen Erkrankungen sowie Herzinsuffizienz in Stadium III und IV, Hypertonie im Stadium IV.

Neben- und Wechselwirkungen

Bei innerlicher Anwendung kann die Aufnahme von Alkaloiden und anderen basischen Arzneistoffen verzögert oder ganz verhindert werden.

Anwendungen

Dekokt Bei Durchfall: 2–4 gehäufte TL der klein geschnittenen Eichenrinde mit einem halben Liter kaltem Wasser übergießen, eine halbe Stunde ziehen lassen, kurz aufkochen und abseihen. Jeweils eine halbe Stunde vor den Mahlzeiten eine Tasse warm trinken.

Wegen des unangenehmen Geschmacks des Dekokts bevorzugen Patienten in der Regel Tabletten oder Kapseln.

Tagesdosis: 3 g Droge bei innerlicher Einnahme

Fertigpräparat Zum Beispiel: Traxaton Tabletten (140 mg Trockenextrakt).

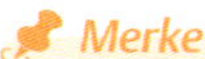

Anwendungsdauer: innerlich wie äußerlich wegen der austrocknenden Wirkung nicht länger als 2–3 Wochen.

16.13 Eisenkraut

16.13.1 Kurzporträt

Systematische Einordnung *Verbena officinalis L.* (Fam. *Verbenaceae*)

Das Echte Eisenkraut ist ein Vertreter der Eisenkrautgewächse (Verbenaceen). Die einjährige Pflanze wächst 20 bis 75 cm in die Höhe. Der verzweigte Stängel ist vierkantig und meist flaumig behaart. Die Blätter stehen gegenständig, die unteren sind gestielt und ungeteilt, die mittleren dreispaltig, die oberen sitzend und gekerbt. Die fünf Kronblätter der Blüte sind weißlich bis rötlich, hellviolett bis bläulich. Die Blütezeit reicht von Mai bis Oktober. Die Pflanze gedeiht weltweit in gemäßigten und tropischen Regionen.

Die Echte Verbene (oder Eisenkraut) sollte nicht mit der Zitronenverbene (*Aloysia citrodora*) verwechselt werden. Während die Zitronenverbene stark nach Zitrone duftet, hat die Echte Verbene kein auffälliges Aroma.

Die Autoren des 16. Jahrhunderts, wie Brunschwig, Brunfels und Fuchs, aber auch Paracelsus erklären den Namen Eisenkraut damit, dass die Pflanze zum Härten von Eisen genutzt wurde. Weil Verbena als ausgezeichnetes Wundkraut galt, könnte der Name auch darauf hinweisen, dass er den Menschen „eisenhart", also unverletzlich mache.

16.13.2 Historische Verwendung

Als Arzneipflanze ist das Eisenkraut fast in Vergessenheit geraten. In Antike und Mittelalter galt es dagegen geradezu als Wunderpflanze. Es gab sogar kleine Traktate, die sich ausschließlich mit den Wirkungen dieser Pflanze befassten.

Hildegard von Bingen beschreibt „Ysena" als kühlend und empfiehlt sie als Umschlag bei fauligen Wunden und Geschwüren (*Physica*, 155). Odo empfiehlt sie im ***Macer floridus*** u. a. bei Entzündungen im Mundraum:

> *„Mit Wein oftmals getrunken, nützt die Verbene den gelbsüchtigen. Sie heilt, mit Wein gestampft und aufgelegt, verderbliche Bisse, doch jeden vierten Tag muss dieses Pflaster erneuert werden. Wälzt man den lauen Saft im Mund, reinigt und heilt er Wunden in der Mundhöhle. Und gleiche Wirkung tut die frische Abkochung des Krautes, denn auch durch sie wird jede Eiterfäule im Mund vertrieben."*
>
> Odo Magdunensis: Macer floridus (Kap. 58)

Eine große Anzahl von Anwendungen bietet schließlich der ***Gart der Gesundheit*** von 1485 (Kap. 412), die auch noch von Adam Lonitzer weiter tradiert wurden. Neben mehreren äußerlichen Anwendungen werden Gelbsucht sowie allgemein Leber-, Milz- und Nierenleiden genannt. Spülungen sollen der Mundhöhle und dem fauligen Zahnfleisch helfen (*Kreuterbuch* 2, Kap. 141).

In der Erfahrungsheilkunde des 19. und frühen 20. Jahrhunderts galt Verbena vor allem als anregendes Mittel bei Erschöpfung, Nervenleiden, Depressionen und Anämie. Auch bei Krampfzuständen, Keuchhusten und Asthma sowie bei Leber- und Nierenproblemen wurde sie eingesetzt.

Primärqualitäten Die Primärqualitäten der Verbene werden seltsamerweise nicht genau angegeben. Hildegard bezeichnet sie als kühlend, der *Gart der Gesundheit* als trocknend.

16.13.3 Heutige Verwendung

Arzneilich genutzte Pflanzenteile

Verbenae herba: oberirdische Pflanzenteile, gesammelt während der Blütezeit

Zum Echten Eisenkraut sind kaum wissenschaftliche Untersuchungen der jüngeren Zeit durchgeführt worden. Von der Kommission E wurde die Verbene negativ verabschiedet; es wurde aber empfohlen, die Droge künftig eingehender zu untersuchen, beispielsweise auf immunmodulatorische Effekte. In Kombination mit anderen, positiv monografierten Heilpflanzen, sei die Anwendung der Verbene aber möglich.

Inhaltsstoffe und Wirkweise

Das Kraut der Verbene enthält Bitter-, Schleim- und Gerbstoffe sowie Kieselsäure und etwas ätherisches Öl.

Indikationen

Eine lindernde Wirkung bei leichten Durchfällen oder Magenbeschwerden erscheint durch die enthaltenen Gerb- und Schleimstoffe plausibel.

Kontraindikationen

Keine bekannt, aber auch nicht ausreichend untersucht.

Neben- und Wechselwirkungen

Keine bekannt, aber auch nicht ausreichend untersucht.

Anwendungen

Tee In Kräutertee-Mischungen, z. B. mit Kamille, Schafgarbe und Pfefferminze.

Zubereitung: 1 TL der Kräutermischung mit einer Tasse kochendem Wasser übergießen, 5–10 Min. ziehen lassen und abseihen. 3-mal täglich eine Tasse trinken.

Fertigpräparat Nicht erhältlich.

16.14 (Gelber) Enzian

16.14.1 Kurzporträt

Systematische Einordnung *Gentiana lutea L.* (Fam. Gentianaceae)

Der Gelbe Enzian gehört zur Familie der Enziangewächse (Gentianaceen). Seine Heimat sind die Alpen und andere Gebirge in Mittel- und Südeuropa sowie in der Türkei. Die ausdauernde, krautige Pflanze kann zwischen 50 und 150 cm hoch wachsen und ein Alter von 40 bis 60 Jahren erreichen. Das dauerhafte Organ ist das Rhizom, das armdick ausgebildet ist; die Hauptwurzel erreicht Längen von bis zu einem Meter. Die Blätter des gelben Enzians haben große Ähnlichkeit mit denen des giftigen Weißen Germers, so dass eine Verwechslungsgefahr besteht. Beim Gelben Enzian stehen die Blätter allerdings gegenständig, während sie beim Weißen Germer wechselständig angeordnet sind (**Abb. 9.5**). Die Pflanze blüht erstmals im Alter von zehn Jahren. Drei bis zehn gelbe Blüten stehen an den Achseln der Hochblätter in Trugdolden zusammen. Die Blütezeit ist Juli und August.

Wie alle Enziangewächse steht auch der Gelbe Enzian unter **Naturschutz**, die Wurzel darf nicht gesammelt werden.

Nach einer antiken Legende soll der Name *Gentiana* auf den König Gentius von Illyrien zurückgehen, der die Pflanze als ein Mittel gegen die Pest entdeckt haben soll. Der deutsche Name Enzian ist von *Gentiana* abgleitet.

16.14.2 Historische Verwendung

Schon immer wurde die mächtige Wurzel des Enzians (**Abb. 16.10**) in der Heilkunde genutzt. Allerdings unterschieden sich die Hauptanwendungsgebiete in Antike und Mittelalter deutlich von der modernen Nutzung.

Der Tee von Enzianwurzel ist nach **Dioskurides** heilsam für Leber- und Magenkranke. Ansonsten führt der griechische Arzt äußerliche Anwendungen bei Wunden, Sturzverletzungen und Geschwüren an. Zudem soll Enzian eine abortive Wirkung haben. Galen von Pergamon lobt die Enzianwurzel als ein sehr wirkungsvolles Bittermittel.

Das ***Circa instans*** führt unter den Indikationen Asthma, Epilepsie, Schlangenbiss, ausbleibende Monatsblutung sowie die Austreibung des toten Fötus an.

> *„Enzianwurzel hat die Fähigkeit, Säfte aufzulösen, zu verzehren und an sich zu ziehen, ferner Verstopfungen zu öffnen; sie wirkt ferner harntreibend."*
>
> Matthäus Platearius: Circa instans (Kap. 99)

Hildegard von Bingen nennt in dem kurzen Enzian-Kapitel (1.31) Herzschmerzen und „Fieber im Magen" als Anwendungen.

In der frühen Neuzeit wurde die Enzianwurzel auch im Theriak gegen die Pest gegeben. Sie soll gegen viele Arten von Vergiftungen wirken. Das Destillat verlängert nach **Hieronymus Brunschwig** das Leben, weil es „allen Schleim" aus dem Magen treibt.

Nach **Sebastian Kneipp** sind die zwei Hauptwirkungen des Enzians die Stärkung und Unterstützung der Magensäfte und die Stärkung der Nerven. Es scheint, dass sich erst in der Moderne der Einsatz als Stomachikum, als magenstärkendes Bittermittel, als Hauptindikation durchgesetzt hat. Nun wird die Enzianwurzel bei Gastritis, krampfartigen Blähungen, Magen- und Darmschwäche, Magenschmerzen und zur Anregung der Leber- und Gallentätigkeit empfohlen.

Primärqualitäten Nach *Circa instans* wärmend und trocknend im zweiten Grad.

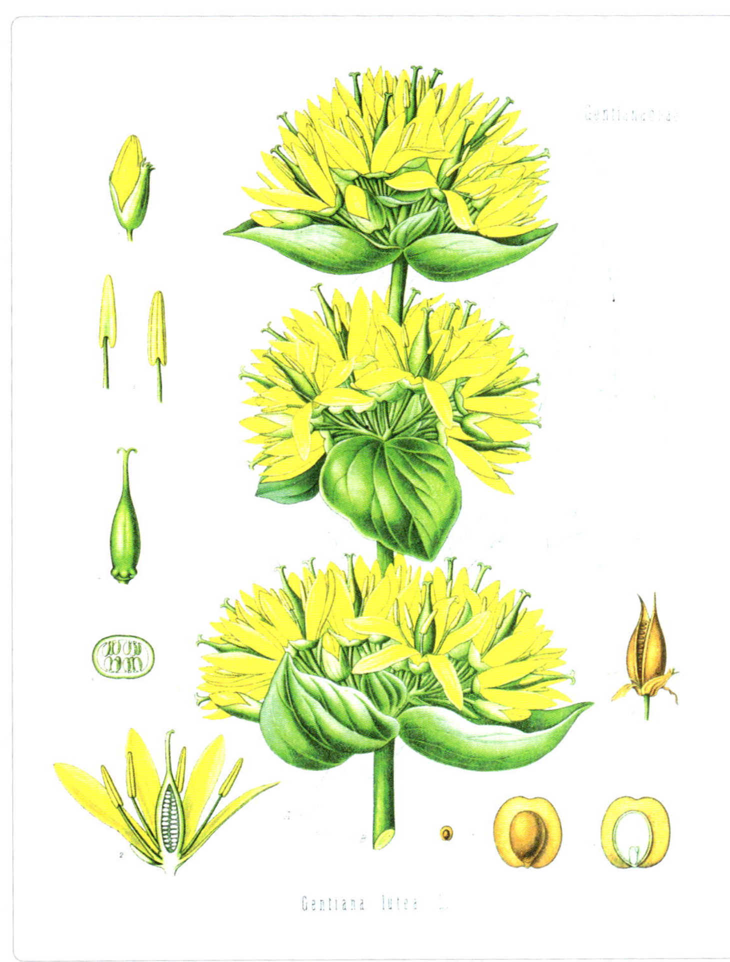

Abb. 16.10 (Gelber) Enzian
Tafelbeschreibung: A Basalblatt, natürl. Grösse, B oberer Theil eines blühenden Stengels, desgl.; 1 Blüthenknospe, etwas vergrössert; 2 Blüthe im Längsschnitt, vergrössert; 3 Staubgefässe, desgl.; 4 Stempel, desgl.; 5 Fruchtknoten im Querschnitt, desgl.; 6 aufgesprungene Frucht, natürl. Grösse; 7 Same, natürl. Grösse und vergrössert; 8 derselbe im Längsschnitt, vergrössert. Nach einer Originalzeichnung des Herrn Prof. Schmidt in Berlin (Quelle: Papst G, Hrsg. Köhler's Medizinal-Pflanzen in naturgetreuen Abbildungen mit kurz erläuterndem Texte: Atlas zur Pharmacopoea germanica, austriaca, belgica, danica, helvetica, hungarica, rossica, suecica, Neerlandica, British pharmacopoeia, zum Codex medicamentarius, sowie zur Pharmacopoeia of the United States of America. Gera-Untermhaus: Fr. Eugen Köhler; 1883–1914. Foto: Kirsten Oborny, Thieme Gruppe)

16.14.3 Heutige Verwendung

Arzneilich genutzte Pflanzenteile

Gentianae radix: Enzianwurzel

Es darf nur die getrocknete Wurzel verwendet werden, da die frische Wurzel zu Übelkeit und Rauschzuständen führen kann.

Inhaltsstoffe und Wirkweise

Nach wie vor wird in der Heilkunde die oft mehrere Kilogramm schwere Wurzel verwendet. Sie enthält 2–3 % Bitterstoffe, darunter Amarogentin und Gentiopikrosid sowie 5–8 % bitter schmeckende Gentiobiose (ein Disaccharid) und geringe Mengen an ätherischem Öl (nur Letzteres findet sich in den zahlreichen Verdauungsschnäpsen, die mit Enzianwurzel angesetzt wurden, die Bitterstoffe werden nicht ausgezogen). Amarogentin ist einer der bittersten Stoffe in der Natur. Die Inhaltsstoffe der Enzianwurzel regen die Sekretion des Speichel- und Magensaftes an und beschleunigen die Entleerung des Magens. Sie fördern den Gallenfluss (choleretische Wirkung), steigern die Pankreassaftsekretion und verbessern die Motilität des Dünndarms.

Indikationen

Anerkannt ist die Anwendung der Enzianwurzel bei Appetitlosigkeit und funktionalen (dyspeptischen) Magen-Darm-Beschwerden wie Völlegefühl und Blähungen.

In der Erfahrungsheilkunde wird Enzianwurzel unter anderem auch bei leichten Störungen der Pankreassekretion und bei Magenschwäche nach Infektionskrankheiten eingesetzt. Patienten mit körperlichen oder seelischen Schwächezuständen, Rekonvaleszenten nach längeren Infektionskrankheiten, chronisch Magen-Darm-Kranke und Langzeitkranke mit funktioneller Verdauungsschwäche profitieren besonders von der Enzianwurzel.

Kontraindikationen

Aufgrund des hohen Bitterwertes nicht bei Gastritiden, Magen- und Zwölffingerdarmgeschwüren anwenden.

Neben- und Wechselwirkungen

Bei empfindlichen Personen vereinzelt Kopfschmerzen.

Anwendungen

Tee 1 TL zerkleinerte Enzianwurzel mit einer Tasse kochendem Wasser aufgießen. 5 Min. ziehen lassen. Bei Verdauungsbeschwerden jeweils eine Tasse nach den Mahlzeiten trinken. Dieser Tee ist sehr bitter!

Tagesdosis: 2–4 g Droge

Fertigpräparat Zum Beispiel: Sern-SL Tinktur (äthanolisch-wässriger Auszug 1:10).

16.15 Erdrauch

16.15.1 Kurzporträt

Systematische Einordnung *Fumaria officinalis L.* (Fam. Papaveraceae)

Der Erdrauch gehört zur Familie der Mohngewächse (Papaveraceen). Die einjährige Pflanze wird 10 bis 30 cm, selten bis 50 cm hoch. Die zarten Blätter haben lanzettförmige, stumpfe Fiedern. Der traubige Blütenstand trägt 20 bis 40 Blüten mit zwei hinfälligen Kelchblättern. Die vier Kronblätter stehen in zwei Kreisen, eines ist zum Sporn umgewandelt. Sie sind rosa bis purpurn gefärbt mit dunkelroten bis schwärzlichen Spitzen. Die Blütezeit reicht von Mai bis November. In allen Pflanzenteilen finden sich gegliederte Milchröhren mit einem wässrigen Milchsaft. Die Pflanze findet sich oft an Ackerrainen, und dort, wo die Erde häufiger bewegt wird. Sie ist in den gemäßigten und mediterranen Gebieten Europas und Asiens heimisch, findet sich inzwischen aber nahezu weltweit.

Fumaria hieß die Pflanze schon bei den Römern, abgeleitet von *fumus* (lat. für Rauch). Im Mittelalter war der gängigste Name *Fumus terrae*, die deutsche Bezeichnung „Erdrauch" ist die wörtliche Übersetzung. Der Name rührt vermutlich daher, dass die zarte Erscheinung der Pflanze an Rauch erinnert, wie das auch in diesem Zitat aus der *Leipziger Drogenkunde* erklärt wird:

> *„Sie [die Pflanze] heißt Erdrauch, weil sie – wie einige sagen – in ihrer kleinen Art dasteht wie Rauch, der sich aus der Erde löst, und sie heißt auch deshalb so, weil sie von einer groben Feuchtigkeit entsteht, die sich aus der Erde löst und über der Erde hängt […] Zum ersten reinigt sie die schwarze Galle, zum zweiten den salzigen Schleim, zum dritten die übrigen cholerischen Säfte, außerdem hat sie eine räumende, lösende Wirkung."*
>
> Leipziger Drogenkunde (Sachsen, um 1435)

16.15.2 Historische Verwendung

Der Erdrauch war schon bei den Griechen und Römern eine bekannte Heilpflanze. **Dioskurides** nennt eine abführende und harntreibende Wirkung, Plinius beschreibt Wirkungen des Pflanzensafts auf das Auge. Größeres Ansehen erlangte die Pflanze bei den Ärzten der arabischsprachigen Welt. Sie nutzen Erdrauch als Blutreinigungsmittel sowie bei Lebererkrankungen. So kam der Erdrauch erst durch die Übersetzungen arabischer Arzneibücher in Salerno und Toledo wieder in den europäischen Arzneischatz. Dies dokumentiert das salernitanische ***Circa instans***. Hier wird Erdrauch zur Purgierung von verschiedenen krankmachenden Säften empfohlen. Weitere Anwendungen sind Krätze, Wassersucht, Gichtanfälle, Fieber, Steinbeschwerden und „verstopfte Leber und Milz", was als Mangel an Gallenfluss interpretiert werden kann.

> *„Wenn die Säfte von Kopf, Rotz und andere üble oder schleimige Säfte sich im Mund aufhalten oder im Magen selbst, woraus manchmal Übelkeit folgt, ferner gegen Verstopfung der Leber aus kalter Ursache, reicht man den Saft des Erdrauchkräutleins, unter der Beigabe von Zucker, mit Warmwasser."*
>
> Matthäus Platearius: Circa instans

An den Anwendungen hat sich bis ins 20. Jahrhundert hinein nicht viel geändert. So schrieb **Madaus** 1938 [79]:

> *„Fumaria ist ein altbewährtes und vielleicht unser bestes Blutreinigungsmittel, das anregend auf die Ausscheidung der Harn- und Verdauungsorgane (Leber, Magen, Darm) und Haut wirkt."*
>
> Gerhard Madaus: Lehrbuch der biologischen Heilmittel (S. 1395)

Erdrauch wurde deshalb bei Leber- und Gallenerkrankungen wie Gallenblasenentzündung und Gallensteinen, bei Aszites, bei Magenschwäche, spastischer Obstipation und Flatulenz verordnet.

Primärqualitäten Nach *Circa instans* wärmend und trocknend im zweiten Grad.

16.15.3 Heutige Verwendung

Arzneilich genutzte Pflanzenteile

Fumariae herba: Erdrauchkraut

Inhaltsstoffe und Wirkweise

In der Heilkunde wird das blühende Kraut des Erdrauchs verwendet. Es enthält Alkaloide (Fumarin, etwa 1 %), Fumarsäureester, Flavonoide, Schleim- und Bitterstoffe sowie Kaffeesäurederivate. Insbesondere das Alkaloid Fumarin hat eine leicht krampflösende Wirkung auf die Gallenwege und den oberen Verdauungstrakt und reguliert die Sekretion des Gallensaftes (cholekinetische Wirkung).

Indikationen

Anerkannt ist die Anwendung von Erdrauchkraut bei krampfartigen Beschwerden der Gallenblase und der Gallenwege, zur Steigerung des Gallenflusses sowie bei Dyspepsien des Magen-Darm-Traktes wie Völlegefühl, Blähungen, Verdauungs- und Krampfbeschwerden. Aufgrund seiner nur milden Wirkung wird die Kombination von Erdrauch mit anderen Cholagoga und Dyspeptika empfohlen. Gute Kombinationspartner sind Fenchel, Kümmel, Pfefferminze und Mariendistel.

Aktuell wird Erdrauch in der Pflanzenheilkunde verstärkt als **Ersatz für Schöllkraut** (*Chelidonium majus*) eingesetzt. Schöllkraut, ebenfalls ein Mohngewächs mit cholezystokinetischen und spasmolytischen Wirkungen, hatte eine Positiv-Monografie der Kommission E bis 2007. Aufgrund der Zunahme von Meldungen über Leberschädigungen bei chronischer Einnahme von Schöllkrautpräparaten wurde durch das BfArM 2008 ein Stufenplan eingeleitet, um die Zulassung für Arzneimittel mit einer Tagesdosis von mehr als 2,5 mg an Schöllkraut-Gesamtalkaloid zu widerrufen. Niedrigere Tagesdosen müssen mit einem Warnhinweis versehen werden. Aufgrund der Verunsicherung der Patienten bezüglich der Unbedenklichkeit von Schöllkrautrezepturen kann in der Naturheilpraxis auf Erdrauchzubereitungen ausgewichen werden.

In der Erfahrungsheilkunde wird Erdrauchkraut auch bei Psoriasis vulgaris eingesetzt. Da die Fumarsäure die überschießenden TH_1-Zellen bei Psoriasis hemmt, ist diese Anwendung keineswegs abwegig.

Kontraindikationen

Keine bekannt

Neben- und Wechselwirkungen

Keine bekannt.

Anwendungen

Tee (Infus) 2 g geschnittenes Erdrauchkraut mit einer Tasse (250 ml) heißem Wasser übergießen. 10 Min. ziehen lassen, abseihen, 1–2 Tassen täglich 30 Min. vor den Mahlzeiten trinken.

Tagesdosis für die Droge: 6g

Pulver Einzeldosis: 220 mg, Tagesdosis: bis zu 1100 mg

Tinktur (1:5 in Alkohol 45 % V/V) Tagesdosis: 1–4 ml vor den Mahlzeiten

Fertigpräparate Zum Beispiel Bilobene Filmtabletten (250 mg wässriger Trockenextrakt), Oddibil Dragees (250 mg wässriger Trockenextrakt)

16.16 Fenchel

16.16.1 Kurzporträt

Systematische Einordnung *Foeniculum vulgare (L.) Mill.* (Fam. Apiaceae)

Foeniculum vulgare, der Echte Fenchel, gehört zur Familie der Doldenblütler (Apiaceen). Neben den beiden arzneilich genutzten Varietäten Bitterer Fenchel (Wilder Fenchel, *Foeniculum vulgare Mill. ssp. vulgare var. vulgare*) und Süßer Fenchel (Gewürzfenchel, *Foeniculum vulgare Mill. ssp. vulgare var. dulce (Mill.) Batt. & Trab.*) gibt es noch den **Gemüse- oder Knollenfenchel** (*Foeniculum vulgare Mill. var. azoricum (Mill.) Thell.*). Letzterer wurde speziell auf die Entwicklung einer „Knolle" gezüchtet, die eigentlich eine direkt über dem Boden aus den scheidenförmigen Blattgründen gebildete Zwiebel ist. Die Pflanzen erreichen Wuchshöhen bis zu zwei Metern. Der Stängel ist rund, fein gerillt und enthält Mark. Die Blätter sind drei- bis vielfach gefiedert. Die gelblichen Blüten stehen in zehn- bis zwanzigstrahligen Dolden. Die braunen Früchte haben dunkle, stark gewölbte Ölstriemen (beim Dill dagegen sind sie flach). Die Heimat des Fenchels ist der Mittelmeerraum, vor allem die küstennahen Gebiete.

Der lateinische Name *foeniculum*, der auch der botanische Gattungsname ist, geht auf lateinisch *fenum* zurück, was „Heu" bedeutet. Vermutlich ist der aromatische Geruch, den die Pflanze in allen Teilen verströmt, der Grund für diese Bezeichnung. Der griechische Name *marathron*, manchmal auch *marathon*, findet sich auch in lateinischen Texten der Antike. Der Name der griechischen Ortschaft Marathon, der auf die dortige Schlacht zwischen Persern und Athenern im Jahr 490 v. Chr. und später auf den „Marathonlauf" übertragen wurde, bedeutet also ursprünglich „Fenchel" oder auch „Fenchelfeld".

Der deutsche Name „Fenchel" ist eine Übernahme des lateinischen *foeniculum*, bzw. mittellateinisch *feniculum*. Neben Varianten wie „Fenikel" sind keine weiteren Namen von überregionaler Bedeutung belegt.

16.16.2 Historische Verwendung

Der Fenchel (**Abb. 16.11**) wurde bereits in Ägypten und von den Hippokratikern arzneilich genutzt. Von zentraler Bedeutung für die Nutzung in Europa ist das Fenchel-Kapitel (III, 74) der ***Materia medica*** des Dioskurides. Dieses Kapitel beginnt sehr ungewöhnlich, zum einen wird nur der griechische Name *Marathron* angeführt, ohne Angabe weiterer Synonyme; zum andern beginnt der Text sofort mit den Anwendungen, d. h., Hinweise zu Pflanze, Herkunft etc. fehlen hier völlig. Vermutlich war der Fenchel so bekannt, dass sich eine Beschreibung und die Aufzählung der Synonyme erübrigte. Aus heutiger Sicht erstaunlich ist auch die Tatsache, dass nahezu alle Teile der Pflanze Verwendung finden, Erkrankungen der Atemwege aber nicht genannt werden.

Das Kraut und die Frucht sollen, als Getränk oder mit Gerstenschleim eingenommen, die Muttermilch befördern. Die Abkochung (Dekokt) des Blütenstängels (der Dolde) soll durch ihre

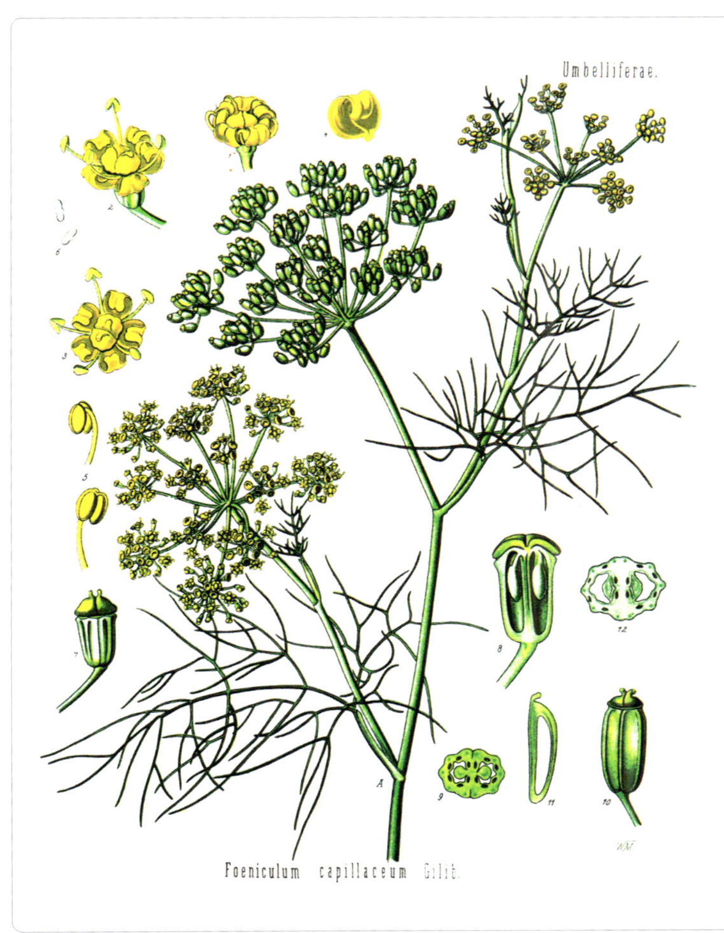

Abb. 16.11 Fenchel
Tafelbeschreibung: A blühende und fruchtbare Pflanze in natürl. Grösse; 1 Blüthenknospe, vergrössert; 2, 3 Blüthe, desgl.; 4 Kronblatt, desgl.; 5 Staubgefässe, desgl.; 6 Pollen, desgl.; 7 Stempel, desgl.; 8 derselbe im Längsschnitt, desgl.; 9 derselbe im Querschnitt, desgl.; 10 Frucht, desgl.; 11 Theilfrucht, desgl.;12 Frucht im Querschnitt, desgl. Nach der Natur von W. Müller (Quelle: Papst G, Hrsg. Köhler's Medizinal-Pflanzen in naturgetreuen Abbildungen mit kurz erläuterndem Texte: Atlas zur Pharmacopoea germanica, austriaca, belgica, danica, helvetica, hungarica, rossica, suecica, Neerlandica, British pharmacopoeia, zum Codex medicamentarius, sowie zur Pharmacopoeia of the United States of America. Gera-Untermhaus: Fr. Eugen Köhler; 1883–1914. Foto: Kirsten Oborny, Thieme Gruppe)

harntreibende Wirkung bei Nieren- und Blasenleiden hilfreich sein. Mit Wein soll der Blütenstängel die Menstruation hervorrufen und gegen Schlangenbisse wirken, in fiebrigen Zuständen mit kaltem Wasser getrunken Übelkeit und den Brand des Magens (Sodbrennen) beseitigen. Die Wurzeln sollen als Umschlag den Biss toller Hunde heilen. Besonders betont wird der Einsatz als Augenheilmittel zur Stärkung des Visus.

Nach **Plinius dem Älteren** wird Fenchel für alle Gewürzmischungen (erwähnt wird das Einstreuen in die Brotkruste) und in verdauungsstärkenden Mitteln verwendet. Die Früchte wirken zusammenziehend auf den erschlafften Magen in Fieberanfällen; zerrieben in Wasser eingenommen lindern sie Brechreiz; sehr empfohlen werden sie bei Lungen- und Leberleiden. In kleinerer Dosierung stillen sie Durchfall, in größeren Dosen treiben sie den Harn, als Ganzes gekocht lindern sie Leibschmerzen. Als Getränk fördern sie die Milchbildung. Die Wurzel soll unter anderem auch aphrodisierend wirken (*Naturalis historia* XX, 254).

Der Fenchel gehört zu den beliebtesten Heilpflanzen der Klostermedizin. Im ***Lorscher Arzneibuch*** ist er die meistgenannte Pflanze in den Rezepten. Er steht natürlich im Kräutergarten des **St. Galler Klosterplans** und Walahfrid Strabo widmet ihm die 11. Strophe in seinem Gedicht über seinen Kräutergarten (***Hortulus***). Nach dieser helfen Fenchelfrüchte mit Ziegenmilch bei Blähung und Verstopfung, die Wurzel mit Wein getrunken bei keuchendem Husten. Außerdem soll er bei „trüben Augen" helfen.

Auch im ***Macer floridus*** des Odo Magdunensis finden sich unter „Marathrum" (Kap. 17) viele Anwendungen, die schon bei Dioskurides und Plinius stehen. Im *Macer* wird allerdings ganz vorwiegend die Wurzel verwendet.

Das ***Circa instans*** nennt dagegen die Früchte (hier als „Samen" bezeichnet) und die Rinde der Wurzel als Heilmittel (Kap. 96). Fenchel (Pflanzenteil unklar) in Wasser oder Wein gekocht stärkt die Verdauung und hilft bei Magenschmerz und Blähungen, ebenso das Pulver der Früchte. Gegen Wassersucht (Ödeme) folgt ein ziemlich toxisches Rezept: Eselswolfsmilch, Fenchelwurzelsaft und zwei Skrupel (etwa 2 g) Herbstzeitlose gekocht und abends weder nüchtern noch vollständig gesättigt eingenommen. Auch hier gilt Fenchel als Augenmittel.

Der Fenchel gehört zu den Lieblingspflanzen von **Hildegard von Bingen**. Sie empfiehlt ihn bei Verschleimungen, weil Fenchel schlechtes Phlegma und Fäulnisprodukte vertreibe. Er soll den Schlaf fördern und die Sehkraft der Augen verbessern, bei Schnupfen sowie schwachem Magen helfen und die Verdauungskraft stärken. Weitere Anwendungen sind Melancholie, Hodenschwellung und schwere Geburt.

> *„Fenchel hat eine sanfte Wärme und ist weder trockener noch kalter Natur; auch roh gegessen schadet er dem Menschen nicht. Wie immer er gegessen wird, macht er den Menschen froh und bringt ihm sanfte Wärme und guten Schweiß und bringt ihm eine gute Verdauung. Auch sein Samen [die Frucht] ist warmer Natur und nützlich für die Gesundheit des Menschen, wenn er in Arzneien anderen Kräutern beigefügt wird."*
>
> Hildegard von Bingen: Physica (1.66)

Im *Buch der Natur* des **Konrad von Megenberg**, Rektor von 1348, wird die Rinde der Fenchelwurzel eingesetzt. Sie sei gut für die Verstopfung von Leber und Milz, und wenn man sie mit Wein koche, helfe sie bei Ruhr und Durchfall und gegen den Stein, wenn diese Beschwerden aus kalter Ursache kommen. Kommen sie aus heißer Ursache, soll man Fenchelkraut in Wasser kochen und zu sich nehmen. Dies beseitigt auch Blähungen und stärkt die Verdauung. Die gleiche Wirkung hat auch das Pulver der Früchte. Der Saft des Krautes hilft gegen Verdunklung der Augen und stärkt den Sehsinn.

Nicht zuletzt war der Fenchel auch für **Sebastian Kneipp** von großer Bedeutung. Er schreibt:

> *„Die Fenchelkörner dürfen in keinem Haushalt fehlen, da das Leiden, in welchem sie Hilfe schaffen, sogar häufig vorkommt; ich meine die Kolik mit ihrer Begleitschaft, den krampfartigen Zuständen."*
>
> Sebastian Kneipp: Meine Wasserkur

Ein Löffel voll Fenchel soll mit einer Tasse Milch 5–10 Minuten gekocht werden, der Trank soll dann so warm wie möglich, aber nicht zu heiß – damit man sich im Innern nicht verbrenne – eingenommen werden. Die Wirkung ist meist gut und kommt sehr schnell.

Fenchelpulver, als Gewürz über die Speisen gestreut, soll Gase aus Magen und Darm vertreiben. Das Fenchelpulver soll man so herstellen: Die Fenchelfrüchte werden im Ofen gedörrt und in einer Kaffeemühle vermahlen.

Nach **Gerhard Madaus** wurde zu Beginn des 20. Jahrhunderts Fenchel vorwiegend bei Kindern als „aromatisches Stomachicum und Karminativum" verwendet. Neben Magen- und Darmschwäche nennt er chronische Verstopfung mit Blähungen, Flatulenz, Kolik, Durchfall, Magen- und Darmkrämpfe. Bei Bronchitis, Husten, auch Krampf- und Keuchhusten sowie Lungenleiden wurde Fenchel als Expektorans eingesetzt. Zur Förderung der Muttermilch und der Menstruation habe sich Fenchel bewährt, auch als Diuretikum bei Nieren- und Blasenleiden (S. 1359).

Primärqualitäten Nach *Circa instans* wärmend und trocknend im zweiten Grad.

16.16.3 Heutige Verwendung

Arzneilich genutzte Pflanzenteile

- *Foeniculi amari fructus*: Bittere Fenchelfrüchte,
- *Foeniculi dulcis fructus*: Süße Fenchelfrüchte,
- *Foeniculi amari fructus aetheroleum*: Bitterfenchelöl,
- *Foeniculi amari herbae aetheroleum*: Bitteres Fenchelkrautöl.

Inhaltsstoffe und Wirkweise

Das ätherische Öl aus den Früchten enthält die Komponenten Anethol (süß schmeckend) und Fenchon (bitter schmeckend) sowie weitere Monoterpene, z. B. Limonen. Dabei enthalten Bitterfenchelfrüchte bis zu 8,5 %, Süßfenchelfrüchte nur bis zu 3 % ätherisches Öl mit geringeren Anteilen an Fenchon. Bei Lagerung von Fenchelöl unter Lichteinwirkung entstehen Anethol-Isomere (z. B. Estragol) mit östrogener und potenziell lebertoxischer Wirkung. Die Drogen (Apothekenware!) sollten mindestens 4 % ätherisches Öl enthalten, darunter 50–70 % Anethol und 12–18 % Fenchon, aber maximal 5 % Estragol und maximal 2 % Anisaldehyd. Weitere Inhaltsstoffe sind Flavonoide und Proteine (ca. 20 %) sowie fettes Öl (ca. 20 %).

Die Inhaltsstoffe, besonders das ätherische Öl, wirken krampflösend, schleimlösend, entzündungshemmend und harntreibend. Außerdem unterstützen sie die Magen- und Darmtätigkeit (Förderung der Motilität); Anethol und Fenchon wirken zudem antimikrobiell.

Indikationen

Anerkannt ist die Anwendung von Fenchelfrüchten bei dyspeptischen Beschwerden wie leichten krampfartigen Magen-Darm-Beschwerden, Völlegefühl und Blähungen sowie bei Katarrhen der oberen Atemwege.

In der Erfahrungsheilkunde wird weiterhin die Anwendung von **Fencheltee** (nicht von reinem Fenchelöl!) zur Förderung der Muttermilch empfohlen, dabei sollte Süßfenchel verwendet werden.

Kontraindikationen

Reines ätherisches Fenchelöl sollte in Schwangerschaft und Stillzeit sowie bei Kindern unter 4 Jahren nicht angewendet werden. Generell sollte die Anwendungsdauer von reinem Fenchelöl 2 Wochen nicht überschreiten.

Bei Allergien gegen andere Doldenblütler (z. B. Sellerie, Kümmel, Dill, Koriander, Möhre) muss mit Kreuzallergien gerechnet werden.

Neben- und Wechselwirkungen

Reines ätherisches Fenchelöl kann die Wirkung hormoneller Kontrazeptiva herabsetzen.

Anwendungen

Tee 1 TL Fenchelfrüchte (für Erwachsene Bitterfenchel, für Kinder Süßfenchel empfehlenswert) im Mörser anstoßen (damit die sehr stabilen Ölgänge aufbrechen), mit 1 Tasse kochendem Wasser übergießen und abgedeckt 10 Min. ziehen lassen. Bei Verdauungsbeschwerden mehrmals täglich 2 Tassen, bei Katarrhen der Atemwege über den Tag verteilt 2–5 Tassen trinken.

Milchtees ziehen die arzneilich wirksamen Stoffe besser aus als ein Infus mit Wasser.

Fenchelfrüchte Ganze Fenchelfrüchte können zur Erfrischung des Atems und als Karminativum gekaut werden.

Tagesdosis: 5–7 g Droge

Fertigpräparat Zum Beispiel: Salus Fenchelhonig.

16.17 Flohsamen/Flohkraut

16.17.1 Kurzporträt

Systematische Einordnung *Plantago afra; syn. Plantago psyllium/Plantago ovata* (Fam. Plantaginaceae)

Flohsamen und Flohsamenschalen werden heute vorwiegend als „Indische Flohsamenschalen“ von *Plantago ovata* genutzt. Diese Wegerichart, die entfernt dem heimischen

Spitzwegerich ähnelt, wird in Indien und Pakistan angebaut. In Europa wurde früher vor allem *Plantago afra* (*Plantago psyllium*) verwendet, der Flohsamenwegerich oder das Flohkraut, diese Pflanze ist auch in Südeuropa heimisch. Aber auch der Sandwegerich (*Plantago indica, Plantago arenaria*) ist noch immer in Gebrauch und wird in Frankreich angebaut.

Die „Flohsamenschalen" sind tatsächlich die Samenschalen der Pflanzen. Die reifen Früchte haben zwei Kapseln, in denen sich jeweils zwei kleine, rotbraune Samen befinden. Diese Samen erinnern in Größe und Aussehen an Flöhe, daher der Name Flohkraut und Flohsamenwegerich, lat. *psyllium*. Plantago bezeichnet die Wegeriche in der Familie der Wegerichgewächse (Plantaginaceen).

16.17.2 Historische Verwendung

Dioskurides beschreibt in seiner *Materia medica* (Buch IV, 70) das Psyllion – im Mittelalter „Psillion" geschrieben – recht ausführlich. Demnach wurde die Pflanze in der Antike vorwiegend zu Umschlägen bei Gicht, Ödemen, Verrenkungen und Geschwülsten verwendet.

Richtig bekannt wurde dieser Flohsamenwegerich aber erst durch die Medizinschule von Salerno, insbesondere durch das *Circa instans* (Kap. 181). Demnach wird nur der Samen verwendet und zwar gegen Husten, Trockenheit der Zunge und der Atemwege, bei Verstopfung und hitzigen Fiebern. Gegen blutigen Durchfall wird Flohsamen geröstet und pulverisiert und mit Rosenwasser vermischt getrunken, wenn es den oberen Darm betrifft. Kommt das Leiden vom unteren Darmbereich, so soll man Zäpfchen herstellen. Weitere Indikationen sind Blutfluss aus der Nase und eitrige Aposteme. Als Haarwaschmittel soll es die Haare weich machen.

Nach Hildegard von Bingen ist das Flohkraut („Psillium") von kalter Natur, dementsprechend soll es in Wein gekocht in einem Umschlag gegen Fieber wirken (*Physica*, 1.24), im Einzelnen gegen „Fieber im Magen". Überraschenderweise empfiehlt die Äbtissin das Flohkraut gegen niedergeschlagenen Sinn (*mens*):

> *„Auch macht es den niedergeschlagenen Sinn des Menschen durch seine süße Beimischung froh und verhilft dessen Geist sowohl durch seine Kälte als auch durch seine Mischung zur Gesundheit und stärkt ihn."*
>
> Hildegard von Bingen: Physica

Albertus Magnus hat schließlich die auf den ersten Blick gegensätzlichen Wirkungen der Flohsamen bei Verstopfung und Durchfall erkannt:

> *Psillium „lindert auch die Brust; sein Schleim zusammen mit Rosenöl hilft sehr den Cholerikern. Was jedoch erstaunlich erscheint, ist, dass einerseits dasjenige, das man durch rösten gewinnt im Gewicht von zwei Unzen mit Rosenöl gegeben, den Bauch zusammenzieht und bei Ruhr hilft, vor allem bei jungen Menschen, und andererseits sein Schleim in gleichem Gewicht mit Veilchenöl abführt."*
>
> Albertus Magnus: De vegetabilibus (VI, 405)

In der frühen Neuzeit wird der Flohsamen als Purgiermittel einerseits zur inneren Reinigung, andererseits auch gegen Durchfall genannt. Bezüglich der innerlichen Anwendung ist man jedoch sehr zurückhaltend. Der Schleim soll eher zu äußerlichen Anwendungen genutzt werden, so etwa bei Adam Lonitzer („Der Saame bringt Stulgäng innerhalb des Leibs genossen [...] ist viel besser außwendig am Leib genützt wo Hitz ist dann inwendig") und Johann Schröder (17. Jh.). Noch in der ersten Hälfte des 20. Jahrhunderts scheint der Flohsamen keine größere Rolle in der Heilkunde gespielt zu haben.

Primärqualitäten Nach *Circa instans* kühlend und befeuchtend im zweiten Grad.

16.17.3 Heutige Verwendung

Heute werden vorwiegend der Samen und die Samenschalen des Indischen Sandwegerichs (*Plantago ovata*) in der Heilkunde verwendet. Für die therapeutischen Effekte sind die unverdaulichen Schleimstoffe (Polysaccharide) des Flohsamens verantwortlich, die zu 10 bis 12 % enthalten sind. Diese Schleimstoffe zeichnen sich durch ein besonders hohes Quellvermögen aus: Sie können durch die Bindung von Flüssigkeit bis zum 15-fachen Volumen aufquellen, die ganzen Schalen sogar auf das 40- bis 100-Fache. Bei innerer Einnahme von Flohsamenschalen gelangen die Quellstoffe unverdaut in den Dickdarm und binden dort überschüssige Flüssigkeit, was bei Durchfällen hilfreich ist. Sie regen zudem durch den erhöhten Fülldruck und einen Dehnungsreflex auf die Darmwand die Darmtätigkeit an, was wiederum gegen Verstopfung wirkt.

Eine regelmäßige Einnahme von Flohsamenschalen wirkt sich lipid- und blutzuckersenkend aus: Die Quellstoffe binden Gallensäuren und Cholesterin und führen sie mit dem Stuhlgang aus. Nicht so stark ist die ausleitende Wirkung auf Zucker. Daneben werden auch Darmabfälle und Gifte (etwa Bakterientoxine) ausgeführt, was nicht zuletzt bei entzündlichen Darmerkrankungen günstig ist. Durch die verkürzte Verweildauer des Stuhls im Darm wird die Kontaktzeit mit krebserregenden Stoffen reduziert. Das Darmmilieu wird stabilisiert, was sich günstig für eine gesunde Darmflora auswirkt.

Indikationen

Anerkannt ist die Anwendung der Indischen Flohsamenschalen bei chronischer Darmträgheit (habituelle Obstipation) und beim Reizdarmsyndrom (Colon irritable). Gut erprobt ist der Einsatz bei Durchfall. Nützlich ist die Einnahme zum Erreichen eines weicheren Stuhlgangs bei Analfisteln und Hämorrhoiden und während der Schwangerschaft.

Kontraindikationen

Nicht anzuwenden bei Verengungen (Stenosen) von Speiseröhre, Magen- und Darmtrakt sowie bei drohendem Darmverschluss. Ebenso wenig bei Therapie mit Kumarinen und schwer einstellbarem Diabetes mellitus (S. 319).

Zur Behandlung von chronischer Verstopfung unter Schmerztherapie mit Opiaten sollten andere Behandlungsmöglichkeiten (S. 228) der Anwendung von Quellstoffen vorgezogen werden. Diese können bei Einschränkung der Darmmotilität durch die Opiate möglicherweise nicht optimal weitertransportiert werden.

Neben- und Wechselwirkungen

Medikamente sollten im Abstand von mindestens einer Stunde zur Einnahme von Flohsamen oder -schalen eingenommen werden, da die Resorption der Wirkstoffe durch die Darmwand durch die Flohsamen vermindert werden kann.

> **!** *Vorsicht*
>
> Interaktionen mit Marcumar, Antidiabetika und herzwirksamen Glykosiden sind möglich.

Anwendungen

Die **Flohsamenschalen nicht vorquellen** lassen, da die Volumenzunahme erst im Darm erfolgen soll.

2 EL Flohsamenschalen in 1 Glas Wasser geben und sofort trinken. Täglich 3-mal in mindestens 30 Min. Abstand zu den Mahlzeiten einnehmen. Danach sollten wenigstens ¼–½ Liter Wasser getrunken werden, jedoch keine Milch, da diese nicht zur Quellung führt.

Tagesdosis: 12–40 g Flohsamen; 4–20 g Flohsamenschalen.

Die Wirkung kann sich anfangs erst nach 12 bis 24 Stunden einstellen, in einzelnen Fällen sogar erst nach zwei Tagen.

16.18 Galgant

16.18.1 Kurzporträt

16

Systematische Einordnung *Alpinia officinarum* (Fam. Zingiberaceae)

Der Echte Galgant gehört zur Familie der Ingwergewächse (Zingiberaceen). Er ist eine ausdauernde, krautige Pflanze, die bis zu 150 cm hoch werden kann. Die schmalen lanzettförmigen Blätter von bis zu 30 cm Länge ähneln den Schilfblättern. Die Pflanze überdauert durch ein schlankes, zylindrisches Rhizom, das wie beim Ingwer horizontal bis zu einem Meter auswächst. Die ursprüngliche Heimat ist die große Insel Hainan südlich des chinesischen Festlandes. In Thailand und ganz Südostasien wird Galgant seit Langem angebaut.

Der Name Galgant, früher auch *Galanga*, geht indirekt über das Arabische auf den chinesischen Namen Gāo liáng jiāng zurück, der von arabischen Autoren als *Hūlanǧān* übernommen wurde, so etwa bei Ibn Ǧulǧul (sprich: Ibn Dschuldschul) im 10. Jahrhundert in Cordoba.

16.18.2 Historische Verwendung

Der Echte Galgant (**Abb. 16.12**) war in der Antike in Europa noch völlig unbekannt. Von chinesischen Ärzten wurde er anscheinend erst um 500 n. Chr. beschrieben. Im 9. Jahrhundert entwickelte sich ein reger Handelsaustausch zwischen China und der Arabischen Halbinsel. Zudem konnte Galgant damals auch schon über Indien bezogen werden. So gelangte er nach Arabien, wo er schnell Eingang in die Heilkunde fand. In der Folge kam die Wurzel auch nach Europa. Auch die Indikationen wurden mittransportiert. Wegen des scharf-würzigen Geschmacks galt der Galgant bei den chinesischen Ärzten als ein Mittel gegen „kühle" Magen-Darm-Erkrankungen. Nach Ibn Ǧulǧul steigert die würzige Droge die Potenz und stärkt kalten Magen und Leber und andere Organe.

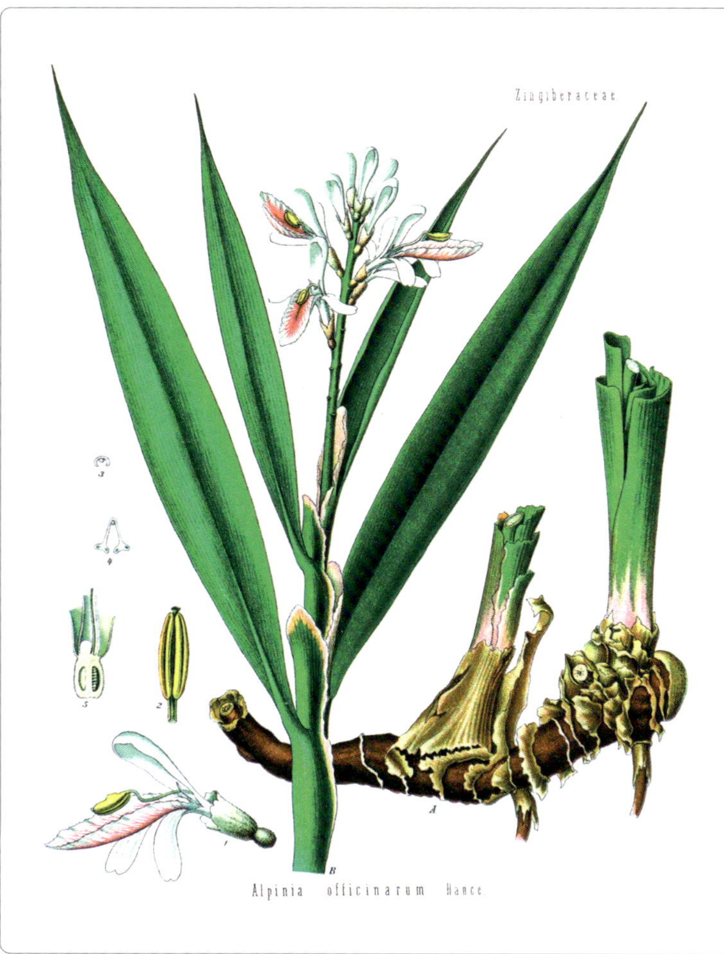

Abb. 16.12 Galgant
Tafelbeschreibung: A B Theile der Pflanze in natürl. Grösse; 1 Blüthe, vergrössert; 2 oberer Theil des Staubgefässes mit durchlaufendem Griffel, desgl.; 3 Querschnitt des Filaments mit Griffel, desgl.; 4 Antherenquerschnitt mit Connectiv und Griffel, desgl.; 5 Fruchtknoten im Längsschnitt mit dem einen drüsenartigen, unfruchtbaren Staubgefäss, desgl. (Quelle: Papst G, Hrsg. Köhler's Medizinal-Pflanzen in naturgetreuen Abbildungen mit kurz erläuterndem Texte: Atlas zur Pharmacopoea germanica, austriaca, belgica, danica, helvetica, hungarica, rossica, suecica, Neerlandica, British pharmacopoeia, zum Codex medicamentarius, sowie zur Pharmacopoeia of the United States of America. Gera-Untermhaus: Fr. Eugen Köhler; 1883–1914. Foto: Kirsten Oborny, Thieme Gruppe)

In Europa wurde die Pflanze in den Schriften der Medizinschule von Salerno aufgenommen, ins ***Liber graduum*** (Kap. III, 29) des Constantinus Africanus und ins ***Circa instans*** (Kap. 100). Im ***Macer floridus*** wurden die Aussagen des Constantinus übernommen:

> *„Eine Magenentzündung oder ein Magengeschwür löst Galgant, wenn man ihn einnimmt. Und wenn der Magen voll von kaltem Schleim [Phlegma] ist, so stärkt er ihn; auch eine in den Därmen eingeschlossene Windblähung verjagt er, hilft der Verdauung auf und heilt das Bauchgrimmen; einen Mundgeruch, das das Maß überschreitet, bessert er sehr, wenn man ihn isst; zuletzt vermehrt er, wenn man ihn genießt, die Liebeskraft und macht die Nieren warm.“*
>
> Odo Magdunesis: Macer floridus (Kap. 70)

Im *Circa instans* nimmt die Beschreibung der Fälschungen von Galgant breiten Raum ein. Galgant war sehr teuer, so dass sich Fälschungen (z. B. mit der Wurzel von Zyperngras) lohnten. Als Indikationen werden Magenschmerz aus kalter Ursache, Blähungen und Stärkung der Verdauung angegeben. Außerdem soll Galgantpulver das Gehirn stärken, wenn man es an die Nase führt, und bei Ohnmacht helfen.

Gut bekannt ist, dass der Galgant von **Hildegard von Bingen** sehr geschätzt wurde. Sie schreibt: „Galgant ist fast ganz heiß, hat aber in sich auch eine mäßige Kälte und ist reich an Wirkkraft.“ Entsprechend gibt sie zahlreiche Anwendungen an. Gegen Fieber und gegen Rücken- und Flankenschmerzen soll er helfen, besonders aber bei Herz- und Lungenleiden. Ein generelles Mittel für Beschwerden von Brust, Herz, Milz und kaltem Magen besteht aus Galgant, Dost, Salbei und Selleriefrüchten sowie weißem Pfeffer. Gegen Gicht bringt sie ebenfalls ein Mittel mit vielen Zutaten, das u. a. Galgant enthält.

Primärqualitäten Nach *Circa instans* wärmend und trocknend im dritten Grad.

16.18.3 Heutige Verwendung

Arzneilich genutzte Pflanzenteile

Galangae rhizoma: Wurzelstock der Pflanze

Inhaltsstoffe und Wirkweise

In der Heilkunde wird der Wurzelstock des Galgants genutzt, der nach zehnjähriger Wachstumszeit geerntet wird. Er enthält bis zu 1 % ätherisches Öl mit Gingerolen, Scharfstoffe wie Galangol, Flavonoide und Gerbstoffe. Die Inhaltsstoffe wirken krampflösend (spasmolytisch), entzündungshemmend (antiphlogistisch, indem die Prostaglandinsynthese gehemmt wird) und hemmen das Wachstum von Bakterien. Das würzige Aroma regt außerdem die Verdauung an.

Indikationen

Anerkannt ist die Anwendung des Galgantwurzelstocks bei dyspeptischen Beschwerden wie Völlegefühl und leichten krampfartigen Beschwerden im Magen-Darm-Trakt sowie der Einsatz gegen Appetitlosigkeit.

Kontraindikationen

Keine bekannt.

Neben- und Wechselwirkungen

Da Galgant die Sekretion der Magensäure anregt, sollte er nicht bei Gastritiden, Magen- und Zwölffingerdarmgeschwüren angewendet werden.

Anwendungen

Tee (Infus) 1 TL fein geschnittene oder gepulverte Galgantwurzel mit 1 Tasse kochendem Wasser übergießen, zugedeckt 5 Min. ziehen lassen und abseihen. Jeweils 1 Tasse 30 Minuten vor den Mahlzeiten trinken.

Pulver Pulver aus getrocknetem Galgant ist wesentlich schärfer als der frische Wurzelstock.

Tagesdosis für Pulver: 2–4 g Droge

Tinktur (1:5 in 40 % V/V Alkohol) Galganttinktur in einer Verdünnung von 1:10 in etwas erwärmtem Wasser einnehmen, 3-mal täglich 10 Tropfen vor den Mahlzeiten.

Tagesdosis für unverdünnte Tinktur: 2–4 g

Fertigpräparat Zum Beispiel: Galganttabletten 0,1/0,2 Jura (Galgantwurzelstockpulver).

16.19 Gänsefingerkraut/ Gänserich

16.19.1 Kurzporträt

Systematische Einordnung *Potentilla anserina L./ Argentina anserina* (Fam. Rosaceae)

Das Gänsefingerkraut gehört zur Familie der Rosengewächse (Rosaceen), der übliche wissenschaftliche Name lautet *Potentilla anserina*, in jüngster Zeit wird es aber zur Gattung *Argentina* gestellt. Es handelt sich um eine kriechende, ausdauernde, krautige Pflanze, die nur eine Höhe von 10 bis 20 cm erreicht. Demgegenüber bildet sie ein stattliches Rhizom von bis zu 20 cm aus. Aus den Blattachseln sprießen kriechende Ausläufer von bis zu 80 cm Länge. An den Knoten der Ausläufer bilden sich wiederum Blattrosetten und Wurzeln. Die 7- bis 21-zählig gefiederten Blätter sind vor allem auf der Unterseite silbrig behaart. Die gelben Blüten erscheinen von Mai bis September.

In den gemäßigten Regionen der nördlichen Halbkugel ist das Kraut weit verbreitet.

Ein sehr alter deutscher Name für das Gänsefingerkraut ist „Grensing“ oder „Grensig“, so heißt die Pflanze auch im oben zitierten *Gart der Gesundheit* und bei Hildegard von Bingen. Die Bedeutung des Namens ist nicht geklärt. Wahrscheinlich an „Grensing“ angelehnt ist „Gänserich“, ein Name, der noch im 20. Jahrhundert vorherrschend war, so auch im *Wörterbuch der deutschen Pflanzennamen* von Heinrich Marzell, während sich der Name Gänsefingerkraut dort nicht findet. Möglichweise geht „Gänserich“ auf die Beobachtung zurück, dass die Pflanze auf Gänsewiesen wächst. Vielleicht wurde die Pflanze auch als Gänsefutter verwendet. Die heutige Benennung ergibt keinen Sinn, zumal das Kraut keine gefingerten, sondern gefiederte Blätter hat. *Potentilla*, schon im *Gart der Gesundheit* als lateinischer Name geführt, könnte von lateinisch *potentia* (Macht) als Diminutiv abgeleitet sein. Der Beiname *anserina* kommt von lateinisch *anser* (Gans).

16.19.2 Historische Verwendung

Das Gänsefingerkraut gehört nicht zu den alten Pflanzen der europäischen Heilkunde. Die Ärzte der Antike kannten sie nicht, und in der Klostermedizin wird sie nur in der *Physica* der **Hildegard von Bingen** erwähnt (1.148) und zwar mit einem vernichtenden Urteil: „Grensing ist Unkraut und taugt nicht zur Gesundheit des Menschen, so dass er, wenn der Mensch ihn isst, ihm weder nutzen noch schaden wird.“ So ist der ***Gart der Gesundheit*** von 1485 eines der ersten Zeugnisse über die heilkundliche Verwendung des Krautes. Der Autor, der Arzt Johann Wonnecke von Kaub, beruft sich zwar auf „die Meister“ und einmal konkret auf Platearius (gemeint ist das *Circa instans*), aber diese Quellenangabe ist falsch. Vermutlich hat Wonnecke sein Wissen über die Heilwirkungen der Pflanze über mündliche Tradition der Wundärzte und der Volksheilkunde erhalten, dies ist auch an anderen Stellen erkennbar. Nach Wonnecke wird „Grensing“ gegen Darmwürmer, gegen Stuhlzwang und Koliken genutzt sowie zur Behandlung von Wunden.

> *„Die Meister sprechen, dass dies ein Kraut sei, das gern an feuchten Stätten wächst. Dieses Kraut ist ganz ähnlich dem Tanaceto [Rainfarn]. Es ist warm und feuchter Natur. […] Wer nicht zu Stuhl gehen kann und doch allezeit das Bedürfnis dazu hat, so dass es zur Krankheit Tenasmon [Stuhlzwang] wird, das ist beständiges Bedürfnis zu Stuhl zu gehen und doch nicht zu können, die sollen dieses Kraut in Wein kochen und möglichst warm auch den Nabel legen, es hilft ohne Zweifel.“*
>
> Johann Wonnecke von Kaub: Gart der Gesundheit (Kap. 318)

Bei den Ärzten des 16. Jahrhunderts, wie **Bock** und **Matthiolus**, wird das Gänsekraut gegen Ruhr und andere Bauchflüsse, innere Blutungen und Fluor albus empfohlen.

Sebastian Kneipp hält Gänsefingerkraut für ein wahres „Krampfkraut", ebenfalls ein älterer Name, weil es bei Krämpfen aller Art bis hin zum Starrkrampf sehr wirksam sei, besonders wenn es in Milch gekocht wird. So galt *Potentilla anserina* auch noch im 20. Jahrhundert als krampfstillendes Mittel, gerade bei Durchfällen mit Koliken, Dysenterie, Darmkrämpfen, Meteorismus bis hin zu Muskelkrämpfen. Auch bei Blutungen und Fluor albus wurde es weiterhin genutzt.

16.19.3 Heutige Verwendung

Arzneilich genutzte Pflanzenteile

Potentillae anserinae herba: das Kraut der Pflanze

Inhaltsstoffe und Wirkweise

In der Heilkunde werden die oberirdischen Pflanzenteile des Gänsefingerkrauts genutzt. Sie enthalten 5–10 % Gerbstoffe, Flavonoide, Anthocyane und Phytosterole. Die Inhaltsstoffe haben eine adstringierende (zusammenziehende) Wirkung, im Vergleich zu anderen Gerbstoffdrogen wirkt Gänsefingerkraut aber eher mild.

Indikationen

Anerkannt ist die innerliche Anwendung bei unspezifischen, akuten Durchfallerkrankungen und bei leichten Menstruationsbeschwerden sowie die äußerliche Anwendung (als Gurgelmittel) bei leichten Entzündungen im Mund- und Rachenraum. In der Erfahrungsheilkunde wird das Kraut darüber hinaus zur Behandlung von schlecht heilenden Wunden verwendet.

Kontraindikationen

Keine bekannt.

Neben- und Wechselwirkungen

Bei Reizmagen können sich die Beschwerden verstärken!

Anwendungen

Tee 1 TL geschnittenes Gänsefingerkraut mit 1 Tasse heißem Wasser übergießen, 10 Min. ziehen lassen, abseihen. Mehrmals 1 Tasse täglich trinken.

Tagesdosis: 4–6 g Droge

Fertigpräparat Zum Beispiel: Schoenenberger naturreiner Heilpflanzensaft Gänsefingerkraut.

16.20 Hafer

16.20.1 Kurzporträt

Systematische Einordnung *Avena sativa L.* (Fam. Poaceae)

Wohl schon seit der Steinzeit wurden Getreidearten und andere Nutzpflanzen auch in der Heilkunde genutzt. Der Hafer gehört wie alle Getreidearten zu den Süßgräsern (Poaceen) und ist neben der Gerste die wichtigste Arzneipflanze aus dieser Familie. Hafer ist zwar bezüglich der leichten Verdaulichkeit und dem hohen Nährwert anderen Getreiden überlegen, da seine Früchte jedoch nicht in Ähren, sondern in Rispen stehen, ist er schwerer zu ernten und liefert weniger Ertrag als Weizen, Roggen oder Gerste. Zudem muss das Korn für die Verarbeitung entspelzt werden. Deshalb wurde er erst spät, etwa vor 3.000 Jahren, in Zucht genommen. Er stammt von Wildformen ab, die vermutlich als Unkrautbeimischungen mit Emmer und Einkorn nach Europa verbracht wurden. **Plinius der Ältere** weist in seiner Naturenzyklopädie *Naturalis historia* darauf hin, dass die germanischen Völker Hafer anbauen und Haferbrei essen würden, während die römischen Landwirte Hafer vor allem als Pferdefutter ansahen.

16.20.2 Historische Verwendung

Medizinisch wurde die Pflanze seit der Antike in Form von Haferschleim gegen Husten und Entzündungen im Hals verwendet, Hafer galt als ein Mittel gegen Durchfälle, vor allem nutzte man ihn äußerlich als Breiumschlag bei Hautproblemen, wie **Dioskurides** in seiner *Materia medica* berichtet.

Sehr gerühmt wird der Hafer von **Hildegard von Bingen** in ihrer *Physica* (Kap. 1.3). Demnach soll Hafer als Speise *„einen frohen Sinn und einen hellen, klaren Verstand"* bereiten, sowie *„gute Farbe und gesundes Fleisch"*. Der Frankfurter Stadtarzt Adam Lonitzer empfiehlt in seinem *Kreuterbuch* (erstmals 1557 gedruckt) Hafer zur Regulierung des Stuhlgangs und destilliertes Hafermehl gegen Husten. Ein Schwerpunkt der Anwendung des Hafers durch die ganze Medizingeschichte ist allerdings der Einsatz bei Hauterkrankungen und Entzündungen der Schleimhäute im Mund und Rachenraum.

Zu Beginn des 20. Jahrhunderts wurde Hafer als Komponente in der Behandlung von Diabetes mellitus entdeckt. Gerhard Madaus [79] fasst die Anwendungen des Hafers 1938 folgendermaßen zusammen:

> *„Der Hafer spielt als Nahrungsmittel in der Krankenbehandlung eine besondere Rolle. [...] Haferschleimsuppen werden gern gegeben für Rekonvaleszenten nach schweren Erkrankungen, bei Appetitlosigkeit, bei Diarrhöen, besonders der kleinen Kinder, auch bei Brust- und Halsleiden tut eine Haferschleimsuppe gute Dienste."*
>
> Gerhard Madaus: Lehrbuch der biologischen Heilmittel (S. 653)

16.20.3 Heutige Verwendung

Arzneilich genutzte Pflanzenteile

- *Avenae herba recens*: das Kraut der grünen Haferpflanze vor der Vollblüte,
- *Avenae stramentum*: Haferstroh,
- *Avenae fructus decorticatus*: das entspelzte Haferkorn.

Inhaltsstoffe und Wirkweise

Das grüne Haferkraut und das Haferstroh enthalten neben Kieselsäure entzündungshemmende Flavonoide und fungizid wirkende Triterpensaponine. Haferspezifisch sind die Avenanthramide, eine Gruppe von antioxidativ und antiinflammatorisch wirkenden Polyphenolen. Das Korn, das Mehl und die Kleie des Hafers enthalten quellfähige, lösliche Ballaststoffe, die β-Glukane. Das Protein des Hafers ist hochwertig zusammengesetzt und leicht verdaulich, zudem enthält Hafer für ein Getreide relativ viel Fett (7 % im Vollkorn).

Die haferspezifischen β-Glukane machen etwa die Hälfte des Gesamtballaststoffgehaltes im Hafer aus; 100 Gramm Haferflocken enthalten etwa 4,5 Gramm β-Glukane, in der Haferkleie sind es sogar über 8 Gramm pro 100 Gramm. Die chemisch-physikalischen Eigenschaften der Hafer-β-Glukane haben eine Reihe von physiologischen Wirkungen auf den Verdauungstrakt und den Stoffwechsel. Die Fähigkeit der Hafer-β-Glukane, Gallensäuren zu binden, führt bei regelmäßigem Verzehr von Hafer zur vermehrten Ausscheidung von Cholesterin und damit zur Senkung des Gesamt- sowie des LDL-Cholesterinspiegels [52]. Die Ballaststoffe verzögern außerdem die Aufnahme von Nährstoffen ins Blut. Dies führt zu einem weniger starken und zeitverzögerten Anstieg des Blutzuckerspiegels und in Folge zu einer geringeren Ausschüttung von Insulin. Bereits Anfang des 20. Jahrhunderts wurden deshalb „Hafertage" für Patienten eingeführt, die an Diabetes mellitus Typ 2 leiden.

Zudem zeigen die β-Glukane positive Effekte auf die Verdauungsfunktion. Die viskose Substanz aus den löslichen Ballaststoffen schützt die Darmwand vor äußeren Reizen und beruhigt den empfindlichen Magen. Im Darm wirken die Ballaststoffe regulierend auf die Verdauungstätigkeit.

Indikationen

Ein Sud aus Haferstroh (100 g Droge für ein Vollbad) wirkt lindernd bei entzündlichen und seborrhoischen Hauterkrankungen, speziell bei Juckreiz.

Tee aus grünem Haferkraut ist ein traditionelles Arzneimittel zur Beruhigung und Stärkung bei leichten Stresssymptomen, Angst- und Erregungszuständen und Schlafstörungen.

Eine haferreiche Ernährung unterstützt bei Rekonvaleszenz und Schwächezuständen. Sie dient der Gesundheitsvorsorge bei Metabolischem Syndrom, Diabetes, bei Kindern und Jugendlichen in der Wachstumsphase und ist empfehlenswert für Veganer und Sportler.

Der Verzehr von Haferkleie (etwa 3 EL täglich) wirkt vorbeugend gegen Obstipation und pflegt die Darmflora.

Kontraindikationen

Bei innerer Anwendung sind Glutenunverträglichkeiten zu beachten.

Neben- und Wechselwirkungen

Bei Verzehr von Kleie ist auf eine ausreichende Flüssigkeitszufuhr zu achten, um eine Bolusbildung im Darm zu verhindern.

Anwendungen

Tee Tee aus grünem Hafer: 3 g Droge auf 100 ml kochendes Wasser, 10 Min. ziehen lassen, abseihen. Bis zu 3-mal täglich eine Tasse.

Fertigpräparat Zum Beispiel: Haferkrautpresssaft (Schoenenberger).

16.21 Ingwer

16.21.1 Kurzporträt

Systematische Einordnung *Zingiber officinale L.* (Fam. Zingiberaceae)

Ingwer ist eine ausdauernde krautige Pflanze, die bis zu 150 cm hoch wird. Mit dem dicken Stängel und den langen schmalen Blättern ähnelt er dem Schilf. Das verzweigte Rhizom, das horizontal in der Erde wächst, ist das ausdauernde Organ der Pflanze. Direkt aus dem Rhizom entwickelt sich der Blütenstand mit einem 25 cm langen Blütenschaft. Die Pflanze gedeiht in tropischen und subtropischen Regionen. Die genaue Herkunft konnte nicht bestimmt werden. Schon seit Jahrtausenden wird Ingwer in Indien, China und Malaysia angebaut.

Das deutsche Wort Ingwer ist aus dem lateinischen *zingiber* bzw. *gingiber* entlehnt, das wiederum vom griechischen *zingiberis* abgeleitet ist. Zugrunde liegt der indische Name *siṅgivera*, der „hornfömig“ bedeutet.

16.21.2 Historische Verwendung

Im Gegensatz zum Galgant, dem nahen Verwandten des Ingwers, war Ingwer (**Abb. 16.13**) bereits in der Antike in Europa bekannt. Spätestens seit Alexander der Große (356–323 v. Chr.) bis nach Indien vorgedrungen war, wurde der Ingwer im Mittelmeerraum sowohl in der Küche als auch in der Heilkunde genutzt. **Dioskurides** schreibt, dass die Wurzel eine erwärmende Kraft habe und den Bauch mild anregen würde. Sie sei gut für den Magen, aber auch für die Augen.

Im ***Lorscher Arzneibuch*** taucht Ingwer nach dem Fenchel am zweithäufigsten in den Rezepten auf. Das ***Circa instans*** nennt als Indikationen Husten, Erkältung der Atemwege und Ohnmachtsanfälle, insbesondere aber Beschwerden der Verdauungsorgane: Ingwer, mit Zimt in Wein gekocht, soll gegen Schmerzen im Magen- und Darmbereich sowie gegen Blähungen hilfreich sein. Gegen Stuhlzwang (*tenasmon*) wird er als Zäpfchen gegeben. Bei **Hildegard von Bingen** zählt der Ingwer ebenfalls zu den wichtigen Arzneipflanzen, obwohl sie vor seiner aphrodisierenden Wirkung warnt. Gegen jede Art von Magenbeschwerden soll eine Mischung aus Ingwer, Galgant und Zitwer, in Wein getrunken, wirken. Wie Dioskurides hält sie Ingwer auch für ein Augenmittel. Zudem empfiehlt sie die Wurzel bei Hautausschlägen und gegen „vich“, eine nicht genau bestimmbare, schwere Krankheit, die von der „Hildegard-Medizin“ als Krebs gedeutet wird.

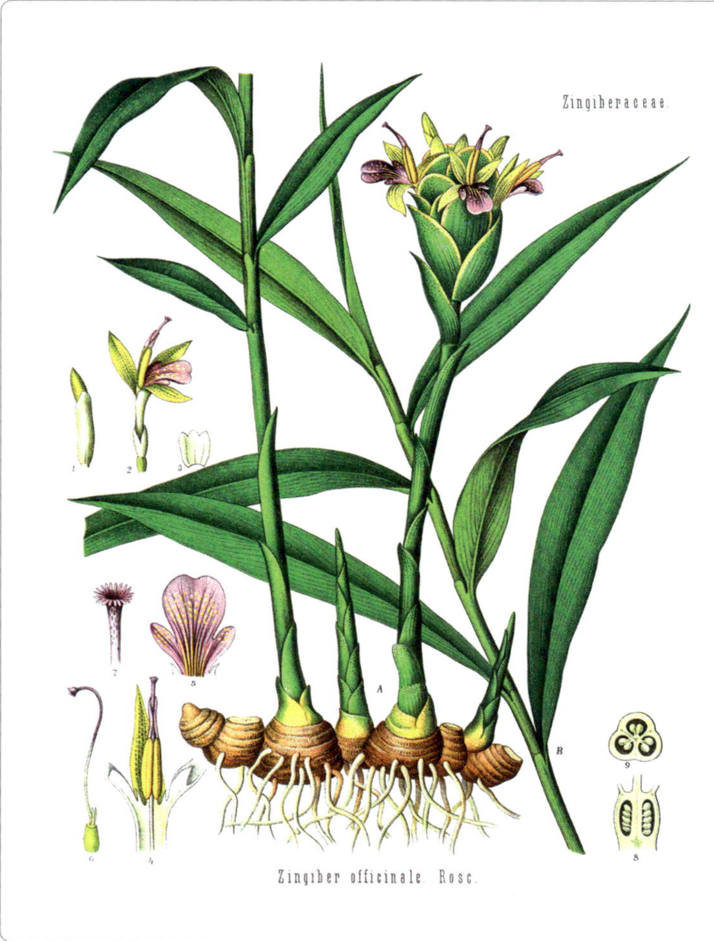

Abb. 16.13 Ingwer
Tafelbeschreibung: A Pflanze in natürl. Grösse; 1 Blüthenknospe, desgl.; 2 Blüthe, desgl.; 3 äusseres Perigon, auseinandergebreitet, desgl.; 4 Blüthenlängsschnitt, mit dem kleinen, zahnförmigen, unfruchtbaren äusseren und dem fruchtbaren inneren Staubgefäss, vergrößert; 5 Honiglippe mit den kleinen zahnförmigen, unfruchtbaren äusseren Staubgefässen, desgl.; 6 Stempel mit den kleinen, auf dem Fruchtknoten stehenden, unfruchtbaren Staubgefässen, desgl.; 7 oberer Theil des Griffels mit der Narbe, desgl.; 8 und 9 Fruchtknoten im Längs- und Querschnitt, desgl. Nach einer Originalzeichnung des Herrn Professor Schmidt in Berlin; Buntdruck von Herrn E. Günther in Gera (Quelle: Papst G, Hrsg. Köhler's Medizinal-Pflanzen in naturgetreuen Abbildungen mit kurz erläuterndem Texte: Atlas zur Pharmacopoea germanica, austriaca, belgica, danica, helvetica, hungarica, rossica, suecica, Neerlandica, British pharmacopoeia, zum Codex medicamentarius, sowie zur Pharmacopoeia of the United States of America. Gera-Untermhaus: Fr. Eugen Köhler; 1883–1914. Foto: Kirsten Oborny, Thieme Gruppe)

„Ingwer ist sehr heiß und zerfließend, das heißt löslich, und gegessen schadet er einem gesunden und beleibten Menschen, weil er ihn gedankenlos, unbeherrscht, hitzig und geil macht; er enthält nämlich unvermutete Hitze, die durch ihre Glut die Sinne des Menschen schwächt und die Geschlechtsorgane anregt. […] wer in Magen und Bauch an Verstopfung leidet, soll Ingwer zerstoßen, dieses Pulver mit etwas Saft von Ochsenzunge vermischen, aus diesem Pulver und Bohnenmehl Küchlein machen und diese im Ofen, in dem die Hitze des Feuers schon deutlich nachgelassen hat, garen. Und so soll er diese Küchlein sowohl nach dem Essen wie nüchtern oft essen, und das mindert den Unrat im Magen und stärkt den Menschen."

Hildegard von Bingen: Physica (1.15)

In der gesamten europäischen Tradition galt (und gilt) Ingwer als besonders wirksames Magenmittel, vor allem wenn es darum geht, Magen und Darm zu erwärmen. Als Stomachikum wird er bei allen Magenleiden und Verdauungsstörungen, wie Übelkeit und Erbrechen, Appetitlosigkeit und Magenschwäche, empfohlen.

Primärqualitäten Nach *Circa instans* erwärmend im dritten, befeuchtend im zweiten Grad.

16.21.3 Heutige Verwendung

Arzneilich genutzte Pflanzenteile

Zingiberis rhizoma: Ingwerwurzelstock

Inhaltsstoffe und Wirkweise

Der Ingwerwurzelstock (Rhizom) enthält bis zu 3% ätherisches Öl (mit Citral, Zingiberen, Zingiberol); für die Wirkung sind zudem die nicht flüchtigen Scharfstoffe, vor allem Gingerole und Shogaole von großer Bedeutung. Ingwerinhaltsstoffe wirken entzündungshemmend aufgrund ihrer Interaktion mit dem Arachidonsäurestoffwechsel. Die Scharfstoffe des Ingwers können die Blut-Hirn-Schranke passieren und zeigen serotoninantagonistische Wirkungen. Sie dämpfen bestimmte autonome Zentren des zentralen Nervensystems, was zum antiemetischen Effekt beiträgt. Sie regen zudem die Wärmerezeptoren in der Magenschleimhaut an und steigern die Darmmotilität. Die Inhaltsstoffe fördern die Sekretion des Speichels, des Magensaftes und des Gallensaftes (cholagoge Wirkung).

Indikationen

Anerkannt ist die Wirkung bei dyspeptischen Beschwerden und zur Verhütung der Symptome der Reisekrankheit. In der Erfahrungsheilkunde wird er auch bei Appetitlosigkeit genutzt, sowie bei Husten und anderen Katarrhen der Atemwege.

Kontraindikationen

Nicht anwenden bei Schwangerschaftserbrechen; wehenfördernde Effekte sind möglich.

Neben- und Wechselwirkungen

Keine bekannt.

Anwendungen

Pulver gegen Brechreiz 1 g Ingwerpulver mit etwas Flüssigkeit oder auf Brot einnehmen.

Tee bei Verdauungsbeschwerden und Brechreiz 1 TL grob gepulverte Ingwerwurzel oder eine dünne Scheibe frische Ingwerwurzel mit 1 Tasse heißem Wasser übergießen, zugedeckt 5–10 Min. ziehen lassen und abseihen. Vor den Mahlzeiten 1 Tasse trinken.

Tagesdosis: 2–4 g Droge

Fertigpräparat Zum Beispiel: Zintona Kapseln (250 mg Ingwerwurzelstock).

16.22 Kalmus

16.22.1 Kurzporträt

Systematische Einordnung *Acorus calamus/Calamus aromaticus* (Fam. Acoraceae)

Dioskurides beschreibt in dem Zitat schon recht treffend die Pflanze. Kalmus ist eine Sumpfpflanze aus der Familie der Kalmusgewächse. Die zwischen 60 und 100 cm hoch wachsende Pflanze sieht dem Schilf sehr ähnlich, aber auch der Sumpflilie. Sie entwickelt ein weißliches, fleischiges, etwa daumendickes aromatisches Rhizom, das leicht nach Kampfer riecht und bis zu 50 cm lang werden kann. Ein Kolbenstängel trägt den grünlich, rötlichen Blütenstand (Kolben) von 4 bis 10 cm Länge.

Die Pflanze kommt ursprünglich aus Ostasien (tetraploider, indischer Kalmus, hoher β-Asarongehalt) bzw. aus Nordamerika (diploider, β-Asaron-freier Kalmus). Sowohl in Asien als auch bei den indigenen Völkern Nordamerikas ist Kalmus seit Langem eine traditionelle Heilpflanze. Nach Nordeuropa scheint er erst in der frühen Neuzeit, Ende des 16. Jahrhunderts, gelangt zu sein. Außerhalb ihrer ursprünglichen Heimat vermehrt sich die Pflanze nur vegetativ über das Rhizom, die Samen entwickeln sich nicht vollständig.

Acorus ist das latinisierte griechische Wort *ákoros*, das wiederum vielleicht von *kóros* (= Sättigung) abgeleitet ist, womit wohl auf die appetitanregende Wirkung hingewiesen wird. Die Pflanze wurde auch *Calamus* (= Rohr, Schilf) genannt bzw. *Calamus aromaticus*, was so viel wie wohlriechendes Schilfrohr heißt. Von *Calamus* ist der deutsche Name Kalmus abgeleitet.

16.22.2 Historische Verwendung

Kalmus (**Abb. 16.14**) wird schon sehr lange angebaut und kam laut **Plinius d. Ä.** schon sehr früh aus Indien nach Vorderasien und nach Ägypten. **Dioskurides** beschreibt Anwendungen des Kalmus für die wichtigsten inneren Organe von der Lunge bis zu den Harnwegen und bei Frauenkrankheiten, aber auch gegen Verdunklungen der Pupille.

> *„Akorus (= Acorus) hat Blätter denen der Schwertlilie ähnlich, aber schmaler, und ihr nicht unähnliche Wurzeln, die aber mit einander verflochten und nicht gerade gewachsen sind, sondern schief zu Tage treten und durch Absätze unterbrochen sind, weißlich, mit scharfem Geschmack und nicht unangenehmem Geruch. [...] Die Wurzel hat erwärmende Kraft. Eine Abkochung davon getrunken treibt den Harn, ist auch ein gutes Mittel bei Lungen-, Brust- und Leberleiden, bei Leibschneiden, Inneren Verletzungen und Krämpfen."*
>
> Dioskurides: Materia medica (Buch I,2)

In der Klostermedizin spielte er erst nach den Übersetzungen des Constantinus Africanus aus dem Arabischen eine Rolle. Das ***Circa instans*** beschreibt die Pflanze ähnlich wie Dioskurides und bietet vor allem Rezepte bei Beschwerden von Leber und Milz, wobei „Milz" auch das Pankreas einbezieht. Im *Macer floridus* und bei Hildegard fehlt die Kalmuswurzel, aber nicht in

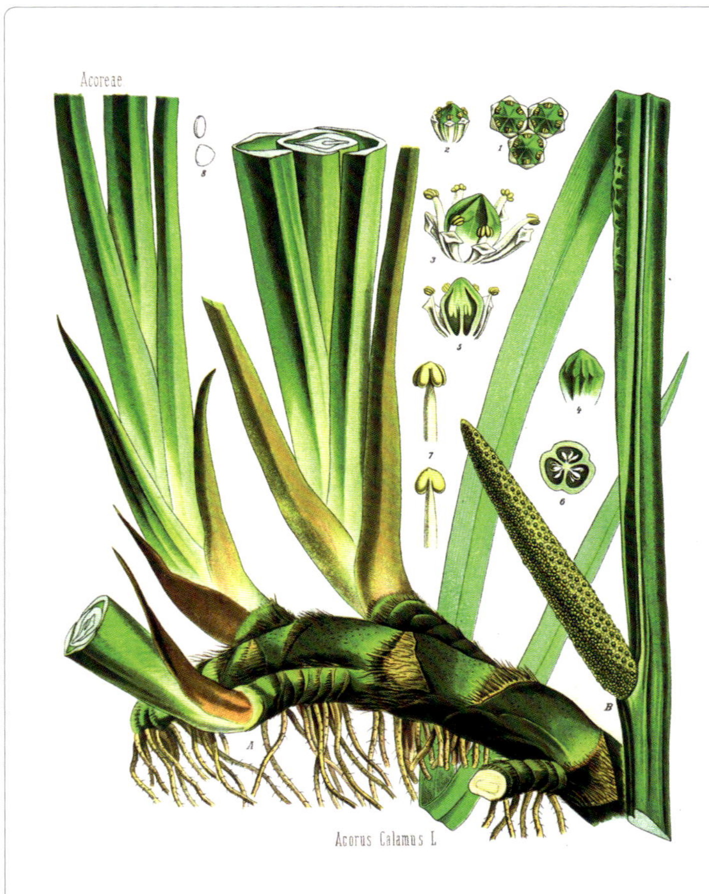

Abb. 16.14 Kalmus
Tafelbeschreibung: A B Theile der Pflanze in natürl. Grösse; 1 Theil der Kolbenoberfläche, vergrössert; 2 einzelne Blüthe, desgl.; 3 dieselbe stärker vergrössert; 4 Stempel, desgl.; 5 Blüthe im Längsschnitt, desgl.; 6 Stempel im Querschnitt, desgl.; 7 Staubgefässe, desgl.; 8 Pollenkörner, desgl. Nach der Natur von W. Müller (Quelle: Papst G, Hrsg. Köhler's Medizinal-Pflanzen in naturgetreuen Abbildungen mit kurz erläuterndem Texte: Atlas zur Pharmacopoea germanica, austriaca, belgica, danica, helvetica, hungarica, rossica, suecica, Neerlandica, British pharmacopoeia, zum Codex medicamentarius, sowie zur Pharmacopoeia of the United States of America. Gera-Untermhaus: Fr. Eugen Köhler; 1883–1914. Foto: Kirsten Oborny, Thieme Gruppe)

den gedruckten Kräuterbüchern des 15. und 16. Jahrhunderts. **Matthiolus** interpretiert Dioskurides' Angaben und nennt alle Beschwerden, die durch kalten Schleim entstanden: Blähungen, wie Koliken, Krampf, Asthma, „Verstopfung" von Leber und Milz, innerliche Blutungen und Harnzwang. Sogar Sebastian Kneipp hat sich mit der Wurzel beschäftigt. Er hält sie für eines der besten Mittel bei Wassersucht, weiterhin kann er zur Beruhigung von Herzklopfen eingesetzt werden.

In der ersten Hälfte des letzten Jahrhunderts wurde Kalmus vor allem bei chronischer Verdauungsschwäche und den damit verbundenen Leiden wie Magenkatarrhen, Darmkoliken, Meteorismus, Diarrhö, Magengeschwüren und Erbrechen eingesetzt. Zudem wurde er als allgemeines Stärkungsmittel sowie bei Knochenerkrankungen, Rachitis und Skrofulose in Bädern zugesetzt, wie es schon Sebastian Kneipp empfohlen hat.

Primärqualitäten Nach *Circa instans* erwärmend und trocknend im zweiten Grad.

16.22.3 Heutige Verwendung

Arzneilich genutzte Pflanzenteile

Calami rhizoma: Kalmuswurzelstock

Inhaltsstoffe und Wirkweise

In der Heilkunde wird ausschließlich das Rhizom, der Wurzelstock, verwendet. Er enthält 2–6 % ätherisches Öl (mit Asaron und Eugenol), aromatische Bitterstoffe, Gerb- und 20 % Schleimstoffe. Die Inhaltsstoffe regen durch das ätherische Öl und die Bitterstoffe die Verdauungssekrete an, wirken krampflösend, appetitanregend und durchblutungsfördernd sowie durch die Schleimstoffe reizlindernd.

Der Kalmuswurzelstock ist von der Forschung vernachlässigt worden. Kalmus geriet in Verruf, weil der aus Indien stammende Kalmus β-Asaron enthält. Asarone wirken mutagen, karzinogen und reproduktionstoxisch. Der heute in Europa kultivierte Kalmus kommt aus Nordamerika und ist weitgehend frei von Asaronen.

Indikationen

In der Erfahrungsheilkunde wird er bei Appetitlosigkeit und trägem Verdauungstrakt (Motilitätsstörungen des Gastrointestinaltraktes) sowie bei Gastritis, Koliken, Meteorismus, Völlegefühl, nervösem Reizmagen und adjuvant bei Anorexia nervosa eingesetzt.

Kontraindikationen

Keine bekannt

Neben- und Wechselwirkungen

Keine bekannt.

Anwendungen

Tee 1 TL fein geschnittene oder gepulverte Kalmuswurzel mit 1 Tasse kochendem Wasser übergießen, 5–10 Min. abgedeckt ziehen lassen und abseihen. Täglich 2-mal 1 Tasse lauwarm vor den Mahlzeiten trinken.

Fertigpräparate Nicht erhältlich.

16.23 Kamille

16.23.1 Kurzporträt

Systematische Einordnung *Matricaria chamomilla L.* (Fam. Asteraceae)

Die Echte Kamille gehört zur Familie der Korbblütler (Asteraceen). Sie ist eine einjährige, krautige Pflanze, die Wuchshöhen zwischen 15 und 50 cm erreicht. Die aufragenden Stängel sind oben stark verzweigt, die Blätter zwei- bis dreifach fiederteilig. Die Blütenkörbchen haben 20 bis 30 schmale Hüllblätter mit hellem Rand. Der Körbchenboden ist zunächst flach, dann kegelförmig und innen hohl. Die Zungenblüten sind weiß, die Röhrenblüten sind goldgelb und erscheinen von Mai bis Juli.

Ursprünglich aus Süd- und Osteuropa stammend ist sie heute in fast ganz Europa heimisch.

Matricaria ist von lateinisch *mater* (= Mutter) oder *matrix* (= Gebärmutter) abgeleitet, weil die Kamille und andere Pflanzen dieser Gattung,

16

wie *Chrysanthemum parthenium* (Mutterkraut) bei Beschwerden im Wochenbett eingesetzt wurden. Die Pflanze hieß auch *Chamomilla*, vom griechischen *chamai* (= niedrig) und *melón* (= Apfel), also „niedriger Apfel", wegen des apfelartigen Geruchs der Blütenköpfchen. Von *Chamomilla* ist auch der deutsche Name Kamille entlehnt, der noch im 16. und 17. Jahrhundert als „Chamille" erscheint.

16.23.2 Historische Verwendung

Die Kamille (**Abb. 16.15**) stand schon bei den Griechen und Römern in hohem Ansehen, wie Odo im ***Macer floridus*** andeutet. **Dioskurides** nennt als Anwendungen zunächst Menstruationsbeschwerden, Austreibung des Embryos und des Steins in den Harnwegen sowie Blasenentzündung. Beim Verdauungstrakt werden Blähungen und Leberleiden aufgeführt.

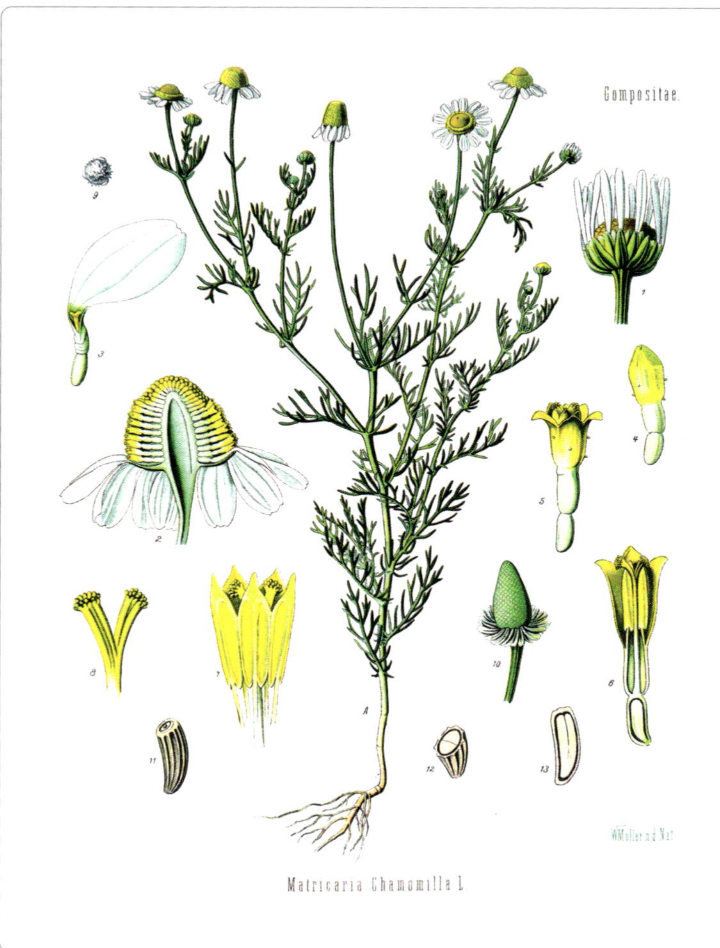

Abb. 16.15 Kamille
Tafelbeschreibung: A Pflanze in natürlicher Grösse. 1 Blüthe mit Hüllkelch, vergrössert; 2 dieselbe im Längsschnitt, desgl.; 3 Randblüthe, desgl.; 4 u. 5 Scheibenblüthe, geschlossen und geöffnet, desgl.; 6 dieselbe im Längsschnitt, desgl.; 7 Staubgefässröhre mit Griffel und Narben, desgl.; 8 Narben der Scheibenblüthe, desgl.; 9 Pollen, desgl.; 10 Blütenboden, desgl.; 11 Achäne, desgl.;12 und 13 dieselbe im Quer- und Längsschnitt, desgl. Nach der Natur von W. Müller (Quelle: Papst G, Hrsg. Köhler's Medizinal-Pflanzen in naturgetreuen Abbildungen mit kurz erläuterndem Texte: Atlas zur Pharmacopoea germanica, austriaca, belgica, danica, helvetica, hungarica, rossica, suecica, Neerlandica, British pharmacopoeia, zum Codex medicamentarius, sowie zur Pharmacopoeia of the United States of America. Gera-Untermhaus: Fr. Eugen Köhler; 1883–1914. Foto: Kirsten Oborny, Thieme Gruppe)

Im ***Lorscher Arzneibuch*** spielt die Kamille keine Rolle, obwohl dort über 600 Pflanzenarten zu finden sind. Odo Magdunensis greift auf Dioskurides zurück und bringt zusätzlich Koliken und Blähungen des Magens als Indikationen sowie auch Hautprobleme.

> *„Anthemis nennt Asklepius unter hohen Lobreden und Empfehlungen die Pflanze, welche bei uns den Namen Chamaemelum oder Chamomilla trägt: ein stark duftendes Kraut. […] Sie treibt den Harn, zerbricht die Blasensteine und sorgt für ordentlichen Monatsfluss, sobald man die Gebärmutter erwärmt mit Abkochung des Krauts oder dies weiderholt mit Wein genießt. Es beruhigt auch das Grimmen, und eine Aufblähung des Magens vertreibt man durch den Trunk […]"*
>
> Odo Magdunensis: Macer floridus (Kap. 14)

Das ***Circa instans***, aber auch **Hildegard von Bingen** haben die Pflanze ignoriert.

Für Hieronymus Bock dagegen gilt im 16. Jahrhundert die Kamille als eine der meistgenutzten Heilpflanzen (1565, 54), und Adam Lonitzer schreibt: „Die Edel- und Ackerkamillenblumen braucht man in der Arzney zu vielerlei Dingen/ sollen im Mayen gesammelt werden/sie durchs ganze Jahr zu gebrauchen." **Matthiolus** nennt eine Fülle von Anwendungen, darunter Blähungen, Magenkatarrh, Schmerzen in Magen und Darm, Niere, Blase und Uterus, Verstopfung von Leber und Milz, Gelbsucht, innere Geschwülste, Asthma, äußerlich bei Wunden, Geschwüren und Geschwülsten. So wurde in der Neuzeit die Kamille zu einer Heilpflanze für nahezu alle Zwecke, quasi eine Panazee, ein „Allheilmittel". Sie wurde und wird sowohl bei nervös bedingten schmerzhaften Affektionen als auch bei Erkrankungen des Magen-Darm-Traktes, insbesondere bei Kindern, als Fiebermittel und nicht zuletzt äußerlich bei nahezu allen Arten von Hauterkrankungen eingesetzt.

Primärqualitäten Nach Adam Lonitzer „hitzig und trocken im ersten Grad".

16.23.3 Heutige Verwendung

Arzneilich genutzte Pflanzenteile

Matricariae flos: ausschließlich die Blütenköpfchen

Inhaltsstoffe und Wirkweise

Kamillenblüten enthalten 0,3–1,4 % ätherisches Öl (u. a. α-Bisabolol), bis zu 6 % Flavonoide, Schleimstoffe und Kumarine. Die große Zahl an identifizierten Einzelstoffen ist kaum noch überschaubar. Das Stoffgemisch wirkt entzündungshemmend (antiphlogistisch), krampflösend, antibakteriell vor allem gegen grampositive Keime wie Staphylococcus aureus und Streptokokken, weniger gegen gramnegative Keime. Zudem haben sie eine wundheilungsfördernde Wirkung und regen den Stoffwechsel der Haut an. Experimentell belegt sind neben einer antimykotischen und leicht antiviralen Wirkung, eine Schutzwirkung gegen Magengeschwüre (ulkusprotektiv), eine karminative sowie eine leicht schmerzlindernde Wirkung (Hemmung von COX2).

Indikationen

Durch die Kommission E anerkannt wurde die Anwendung bei Krämpfen und entzündlichen Erkrankungen des Magen-Darm-Traktes, Entzündungen der Haut, der Schleimhaut und des Zahnfleisches, zudem bei bakteriellen Erkrankungen der Mundhöhle, des Zahnfleisches und der Haut sowie bei entzündlichen Erkrankungen und Reizungen der Atemwege und Erkrankungen im Anal- und Genitalbereich (durch Spülungen und Bäder). Adjuvant wird Kamille auch bei Candida-Infektionen der Mundhöhle und des Genitalbereichs verwendet.

Die HMPC-Monografie hat dies etwas eingeschränkt. Für die **Kamillenblüten** werden hier genannt: symptomatische Behandlung leichter intestinaler Beschwerden wie Blähungen und leichte Krampfe; Linderung der Symptome von Erkaltung; leichte Geschwüre und Entzündungen in Mund und Rachen; adjuvante Therapie bei Reizungen von Haut und Schleimhäuten in der Anal- und Genitalregion (nachdem schwer-

16

wiegende Erkrankungen durch einen Arzt ausgeschlossen wurden); leichte Entzündungen der Haut (Sonnenbrand), oberflächliche Wunden und kleine Geschwüre (Furunkel); für das **Kamillenblütenöl**: adjuvante Therapie bei Reizungen von Haut und Schleimhäuten in der Anal- und Genitalregion, nachdem schwerwiegende Erkrankungen durch einen Arzt ausgeschlossen wurden.

Kontraindikationen

Keine bekannt.

Neben- und Wechselwirkungen

Keine bekannt. Obwohl die Kamille ein Korbblütler ist, wurden Allergien bzw. Kreuzallergien gegen sie äußerst selten beobachtet.

Anwendungen

Bei der Droge sollte auf Apothekenware mit einem ausreichend hohen Gehalt an ätherischem Öl zurückgegriffen werden. Filterbeutel mit sogenannter „Lebensmittelkamille" enthalten häufig Beimengungen des arzneilich nicht wirksamen Kamillenkrauts.

Tee 1 gehäuften EL (etwa 3 g) Kamillenblüten mit 1 Tasse kochendem Wasser übergießen, zugedeckt 10 Min. ziehen lassen und abseihen, täglich 3- bis 4-mal eine Tasse zwischen den Mahlzeiten trinken.

Zum **Gurgeln oder Spülen** kann die Teezubereitung durch die tropfenweise Zugabe einer **Kamillentinktur** verstärkt werden.

Fertigpräparate Tinkturen, z. B. Kamillosan Konzentrat Lösung, Kamillin Konzentrat Robugen.

16.24 Kardamom

16.24.1 Kurzporträt

Systematische Einordnung *Elettaria cardamomum* (*L.*) *Maton* (Fam. Zingiberaceae)

Kardamom ist eine stattliche Pflanze aus der Familie der Ingwergewächse, die Wuchshöhen von 2 bis 3 Metern und höher erreicht. Das ausdauernde krautige Gewächs überlebt durch ein starkes Rhizom mit vielen Wurzeln. Die dreifächerigen Kapselfrüchte sind von grünlich-gelblicher Farbe, in jedem Fruchtfach liegen vier bis acht grau bis rötlich-braune Samen.

Die Pflanze kommt ursprünglich aus Südindien, Sri Lanka und Thailand, findet sich aber auch schon früh im Zweistromland (Irak). Heute ist Guatemala ein wichtiges Anbauland, außerdem wird die Pflanze in Vietnam, Tansania und Madagaskar kultiviert.

Der Name Kardamom ist vom lateinischen *cardamomum* abgeleitet, das wiederum von altindisch *kárdama[c]h* stammt, was „Schmutz" bedeutet.

16.24.2 Historische Verwendung

Kardamom (**Abb. 16.16**) wurde schon von den Babyloniern und Syrern genutzt. Gleich im 5. Kapitel der *Materia medica* behandelt **Dioskurides** die Früchte, die bei einer Vielzahl von Erkrankungen wie Epilepsie, Husten, innere Verletzungen, Krämpfen, Koliken, Bandwürmern, Lähmungen und Ischias sowie bei Nierenleiden, Skorpionstich und dem Biss giftiger Tiere helfen sollen. Im ***Lorscher Arzneibuch*** ist Kardamom Bestandteil von vielen Rezepten. **Constantinus Africanus** schreibt, dass es den Magen stärkt und der Verdauung sowie bei Erbrechen hilft (*Liber graduum*, Kap. 16). Laut *Circa instans* hat Kardamom

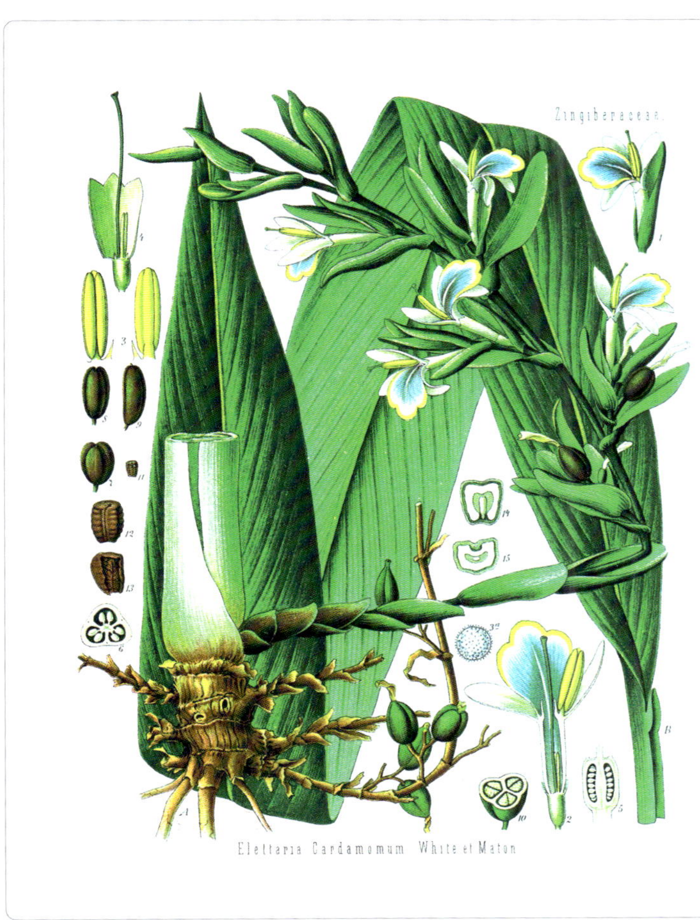

Abb. 16.16 Kardamom
Tafelbeschreibung: A B Theile der Pflanze in natürl. Grösse; 1 Blüthe, desgl.; 2 Blüthe im Längsschnitt, vergrössert; 3 Staubgefäss von verschiedenen Seiten, desgl.; 3a Pollen, desgl.; 4 Stempel mit auseinander gebreitetem äusseren Perigon, desgl.; 5 Fruchtknoten im Längsschnitt, desgl.; 6 derselbe im Querschnitt, desgl.; 7, 8 u. 9 Fruchtkapseln verschiedener Form, natürl. Grösse; 11, 12 u. 13 Same, natürl. Grösse und vergrössert; 14 u. 15 derselbe im Längs- und Querschnitt, vergrössert (Quelle: Papst G, Hrsg. Köhler's Medizinal-Pflanzen in naturgetreuen Abbildungen mit kurz erläuterndem Texte: Atlas zur Pharmacopoea germanica, austriaca, belgica, danica, helvetica, hungarica, rossica, suecica, Neerlandica, British pharmacopoeia, zum Codex medicamentarius, sowie zur Pharmacopoeia of the United States of America. Gera-Untermhaus: Fr. Eugen Köhler; 1883–1914. Foto: Kirsten Oborny, Thieme Gruppe)

> *„die Kraft zu stärken durch seinen Wohlgeruch und löst durch seine Qualitäten auf. Zur Krankheit des Magens und um die Verdauung zu stärken, gib das Pulver von Cardamomen mit den Früchten von Anis in Trank oder Speise. Um den Appetit zu wecken und gegen das Erbrechen aus kalten Ursachen, vermische das Pulver mit Minzsaft und tauche darin die Speise und gib sie so dem Leidenden."*
>
> Matthäus Platearius: Circa instans (Kap. 15)

Ansonsten berichtet nur noch **Albertus Magnus** von den Früchten, die auch hier gegen Erbrechen wirken sollen (*De vegetabilibus*, VI,310).

Primärqualitäten Nach *Circa instans* wärmend und trocknend im zweiten Grad.

16

16.24.3 Heutige Verwendung

Arzneilich genutzte Pflanzenteile

Cardamomi fructus: Früchte ohne die Samenschalen

Inhaltsstoffe und Wirkweise

In der Heilkunde wird der Samen der kurz vor der Reife geernteten Früchte verwendet. Genutzt wird dazu nur eine Varietät, der Malabar-Kardamom, der an der Malabar-Küste heimisch ist. Der Samen zeichnet sich durch einen sehr hohen Anteil an ätherischem Öl (4–9 %) aus. Das ätherische Öl regt die Sekretion von Speichel und Magensaft an und wirkt cholagog (fördert den Gallenfluss) und virustatisch.

Indikationen

Anerkannt ist die Anwendung bei dyspeptischen Beschwerden, vor allem bei Blähungen und Völlegefühl (Kommission E, HMPC). Gegen Mundgeruch hilft Kauen der Früchte des Kardamoms oder Gurgeln mit einer Lösung aus verdünnter Kardamomtinktur.

Kontraindikationen

Bei Gallensteinleiden sollte vor Anwendung ein Arzt konsultiert werden.

Neben- und Wechselwirkungen

Keine bekannt.

Anwendungen

Tee 2 TL gequetschte Kardamomfrüchte mit 1 Tasse heißem Wasser kurz überbrühen, abseihen und warm zu den Mahlzeiten trinken.

Tinktur (1:10) Mehrmals täglich 40 Tropfen in 1 Tasse warmen Wasser trinken.

Fertigpräparate Nicht erhältlich.

16.25 Knoblauch

16.25.1 Kurzporträt

Systematische Einordnung *Allium sativum L.* (Fam. Amaryllidaceae)

Der Knoblauch gehört zu den Allium-Arten in der Familie Amaryllisgewächse (Amaryllidaceen) und ist eine ausdauernde krautige Pflanze, die 30 bis 90 cm hoch werden kann. Er überdauert durch seine Zwiebel, die aus einer Hauptzehe und 5 bis 20 Nebenzehen besteht. Der Blütenstand ist eine Scheindolde mit nur wenigen unfruchtbaren weißen bis rosafarbigen Blüten. Daneben entwickeln sich 10 bis 20 Brutzwiebeln. Die ursprüngliche Heimat ist Zentralasien bis ins nordöstliche Persien.

Der Knoblauch hieß im Althochdeutschen *klobelouh*, das von *clobo* (= spalten) abgeleitet ist und Bezug auf die gespaltene Zwiebel nimmt. Unklar ist die Herkunft von „Lauch“. Auch die Herkunft von *Allium* ist nicht geklärt. Manche sehen einen Zusammenhang mit dem lateinischen *olere* (= riechen), was bei dieser Pflanze nahe liegt.

16.25.2 Historische Verwendung

Der Knoblauch gehört zu den sehr alten Heil- und Gewürzpflanzen. Schon im Zweistromland und ganz besonders in Ägypten hat man ihn sehr geschätzt. Am Nil galt er geradezu als heilig, und es ist bekannt, dass die Arbeiter beim Pyramidenbau eine feste Ration zugeteilt bekamen. Auch bei den Griechen und Römern stand der Knoblauch hoch im Kurs. **Dioskurides** führt allerdings vor allem Bisse von verschiedenen Tieren und mehrere Hauterkrankungen unter den Indikationen an. Innerlich habe er eine scharfe, erweichende, beißende und windtreibende Kraft. Er soll bei chronischem Husten, Wassersucht und gegen verdorbenes Wasser helfen (Buch II, 181). Auch der ***Macer floridus*** nennt die Wirkungen gegen Bisse und Stiche von Tieren, fügt noch den Einsatz gegen Darmwürmer hinzu sowie Lungenbeschwerden und Leiden an Niere und Blase. Das gekochte Mus von Knoblauch soll bei Stuhlzwang helfen.

Im ***Circa instans*** steht die Wirkung gegen Vergiftungen im Vordergrund, daneben soll Knoblauch die Gänge der Leber und die Harnwege eröffnen und die Menstruationsblutung befördern. Übermäßig genossen soll er jedoch sehr schädlich sein und zu Aussatz, Schlagfluss und Wahnwitz führen. **Hildegard von Bingen** lobt zwar die Grundeigenschaften des Knoblauchs, gibt aber keine konkreten Indikationen an.

> *„Knoblauch hat rechte Wärme und wächst und gedeiht aus der Kraft des Taus, das heißt von der ersten Abenddämmerung bis etwa zum Morgengrauen. Und wenn er reif ist, ist er für Gesunde und Kranke gesünder zu essen als Lauch. Er muss roh gegessen werden, denn würde ihn jemand kochen, würde er schal wie verdorbener Wein, denn sein Saft ist gemäßigt und hat die richtige Wärme."*
>
> Hildegard von Bingen: Physica (Kap. 1.79)

Konrad von Megenberg schreibt „Knoblauch ist der Theriak der Bauern", wobei „Theriak" als das stärkste Arzneimittel angesehen wurde und entsprechend teuer war.

Auch in der modernen Pflanzenheilkunde zählte der Knoblauch zu den wichtigsten Heilmitteln, er wurde sogar bei Cholera, Typhus, Diphterie und Grippe eingesetzt. Als Hauptindikationsgebiet galten Erkrankungen der Verdauungsorgane, wie schwere Infektionskrankheiten und chronische Leiden von Magen und Darm, Durchfälle, Obstipation, Meteorismus und Flatulenz.

Primärqualitäten Nach *Circa instans* erwärmend und trocknend in der Mitte des vierten Grades.

16.25.3 Heutige Verwendung

Arzneilich genutzte Pflanzenteile

Alli sativi bulbus: die Zwiebel des Knoblauchs

Inhaltsstoffe und Wirkweise

Die frische Zwiebel enthält 1 % geruchloses Alliin, das – unter Luftzutritt bei Verletzung der Zehe – durch das Enzym Alliinase in Allicin und flüchtige schwefelhaltige Stoffe („Lauchöle") umgewandelt wird. Letztere erzeugen den typischen Geruch frischen Knoblauchs. Allicin ist die im arzneilich verwendeten Knoblauchpulver wirksame Substanz. Insbesondere beim Erhitzen wird Allicin in Ajoen umgebildet, das die Aggregation von Thrombozyten (Verkleben der Blutplättchen) verhindert. Weitere schwefelhaltige Abbauprodukte des Alliins entstehen durch den menschlichen Metabolismus und sind für den starken Geruch verantwortlich, der nach dem Genuss über den Atem und in geringem Maß über Haut und Schleimhäute ausgeschieden wird.

Die Knoblauchinhaltsstoffe wirken antibakteriell, gegen grampositive und gegen gramnegative Keime, sowie antimykotisch gegen Candida-Arten. Sie hemmen die Thrombozyten-Aggregation und verlängern die Blutungs- und Gerinnungszeit. Zudem senken sie wahrscheinlich die Blutfettwerte, allerdings nicht speziell das LDL-Cholesterin. Knoblauch ist ein wichtiger Selen-Lieferant.

Indikationen

Anerkannt ist die adjuvante Anwendung von Knoblauch bei erhöhten Blutfettwerten und zur Verbesserung der Durchblutung bei arterieller Gefäßerkrankung. Weiterhin bei Infektionen des oberen Respirationstrakts und bei Katarrhen.

In der Erfahrungsheilkunde werden Knoblauchzehen auch bei infektiösen Darmerkrankungen eingesetzt. Der regelmäßige Verzehr von Knoblauch und den übrigen Lauchgewächsen, z. B. Zwiebel und Bärlauch, dürfte zudem einen gewissen Schutz vor Magen-Darm-Erkrankungen bieten, die durch Viren, Bakterien und Pilze verursacht werden.

Kontraindikationen

Keine bekannt.

Neben- und Wechselwirkungen

Selten Magen-Darm-Beschwerden oder allergische Reaktionen. Der Knoblauchgeruch des Essers wird von der Umgebung unterschiedlich gut toleriert. Nach Erfahrungsberichten hilft der gleichzeitige Verzehr von Ingwer, den auftretenden Knoblauchgeruch zu minimieren.

Anwendungen

Zur allgemeinen Gesundheitsprophylaxe sollte Knoblauch häufig und möglichst frisch verzehrt werden.

Die Tagesdosis liegt bei 4 g frischem Knoblauch, was etwa 2–3 Zehen pro Tag entspricht.

Fertigpräparate Fertigpräparate sind bei bereits vorliegenden arteriellen Gefäßerkrankungen zu empfehlen, zum Beispiel: Kwai forte 300 mg Dragees (300 mg Knoblauchzwiebelpulver): 3-mal täglich ein Dragee, Sapec überzogene Tabletten (300 mg Knoblauchpulver): 3-mal täglich eine Tablette.

16.26 Kohl

16.26.1 Kurzporträt

Systematische Einordnung *Brassica oleracea L.* (Fam. Brassicaceae)

Die Stammpflanze der Gemüse-Kohlarten ist der wilde Kohl (*Brassica oleracea*) aus der Familie der Kreuzblütler (Brassicaceen), der heute noch wild in Küstenregionen des Atlantiks und der Nordsee, in Deutschland nur auf Helgoland vorkommt. Es handelt sich um eine ausdauernde, krautige Pflanze, die am Grund verholzen kann und bis zu 120 cm hoch wird. Die Grundblätter haben oft einen bläulichen Reif, der abgewischt werden kann, die oberen schmalen Blätter sitzen direkt am Stängel. Die Stängel stehen sparrig und wenig verzweigt.

Wie alle Kreuzblütler besitzt die Blüte des Kohls vier (meist schwefelgelbe, bei manchen Arten weiße) Kronblätter, die kreuzständig gegenüberstehen. Die Blütezeit ist Mai bis September. Die Früchte sind Schoten. Alle Sorten des kultivierten Kohls lassen sich untereinander kreuzen, deshalb die große Vielfalt. Von den wichtigsten Sorten ist der Rosenkohl die jüngste. Er wurde erst im 18. Jahrhundert im heutigen Belgien gezüchtet, deshalb wird er manchmal auch „Brüsseler Kohl" genannt.

Der Kohl hieß bei den Römern *Brassica* und auch *Kaulis*, vom Letzteren ist der deutsche Name abgeleitet.

16.26.2 Historische Verwendung

Aus der unscheinbaren Pflanze wurden ab den frühen Hochkulturen alle heute in Europa gängigen Kohlsorten gezüchtet (mit Ausnahme des Chinakohls, der von *Brassica rapa* stammt). Der Stammpflanze am nächsten stehen der Grün- oder Krauskohl und der Palmkohl. In der Antike standen schon Kohlköpfe (wie das Weißkraut) zur Verfügung, es gab aber auch Arten, die Brokkoli ähneln. Nach dem römischen Senator **Cato dem Älteren** (234–149 v. Chr.) war der Kohl eine Grundlage für den Erfolg der römischen Kultur, darauf weist auch Odo Magdunensis im ***Macer floridus*** hin.

> *„Obgleich Kohl weit und breit in allen Gärten wächst, ist sein Gebrauch doch heilbringnd bei vielen Leiden. Cato bezeugt, dass die Römer sechshundert Jahre lang schon Kohl als Medizin benutzten, lange bevor durch die Ärzte Roms die Anwendung von Kohl als Medizin beschrieben wurde. So bot den Römern in der alten Zeit ihr Garten Speise und Arznei."*
>
> Odo Magdunensis: Macer floridus (Kap. 36)

Plinius d. Ä. führt in seiner *Naturalis historia* sechs Kohlsorten auf (XX 78). Der griechische Arzt **Dioskurides** meint, dass Kohl aufgekocht gut für den Bauch sei (Buch II, 146), stark gekocht wirke er gegen Durchfall. Der „Blütenschössling" – gemeint ist wohl der Blütenstand, wie er als Blumenkohl oder Brokkoli gegessen wird – sei noch besser für den Magen. Der rohe Kohlsaft erweiche den Bauch und helfe mit Wein eingenommen bei Gicht und Rheuma. Als Umschlag heilen die Blätter Ödeme, Entzündungen, Karbunkel, krebsartige Geschwüre und Tierbisse. Kohl fördere die Menstruation, verhindere die Empfängnis und Haarausfall. Der Samen helfe gegen Darmwürmer.

Der ***Macer floridus*** (Kap. 36) bringt im Wesentlichen dieselben Anwendungen mit genaueren Anweisungen zu den Zubereitungen. Im ***Circa instans*** fehlt der kultivierte Kohl und **Hildegard von Bingen** äußert sich in der *Physica* sehr zwiespältig (1.84): Nur gesunde Menschen mit starken Adern können demnach Kohl vertragen, für Fettleibige sei er ganz ungeeignet. Medizinische Anwendungen fehlen hier gänzlich.

In der Neuzeit wurde Kohl noch mehr geschätzt. **Hieronymus Bock** singt ein richtiges Loblied auf das „Cappeskraut" (so hießen die Kohlköpfe damals): „Wer kann und mag alle Kräfte und Tugenden des Kappes erzählen. In Germania gibt es kein angenehmeres Kraut für Mensch und Rind; der einfache Mann wird eher auf den Wein im Haus als auf den Kohl verzichten" (Bock, 1560, 268). Kohl sei nicht nur ein hervorragendes Lebensmittel, er helfe auch bei schwachem Magen, der gesamten Verdauung, Leiden der Leber, Galle und Harnwege, bei Gicht und nicht zuletzt bei Durchfall.

Primärqualitäten In den meisten Werken wird für Kohl keine genaue Angabe zu den Primärqualitäten gemacht, bei Galen ist er austrocknend, bei Hildegard ist Kohl leicht kühlend und, je nach Sorte, entweder befeuchtend oder trocknend.

16.26.3 Heutige Verwendung

Inhaltsstoffe und Wirkweise

Auch wenn Sauerkrautsaft und andere Zubereitungen viele Wirkungen zeigen, besitzt der Kohl nicht den Status einer Arzneipflanze. Die Kohlsorten ähneln sich in der Zusammensetzung und im Gehalt an löslichen Ballaststoffen, Folsäure, Kalium, Kalzium und Karotinoiden. In 100 g Grünkohl oder Rosenkohl sind beispielsweise etwa 450 mg Kalium enthalten. Eine medizinische Wirkung haben die Senföle, die Glukosinolate, die je nach Sorte für den bitteren bis scharfen Geschmack der Kohlpflanzen verantwortlich sind. Bei Verletzungen der Pflanze, z. B. beim Schneiden, werden bestimmte Enzyme, die Myrosinasen, freigesetzt, die die Glukosinolate zu Isocyanat, Isothiocyanat und Indol umwandeln. Den höchsten Gehalt an Glukosinolaten hat der Rosenkohl. Die Senföle haben eine keim- und entzündungshemmende sowie antioxidative und antikanzerogene Wirkung. Die Antioxidanzien und die Senföle können bei Entzündungen der Magenschleimhaut und der Speiseröhre, bei Sodbrennen und bei Leber- und Lungenerkrankungen hilfreich sein. In der Volksheilkunde werden „Kohlwickel", d. h. Auflagen aus angequetschten Weißkohlblättern, lokal gegen Rheuma und Gewebsschwellungen eingesetzt.

Alle Kohlsorten enthalten Flavonoide und weitere Polyphenole, am meisten wiederum Grün- und Rosenkohl. Diese beiden Stoffgruppen wirken ebenso wie die speziell im Rotkohl enthaltenen Farbstoffe (Anthocyane) antioxidativ. Grünkohl liefert zudem sehr viel Karotinoide, Folsäure sowie Vitamin E, K und C. Die beiden Letzteren befinden sich auch in Wirsing und Rosenkohl in größeren Mengen, Wirsing ist zudem besonders reich an Vitamin C und E.

Indikationen

Bei erhöhten Cholesterinwerten und bei Herz-Kreislauf-Erkrankungen wie Bluthochdruck und Arteriosklerose bieten sich die Kohlsorten als sinnvolle Ernährung an, da sie wenig Fett, dafür aber viele cholesterinbindende Ballaststoffe und gefäßschützende Antioxidanzien besitzen.

Der Verzehr von Kohl ist für Frauen im gebärfähigen Alter bzw. in den Wechseljahren empfehlenswert. Folsäure ist notwendig für die Zellteilung; Indol hat, vermittelt über die körpereigenen Östrogene, einen positiven Einfluss auf die Gebärmutterschleimhaut und das Brustgewebe.

Kontraindikationen

Die aus den Senfölen im Stoffwechsel freigesetzten Isothiozyanate können mit Jod um die Aufnahme in die Schilddrüse konkurrieren. Bei Hashimoto-Thyreoiditis und Schilddrüsenunterfunktion wird empfohlen, die Aufnahme von Kohlgemüse auf maximal 100 g täglich zu begrenzen.

Kohlgewächse sind Starkzehrer und speichern bei Düngung viel Nitrat. Deshalb sollte möglichst Kohl verwendet werden, der aus ökologischem Anbau stammt und an warmen Tagen geerntet wurde, dann ist der Nitratgehalt am geringsten. Den höchsten Nitratwert hat Kohlrabi, dieser ist deshalb als Säuglingsnahrung nicht geeignet.

Neben- und Wechselwirkungen

Der Genuss von Kohl kann Blähungen verursachen. Bei der Zubereitung sollten Kohlgerichte, entgegen den Gewohnheiten der traditionellen deutschen Küche, nicht lange gekocht werden, damit die Inhaltstoffe nicht völlig zerstört werden oder entweichen. Gegen Blähungen helfen verdauungsfördernde Gewürze wie z. B. Kümmel, Fenchel und Muskat.

16.27 Koriander

16.27.1 Kurzporträt

Systematische Einordnung *Coriandrum sativum L.* (Fam. Apiaceae)

Der Echte Koriander gehört zur Familie der Doldenblütler (Apiaceen) und ist eine einjährige krautige Pflanze mit Wuchshöhen von 30 bis 90 cm. Alle oberirdischen Teile sind kahl, nicht behaart. Die Blätter unterscheiden sich je nach Alter stark. Während die jungen Blätter rundlich, breit und dreigeteilt geschnitten sind, sind die älteren Blätter doppelt gefiedert und fein zerteilt. Auf einem langen Blütenschaft steht die Doppeldolde mit weißen Blütenblättern. Blütezeit sind die Monate Juni und Juli. Die ursprüngliche Heimat ist wohl der Mittelmeerraum, allerdings sind keine ursprünglichen Wildformen bekannt. Die zweigeteilten hellbraunen Früchte sind fast kugelrund.

Koriander leitet sich vom lateinischen *coriandrum* ab, was „Wanzendill" heißt, von Griechisch *koris* (= Wanze). Die Pflanze verströmt einen Geruch, der dem mancher Wanzenarten ähnelt. Dieser Geruch und der entsprechende Geschmack des Blattgrüns werden veranlagungsbedingt unterschiedlich stark wahrgenommen.

16.27.2 Historische Verwendung

Der Echte Koriander (**Abb. 16.17**) wurde schon in Babylonien, Israel und Ägypten genutzt. Samen wurden im Grab Tutenchamuns gefunden. Nach **Dioskurides** ist Koriander kühlend (III, 64); der Samen vertreibt, in Wein getrunken, den Bandwurm und fördert die Samenbildung. Außerdem werden mehrere äußerliche Anwendungen gegen Geschwüre, Karbunkel usw. genannt. Übermäßiger Genuss soll den Verstand angreifen. Bis ins ausgehende Mittelalter wird immer wieder vor schädlichen Wirkungen des Korianders gewarnt. Auch der ***Macer floridus*** empfiehlt Koriander gegen Würmer, der Samen soll auch gegen Durchfall helfen.

> *„Die Kraft des Koriander soll abkühlend sein. Galen gibt an, dass er zugleich trocknende Kraft besitzt, durch welche er Spulwürmer sowie Bandwürmer aus dem Leib zu vertreiben pflegt, wenn er gestampft, mit Wein und Essig vermischt, getrunken wird."*
>
> Odo Magdunensis: Macer floridus (Kap. 29)

Zudem soll er vor dem „Dritttagsfieber", einer Malariaform, schützen. Auch die äußerlichen Anwendungen fehlen nicht. Am Ende des Kapitels heißt es schließlich:

> *„Gewisse Autoren indes warnen vor unausgesetztem Genuss; denn sie glauben, der bringe den Tod, oder jedenfalls Schmerz."*
>
> Odo Magdunensis: Macer floridus (Kap. 29)

Das ***Circa instans*** (Kap. 72) gibt als alleinige Anwendung Stärkung der Verdauung und Magenschmerzen durch Blähungen an. Der gepulverte Samen mache Speisen schmackhaft.

In der frühen Neuzeit wurde Koriandersamen zunehmend auch für Parfüme verwendet: Die Destillation liefert ein sehr angenehm riechendes Öl. Ansonsten wurde Koriander weiterhin zur Stärkung des Magens und gegen Darmwürmer genutzt.

Primärqualitäten Über die Primärqualitäten wurde eine über Jahrhunderte währende Diskussion geführt. **Galen** hatte die Pflanze als lauwarm bezeichnet, während **Ibn Sina** (Avicenna) schrieb, dass sie eigentlich von kalter Wässrigkeit sei. Beide waren die wichtigen Autoritäten der Medizin des Mittelalters. Man einigte sich darauf, dass eine feine Wärme in der ansonsten kaltwässrigen Qualität liege. Beim Kochen des Korianders ginge die Wärme völlig verloren und es

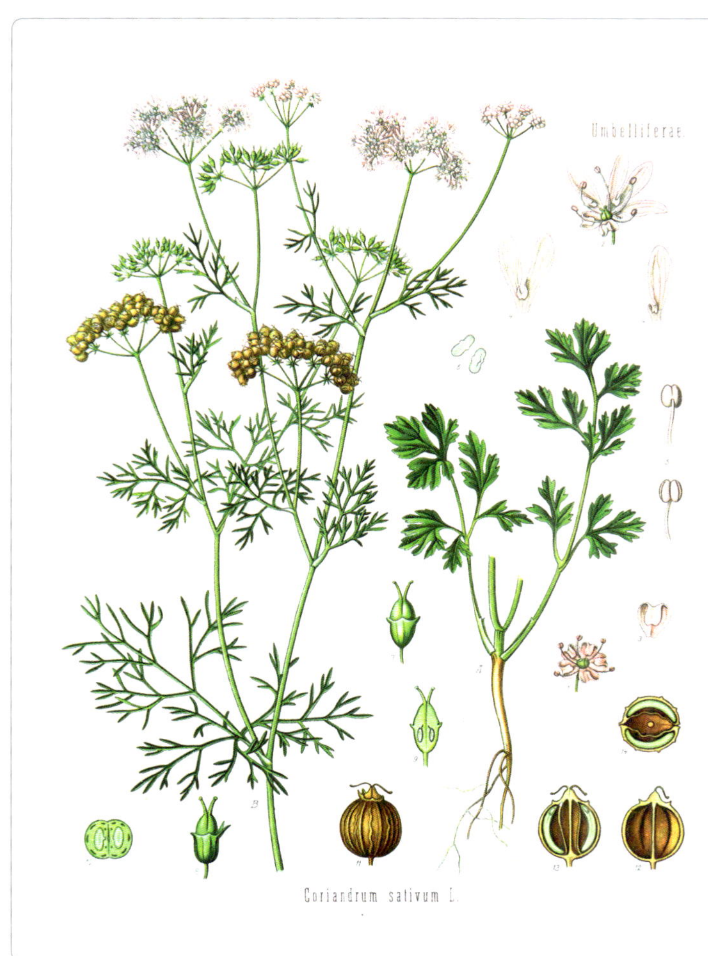

Abb. 16.17 Koriander
Tafelbeschreibung: A B Pflanze in natürl. Grösse; 1 Scheibenblüthe, vergrössert; 2 Randblüthe, desgl.; 3 Kronblatt der Scheibenblüthe, desgl.; 4 Kronblätter der Randblüthe, mittleres und seitliches, desgl.; 5 Staubgefäss, desgl.; 6 Pollen, desgl.; 7 u. 8 Fruchtknoten mit Kelch, desgl.; 9 dieselbe Figur im Längsschnitt; 10 Fruchtknoten im Querschnitt, desgl.; 11 Frucht, desgl.; 12 Theilfrüchtchen, von der Fugenseite, desgl.; 13 Frucht im Längsschnitt, desgl.; 14 dieselbe im Querschnitt, desgl. Nach einer Originalzeichnung des Herrn Prof. Schmidt in Berlin (Quelle: Papst G, Hrsg. Köhler's Medizinal-Pflanzen in naturgetreuen Abbildungen mit kurz erläuterndem Texte: Atlas zur Pharmacopoea germanica, austriaca, belgica, danica, helvetica, hungarica, rossica, suecica, Neerlandica, British pharmacopoeia, zum Codex medicamentarius, sowie zur Pharmacopoeia of the United States of America. Gera-Untermhaus: Fr. Eugen Köhler; 1883–1914. Foto: Kirsten Oborny, Thieme Gruppe)

bliebe reine Kälte zurück, die in größerer Dosis sogar tödlich sei. Im ***Circa instans*** wird Koriandersamen aber als wärmend und trocknend im zweiten Grad eingestuft.

16.27.3 Heutige Verwendung

Arzneilich genutzte Pflanzenteile

Coriandri fructus: Früchte des Korianders

Inhaltsstoffe und Wirkweise

In der Heilkunde werden die vollausgereiften Früchte des Korianders verwendet. Sie enthalten etwa 1 % ätherisches Öl, das vorwiegend aus Monoterpenen besteht, zudem 20 % fettes Öl, 15 % Eiweiß und Kaffeesäurederivate. Die Inhaltsstoffe fördern die Magensaftsekretion, wirken appetitanregend, blähungstreibend (karminativ) und leicht krampflösend (spasmolytisch). Das Wirkspektrum der Korianderfrüchte ähnelt dem von Kümmel oder Fenchel, allerdings ist ihre Wirkung schwächer. Sie können eine Alternative darstellen, wenn Kümmel oder Fenchel aus Geschmacksgründen abgelehnt werden.

Indikationen

Anerkannt ist die Anwendung der Korianderfrüchte bei dyspeptischen Beschwerden und Appetitlosigkeit. Auch bei krampfartigen Schmerzen in Magen und Darm können sie hilfreich sein.

Kontraindikationen

Keine bekannt.

Neben- und Wechselwirkungen

Keine bekannt.

Anwendungen

Korianderfrüchte müssen wie Fenchel und Kümmel unmittelbar vor der Nutzung als Tee, aber auch als Küchengewürz, im Mörser angestoßen bzw. gequetscht werden, damit sich die Ölbehälter (Sekreträume) öffnen.

Tee 2 TL angestoßene Korianderfrüchte mit 1 Tasse kochendem Wasser übergießen, abgedeckt 10 Min. ziehen lassen, abseihen. Mehrmals täglich 1 Tasse zwischen den Mahlzeiten trinken.

Mittlere Tagesdosis: 3 g

16.28 Kümmel

16.28.1 Kurzporträt

Systematische Einordnung *Carum carvi L.* (Fam. Apiaceae)

Die zweijährige Kümmelpflanze, die in gemäßigten Zonen Europas und Asiens wild zu finden ist, bevorzugt sonnige, aber feuchte Standorte. In Kulturen angebaut wird der Kümmel in Deutschland, den Niederlanden, Polen und Ägypten.

Im ersten Jahr bildet der Kümmel nur eine Blattrosette aus, im zweiten Jahr wächst ein bis zu 1 m hoher, verzweigter Spross heraus, an dem die 2- bis 3-fach gefiederten Blätter mit schmalen Fiedern sitzen. Er blüht von Mai bis Juli mit zahlreichen kleinen weißen bis rosa gefärbten Blüten, die in 8- bis 16-strahligen Dolden angeordnet sind. Die im reifen Zustand braunen Früchte sind 3 bis 6 mm lang mit 5 hellen, kantig hervortretenden Rippen. Wie bei allen Doldengewächsen handelt es sich um Doppelfrüchte („Doppelachänen"), die schon vor dem Abfallen von der reifen Pflanze leicht in die beiden Teilfrüchte (Achänen) zerfallen.

Eine Beschreibung des Kümmels und seines Standorts findet sich auch in Adam Lonitzers *Kreuterbuch* von 1582:

> *„Der Wiesenkümmel wächst in dürren Wiesen […] hat ein glatte Wurzel wie Pastenachen/das Kraut ist den gelben oder rothen Rüben gleich/ trägt oben weisse Kronen wie der Kerbel im Mayen/sähet sich selber jährlich/ist ein fast gebräuchlicher Saame in der Küchen und Apotecken."*
>
> Adam Lonitzer: Kreuterbuch (Kap. 309)

Auch wenn der Wiesenkümmel (Echter Kümmel) eine einheimische Pflanze ist und immer noch auf manchen Wiesen gedeiht, muss vor der Sammlung durch unerfahrene Personen gewarnt werden, denn es gibt sehr ähnlich aussehende Doldenblütler, die sehr giftig sind, z. B. die Hundspetersilie (*Aethus cynapium*) und den Wiesenschierling.

Das deutsche Wort Kümmel leitet sich von dem lateinischen *cuminum* oder dem griechischen *cyminum* her. Diese Namen bezeichneten aber historisch den Kreuzkümmel oder Mutterkümmel, *Cuminum cyminum*. Der botanische Gattungsname *Carum* für den Echten Kümmel stammt aus dem griechischen *karon* (= Kümmel), abgeleitet von griech. *kara* (= Kopf, Dolde) oder *kar* (= Laus), wegen des läuseähnlichen Aussehens der Früchte.

Ebenfalls zu Verwirrung führen, kann der deutsche Name „Schwarzkümmel" für die Früchte der *Nigella sativa*, die allerdings kein Doldenblütler, sondern ein Hahnenfußgewächs (Ranunculaceae) ist.

16.28.2 Historische Verwendung

Kümmel wurde in Europa bereits in den Siedlungen der Steinzeit genutzt, wie archäologische Funde zeigen konnten. Damit gehört der einheimische Wiesenkümmel zu den ältesten Gewürzpflanzen der Menschheit in Europa. Alle alten Gewürze waren in früheren Zeiten auch zuallererst Arzneipflanzen.

Der große griechische Arzt **Dioskurides** aus dem 1. Jahrhundert n. Chr. schreibt in seiner *Materia medica* (Buch III, Kap. 63, Ausgabe 1610), dass der Kümmel (**Abb. 16.18**) dem Magen gut tut, dem Darm hilft und einen „süßen, lieblichen Atem" bereitet. Auch Lebensmitteln, die zur Aufbewahrung bzw. Konservierung in Essig eingelegt wurden, hat man seit der Antike Kümmelfrüchte beigegeben, was aufgrund der antimikrobiellen Wirkung sinnvoll ist. Es ist allerdings nicht sicher, ob es sich hierbei immer um *Carum carvi* und nicht oft auch um *Cuminum cyminum* handelte.

Im *Circa instans* aus Salerno heißt es: „Das Kümmelpulver, in Speisen gereicht, stärkt die Verdauungskraft und löst Windblähung auf. In Saucen angesetzt, regt es die Esslust an. Ferner verbessert es die Sehkraft und sichert eine gute Säfteverdauung." **Hildegard von Bingen** empfiehlt den Kümmel Menschen, die an Atemnot leiden und fügt an:

> *„Ein Mensch, der gekochten oder gebratenen Käse essen will, soll Kümmel darüber streuen und ihn so essen, damit er davon keine Beschwerden bekommt: die gemäßigte Wärme des Kümmels löst die unrecht verbackene Gerinnung des Käses auf."*
>
> Hildegard von Bingen: Physica (1.17)

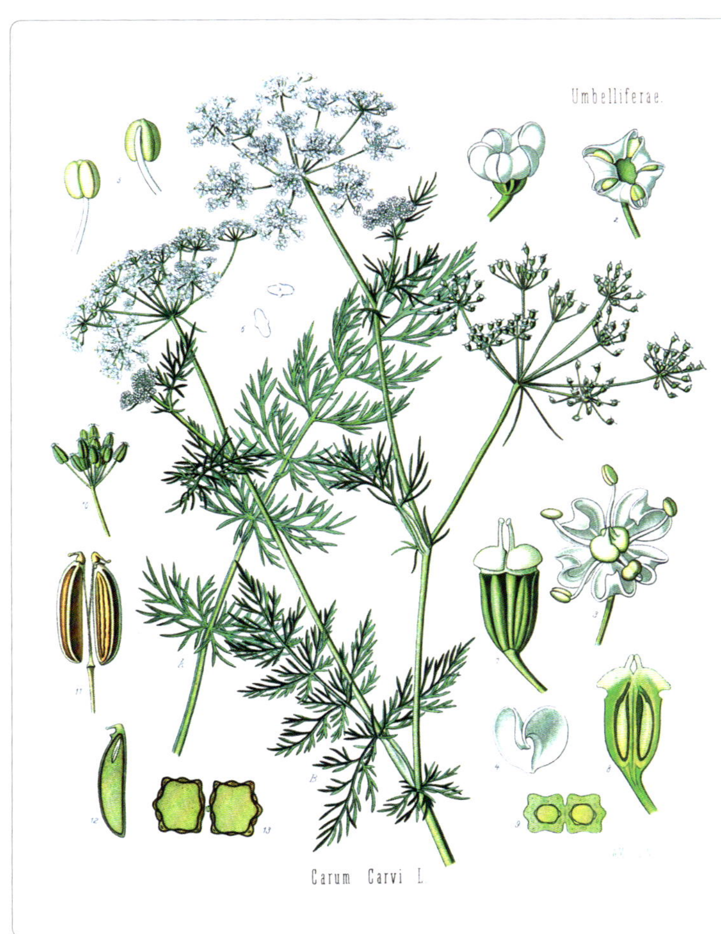

Abb. 16.18 Kümmel
Tafelbeschreibung: A unteres Blatt, natürl. Grösse; B oberer Theil der Pflanze, desgl.; 1 u. 2 noch nicht entfaltete Blüthe von verschiedenen Seiten, vergrössert; 3 Blüthe, vollständig entwickelt, desgl.; 4 Kronblatt, desgl.; 5 Staubgefässe, desgl.; 6 Pollen, desgl.; 7 Stempel, desgl.; 8 derselbe im Längsschnitt, desgl.; 9 Fruchtknoten im Querschnitt, desgl.; 10 Fruchtdöldchen, etwas vergrössert; 11 reife Frucht, vergrössert; 12 Theilfrüchtchen im Längsschnitt, desgl.; 13 Frucht im Querschnitt, desgl. Nach der Natur von W. Müller (Quelle: Papst G, Hrsg. Köhler's Medizinal-Pflanzen in naturgetreuen Abbildungen mit kurz erläuterndem Texte: Atlas zur Pharmacopoea germanica, austriaca, belgica, danica, helvetica, hungarica, rossica, suecica, Neerlandica, British pharmacopoeia, zum Codex medicamentarius, sowie zur Pharmacopoeia of the United States of America. Gera-Untermhaus: Fr. Eugen Köhler; 1883–1914. Foto: Kirsten Oborny, Thieme Gruppe)

Seit der Antike wurden Kümmelfrüchte zudem als Diuretikum und bei Harnwegsinfekten eingesetzt. Noch bis zur Mitte des 20. Jahrhunderts war Kümmel ein weit verbreitetes Mittel der Volksmedizin bei mangelhaft fließender Muttermilch (Galaktagogum), das auch von Ärzten gerne empfohlen wurde. In der Volksheilkunde wird Kümmel auch heute noch bei Katarrhen der Atemwege genutzt.

Primärqualitäten Nach *Circa instans* wärmend und trocknend im dritten Grad.

16.28.3 Heutige Verwendung

Arzneilich genutzte Pflanzenteile

Carvi fructus/aetheroleum: Früchte bzw. ätherisches Öl

Inhaltsstoffe und Wirkweise

Medizinisch werden ausschließlich Kümmelfrüchte verwendet. Sie enthalten 3–7 % ätherisches Öl, davon über 50 % Carvon. Das reine Kümmelöl (Carvi aetheroleum) wird als Arzneimittel gesondert aufgeführt. Es wird durch Wasserdampfdestillation aus den getrockneten Früchten gewonnen. Die klare, farblose bis gelbe Flüssigkeit enthält zu rund 60 % den typischen Kümmelinhaltsstoff Carvon. Diesem werden die Hauptwirkungen des Kümmels zugeschrieben. Nachgewiesen ist eine krampflösende und antimikrobielle Wirkung. Daneben ist Kümmel appetitanregend, fördert die Sekretion des Magensaftes und die Durchblutung von Magen- und Darmschleimhaut, vor allem vertreibt er Blähungen.

Ätherisches Kümmelöl wirkt selektiv auf das Wachstum pathogener Keime (z. B. Bacteroides fragilis, Clostridium spp.), ohne dass es zu negativen Effekten auf die erwünschte Darmflora (z. B. Laktobazillen, Bifidobakterien) kommt. Kümmelöl zeigt zudem ausgeprägte schaumverhütende und damit entblähende Effekte, die vor allem durch eine Senkung der Oberflächenspannung des Magen- bzw. Darmsaftes vermittelt werden.

Indikationen

Kümmel gehört zu den effektivsten pflanzlichen Karminativa (Mittel gegen Blähungen). Seine Anwendungen sind sinnvoll bei Verdauungsbeschwerden wie krampfartigen Beschwerden im Magen-Darm-Bereich, Blähungen und Völlegefühl. Die Europäische „Kooperative für die Therapie mit Arzneipflanzen“ (European Scientific Cooperative on Phytotherapy, ESCOP) hat die Anwendung auch auf blähende Koliken bei Kindern und auf das Roemheld-Syndrom erweitert. Zum Roemheld-Syndrom gehören Brust- und Herzschmerzen mit Beklemmungsgefühlen bis hin zu Panikattacken, die durch größere Gasansammlungen in Magen und Darm verursacht werden. Auch beim Reizdarmsyndrom ist der Einsatz von Kümmelzubereitungen sinnvoll.

Kontraindikationen

Keine bekannt.

Neben- und Wechselwirkungen

Keine bekannt.

Anwendungen

Tee 1–2 TL Kümmelfrüchte in einem kleinen Mörser kurz anstoßen, damit sich die Ölgänge öffnen, und mit einer Tasse kochendem Wasser übergießen. Abgedeckt – damit das ätherische Öl nicht entweicht – 10 Min. ziehen lassen.

Äußerliche Anwendung Ätherisches Kümmelöl wird äußerlich auch bei Säuglingen und Kleinkindern gegen Blähungen eingesetzt: Eine 10-%ige Lösung in Öl (z. B. Olivenöl) wird dazu auf die Bauchhaut aufgetragen und sanft eingerieben.

Fertigpräparate Zum Beispiel Carmenthin Kapseln (Kümmelöl und Pfefferminzöl), Pascoventral Flüssigkeit (enthält auch Kamillenblüten, Pfefferminzblätter)

16.29 (Echter) Lavendel

16.29.1 Kurzporträt

Systematische Einordnung *Lavandula angustifolia L.* (Fam. Lamiaceae)

Der Echte oder Schmalblättrige Lavendel (*Lavandula angustifolia*) ist ein stattlicher Lippenblütler (Lamiaceae). Der Strauch wird bis zu einem Meter hoch. Die Stängel sind steif aufrecht, manchmal stark verästelt, manchmal unverzweigt. Namensgebend sind die schmalen, lanzettlichen, länglichen Blätter, die die Pflanzenart von anderen Lavandula-Arten unterscheiden. Der Blütenkelch ist grauviolett, eiförmig, die violette Blütenkrone zweilippig: Die Oberlippe besteht aus zwei, die Unterlippe aus drei gleichgroßen zusammengewachsenen Kronblättern. Die Blütezeit beginnt im Juni und reicht bis August. Wird die erste Blüte gut geschnitten, erfolgt eine zweite Blüte im August.

Die ursprüngliche Heimat sind die Küstenregionen des Mittelmeers, insbesondere Griechenlands und Italiens.

Der lateinische und botanische Name *Lavandula* ist vom lateinischen *lavare* (= waschen) abgeleitet, weil man das Kraut zu Waschwasser und für Bäder nutzte. Noch heute gilt ätherisches Lavendelöl als gutes Repellent, d.h. als Mittel zur Vertreibung von Insekten wie Läuse, Stechmücken etc.

16.29.2 Historische Verwendung

Der Schmalblättrige Lavendel, der heute noch in der Heilkunde verwendet wird, spielte in der Medizin der Antike keine Rolle, nur der Schopflavendel (*Lavandula stoechas*) wird bei **Dioskurides** (III, 28) und **Galen** erwähnt. Die Abkochung von „Stoichas" soll bei Lungenleiden wirken und alle Eingeweide öffnen. Noch das *Circa instans* aus der 1. Hälfte des 12. Jahrhunderts kennt nur den Schopflavendel (als „sticados" bezeichnet). So könnte **Hildegard von Bingen** zu den ersten Autoren zählen, die den Echten Lavendel in einen Text zur Heilkunde aufgenommen hat (*Physica*, 1.35). Demnach hat *lavendula* die Qualitäten „heiß und trocken" und tauge nicht für Speisen, habe aber einen starken Duft. Er helfe gegen Läuse und mache die Augen klar.

Erst in der frühen Neuzeit findet der Echte Lavendel (**Abb. 16.19**) große Beachtung. Er galt in allererster Linie als ein wichtiges Mittel für das Gehirn: Gegen Kopfschmerzen, Schwindel und Schlaganfall mit Sprachlähmung wird Lavendel bei **Eucharius Rößlin dem Jüngeren** (1560), **Bock** (1565, S. 21) und **Matthiolus** empfohlen, nur am Rande auch bei Blähungen und Wassersucht.

> *„Koche Lavendel in Wasser und benetze ein Hemd in dem Wasser und lass es wieder trocken werden und ziehe es an. So lange es den Geruch des Lavendels hat, geht keine Laus daran. Diese Blüten haben besondere große Kräfte, besonders für den Schlaganfall. Die Blüten in Wein gekocht und warm getrunken, treiben den Harn, fördern die Menstruation und die Nachgeburt, stillen den Magenschmerz, die Cardiaca [Herzerkrankung], vertreiben die Gelbsucht, sind gut beim Schlaganfall. Wenn man zu den Blüten noch Kubebenpfeffer, Zimtstangen, Gewürznelke, Kardamom und Rosenblätter gibt, wird der Trank noch stärker."*
>
> Eucharius Rößlin der Jüngere: Kreuterbuch (Aufl. 1560, S. 176)

Im späten 19. und im frühen 20. Jahrhundert wird Lavendel sogar als Narkotikum diskutiert. Lavendel galt als krampflösendes Mittel und mildes Nervenmittel bei Migräne, nervösen Zuständen, Hysterie, Ohnmachten und Schlaflosigkeit. Wegen der beruhigenden und leicht schmerzstillenden Eigenschaften wurde Lavendel auch bei Koliken, Gastritis, Meteorismus und als Stomachikum verwendet.

Primärqualitäten Schopflavendel nach *Circa instans* erwärmend und trocknend im zweiten Grad, Echter Lavendel nach Hildegard von Bingen heiß und trocken.

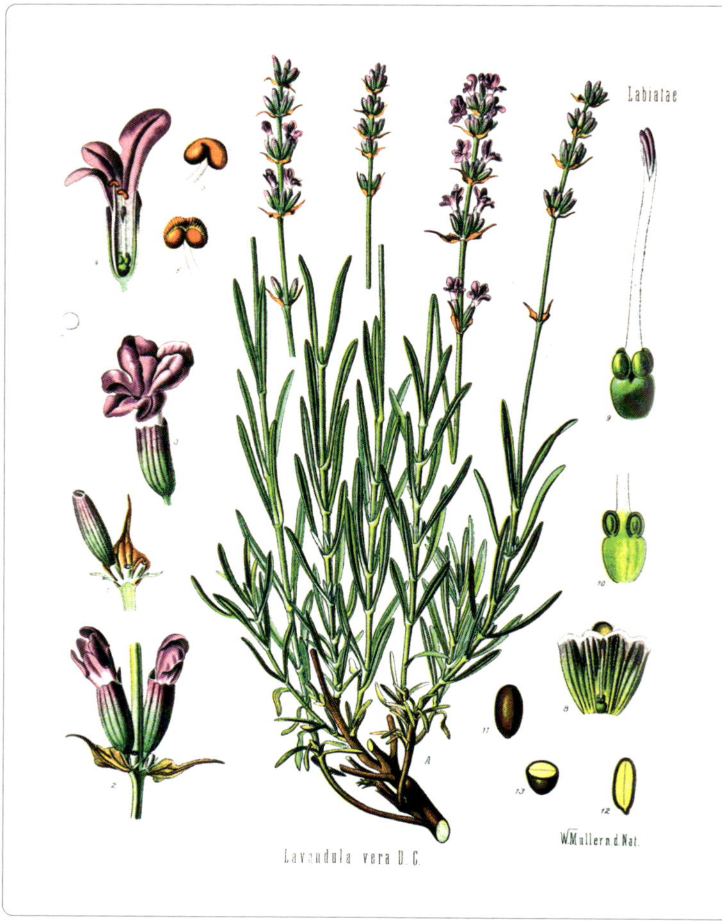

Abb. 16.19 (Echter) Lavendel **Tafelbeschreibung:** A blühende Pflanze, natürl. Grösse; 1 Zweigstück mit Kelch und Deckblatt, vergrössert; 2 Zweigstück mit 2 Blüthen, desgl.; 3 Blüthe, desgl.; 4 dieselbe im Längsschnitt, desgl.; 5 Staubgefäss, desgl.; 6 dasselbe, geöffnet, desgl.; 7 Pollen, desgl.; 8 Stempel mit aufgeschnittenem Kelche, desgl.; 9 Stempel, stärker vergrössert; 10 unterer Theil des Stempels mit Scheibe, zerschnitten, desgl.; 11 Same, desgl.; 12, 13 derselbe im Quer- und Längsschnitt, desgl. Nach der Natur von W. Müller (Quelle: Papst G, Hrsg. Köhler's Medizinal-Pflanzen in naturgetreuen Abbildungen mit kurz erläuterndem Texte: Atlas zur Pharmacopoea germanica, austriaca, belgica, danica, helvetica, hungarica, rossica, suecica, Neerlandica, British pharmacopoeia, zum Codex medicamentarius, sowie zur Pharmacopoeia of the United States of America. Gera-Untermhaus: Fr. Eugen Köhler; 1883–1914. Foto: Kirsten Oborny, Thieme Gruppe)

16.29.3 Heutige Verwendung

Arzneilich genutzte Pflanzenteile

Lavandulae flos: ausschließlich die Blüten

Inhaltsstoffe und Wirkweise

In der Heilkunde werden die Lavendelblüten, die kurz vor der völligen Entfaltung gesammelt und getrocknet wurden, und das ätherische Lavendelöl verwendet. Für die arzneiliche Verwendung sollen die Blüten mindestens 1,5 % ätherisches Öl mit 25–46 % Linalylacetat und 20–45 % Linalool enthalten. Weitere für die Wirkung bedeutende Inhaltsstoffe sind Kampher und die bis zu 12 % enthaltenen Lamiaceen-Gerbstoffe, u. a. die entzündungshemmende Rosmarinsäure, sowie Flavonoide und Kumarine.

Das Stoffgemisch wirkt beruhigend und entblähend auf den Magen-Darm-Trakt, es erhöht die Sekretion des Gallensaftes, d. h., es hat eine sedierende, karminative und cholagoge Wirkung. Äußerlich angewandt regt das Lavendelöl den Kreislauf an und fördert die Durchblutung.

Indikationen

Anerkannt ist die Anwendung bei Unruhezuständen und Einschlafstörungen sowie funktionellen Oberbauchbeschwerden wie nervösem Reizmagen, Roemheld-Syndrom, Meteorismus und nervös bedingten Darmbeschwerden. Äußerlich – etwa in Bädern – wird Lavendelöl bei Kreislaufstörungen angewandt.

In der Erfahrungsheilkunde werden Lavendelblüten als krampflösendes Mittel und zur Entwässerung eingesetzt. Bei Einschlafproblemen von Säuglingen und Kleinkindern hat es sich bewährt, ein Lavendelsträußchen oder Stoffsäckchen mit Lavendelblüten in der Nähe des Bettchens aufzuhängen. Bei Erwachsenen hilft es manchmal, einfach einen Tropfen Lavendelöl auf das Kopfkissen zu geben.

Kontraindikationen

Keine bekannt.

Neben- und Wechselwirkungen

Keine bekannt.

Anwendungen

Tee 2 TL Lavendelblüten mit 1 Tasse heißem Wasser übergießen, 5 Min. abgedeckt ziehen lassen und abseihen, jeweils nach den Mahlzeiten eine Tasse trinken.

Einzeldosis innerlich: 1–2 TL pro Tasse; 1–4 Tr. ätherisches Öl, z. B. auf einem Stück Würfelzucker.

Fertigpräparat Zum Beispiel: Lasea Weichkapseln (Lavendelöl, 80 mg pro Kapsel).

16.30 Lein

16.30.1 Kurzporträt

Systematische Einordnung *Linum usitatissimum L.* (Fam. Linaceae)

Der Gemeine Lein, der auch Saatlein oder Flachs genannt wird, gehört zur Familie der Leingewächse (Linaceen). Die Pflanze ist einjährig, erreicht eine Wuchshöhe von bis zu 1 Meter und ist völlig kahl. Die Stängel stehen in der Regel einzeln und verzweigen sich erst am Blütenstand. Die schmalen lineal-lanzettlichen Blätter stehen wechselständig. Der Blütenstand ist rispenartig und trägt große Blüten mit fünf Kelch- und Kronblättern. Die Kronblätter sind hellblau mit dunkleren Adern, selten weiß, rosa oder violett. Die Blütezeit ist Juni bis Juli. Die kugelige Fruchtkapsel besitzt fünf Fächer, mit jeweils zwei Samen. Der Samen ist etwa 5 mm lang und abgeflacht eiförmig von gelber bis dunkelbrauner Farbe.

Es gibt mehrere Varietäten; beim Anbau wird zwischen Flachslein und Öllein unterschieden.

Lateinisch *linum* und griechisch *linon* haben dieselbe Herkunft, vielleicht gilt das auch für das schon im Althochdeutschen belegte *lein*. Der deutsche Name könnte aber auch von *linum* abgeleitet sein. Der lateinische Artname *usitatissimum* bedeutet meistgebräuchlich, am meisten verwendet, wegen der vielfältigen Nutzbarkeit. Der im Deutschen häufig verwendete Name Flachs kommt von „flechten“ und bezieht sich auf die Verarbeitung und Nutzung.

16.30.2 Historische Verwendung

Der Lein (**Abb. 16.20**) gehört zu den ältesten Kulturpflanzen der Menschheit. Schon in steinzeitlichen Pfahlbauten konnten die Früchte und Gewebe aus Lein gesichert werden. Bereits die Hippokratiker nutzen den Lein arzneilich gegen Katarrhe, Unterleibsschmerzen und Fluor albus. Nach **Dioskurides** soll Lein Geschwülste erweichen sowie bei Husten, inneren Verletzungen und Verstopfung nutzen. Außerdem wird der Einsatz bei Flecken empfohlen, die durch Sonnenbrand entstanden sind.

> *„Der Leinsame hat dieselbe Kraft wie der des Bockshornklees, er zerteilt und erweicht jede innere und äußere Geschwulst, wenn er mit Honig, Öl und wenig Wasser gekocht oder in gekochtem Honig aufgenommen wird. […] Die Abkochung desselben dient als Klistier bei Verwundungen der Eingeweide und der Gebärmutter und zum Herausbefördern der Exkremente.“*
>
> Dioskurides: Materia medica (II, 125)

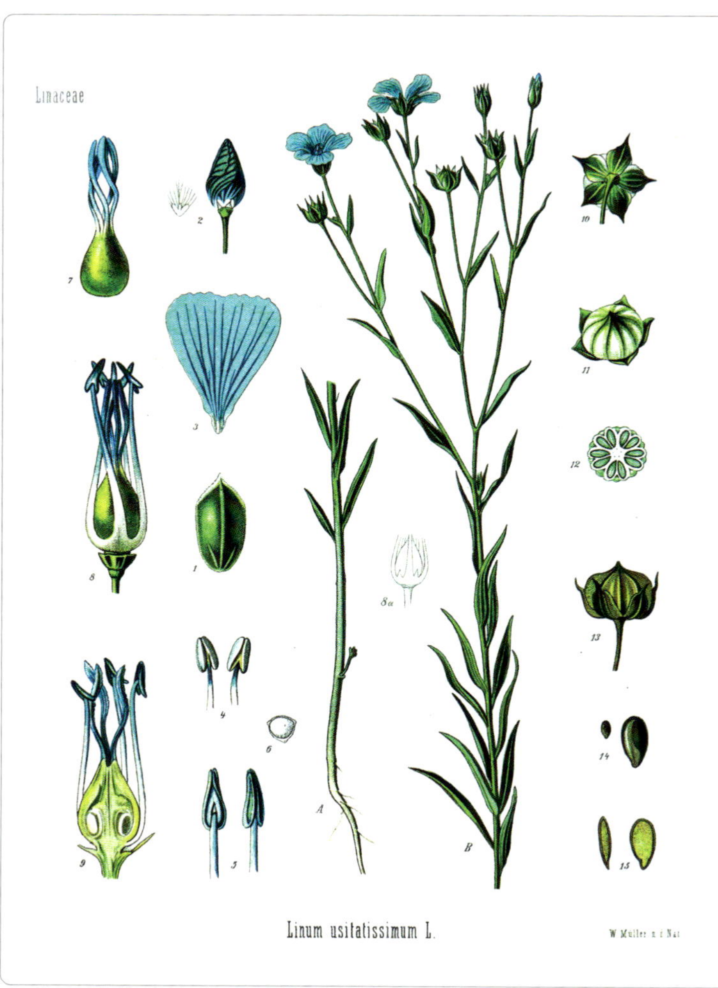

Abb. 16.20 Lein
Tafelbeschreibung: A B Pflanze in natürl. Grösse; 1 Kelchblatt, vergrössert; 2 Blüthenknospe ohne Kelch, desgl.; 3 Kronblatt, desgl.; 4 u. 5 Staubgefässe von verschiedenen Seiten, desgl.; 6 Pollenkorn, desgl.; 7 Stempel mit zusammengedrehten Griffeln, desgl.; 8 Blüthe von Kelch und Krone befreit, ohne die unfruchtbaren Staubgefässe, desgl.; 8a dieselbe mit den unfruchtbaren Staubgefässen desgl.; 9 dieselbe im Längsschnitt, desgl.; 10 u. 11 junge Frucht von verschiedenen Seiten, desgl.; 12 dieselbe im Querschnitt, desgl.; 13 reife Frucht, desgl.; 14 Same, natürl. Grösse und vergrössert; 15 derselbe im Längsschnitt, desgl. Nach der Natur von W. Müller (Quelle: Papst G, Hrsg. Köhler's Medizinal-Pflanzen in naturgetreuen Abbildungen mit kurz erläuterndem Texte: Atlas zur Pharmacopoea germanica, austriaca, belgica, danica, helvetica, hungarica, rossica, suecica, Neerlandica, British pharmacopoeia, zum Codex medicamentarius, sowie zur Pharmacopoeia of the United States of America. Gera-Untermhaus: Fr. Eugen Köhler; 1883–1914. Foto: Kirsten Oborny, Thieme Gruppe)

In den Werken der Klostermedizin wird der Lein kaum genannt, was wahrscheinlich darauf zurückzuführen ist, dass der Lein und seine Nutzungen so allgemein bekannt waren. Nur **Hildegard von Bingen** widmet der Pflanze ein Kapitel in der *Physica* (1.151), wobei sie ihn nicht als Nahrungsmittel empfiehlt, sondern nur äußerliche Anwendungen gegen Schmerzen und Verbrennungen nennt.

In der frühen Neuzeit und schließlich im 19. und 20. Jahrhundert wurde Lein noch vielfältiger genutzt als im Mittelalter. Ausgehend von seinen erweichenden und schmerzlindernden Eigenschaften wurde Leinsamen bei entzündlichen Erscheinungen der Atemwege wie Heiserkeit, trockenem Husten, Bronchitis, Asthma und Lungenleiden eingesetzt, aber auch bei Enteritis, Gastritis und Blutungen des Dickdarmes sowie zur Erhöhung der Peristaltik von Magen und Darm und bei Obstipation und Hämorrhoiden. Ebenso wurde er verwendet bei Beschwerden der Harnwege wie Nephritis, Nierenkolik, Prostatitis, bei Steinbildung in Galle und den Harnwegen, außerdem bei Diabetes zur kurzfristigen Senkung des Blutzuckerspiegels, bei Rheuma und Gicht. Die äußerlichen Anwendungen erstreckten sich von Gliederschmerzen, Hexenschuss, Schwellungen und Geschwüren bis zu Karbunkeln und Furunkeln sowie Brandwunden.

Primärqualitäten Nach Adam Lonitzer wärmend im ersten Grad, befeuchtend im zweiten Grad (bei Verstopfung) und trocknend im zweiten Grad (bei Durchfall).

16.30.3 Heutige Verwendung

Arzneilich genutzte Pflanzenteile

Lini semen: Leinsamen

Inhaltsstoffe und Wirkweise

In der Heilkunde wird der reife Samen des Leins verwendet. Wichtigster Wirkstoff sind 25 % Ballaststoffe mit schwerverdaulichen Polysacchariden (Schleimstoffe), Zellulose etc. Daneben hat der Samen einen sehr hohen Anteil von 30–40 % fettem Öl, weiter 25 % Eiweiß und Lignane. 100 g der Schleimstoffe können bis zu 3 Liter Wasser binden.

Die Polysaccharide gelangen nach Aufnahme unverändert in den Dickdarm, wo sie durch Wasseraufnahme zum 4- bis 8-fachen Volumen aufquellen. Es entsteht ein erhöhter Fülldruck mit Dehnungsreflex auf die Darmwand, wodurch die Peristaltik des Darms angeregt wird. So wirkt Leinsamen laxierend bei Verstopfung, daneben sind die Schleimstoffe auch schleimhautprotektiv.

Durch die Bindung überschüssiger Flüssigkeit an die Quellstoffe stabilisiert sich die Stuhlkonsistenz, was wiederum bei Durchfall günstig ist. Dabei werden auch Toxine (z. B. von durchfallauslösenden Erregern) an die Quellstoffe gebunden, was die Schleimhaut des Darmes schützt.

Klinische Studien lassen vermuten, dass der regelmäßige Verzehr von Leinsamen einen Schutz vor Darmkrebs bieten könnte. Möglicherweise kann die Darmflora aus Leinsamen Lignan produzieren, ein Stoff, der für ein gesundes Darmmilieu wichtig ist. Zudem werden karzinogene Stoffe gebunden und mit dem Stuhl ausgeführt, so dass deren Verweilzeit im Darm verkürzt wird.

Indikationen

Anerkannt ist die Anwendung bei habitueller Obstipation, Magenschleimhautentzündung, Reizdarm (Colon irritabile) und bei durch Abführmittel geschädigtem Kolon. Leinsamen kann aber auch bei Durchfall hilfreich sein, wie der Flohsamen.

In der Erfahrungsheilkunde wird der Leinsamenschleim innerlich bei Gastritis, Magen- und Zwölffingerdarmgeschwüren angewendet sowie äußerlich bei Schmerzen, Rheuma, Blasen- und Nierenleiden.

Kontraindikationen

Nicht bei drohendem oder bestehendem Darmverschluss und bei Verengungen der Speiseröhre einnehmen.

Neben- und Wechselwirkungen

Keine Nebenwirkungen, falls Dosierungsanleitungen beachtet und eine ausreichende Flüssigkeitsmenge eingenommen wird (Volumenverhältnis Leinsamen:Wasser mindestens 1:10).

Die Resorption von Nährstoffen und Medikamenten wird durch Leinsamenschleim verhindert, deswegen in mindestens 1-stündigem Abstand zu Mahlzeiten oder Medikamenten einnehmen.

Anwendungen

- Bei **Verstopfung**: 1–2 EL frisch angequetschte Leinsamen mit 1–2 Gläsern lauwarmen Wasser 2- bis 3-mal täglich einnehmen.
- Bei **Durchfall**: 2–3 EL geschroteten oder zerkleinerten Leinsamen abgekocht 2- bis 3-mal täglich einnehmen.
- Bei **Magenschleimhaut- oder Speiseröhrenentzündung** einen Kaltwasserauszug herstellen: 2 EL Leinsamen in einem großen Glas Wasser 1–2 Stunden einweichen, die Körner abseihen und die schleimhaltige Flüssigkeit kurz erwärmen, dann schluckweise trinken. Nach Bedarf 2- bis 3-mal täglich.

Fertigpräparat Zum Beispiel: Linusit Magenschutz Aufgussbeutel.

16.31 Liebstöckel

16.31.1 Kurzporträt

Systematische Einordnung *Levisticum officinale W.D.J. Koch* (Fam. Apiaceae)

Liebstöckel, das auch Maggikraut genannt wird, ist eine Pflanzenart aus der Familie der Doldenblütler (Apiaceen). Die winterharte, ausdauernde, krautige Pflanze kann über 2 Meter hoch werden. Sie überdauert durch ein starkes Rhizom von bis zu 5 cm Dicke. Die zwei- bis dreifach gefiederten Blätter sind vor allem unten lang gestielt. Die Fiederblättchen sind zwei- bis dreilappig, mit wenigen Zähnen. Der Blütenstand, eine große Doppeldolde mit einem Durchmesser von 12 cm, enthält 12–20 Döldchen, die wiederum viele Blüten tragen. Die unscheinbaren gelblichen bis grünlichen Blüten erscheinen von Juni bis August.

Die ursprüngliche Heimat der Pflanze ist wahrscheinlich der Mittlere Osten, von dort kam sie über den Mittelmeerraum nach Europa.

Wie Odo Magdunensis darlegt, kommt der lateinisch-botanische Name *Levisticum* wohl tatsächlich von der italienischen Landschaft Ligurien, auch wenn das nicht die ursprüngliche Heimat der Pflanze ist.

> *„Ligusticum [bzw. Levisticum] hat seinen Namen von der Heimat der Ligurer, weil diese Pflanze dort in größter Menge wächst. Ihre Tugend und Kraft ist erwärmend und trocknend im dritten Grad. Die höchste Wirkungskraft steckt in Wurzel und Samen, und zwar gleichstark und ungeachtet, wie du sie anwenden magst. Mit Wein genossen, heilt Liebstöckel einen geblähten Magen, unterstützt die Verdauungskraft und hilft auch allen Leiden der Gedärme, treibt ferner den Harn und sorgt für geordneten Monatsfluss."*
>
> Odo Magdunensis: Macer floridus (Kap. 25)

Ligusticum wurde zu *levisticum*. Der deutsche Name Liebstöckel ist eine Volksethymologie, vielleicht aus *lev* (= lieb) und *stic* (= Stock). Die Bezeichnung „Maggikraut" geht darauf zurück, dass die Pflanze ähnlich schmeckt wie die bekannte Würzmischung – auch wenn kein Liebstöckel in Maggi enthalten ist.

16.31.2 Historische Verwendung

Dioskurides nennt die Pflanze *Ligustikon* und weist auf Ligurien hin (III, 51). Der Samen und die Wurzel haben erwärmende Kraft, befördern die Verdauung, wirken gegen Blähungen und andere Leiden der Eingeweide, gegen Ödeme und Tierbisse. Der Samen werde von den Eingeborenen (den Ligurern?) anstelle von Pfeffer genommen, weil er dem Magen gut bekomme, berichtet Dioskurides weiter. Die Anwendungen der Antike werden von der Klostermedizin, etwa vom ***Macer floridus***, übernommen. Nach dem ***Circa instans*** soll nur der Samen für die Arzneimittel verwendet werden (Kap. 131). **Hildegard von Bingen** macht – wie des Öfteren – eine große Ausnahme. Sie warnt davor, den „mäßig warmen" Liebstöckel roh zu verzehren, und empfiehlt ihn nur gekocht und mit anderen Gewürzen vermischt. Als Anwendungen bringt sie Beschwerden der Halsdrüsen und Husten, bei Letzteren zusammen mit Salbei und Fenchel, jedoch keine Erkrankungen des Verdauungsapparates.

Die Neuzeit bevorzugte als Arzneidroge zunehmend die Wurzel des Liebstöckels, nicht mehr die Früchte. Die Wurzel wurde vornehmlich als Diuretikum bei Beschwerden der Nieren und bei Ödemen eingesetzt. Häufig wurde Liebstöckel (**Abb. 16.21**) auch bei Verdauungsbeschwerden wie Magenschwäche, Dyspepsien, Flatulenz, Milz- und Leberleiden, Verschleimung der Atemwege, Gicht, Rheuma, allgemeiner Schwäche und Nervenleiden verwendet.

Primärqualitäten Erwärmend und trocknend im 2. Grad.

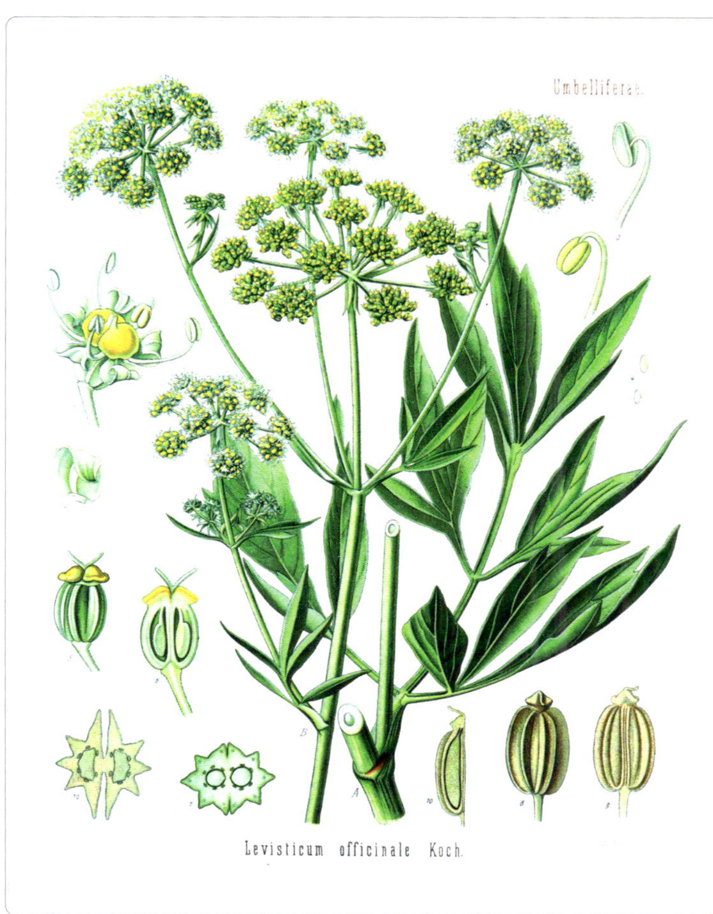

Abb. 16.21 Liebstöckel
Tafelbeschreibung: A B Theile der Pflanze in natürl. Grösse; 1 Blüthe, vergrössert; 2 Kronblatt, desgl.; 3 Staubgefässe, desgl.; 4 Pollen, desgl.; 5 Stempel, desgl.; 6 Fruchtknoten im Längsschnitt, desgl.; 7 derselbe im Querschnitt, desgl.; 8 reife Frucht, desgl.; 9 dieselbe im Längsschnitt, desgl.; 10 dieselbe im Querschnitt und Theilfrüchtchen im Längsschnitt, desgl. Nach der Natur von W. Müller (Quelle: Papst G, Hrsg. Köhler's Medizinal-Pflanzen in naturgetreuen Abbildungen mit kurz erläuterndem Texte: Atlas zur Pharmacopoea germanica, austriaca, belgica, danica, helvetica, hungarica, rossica, suecica, Neerlandica, British pharmacopoeia, zum Codex medicamentarius, sowie zur Pharmacopoeia of the United States of America. Gera-Untermhaus: Fr. Eugen Köhler; 1883–1914. Foto: Kirsten Oborny, Thieme Gruppe)

16.31.3 Heutige Verwendung

Arzneilich genutzte Pflanzenteile

Levistici radix: die Wurzel des Liebstöckels

Inhaltsstoffe und Wirkweise

Die Wurzel des Liebstöckels enthält bis zu 1,7 % ätherisches Öl, Kumarinderivate, Furanokumarine, Phenolkarbonsäuren und Vitamin C. Die Inhaltsstoffe haben eine spasmolytische (krampflösende) Wirkung, außerdem haben sie harntreibende (aquaretische) und karminative Effekte.

In der Erfahrungsheilkunde wird Liebstöckel bei Verdauungsbeschwerden und Katarrhen der Atemwege genutzt.

Indikationen

Anerkannt ist lediglich der Einsatz zu Durchspülungstherapien bei entzündlichen Erkrankungen der ableitenden Harnwege und zur Vorbeugung von Nierengrieß.

Kontraindikationen

Nicht anwenden bei Entzündungen der Nieren oder eingeschränkter Nieren- oder Herztätigkeit und Neigung zu Ödembildung.

Neben- und Wechselwirkungen

Bei längerer Einnahme sollte wegen der fotosensibilisierenden Eigenschaften der Kumarine auf intensive UV-Bestrahlung verzichtet werden.

Anwendungen

Tee 1–2 TL fein geschnittene Droge mit 1 Tasse kochendem Wasser übergießen, 15 Min. ziehen lassen, abseihen. 3-mal täglich zwischen den Mahlzeiten 1 Tasse warm trinken.

Tagesdosis: 4–8 g Droge

Fertigpräparate Nur für Harnwege, z. B. Canephron N Dragees (enthalten auch Rosmarinblätter, Tausendgüldenkraut), Nephroselect (Nahrungsergänzungsmittel; enthält auch Kapuzinerkresse, Goldrutenkraut, Birkenblätter, Schachtelhalmkraut).

16.32 Löwenzahn

16.32.1 Kurzporträt

Systematische Einordnung *Taraxacum officinale Weber* (Fam. Asteraceae)

Auch wenn der Gewöhnliche Löwenzahn heute eine der bekanntesten Pflanzen überhaupt ist, lohnt sich eine genauere Betrachtung, denn er kann leicht mit der Gattung *Leontodon* (ebenfalls als Löwenzahn bezeichnet) verwechselt werden. *Taraxacum officinale* gehört zur Familie der Korbblütler (Asteraceen) aus dem Tribus *Cichorieae* und ist eine krautige, ausdauernde Pflanze, die bis zu 40 cm hoch werden kann. Die lange, fleischige Pfahlwurzel kann bis zu 1 Meter lang werden (selten bis zu 2 Meter). Die stark gezackten Blätter bilden eine dichte Bodenrosette, daraus entsprießen blattlose, schwach befilzte Blütenstandstiele als hohle Röhre, die oben viele Hochblätter besitzt und bald austrocknet. Darüber bildet sich ein Wirbel aus Hüllblättern, die den Blütenstand umschließen. Der aus vielen Zungenblüten bestehende Blütenstand ist eine Scheinblüte mit einem tellerförmigen Körbchen, in dem sich die Einzelblüten ringförmig von außen nach innen öffnen. Die Blüten schließen sich in der Nacht und bei Regen. Hauptblütezeit ist April und Mai, bis zum Herbst können jedoch noch vereinzelt Blüten erscheinen.

Der deutsche Name Löwenzahn ist durch die typisch gezähnten Blätter der Pflanze motiviert. Herkunft und Bedeutung des botanischen Namens *Taraxacum* sind nicht völlig geklärt. Vielleicht wurde er aus den arabischen Wörtern *tarak* und *sahha* gebildet, was so viel wie „pissen lassen“ bedeutet. Tatsächlich trug die Pflanze auch volkstümliche Namen wie „Pißblum“, „Seichkraut“, „Bettpisser“ bzw. „Pissenlit“ im Französischen, was auf die harntreibende Wirkung anspielt.

16.32.2 Historische Verwendung

Seltsamerweise gibt es für den Löwenzahn (**Abb. 16.22**) in der Literatur der Antike, aber auch des frühen und hohen Mittelalters keinen einzigen eindeutigen Beleg. Selbst bei der ansonsten so innovativen Hildegard von Bingen findet er keine Erwähnung. Eine Zichorienart mit dem Namen „Taraxacum“ findet sich allerdings in der lateinischen Übertragung des *Canon medicinae* des Ibn Sina (Avicenna), die um 1170 im spanischen Toledo angefertigt wurde. Ob hier der Löwenzahn oder eine verwandte Pflanze gemeint ist, bleibt unklar.

Im 16. Jahrhundert war Löwenzahn dann eine sehr beliebte Heilpflanze. Sie findet sich nicht nur bei **Leonhart Fuchs**, sondern auch bei **Eucharius Rößlin** dem Jüngeren, der den *Gart der Gesundheit* weiter führte. Auch hier heißt die Pflanze „Pfaffenrörlin“ und „Lewenzan“, aber auch Märzblume, Augenwurzel, Caput Monachi und Mönchskopf, Dens leonis (= Zahn des Löwen), Agreste Intybum und Taraxicon (Ausgabe 1560, 111). Es heißt, der Löwenzahn sei von kühlender Natur, deshalb wird er bei hitzigen Fiebern, als Hustenstiller und gegen hitzigen Magen genutzt.

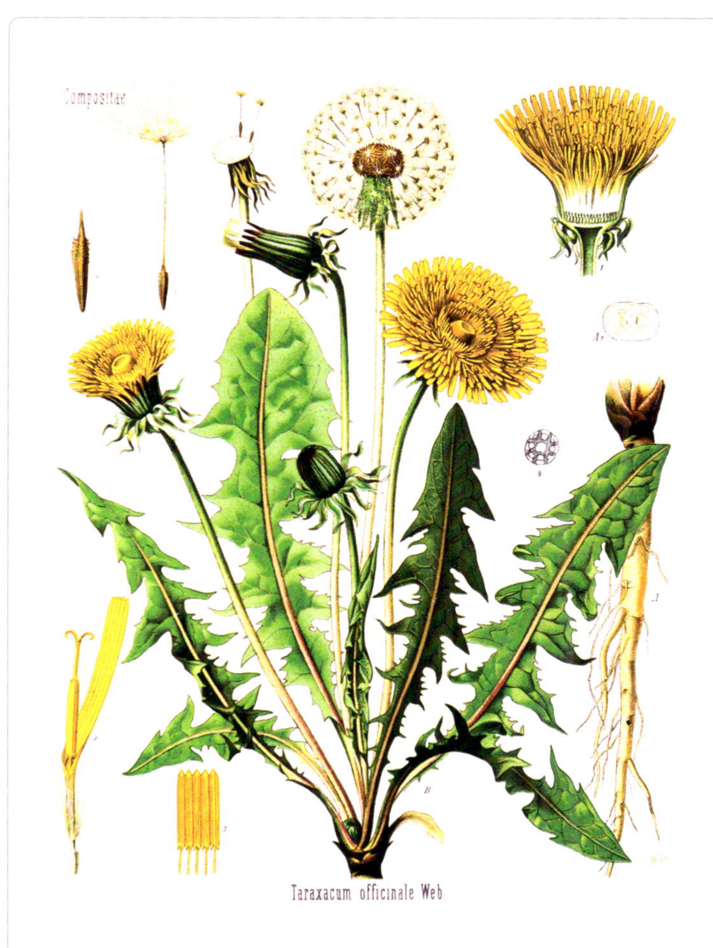

Abb. 16.22 Löwenzahn
Tafelbeschreibung: A unterirdischer, B oberirdischer Theil der Pflanze in natürl. Grösse; A1 Wurzelquerschnitt, desgl.; 1 Blüthenkopf im Längsschnitt, desgl.; 2 einzelne Blüthe, vergrössert; 3 Staubbeutelrohr, längsgespalten und ausgebreitet, desgl.; 4 Pollenkorn, desgl.; 5 Achäne mit gestielter Federkrone (pappus), desgl.; 6 Achäne, ohne Federkrone, stärker vergrössert. Nach der Natur von W. Müller (Quelle: Papst G, Hrsg. Köhler's Medizinal-Pflanzen in naturgetreuen Abbildungen mit kurz erläuterndem Texte: Atlas zur Pharmacopoea germanica, austriaca, belgica, danica, helvetica, hungarica, rossica, suecica, Neerlandica, British pharmacopoeia, zum Codex medicamentarius, sowie zur Pharmacopoeia of the United States of America. Gera-Untermhaus: Fr. Eugen Köhler; 1883–1914. Foto: Kirsten Oborny, Thieme Gruppe)

„Das Pfaffenröhrlein [= Löwenzahn] breitet sich mit vielen Blättern in Kreisform auf der Erde aus. […] Seine zerkerbten Zähne ähneln den großen Zähnen der Säge. Pfaffenröhrlein gekocht und getrunken stopfen den Bauchfluss. Mit Linsen gekocht und getrunken sind sie gut denjenigen, die die rote Ruhr haben. Wenn der männliche Same ausbleibt, dann soll er von den Pfaffenröhrlein trinken. Sie sind auch gut für diejenigen, die Blut speien."

Leonhart Fuchs: New Kreüterbuch

Außerdem galt Löwenzahn als ein gutes Mittel gegen Flecken im Auge bei Mensch und Tier, deshalb auch der Name Augenwurzel. Im 18. Jahrhundert wurde Löwenzahn durch **Delius** und **Hufeland** auch bei Schwindsucht (Tbc) eingesetzt und gegen Wassersucht bei Friedrich dem Großen.

Sebastian Kneipp schätzte die Pflanze und empfahl sie bei Verschleimungen von Magen und Lunge, bei Leberleiden, Gelbsucht und Hämorrhoiden. Bis zur Mitte des 20. Jahrhunderts galt *Taraxacum* vor allem als Lebermittel und wichtiges Mittel bei Diabetes mellitus. Als Stomachikum wurde Löwenzahn vor allem bei Verdauungsbeschwerden empfohlen, die durch Störungen der Leber hervorgerufen werden, wie mangelhafte Fettverdauung, Flatulenz, Obstipation, Brechreiz und Gastritis.

Primärqualitäten Adam Lonitzer schreibt: „Habichtskraut und Pfaffenröhrlin seynd beide kalter Natur und ziehen ziemlich zusammen."

16.32.3 Heutige Verwendung

Arzneilich genutzte Pflanzenteile

Taraxaci radix cum herba: Löwenzahnwurzel mit -kraut

Inhaltsstoffe und Wirkweise

Löwenzahnkraut enthält Bitterstoffe, vor allem Sesquiterpenlactone, Flavonoide, Aminosäuren, Mineralstoffe und Spurenelemente wie Kalium (4,5 %), Zink und Kupfer. Die Wurzel besitzt darüber hinaus noch Kohlenhydrate (z. B. Inulin, bis 40 %), Karotinoide, Vitamin C und E sowie B-Vitamine. Zudem finden sich Phytosterole.

Die Bitterstoffe erzeugen eine galletreibende (choleretische) und (wohl durch den hohen Kaliumgehalt) eine harntreibende (diuretische) Wirkung. Löwenzahn fördert den Stoffwechsel und wirkt zudem leicht laxierend. Eine leberschützende Wirkung wurde pharmakologisch beobachtet.

Indikationen

Anerkannt ist die Anwendung von Löwenzahnkraut und -wurzel bei Appetitlosigkeit, Verdauungsbeschwerden und zur Förderung des Gallenflusses in Form einer besseren Gallenblasenentleerung. Möglicherweise könnte so auch der Bildung von Gallensteinen entgegengewirkt werden.

In der Erfahrungsheilkunde wird Löwenzahn als leicht purgierendes Mittel bei Diabetes mellitus, bei rheumatischen Erkrankungen und Gicht sowie Ekzemen verwendet.

Kontraindikationen

Bei einer vorliegenden Entzündung der Galle, bei Gallensteinleiden oder Gallengangs- oder Darmverschluss muss die Anwendung von Löwenzahn mit dem Arzt abgesprochen werden. Bei Gastritiden und Beschwerden durch Magensäure sollten Bitterstoffe nicht angewendet werden.

Neben- und Wechselwirkungen

Keine bekannt.

Anwendungen

Tee zur Förderung der Verdauung und zur Entwässerung 2 TL Löwenzahnkraut und -wurzel mit einer Tasse kaltem Wasser übergießen, kurz aufkochen, 10 Min. ziehen lassen, abseihen. 2- bis 3-mal täglich eine Tasse vor den Mahlzeiten trinken und ein Glas Wasser nachtrinken.

Fertigpräparat Zum Beispiel: Schoenenberger naturreiner Heilpflanzensaft Löwenzahn.

16.33 Mariendistel

16.33.1 Kurzporträt

Systematische Einordnung *Silybum marianum* (*L.*) *Gaertner* (Fam. Asteraceae)

Die Mariendistel gehört zur Familie der Korbblütler (Asteraceen), Tribus *Cynareae*, und ist eine ein- bis zweijährige Pflanze, die Wuchshöhen bis 150 cm erreicht. Die Laubblätter sind weißmarmoriert und glänzend und besitzen am Rand gelblich-weiße Dornen. Die Blätter der Bodenrosette können bis zu 50 cm lang werden. Die kleineren Stängelblätter sind sitzend und umfassen den Stängel. Die Krone ist purpurfarben. Es bilden sich 6–8 Achänenfrüchte von glänzend schwarzer Farbe mit grauen Flecken.

Das Verbreitungsgebiet der Mariendistel reicht von Südrussland über den Kaukasus bis in den Iran, sie kommt im gesamten Mittelmeerraum vor und auch auf Madeira, den Kanaren und den Azoren. In Amerika und Südaustralien ist sie eingebürgert.

Der Name Mariendistel und der Artname *marianum* gehen auf eine alte Legende zurück. Demnach soll sich die Heilige Familie auf der Flucht nach Ägypten vor ihren Verfolgern in einem Bestand der Pflanzen versteckt haben. Beim Säugen des Kindes gelangten einige Tropfen Muttermilch auf die Blätter und zum Dank für den Schutz erhielten die Blätter die weißliche Marmorierung. *Silybum* ist die latinisierte Form von griechisch *silybon* (deutsch: Quaste); so heißt die Pflanze schon bei Dioskurides. In späterer Literatur findet man die Pflanze auch unter *Carduus marianus*.

16.33.2 Historische Verwendung

Die Mariendistel spielte in der Medizin der Antike noch keine große Rolle, **Dioskurides** behandelt sie nur kurz in der *Materia medica* (IV, 156) als Lebensmittel, die Wurzel diente als Brechmittel. **Plinius d.Ä.** erwähnt eine galletreibende Wirkung und weist darauf hin, dass die Pflanze kaum genutzt wird (XXII, 85). Mit dem Namen *vehedistel* bringt **Hildegard von Bingen** in der *Physica* im Kapitel zu den Disteln („cardus" 1.99) einen Absatz, der wohl die Mariendistel betrifft, denn in späteren Texten wird mit *vehedistel* eindeutig *Silybum marianum* bezeichnet. Die Pflanze soll gegen das „Stechen" – wahrscheinlich stechende Schmerzen – am Herzen und anderen Organen und Gliedern hilfreich sein. Diese Zuordnung, die man auch bei **Lonitzer** und **Paracelsus** findet, beruht wohl auf der Signaturenlehre: Die Stacheln der Mariendistel sind außerordentlich kräftig und spitz.

> *„Sie hält stets Wasser auf den breiten Blättern am Stängel. Sie sind scharf, stachlig mit vielen weißen Flecklein besprengt, trägt auf allen Ästlein stachlige, rosenrote Köpfe, ringsherum mit Dornen besetzt. Kraft und Wirkung: Wurzel und Same von diesen Disteln sind warm und trocken, haben etwas zusammenziehende Natur. Ein Wasser von den Blättern gebrannt, davon getrunken, legt das Seitenstechen [Lungen-Lungenfellentzündung] […] ist gut für alles Gift im Leib, gegen Pestilenz und anderes."*
>
> Adam Lonitzer: Kreuterbuch

Eucharius Rößlin der Jüngere nennt die Pflanze *Weißdistel, Spina alba, Fehedistel, Unser Frauendistel, Bedeguar oder Carduus S. Mariae* (Aufl. 1650, 90). Der Samen solle gegen Krämpfe und Lähmungen an Händen und Füßen wirken, vor Vergiftungen schützen und gegen das Stechen wirken; er mache weit um das Herz und öffne Leber und Milz. Noch im ausgehenden 19. und frühen 20. Jahrhundert wird die Mariendistel bei Schmerzanfällen verwendet, zunehmend aber auch bei Gallensteinleiden und Gelbsucht bzw. Hepatitis.

Primärqualitäten Nach Eucharius Rößlin kühlend im ersten Grad und ausgeglichen zwischen trocken und feucht; der Samen allerdings warm.

16.33.3 Heutige Verwendung

Arzneilich genutzte Pflanzenteile

Cardui mariae fructus: Früchte der Mariendistel

Inhaltsstoffe und Wirkweise

In der aktuellen Heilkunde werden die Früchte der Mariendistel verwendet. Entscheidend für die Wirkungen ist das Naturstoffgemisch Silymarin, das aus den Flavanonolderivaten Silybinin (Silybin A und B) und weiteren Stoffen besteht. Silymarin wirkt gegen hepatoxische Substanzen und erhöht zudem die Regenerationsfähigkeit der Leber. Als intravenöse Infusion verabreicht bietet isoliertes Silybinin einen Schutz bei Knollenblättervergiftung: Es verdrängt die Toxine des Pilzes von der RNA-Polymerase der Leberzellen, wodurch der Zelltod verhindert wird.

Zusatzinfo

Mariendistel gegen Vergiftung mit Knollenblätterpilzen

Der weiße und der grüne Knollenblätterpilz (*Amanita verna* respektive *Amanita phalloides*) enthalten zwei verschiedene Toxine: Phallotoxine und Amatoxine. Der giftigste Vertreter ist das Alpha-Amanitin, ein zyklisches Oligopeptid, das durch Erhitzen nicht zerstört werden kann. Bei einer Knollenblätterpilzvergiftung erzeugen zunächst die Phallotoxine eine typische Magen-Darm-Symptomatik mit Erbrechen und wässrigem Durchfall. Nach 3–4 Tagen kommt es zu einer scheinbaren Erholung des Patienten. Nach einer Latenzzeit von bis zu 10 Tagen tritt die Wirkung der Amatoxine zutage. Alpha-Amanitin bindet fest an die RNA-Polymerase und blockiert die Proteinbiosynthese. Als Erste betroffen sind die entgiftenden Organe Leber und Niere; je später mit der Therapie begonnen wird, desto wahrscheinlicher wird deren Scheitern (mit tödlichem Ausgang). Möglichst rasch muss mit der Entgiftung begonnen werden, zunächst durch Magenentleerung und mit der Gabe von medizinischer Kohle und von Abführmitteln. Die Wirkung des im Körper verbleibenden Alpha-Amanitins kann einzig durch das Silybinin der Mariendistel abgemildert werden, da es unter anderem das Eindringen des Giftes in die Zellen verhindert und die Proteinbiosynthese fördert. Wurde zu spät mit der Infusion von Silybinin begonnen, bleiben im schlimmsten Fall nur Hämodialyse im Falle einer starken Nierenschädigung und eine Lebertransplantation im Falle eines Totalversagens der Leber.

Bitte beachten: Bei Auftreten einer Magen-Darm-Symptomatik nach Pilzmahlzeiten Pilzreste, Erbrochenes und den Urin des Patienten möglichst rasch auf Alpha-Amanitin untersuchen lassen!

Weiterhin enthalten die Mariendistelfrüchte fettes Öl, Bitterstoffe, etwas ätherisches Öl und Vitamin E. Die enthaltenen Flavonoide binden zusammen mit Vitamin E freie Radikale.

Indikationen

Anerkannt ist die Anwendung der Früchte bei dyspeptischen Beschwerden. Das Silymaringemisch als standardisierte Zubereitung wird bei chronisch-entzündlichen Lebererkrankungen wie Hepatitis und degenerativen Prozessen wie Leberzirrhose und Fettleber eingesetzt.

Kontraindikationen

Keine bekannt.

Neben- und Wechselwirkungen

Vereinzelt wird über eine leicht laxierende Nebenwirkung berichtet.

Anwendungen

Tee Die Teezubereitung aus Mariendistelfrüchten ist nur bei Verdauungs- und Gallenblasenbeschwerden sinnvoll, nicht jedoch bei Erkrankungen der Leber selbst. Das Silymarin ist in Wasser nur schwer löslich, so dass zur Behandlung der Leber alkoholische Extrakte oder Fertigpräparate zu bevorzugen sind.

Da der Tee fettig und bitter schmeckt, empfiehlt sich eine Mischung mit Fenchelfrüchten:

Je 1 TL Fenchel- und Mariendistelfrüchte im Mörser anstoßen, mit ⅛ Liter heißem Wasser, zugedeckt 10 Min. ziehen lassen und abseihen. Jeweils eine Tasse nach den Mahlzeiten trinken.

Tinktur Auszug 1:5 in Äthanol 70–90 % V/V. 15–25 Tropfen, 4- bis 5-mal täglich.

Fertigpräparate Zum Beispiel: Legalon forte Kapseln (140 mg Silymarin), Silymarin STADA 167 mg Hartkapseln (167 mg Silymarin).

16.34 Melisse

16.34.1 Kurzporträt

Systematische Einordnung *Melissa officinalis L.* (Fam. Lamiaceae)

Die Melisse, auch Zitronenmelisse genannt, stammt aus dem östlichen Mittelmeerraum und aus Westasien. Die ausdauernde krautige Pflanze erreicht Wuchshöhen von 20 bis 80 cm und kann bis zu 30 Jahre alt werden. Sie überdauert als Rhizom, von dem kurze Ausläufer ausgehen.

Die gegenständigen Laubblätter sind eiförmig bis rhombisch geformt. Die weißlich bis bläulich-weißlichen Blüten stehen in den Achseln der oberen Laubblätter in Halbquirlen. Die Blütezeit reicht von Juni bis August. Die ganze Pflanze duftet nach Zitrone. Die gesamte Gattung Melissa umfasst nur vier Arten, wobei in Europa ausschließlich die Zitronenmelisse zu finden ist.

Das griechische Wort *melissa* bezeichnet eigentlich die Biene und wurde wohl auf die Pflanze übertragen, weil sie eine Bienenweide ist. Der deutsche Name Melisse ist von *melissa* entlehnt. Der Name „Zitronenmelisse" rührt von dem zitronenartigen Duft her, den die Pflanze verströmt, er dient jedoch nicht zur Unterscheidung, denn in Europa gedeiht nur diese eine Melissenart.

16.34.2 Historische Verwendung

Die Melisse (**Abb. 16.23**) gilt als typische Pflanze der Klostermedizin, da sie erst im Mittelalter nach Deutschland kam und dann vor allem in Klostergärten angebaut wurde. In der Antike lässt sie sich nur schwer identifizieren. **Dioskurides** behandelt (wie auch **Plinius d.Ä.** in der *Naturalis historia*) eine Pflanze mit dem Namen

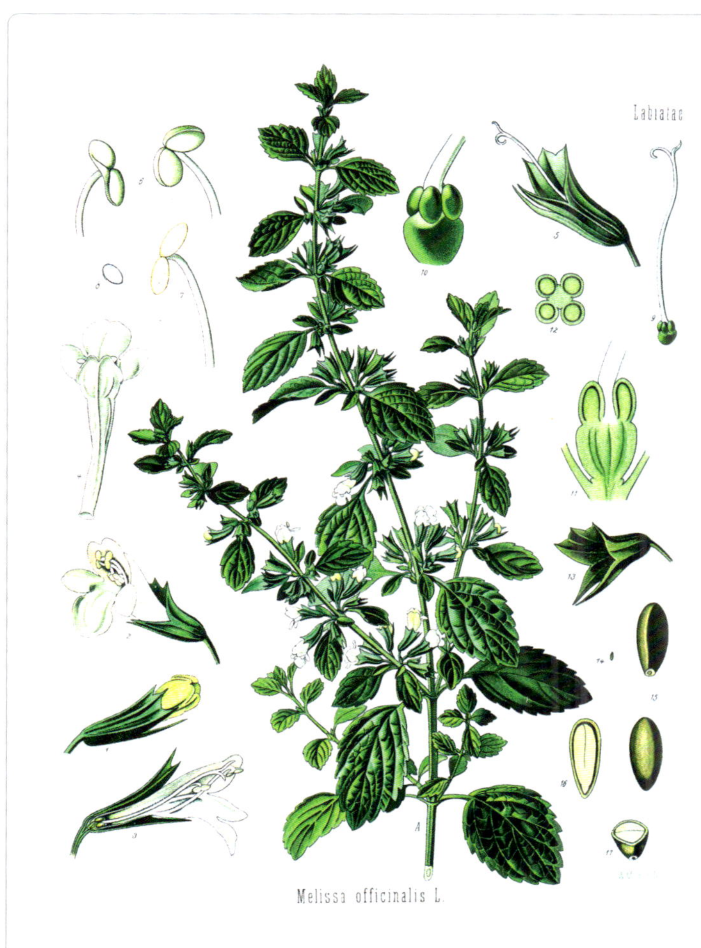

Abb. 16.23 Melisse
Tafelbeschreibung: A blühender Zweig in natürl. Grösse; 1 und 2 geschlossene und geöffnete Blüthe, vergrössert; 3 dieselbe im Längsschnitte, desgl.; 4 Blüthenkrone, desgl.; 5 Kelch mit Griffel, desgl.; 6 Staubgefässe, desgl.; 7 geöffnetes Staubgefäss, desgl.; 8 Pollen, desgl.; 9 Stempel, desgl.; 10 unterer Theil des Stempels mit Scheibe, stark vergrössert; 11 derselbe im Längsschnitt, desgl.; 12 derselbe im Querschnitt, desgl.; 13 Fruchtkelch, desgl.; 14 und 15 Nüsschen natürl. Grösse und vergrössert; 16 und 17 dasselbe im Längs- und Querschnitt, vergrössert. Nach der Natur von W. Müller (Quelle: Papst G, Hrsg. Köhler's Medizinal-Pflanzen in naturgetreuen Abbildungen mit kurz erläuterndem Texte: Atlas zur Pharmacopoea germanica, austriaca, belgica, danica, helvetica, hungarica, rossica, suecica, Neerlandica, British pharmacopoeia, zum Codex medicamentarius, sowie zur Pharmacopoeia of the United States of America. Gera-Untermhaus: Fr. Eugen Köhler; 1883–1914. Foto: Kirsten Oborny, Thieme Gruppe)

melissophyllon (= Bienenblatt), die auch „Erythra“, die Rote, genannt wird (III, 108). *Melissophyllon* bezeichnet bis heute das Immenblatt (= Bienenblatt), das tatsächlich rötliche Blüten hat. Auf der anderen Seite beschreibt Dioskurides, dass die Pflanze nach Zitrone riecht, was beim Immenblatt nicht der Fall ist. Da alle Texte bis um 1100 n. Chr., wie z. B. der ***Macer floridus***, von *Melissophyllon* sprechen, bleibt unklar, welche Pflanze nun gemeint sein könnte. Erstmals eindeutig von Melisse ist im *Circa instans* die Rede, das auch auf arabischen Quellen basiert. Indikationen sind hier Ohnmachtsanfälle, die Beschwerden von Leber und Milz sowie die Förderung der Menstruation und der Fertilität.

> *„Die Melisse ist erwärmend und trocknend im zweiten Grad. Mit anderem Namen heißt sie citria. Frisch wie getrocknet ist sie von großer Wirkungskraft. Zunächst an der Sonne, alsdann im Schatten getrocknet, kann sie ein Jahr lang aufbewahrt werden. Sie hat die Fähigkeit zu stärken, Säfte aufzulösen, zu verzehren und auszutrocknen, also etwa die gleiche Wirkungskraft wie Majoran; deswegen wird sie auch gegen dieselben Krankheitsfälle wie Majoran angewandt.“*
>
> Matthäus Platearius: Circa instans (Kap. 154)

Die *binesuge* („Bienensaug“) bei **Hildegard von Bingen** (*Physica*, 1.59) wird oft ebenfalls mit der Melisse identifiziert; *binsuga* bezeichnete allerdings im Mittelalter häufig die Taubnessel, konnte jedoch auch für die Melisse verwendet werden. Nach Hildegard verschafft die Pflanze ein frohes Gemüt, erfreut das Herz (was im Sinne der Signaturenlehre von den herzförmigen Blättern hergeleitet wurde) und ist ein Augenmittel.

Die Melisse wurde in der frühen Neuzeit immer beliebter. Ärzte des 16. Jahrhunderts, wie z. B. bei **Hieronymus Bock** beschrieben, empfahlen die Pflanze unter anderem bei Asthma, schwachem Herzen, Magen- und Unterleibsschmerzen, Melancholie und Epilepsie, sowie gegen Mundfäule und trübe Augen und als Emmenagogum. Da sie gegen mehrere gynäkologische Probleme eingesetzt wurde, hieß die Melisse auch „Mutterkraut“ oder „Herzkraut“, weil sie auch als Herzmittel genutzt wurde.

Bis in das 20. Jahrhundert hinein hat sich an den Anwendungen nicht viel geändert. Noch **Gerhard Madaus** nennt die Melisse ein nervenstärkendes, belebendes und krampflösendes Mittel für Gehirn, Herz, Uterus und den Magen-Darm-Trakt (1869).

Primärqualitäten Wärmend und trocknend im 2. Grad. Nach Hildegard: „Die Melisse ist warm, und der Mensch, der sie isst, lacht gern […]“

16.34.3 Heutige Verwendung

Arzneilich genutzte Pflanzenteile

Melissae folium: Blatt der Melisse

Inhaltsstoffe und Wirkweise

In der Heilkunde werden ausschließlich die Blätter der Melisse verwendet, die 0,05 bis 0,8 % ätherisches Öl enthalten, daneben 4 % Lamiaceen-Gerbstoffe, dabei vor allem Rosmarinsäure. Weiter enthalten sind Bitterstoffe (Triterpensäuren) und Flavonoide.

Die Inhaltsstoffe haben eine beruhigende, blähungstreibende, leicht krampflösende Wirkung. Zudem hat das Melissenöl einen schwachen bakterien- und virenhemmenden Effekt.

Indikationen

Anerkannt ist die Anwendung der Melissenblätter bei funktionellen Beschwerden von Magen und Darm und bei nervös bedingten Einschlafstörungen.

In der Erfahrungsheilkunde wird Melisse auch bei nervösen Herzbeschwerden und als Stärkungsmittel in Erkältungszeiten empfohlen.

Kontraindikationen

Keine bekannt.

Neben- und Wechselwirkungen

Keine bekannt.

Anwendungen

Tee bei Nervosität, depressiver Verstimmung oder leichten bzw. nervösen Magen-Darm-Beschwerden 2 TL Melissenblätter mit 1 Tasse kochendem Wasser übergießen, zugedeckt 5 Min. ziehen lassen und abseihen. Die frischen Blätter erzielen als Tee einen deutlich besseren Geschmack als die getrockneten.

Für arzneiliche Zwecke müsste die Teedroge bezüglich der wirksamen Inhaltsstoffe, z. B. Rosmarin- und Phenolsäuren, standardisiert werden. Mit wässrigen Extrakten werden die ätherischen Öle auch nicht optimal ausgezogen, so dass die arzneiliche Wirksamkeit selbst hergestellter Tees nicht gesichert ist.

Melissentee eignet sich wegen seines Wohlgeschmacks dagegen besonders zum Durstlöschen. Die Melissenblätter können sehr gut als **Geschmackskorrigens** in Teemischungen verwendet werden.

Tagesdosis: 4–5 g Droge auf eine Tasse, bei Bedarf mehrmals täglich

Ätherisches Öl Ätherisches Melissenöl ist sehr teuer, so dass es zumeist durch das ätherische Öl aus Zitronengrasarten (*Cymbopogon*) ersetzt wird. Diese Produkte sollten seriöserweise als Citronellöl (*Citronellae aetheroleum*) deklariert werden.

Fertigpräparate Zum Beispiel: Frischpflanzenpresssaft (Schoenenberger naturreiner Heilpflanzensaft Melisse), Gastrovegetalin 225 mg Kapseln.

16.35 Minzen

16.35.1 Kurzporträt

Systematische Einordnung Mentha-Arten mit *Mentha piperita* [Pfefferminze] (Fam. Lamiaceae)

Walahfrid Strabo hat recht, die etwa 30 Arten der Gattung *Mentha* (Minzen) sind schwer zu beschreiben, weil die Minzen sehr zu Bastardisierung neigen und so immer wieder neue Arten bzw. Hybride entstehen und vergehen. Die Minzen gehören innerhalb der Familie der Lippenblütler (Lamiaceen) zum Tribus *Nepetoideae* und sind vor allem auf der nördlichen Halbkugel verbreitet. In Europa wurden und werden verschiedene Arten genutzt, so die **Ackerminze** (*Mentha arvensis*), die aromatische **Bach- oder Wasserminze** (*Mentha aquatica*), die **Grüne Minze, Ähren- oder Spitzminze** (*Mentha spicata* oder *M. crispa*), die **Rundblättrige oder Wohlriechende Minze** (*Mentha suaveolens* oder *M. rotundifolia*), die **Rossminze oder Langblättrige Minze** (*Mentha longifolia*) und die **Poleiminze** (*Mentha pulegium*). In der Neuzeit erlangte die **Pfefferminze** (*Mentha x piperita*) die größte Bedeutung. Im Mittelalter war die Pfefferminze noch nicht bekannt, denn sie ist eine Kreuzung aus Bachminze und Spitzminze, wobei Letztere wieder eine Kreuzung aus der rundblättrigen und der langblättrigen Minze ist. Als Hybrid ist die Pfefferminze nahezu steril und kann sich nur über ihre Wurzeln bzw. Ableger vermehren. Wahrscheinlich ist sie zufällig in England nach 1690 entstanden, wo sie der Biologe John Ray (1628–1705) im Jahr 1696 beschrieben hat. Die Anzahl der Synonyme, die die Botanik in den letzten 300 Jahren für die Minzarten, Varietäten und Hybride hervorgebracht hat, dürfte die Anzahl der Fischarten im Roten Meer inzwischen deutlich übersteigen.

Der deutsche Name Minze ist vom lateinischen *mentha* entlehnt, der wiederum auf eine griechische Legende zurückgeht, die Ovid in den Metamorphosen überliefert. Demnach soll die Nymphe Minthe durch Persephone oder Proserpina (Tochter der Erdgöttin Ceres) in die Pflanze verwandelt worden sein.

16.35.2 Historische Verwendung

Da die Autoren der Antike und des Mittelalters die Minzarten in ihren Büchern zumeist nicht unterscheiden, ist nur schwer abzuleiten, welche Minze (**Abb. 16.24**) nun tatsächlich für eine Rezeptur verwendet wurde. Auf diese unterschiedlichen Minzarten spielt Walahfrid Strabo an:

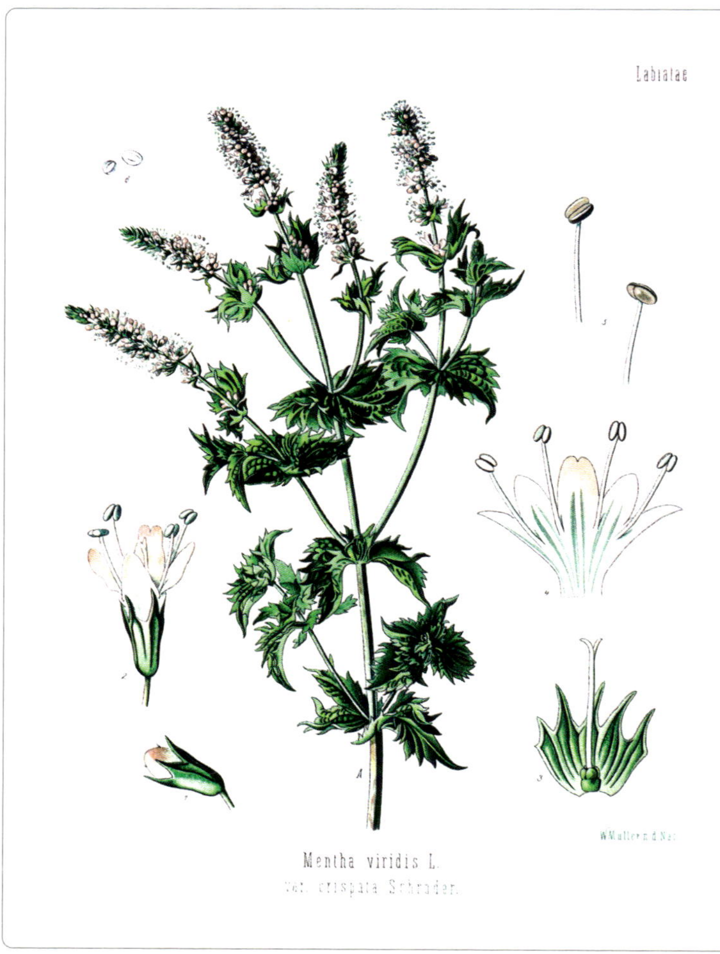

Abb. 16.24 Minze
Tafelbeschreibung: Mentha viridis var. crispata Schrader.
A blühender Stengel in natürlicher Grösse. 1 Blüthenknospe, vergrössert; 2 Blüthe, desgl.; 3 Stempel mit aufgeschnittenem Kelche, desgl.; 4 aufgeschnittene Krone, desgl.; 5 Staubgefässe, desgl.; 6 Pollen, desgl. Nach der Natur von W. Müller (Quelle: Papst G, Hrsg. Köhler's Medizinal-Pflanzen in naturgetreuen Abbildungen mit kurz erläuterndem Texte: Atlas zur Pharmacopoea germanica, austriaca, belgica, danica, helvetica, hungarica, rossica, suecica, Neerlandica, British pharmacopoeia, zum Codex medicamentarius, sowie zur Pharmacopoeia of the United States of America. Gera-Untermhaus: Fr. Eugen Köhler; 1883–1914. Foto: Kirsten Oborny, Thieme Gruppe)

> *„Wenn aber einer die Kräfte, Arten und Namen der Minze vollständig aus dem Gedächtnis nennen könnte, der müsste auch sagen können, wie viele Fische im Roten Meer wohl schwimmen."*
>
> Walahfrid Strabo: De cultura hortorum

Allein die **Poleiminze** (*Mentha pulegium*) wird immer gesondert behandelt und hat sogar im Kräutergarten des St. Galler Klosterplans ein eigenes Beet. Da die Poleiminze das lebertoxische **Pulegon** enthält, wird heute vor ihrer Nutzung gewarnt. Sie wurde als Abortivum genutzt, wie das auch **Odo Magdunensis** gleich zu Beginn des Polei-Kapitels (16) hervorhebt („Nimmt eine Schwangere dies Kraut, so treibt es fast immer die Leibesfrucht ab"). Dem Kapitel zur Poleiminze im *Circa instans* (Kap. 186) ist zu diesem Thema ein einziger Satz nachgestellt: „Die Frauen von Salerno gebrauchen diesen Wickel viel."

Dioskurides behandelt verschiedene Minzarten im 3. Buch der *Materia medica* (36 und 37). Die angebaute Minze (Kap. 36) habe erwärmende, adstringierende Kräfte und werde innerlich bei Blutauswurf, Schluckauf, Brechreiz und Durchfall sowie als Aphrodisiakum eingesetzt. **Julius Berendes** identifiziert diese von Dioskurides behandelte Minze mit Pfefferminze, was jedoch nicht stimmen kann. Die weiteren Arten sollen nach Dioskurides (Kap. 37) bei inneren

Verletzungen, Orthopnoe, Koliken, Durchfall und gegen verschiedene Darmwürmer helfen.

Im ***Macer floridus*** wird Minze allgemein zur Stärkung der Verdauung, gegen Brechreiz und Würmer, Ohrenschmerz und raue Zunge sowie zur Beschleunigung der Geburt und als empfängnisverhütendes Mittel empfohlen.

> *„Erwärmende, trocknende Tugend bringt die Minze mit sich, und zwar im zweiten Grad. Durch ihren Trunk fördert man die Verdauungskraft; er stärkt den Magen, hält den Brechreiz fern und soll sogar die Spulwürmer vertreiben."*
>
> Odo Magdunensis: Macer floridus (Kap. 47)

Hildegard von Bingen verfasste für die *Physica* vier Kapitel zu den Minzen (1.75–1.78), wobei die Bachminze ausschließlich bei Orthopnoe (Atemnot) eingesetzt werden soll. Die „große Minze" (1.76) helfe gegen Parasiten, die kleine als Augen- und Magenmittel und die Rossminze (1.78) gegen Gicht.

Wegen des sehr hohen Mentholgehalts verdrängte die Pfefferminze in der Neuzeit die übrigen Minzarten weitgehend aus der Heilkunde. Schließlich wurde in Experimenten die schmerzlindernde und cholagoge Wirkung belegt. Pfefferminze wurde deshalb bei Dyspepsien, bei Krämpfen, Koliken und Blähungen im Gastrointestinaltrakt sowie bei Brechreiz, Erbrechen und Gastritis eingesetzt, des Weiteren als Cholagogum und gegen Gallensteinleiden, als anregendes Mittel bei Herzschwäche, Ohnmacht, Schwindel und Kopfschmerz, seltener bei Erkrankungen der Atemwege wie Heiserkeit, Husten und Asthma. Äußerlich wird das Öl seit Langem gegen Schmerzen, Migräne, Hautentzündungen und Rheuma genutzt.

Primärqualitäten Alle Minzen nach *Circa instans* und *Macer floridus* erwärmend und trocknend im zweiten Grad. Poleiminze erwärmend und trocknend im dritten Grad.

16.35.3 Heutige Verwendung

Arzneilich genutzte Pflanzenteile

Menthae folium/aetheroleum: Blatt und daraus gewonnenes ätherisches Öl der Minze

Inhaltsstoffe und Wirkweise

Heute werden in der Heilkunde vor allem die Blätter und das daraus gewonnene ätherische Öl der **Ackerminze** (*Mentha arvensis*) und der Pfefferminze (*Mentha x piperita*) verwendet. In den Blättern finden sich zudem Gerbstoffe, Bitterstoffe und Flavonoide. Das ätherische Öl der Pfefferminze hat einen höheren Anteil an Menthol als das der Ackerminze; es wirkt kühlend (und dadurch schmerzlindernd), spasmolytisch, durchblutungsfördernd und desinfizierend.

Indikationen

Anerkannt sind die innerliche Anwendung von Ackerminze bei Magen-, Darm- und Gallenbeschwerden und bei Katarrhen der oberen Atemwege sowie die äußerliche Anwendung bei Schmerzen.

Die Wirksamkeit der Pfefferminze ist bei krampfartigen Beschwerden im oberen Verdauungstrakt und in den Gallenwegen, bei Reizmagen und Reizdarm, Erkältungskrankheiten und Entzündungen der Mundschleimhaut nachgewiesen.

In der Erfahrungsheilkunde wird die Pfefferminze auch bei juckenden Hauterkrankungen angewendet.

Kontraindikationen

Bei Gallensteinleiden sollte die Anwendung mit dem Arzt abgesprochen werden.

> **!** *Vorsicht*
>
> Bei Säuglingen und Kleinkindern darf das Öl nicht im Gesichtsbereich angewendet werden, da es unter Umständen den Kretschmer-Reflex auslöst, eine Atemdepression, die zum Ersticken führt.

Neben- und Wechselwirkungen

Als Neben- und Wechselwirkungen können auftreten:

- innerlich: bei empfindlichen Personen Magenbeschwerden,
- äußerlich: Hautreizungen möglich.

Anwendungen

Tee bei Magen-Darm-Beschwerden 3 TL Pfefferminzblätter mit einer Tasse kochendem Wasser übergießen, abgedeckt 10 Min. ziehen lassen und abseihen. Täglich 2- bis 4-mal eine Tasse trinken.

Alternativ: 3 Tropfen ätherisches Öl der Acker- oder Pfefferminze in 1 Glas Wasser einnehmen, Tagesdosis: 6 Tropfen.

Inhalation 3–4 Tropfen ätherisches Öl in heißes Wasser geben.

Fertigpräparat Zum Beispiel: JHP Rodler Japanisches Heilpflanzenöl: 2-mal täglich 2 Tropfen in 1 Glas Wasser einnehmen.

16.36 Myrrhe

16.36.1 Kurzporträt

Systematische Einordnung Harz von *Commiphora myrrha* (Fam. Burseraceae)

Myrrhe wird heute vor allem von dem Balsambaumgewächs *Commiphora myrrha* (Nees) Engler gewonnen, aber auch von *Commiphora molmol* Engler, *Commiphora abyssinica* (Berg.) Engler und *Commiphora schimperi* (Berg.). Es handelt sich um stämmige, nur wenig belaubte Sträucher, die bis zu vier oder fünf Meter hoch wachsen können und starke Dornen tragen. Ihre Heimat sind die nordöstlichen Gebiete von Kenia, das östliche Äthiopien, Djibouti und Somalia sowie der Oman und der Jemen auf der arabischen Halbinsel. Aus diesen Regionen kommt auch der beste Weihrauch.

Der Name *myrrha* soll seinen Ursprung im arabischen *mur* haben, was „bitter" bedeutet.

16.36.2 Historische Verwendung

In der Antike stand die Verwendung der Myrrhe (**Abb. 16.25**) als Wundheilungsmittel und bei Hauterkrankungen an erster Stelle. Man verwendete sie bei Zahn- und Zahnfleischproblemen sowie bei Erkrankungen der Atemwege wie Husten und Asthma bis hin zu Entzündungen des Rippen- oder Lungenfells. Starker Durchfall und Ruhr sowie Darmwürmer werden fast immer als Indikation genannt, wie auch die Förderung der Empfängnis der Frau, Ausbleiben der Menstruation und Abtreibung eines (toten) Föten, z. B. von Dioskurides.

> *„Die Myrrhe ist die Träne eines in Arabien wachsenden, der ägyptischen Akazie ähnlichen Baumes, aus dem nach der Verwundung die Tränen teils auf untergebreitete Matten fließen, teils aber am Stamm erhärten. […] Sie hat erwärmende, betäubende, verklebende, austrocknende, adstringierende Kraft. […] Sie wird auch als Pille von Bohnengröße genommen gegen chronischen Husten, Orthopnoe, gegen Seiten- und Brustschmerzen, gegen starken Durchfall, Dysenterie und Nierenleiden."*
>
> Dioskurides: Materia medica (Buch I, 77)

Die Anwendung von Myrrhe bei Magen- und Darmproblemen (abgesehen vom Durchfall) kam erst durch Autoren aus der arabischsprachigen Medizin im frühen Hochmittelalter (10.–11. Jh.) hinzu. So bei **Masaryawayh** (lat. Mesarugie) und besonders bei **Ibn Sina** (Avicenna, 980–1037), der als erste Eigenschaft der Myrrhe eine öffnende und lösende Kraft auf Blähungen nennt. Neu bei Avicenna ist auch die Anwendung bei Kopfschmerzen und bei Schlafstörungen, daneben finden sich viele Anwendungen, die schon Dioskurides aufführt.

Im Zeitalter der Klostermedizin spielte die Myrrhe zunächst nur eine untergeordnete Rolle – sie war wohl kaum verfügbar. **Constantinus Africanus** (gest. 1087) führt sie in seiner Arznei-

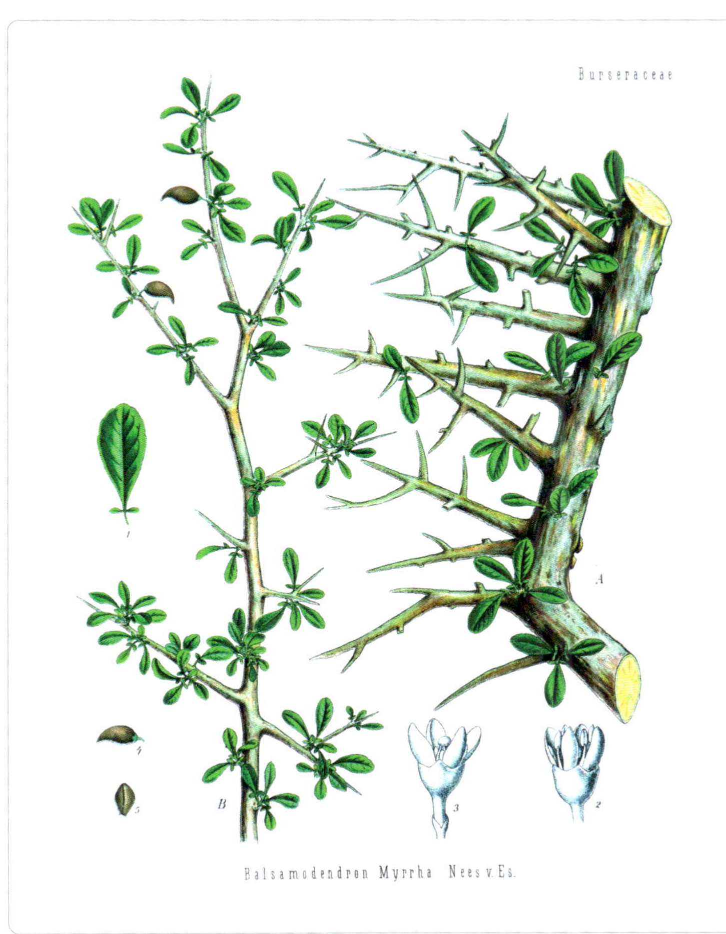

Abb. 16.25 Myrrhe
Tafelbeschreibung: A Theil eines beblätterten Astes in natürl. Grösse; B Zweigende mit Früchten, desgl.; 1 Blatt, vergrössert; 2 männliche Blüthe von Bals. Ehrenbergianum, nach Berg, desgl.; 3 weibliche Blüthe derselben Art, gleichfalls nach Berg, desgl.; 4 und 5 Frucht, natürl. Grösse (Quelle: Papst G, Hrsg. Köhler's Medizinal-Pflanzen in naturgetreuen Abbildungen mit kurz erläuterndem Texte: Atlas zur Pharmacopoea germanica, austriaca, belgica, danica, helvetica, hungarica, rossica, suecica, Neerlandica, British pharmacopoeia, zum Codex medicamentarius, sowie zur Pharmacopoeia of the United States of America. Gera-Untermhaus: Fr. Eugen Köhler; 1883–1914. Foto: Kirsten Oborny, Thieme Gruppe)

mittellehre *Liber graduum* zwar auf, Magen- und Darmerkrankungen fehlen jedoch bei ihm, dafür bringt er die Kopfschmerzen und viele Anwendungen der antiken Autoritäten.

Ganz anders war die Situation im 12. Jahrhundert, nachdem viele Texte aus dem Arabischen ins Lateinische übersetzt worden waren. Die Medizinschule von Salerno weist auf eine verdauungsstärkende Wirkung, insbesondere des Magens, hin, auch bei „Eiter" in Magen und Darm soll Myrrhe hilfreich sein. Interessant ist, dass Myrrhe nicht gegen Durchfall, sondern im Gegenteil bei starker Verstopfung empfohlen wird. Erkrankungen des Zahnfleisches, der Atemorgane, gynäkologische Probleme und die Wundbehandlung werden aufgeführt (***Circa instans***, Kap.152).

Hildegard von Bingen führt schließlich den Einsatz gegen Magenschmerzen an sowie bei Gelbsucht, Lähmungen, Fieber und Katarrhen bei Rindern(!). Vor allem sei Myrrhe aber ein Mittel gegen Zauberei (*Physica*, 1.177).

In den großen, gedruckten Kräuterbüchern an der Wende vom Mittelalter zur frühen Neuzeit fehlt der Hinweis auf die Stärkung der Verdauung und vor allem des Magens nie, so im ***Gart der Gesundheit*** (1485), bei **Adam Lonitzer** (1557) und **Matthiolus** (1564).

Noch im 19. Jahrhundert gehört die Verwendung von Myrrhe als Tonikum des Magens sowie als Stomachikum zum Standard.

In der ersten Hälfte des 20. Jahrhundert beschränkt sich die Verwendung der Myrrhe (als Tinktur) auf Zahnkrankheiten, Erkrankungen der Mundhöhle, Wunden und Verschleimungen der Verdauungs- und Respirationsorgane.

Primärqualitäten Nach *Circa instans* wärmend und trocknend im 2. Grad.

16.36.3 Heutige Verwendung

Arzneilich genutzte Pflanzenteile

Myrrha: das aus der Rinde der Sträucher ausgetretene und an der Luft getrocknete Gummiharz

Inhaltsstoffe und Wirkweise

Wichtigster Bestandteil des Harzes der Myrrhesträucher ist das ätherische Öl (mit Furanosesquiterpenen und Monoterpenen), außerdem sind Proteine und Kohlenhydrate enthalten.

Myrrhenharz wirkt adstringierend und wundheilend, auf der anderen Seite desinfizierend und keimwidrig. Nachgewiesen ist die Wirkung z. B. gegen Staphylococcus aureus und Candida albicans. Die Wirkmechanismen des Stoffgemischs sind Gegenstand aktueller Forschungen, vor allem, was die innerliche Anwendung betrifft. Es gibt Hinweise auf spasmolytische Wirkungen des Myrrheharzes im Darm und eine Stabilisierung der Darmbarriere, z. B. bei Reizdarm und chronischen Durchfallerkrankungen.

Indikationen

Anerkannt ist die äußerliche Anwendung des Myrrheharzes (in Form von alkoholischen Auszügen) bei Entzündungen der Mund- und Rachenschleimhaut (Gingivitis, Stomatitis, Aphten) sowie zur Behandlung von leichten Hautentzündungen, kleinen Verletzungen und (als Gurgelmittel) zur Unterstützung bei Pharyngitis und Tonsillitis (ESCOP).

Kontraindikationen

Keine bekannt.

Neben- und Wechselwirkungen

Keine bekannt.

Anwendungen

Myrrhe ist in zahlreichen Zahn- und Mundpflegeprodukten enthalten:

- in Zahnpulvern: 10 % gepulverte Droge,
- für Spül- und Gurgellösungen: 2–3 Tr. unverdünnte Tinktur auf ein Glas Wasser.

Fertigpräparat Zum Beispiel: Myrrhinil Intest Dragees (Myrrhe, Kaffeekohle, Kamillenblütenextrakt).

16.37 Rosmarin

16.37.1 Kurzporträt

Systematische Einordnung *Rosmarinus officinalis L.* (Fam. Lamiaceae)

Rosmarin ist ein immergrüner Halbstrauch aus der Familie der Lippenblütler (Lamiaceen) und der Unterfamilie Nepetoideae. Die frostempfindliche Pflanze kann 1 bis 2 Meter hoch werden. An den buschig verzweigten Ästen sitzen schmale, lineale Blätter. Die blassblauen Blüten stehen in Scheinquirlen. Sie können das ganze Jahr über erscheinen.

Wild gedeiht die Pflanze in den westlichen und zentralen Küstenregionen des Mittelmeers von Portugal bis zum Ionischen Meer. Im östlichen Mittelmeergebiet und am Schwarzen Meer wurde Rosmarin bereits in der Antike kultiviert und findet sich dort auch als Auswilderung.

Der Name des stark aromatischen Strauches dürfte auf griechisch *rhops myrinos* (= balsamischer Strauch) zurückgehen. Der altgriechische Name lautet allerdings *libanotis*, was im Zusammenhang mit *libanos* (Weihrauch) steht. Die Erklärung, der Name käme aus den lateinischen Begriffen *ros* (= Tau) und *marinus* (des Meeres), weil der Strauch am Meer wachse und der Tau sich des Nachts an den Blüten sammle, kann nicht wirklich befriedigen. Im Mittelalter dachte man an Rose und Maria, also an die Rose der Maria, womit der Pflanze eine besondere Bedeutung zukam.

16.37.2 Historische Verwendung

In der Medizin des Altertums scheint Rosmarin (**Abb. 16.26**) keine größere Rolle gespielt zu haben. In der *Materia medica* des **Dioskurides** findet sich ein kurzes Kapitel (III, 89), das vielleicht sogar erst später eingefügt wurde. Demnach kann Rosmarin gegen Gelbsucht eingesetzt werden. In der Klostermedizin wurde er jedoch von Beginn an geachtet. Nach dem ***Lorscher Arzneibuch*** soll er bei Erschöpfung und Schmerzen helfen. Karl der Große hat seinen Anbau in den *Capitulare de villis* angeordnet und er wird auch im Kräutergarten des **St. Galler Klosterplans** berücksichtigt.

Das ***Circa instans*** empfiehlt die Blätter und Blüten bei Ohnmacht und Herzschwäche, zur Stärkung des Gehirns (das ätherische Öl ist hier wohl tatsächlich wirksam) und bei Beschwerden von Magen und Darm sowie bei Harnwegsproblemen.

„Rosmarin wirkt infolge seiner Würzigkeit kräftigend, infolge seiner warmen Komplexion hat er die Fähigkeit, Säfte aufzulösen, wegen seiner trockenen Komplexion, sie auszutrocknen, zu reinigen und zu verzehren; und durch seine

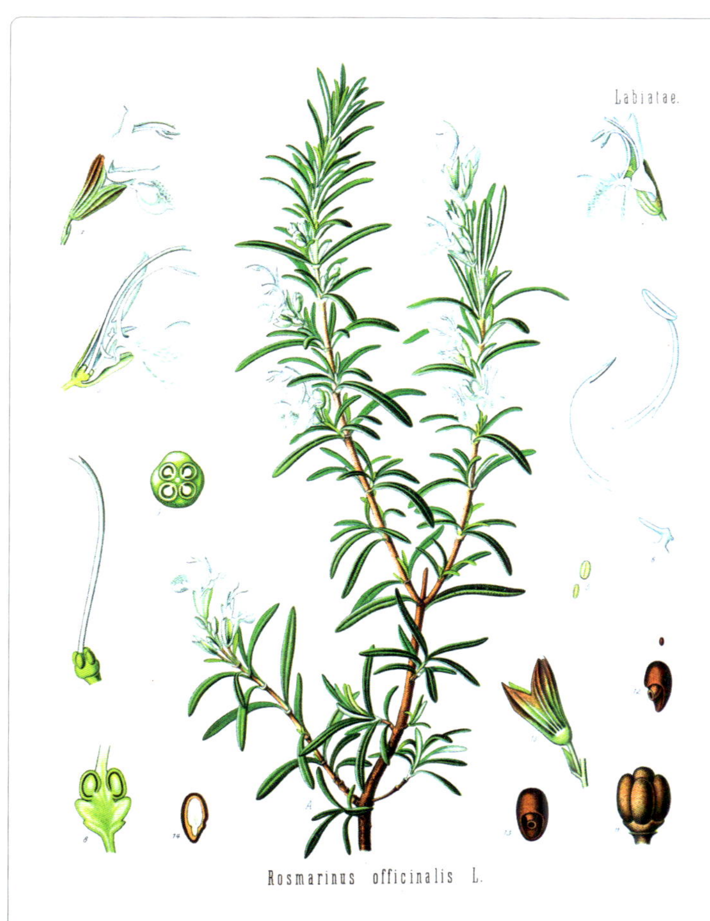

Abb. 16.26 Rosmarin
Tafelbeschreibung: A Blühender Zweig, nat. Grösse; 1 und 2 Blüthen, vergrössert; 3 Blüthe im Längsschnitt, desgl.; 4 fruchtbare Staubgefässe, desgl.; 5 Pollen, desgl.; 6 unfruchtbares Staubgefäss (Staminodium), desgl.; 7 Stempel, desgl.; 8 Fruchtknoten im Längsschnitt, desgl.; 9 derselbe im Querschnitt, desgl.; 10 Fruchtkelch, desgl.; 11 Frucht ohne Kelch, desgl.; 12 und 13 Nüsschen von verschiedenen Seiten, desgl.; 14 dasselbe im Längsschnitt, desgl. Nach einer Originalzeichnung des Herrn Prof. Schmidt in Berlin (Quelle: Papst G, Hrsg. Köhler's Medizinal-Pflanzen in naturgetreuen Abbildungen mit kurz erläuterndem Texte: Atlas zur Pharmacopoea germanica, austriaca, belgica, danica, helvetica, hungarica, rossica, suecica, Neerlandica, British pharmacopoeia, zum Codex medicamentarius, sowie zur Pharmacopoeia of the United States of America. Gera-Untermhaus: Fr. Eugen Köhler; 1883–1914. Foto: Kirsten Oborny, Thieme Gruppe)

porenöffnende Wärme wirkt er harntreibend. […] Gegen Kälte des Magens und zur Verdauungsstärkung gibt man Rosmarinblütenlatwerge oder Wein, in dem Rosmarin und Mastixharz abgekocht worden ist. Gegen Schmerzen in Magen und Gedärm aufgrund von Windblähung gibt man Wein, in dem Rosmarin und Garten abgekocht worden sind.“

Matthäus Platearius: Circa instans (Kap. 202)

Hildegard von Bingen hat die Pflanze übergangen. Aus dem späten Mittelalter sind aber Traktate überliefert, die sich ausschließlich mit den Wirkungen des Strauches befassen, und auch die frühen Drucke nennen sehr viele Anwendungen, wie Anregung und Stärkung, Epilepsie, Schlafsucht, Lähmungen und Gicht, Zittern; außerdem soll Rosmarin erweichend, diuretisch, emmenagog und verdauungsfördernd wirken (**Lonitzer** und **Matthiolus**).

16.37.3 Heutige Verwendung

Arzneilich genutzte Pflanzenteile

Rosmarini folium: Rosmarinblatt

Inhaltsstoffe und Wirkweise

In der Heilkunde werden die nadelförmigen Blätter und das daraus gewonnene Öl verwendet. Sie enthalten 1–2,5 % ätherisches Öl (mit 25 % Kampher und Cineol), etwa 3 % Lamiaceen-Gerbstoffe mit Rosmarinsäure, weiterhin Bitterstoffe (Diterpenphenole), Triterpensäuren und Melatonin.

Nachgewiesen ist eine krampflösende Wirkung auf die Gallenwege und den Dünndarm und eine durchblutungsfördernde Wirkung sowie eine anregende Wirkung auf das zentrale Nervensystem. Vermutlich besteht auch eine entzündungshemmende und leicht schmerzlindernde und antivirale Wirkung (experimentell nachgewiesen).

Indikationen

Anerkannt ist die Anwendung der Rosmarinblätter und ihres ätherischen Öls bei Verdauungsbeschwerden und krampfartigen Magen-, Darm- und Gallestörungen. Äußerlich wird Rosmarin zur Behandlung von rheumatischen Schmerzen und bei Kreislaufbeschwerden empfohlen. Das ätherische Öl kann auch bei Erschöpfungszuständen, zur Förderung der Durchblutung der Haut und zur unterstützenden Behandlung von Zerrungen und Verstauchungen genutzt werden.

Kontraindikationen

Ätherisches Rosmarinöl und Rosmarinwein als alkoholischer Auszug sollten nicht während der Schwangerschaft eingenommen werden. Grund für diese Empfehlung ist der Kamphergehalt, sie wird aber kontrovers diskutiert. Von einer hoch dosierten Daueranwendung des ätherischen Öls ist abzuraten. Der regelmäßige Gebrauch von Rosmarin als Gewürz in der Küche ist dagegen unbedenklich.

Neben- und Wechselwirkungen

Keine bekannt.

Anwendungen

Tee bei Verdauungsbeschwerden 1 TL Rosmarinblätter mit 1 Tasse kochendem Wasser übergießen, zugedeckt 10 Min. ziehen lassen und abseihen. Nach den Mahlzeiten 1 Tasse trinken.

Rosmarinwein Bei Verdauungsbeschwerden und Erschöpfungszuständen ist der Rosmarinwein beliebt:

20 g Rosmarinblätter in 1 Liter Weißwein 1 Woche ziehen lassen und abseihen. Täglich 2- bis 3-mal 20 ml einnehmen.

Tagesdosis bei innerer Anwendung: 4–6 g Droge bzw. 10–20 Tr. ätherisches Öl

Fertigpräparat Zum Beispiel: Schoenenberger naturreiner Frischpflanzenpresssaft Rosmarin.

16.38 Salbei

16.38.1 Kurzporträt

Systematische Einordnung *Salvia officinalis L.* (Fam. Lamiaceae)

Salbei ist ein ausdauernder immergrüner Strauch aus der Familie der Lippenblütler (Lamiaceen), der bis zu 1 Meter hoch werden kann. Die unten verholzenden Stängel sind gerade oder bogig gekrümmt. Die grünlich grauen Laubblätter sind unten lang gestielt und stehen gegenständig. Die violettblauen Blüten können von Mai bis Juli erscheinen. Die Pflanze stammt aus dem Mittelmeerraum, ist in Mitteleuropa nur bedingt winterhart. Deshalb kommt sie nördlich der Alpen kaum verwildert vor.

Der lateinische Name *salvia* ist schon bei Plinius belegt und lässt sich vom lateinischen *salvare* (= heilen, retten) ableiten. Der deutsche Name Salbei ist ein Lehnwort von *salvia*. Eigentlich müsste es, wie bei frühen Übersetzungen aus dem Lateinischen noch gehandhabt, „die Salbei" heißen, denn „salvia" ist ein Femininum. Die maskuline Form hat sich im deutschen Sprachgebrauch aber durchgesetzt.

16.38.2 Historische Verwendung

Nach **Dioskurides** ist *elelisphakon* – so der griechische Name – vor allem ein Mittel zur Heilung von Wunden und Geschwüren, außerdem wird eine diuretische und emmenagoge Wirkung genannt (III, 35). Demgegenüber preist **Walahfrid Strabo** in seinem Gartengedicht *Hortulus* (um 840) die Pflanze fast als Allheilmittel an, z. B. bei Epilepsie, Schwindel, Husten, Verdauungsbeschwerden, Magenschmerzen und Geschwüren. **Odo Magdunensis** wiederholt im *Macer floridus* die Anwendungen des Dioskurides und fügt Husten und Rippenfellschmerz als Indikationen hinzu.

Das ***Circa instans*** bringt Epilepsie und Lähmung ins Spiel, vermutlich kommt hier ein Zusammenhang mit dem Schlaganfall zum Ausdruck, denn Epilepsie und Schlaganfall werden in den medizinischen Lehrbüchern des Mittelalters meist in einem Kapitel behandelt. Außerdem werden noch Harnwegsinfekte, ausbleibender Monatsfluss und Reinigung der Gebärmutter aufgeführt. Hinzu kommt noch ein Hinweis für die Küche: Salbei soll als Zutat in Saucen und Tunken sehr beliebt sein.

Hildegard von Bingen widmet dem Salbei (**Abb. 16.27**) ein größeres Kapitel (*Physica*, 1.63). Salbeiwein soll gegen Mundgeruch helfen, Salbeitee (in Wasser gekocht) gegen Gicht, aber auch gegen Inkontinenz. Mit Kerbel und Knoblauch sowie Essig verschaffe er Lust zu essen. Salbei, Dost, Fenchel und Andorn mit Butter zu einem Brei gerührt soll als Salbe gegen Kopfschmerz dienen. Gegen „Flankenschmerzen" (Lungen- oder Rippenfellentzündung) wird Salbei mit sehr viel Weinraute als Kräuterbrei eingesetzt. Gegen (innere) Blutungen und Fäulnis soll Salbei mit Olivenöl und Butter eingenommen werden.

> *„Salbei ist von warmer und trockener Natur und gedeiht mehr durch die Wärme der Sonne als durch die Feuchtigkeit der Erde, und er ist nützlich gegen kranke Säfte, weil er trocken ist. Denn roh und gekocht ist er gut für jenen zu essen, den schädliche Säfte plagen, weil er diese unterdrückt. Nimm aber Salbei und pulverisiere ihn, iss dieses Pulver mit Brot, und es vermindert den Überfluss der schlechten Säfte in dir."*
>
> Hildegard von Bingen: Physica (1.63)

In der Neuzeit wird die antidiaphoretische Wirkung (gegen übermäßiges Schwitzen) entdeckt. Diese Wirkung, insbesondere zur Unterstützung von Frauen im Klimakterium, steht auch in der ersten Hälfte des 20. Jahrhunderts im Vordergrund. Auch bei Entzündungen des Mund- und Rachenraums (Pharyngitis, Stomatitis, Gingivitis), Husten, Atemnot und Lungenkatarrhen wird Salbei eingesetzt und bei Verdauungsbeschwerden wie Appetitlosigkeit, Blähungen, Magengeschwüren, entzündlichen Erkrankungen der Leber, der Galle und der Harnwege.

Primärqualitäten Nach *Circa instans* erwärmend im ersten und trocken im zweiten Grad.

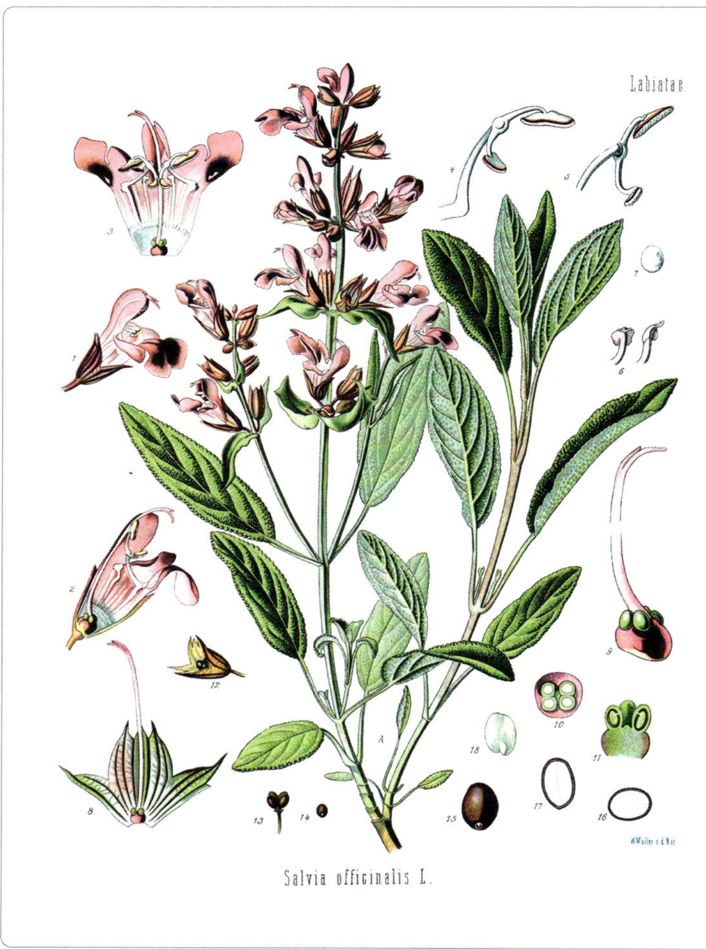

Abb. 16.27 Salbei
Tafelbeschreibung: A blühende Pflanze in natürl. Grösse; 1 Blüthe, vergrössert; 2 dieselbe im Längsschnitt, desgl.; 3 aufgeschnittene Krone mit den inneren Blüthentheilen, desgl.; 4 u. 5 fruchtbare, 6 unfruchtbare Staubgefässe, desgl.; 7 Pollen, desgl.; 8 Kelch aufgeschnitten mit Stempel, desgl.; 9 Stempel, stark vergrössert; 10 Fruchtknoten im Querschnitt, desgl.; 11 derselbe im Längsschnitt, desgl.; 12 Frucht mit Fruchtkelch, natürl. Grösse; 13 Frucht ohne Fruchtkelch, desgl.; 14 Nüsschen, desgl.; 15 dasselbe, vergrössert; 16 u. 17 dasselbe im Quer- und Längsschnitt, desgl.; 18 Same, desgl. Nach der Natur von W. Müller (Quelle: Papst G, Hrsg. Köhler's Medizinal-Pflanzen in naturgetreuen Abbildungen mit kurz erläuterndem Texte: Atlas zur Pharmacopoea germanica, austriaca, belgica, danica, helvetica, hungarica, rossica, suecica, Neerlandica, British pharmacopoeia, zum Codex medicamentarius, sowie zur Pharmacopoeia of the United States of America. Gera-Untermhaus: Fr. Eugen Köhler; 1883–1914. Foto: Kirsten Oborny, Thieme Gruppe)

16.38.3 Heutige Verwendung

Arzneilich genutzte Pflanzenteile

Salviae folium: Salbeiblatt

Inhaltsstoffe und Wirkweise

In der Heilkunde werden die Blätter, selten auch die Blüten des Salbeistrauchs verwendet. Die Blätter enthalten 1–2,5 % ätherisches Öl mit β-Thujon, Cineol und Kampher, bis zu 8 % Lamiaceen-Gerbstoffe mit Rosmarinsäure, weiterhin Diterpen-Bitterstoffe, Triterpene, Steroide und Flavonoide. Die arzneilich verwendete Droge sollte einen Bitterwert von 1000 erreichen.

Die Inhaltsstoffe wirken hemmend auf das Wachstum von Bakterien, Viren und Pilzen, sind adstringierend, entzündungshemmend (Rosmarinsäure) und antioxidativ (Flavonoide, Säuren). Sie fördern außerdem den Appetit und die Sekretion der Verdauungssäfte.

Indikationen

Anerkannt ist die äußerliche Anwendung der Salbeiblätter bei Entzündungen der Schleimhäute im Mund- und Rachenraum, die innerliche Anwendung bei Verdauungsbeschwerden und vermehrter Schweißsekretion.

In der Erfahrungsheilkunde wird Salbei auch zum Abstillen empfohlen, weil er nicht nur den Schweiß, sondern auch die Milchproduktion hemmen soll. Darüber hinaus wird er bei Asthma, Bronchialkatarrhen, Diabetes mellitus, Kopfschmerzen und Herzschwäche eingesetzt.

Kontraindikationen

Reines ätherisches Salbeiöl und alkoholische Extrakte aus den Blättern sollten wegen des erhöhten Gehalts an α- und β-Thujon in der Schwangerschaft nicht konsumiert werden. Salbei sollte, auch als Tee (wässriger Auszug) in arzneilichen Dosen nicht länger als 4 Wochen ununterbrochen angewendet werden. Bei Überdosierung (über 15 g Droge pro Tag) und Daueranwendung können Begleiterscheinungen wie Krämpfe, Hitze und Schwindelgefühl auftreten.

Der regelmäßige Gebrauch von Salbei als Gewürz in der Küche ist unbedenklich.

Neben- und Wechselwirkungen

Keine bekannt.

Anwendungen

Tee bei Verdauungsbeschwerden 2 TL Salbeiblätter mit 1 Tasse kochendem Wasser übergießen, zugedeckt 10 Min. ziehen lassen und abseihen. Jeweils eine Tasse vor den Mahlzeiten trinken.

Tagesdosis:

- Droge: 4–6 g
- ätherisches Öl: 0,1–0,3 g
- Tinktur: 2,5–7,5 g

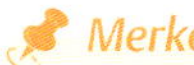
Merke

Als Vorsichtsmaßnahme **nicht länger als 4 Wochen anwenden**, wegen des hohen Thujongehalts von *Salvia officinalis*.

Fertigpräparat Zum Beispiel: Salbei Curarina Tropfen.

16.39 Schafgarbe

16.39.1 Kurzporträt

Systematische Einordnung *Achillea millefolium L.* (Fam. Asteraceae)

Die Gemeine Schafgarbe ist eine ausdauernde krautige Pflanze mit einer Wuchshöhe von 20–60 cm. Die zahlreichen kleinen Blütenkörbchen mit weißen, selten rosafarbenen Zungenblüten erscheinen ab Mai und bilden den Gesamtblütenstand einer Doldenrispe (Scheindolde). Aufgrund dieser Erscheinung wird die Schafgarbe von Laien oft irrtümlich für einen Doldenblütler gehalten. Die schmalen Laubblätter sind mehrfach fiederteilig, hierauf bezieht sich das Epitheton „millefolium" (Tausendblatt). Die Pflanze bildet zahlreiche unterirdische Ausläufer und besiedelt auf diese Weise effektiv Brachland, Wiesen und Wegränder. Die Schafgarbe gehört zu den Ruderalpflanzen (Pionierpflanzen) und ist auf allen Kontinenten der Nordhalbkugel zu finden. Sie bildet keine homogene Art, und die einzelnen Spezies sind schwer voneinander zu unterscheiden. Die pharmazeutischen Inhaltsstoffe entsprechen verschiedenen Chemotypen. Diese enthalten unterschiedliche Spektren an Inhaltsstoffen, weswegen in der Fachliteratur von Wildsammlungen zur Arzneidrogengewinnung abgeraten wird.

Carl von Linné gab der Pflanze den Gattungsnamen *Achillea* als Bezug auf den sagenhaften griechischen Helden Achilles, der sie vor Troja zur Behandlung von Wunden der Soldaten eingesetzt haben soll. **Dioskurides** nennt die Pflanze *stratiotes chiliophyllos* (tausendblättriges Soldatenkraut) und berichtet, dass Achilles von dem heilkundigen Zentauren Cheiron im Gebrauch der Schafgarbe unterrichtet wurde. Dioskurides, der Militärarzt war, bestätigt, dass die Pflanze sehr gut gegen Blutungen sowie „alte und frische Wunden" wirke (Dioskurides IV, 101). Die deutsche Bezeichnung „Garbe" leitet sich vom althochdeutschen *garwe* (Gesundmacher) her. Der Name *Schafgarbe* wird auf die Beobachtung zurückgeführt, dass kranke Schafe das Kraut vermehrt fressen.

16.39.2 Historische Verwendung

Wie Dioskurides rühmt auch Plinius das Schafgarbenkraut als „hervorragend für Wunden" (Plinius XXV, 19). Diese Indikation für die Schafgarbe wird in der medizinischen Literatur des Mittelalters häufig wiedergegeben, z. B. schreibt Hildegard von Bingen, die Schafgarbe sei heilkräftig bei Wunden (*Physica* I.113, Kapitel über die Garwe), Matthiolus (Matthiolus IV, 97) und Adam Lonitzer weisen auf den innerlichen wie äußerlichen Gebrauch bei Wunden hin:

> *„Die Garb ist trockner Qualitet, ziehet zusammen, trücknet und heilet, außen und innerlich […] Garbenwasser: die beste Zeit seiner Destillierung ist das Kraut und Stengel miteinander gehackt und Ende des Mayen gebrandt. Dieses Wassers morgens nüchtern vier Loth getruncken, und das Herzgrüblin, da des Magens Mund stehet, damit bestrichen, ist gut so einer ein erkalten Magen hätte, es erwärmet den."*
>
> Adam Lonitzer: Kreuterbuch (Kap. 321)

Im *Macer floridus* allerdings wird die Schafgarbe nur einmal erwähnt, und zwar für ein Kombinationspräparat mit Verbene und Betonie (Heilbatunge) zur Behandlung von Steinleiden (Kap. 58 über die Verbene). Das *Circa instans* mit seinen 252 Monografien erwähnt die Schafgarbe überhaupt nicht.

Seit der Neuzeit treten andere Anwendungsgebiete für die Schafgarbe in den Vordergrund, wobei Erfahrungen aus der Volksheilkunde aufgenommen werden. Sie wird nun gegen Magen- und Leberbeschwerden eingesetzt, aber auch gegen Fieber und Asthma, Nieren- und Blasenerkrankungen. Aufgrund der Signaturenlehre, die die Blattform der Schafgarbe mit weiblichen Augenbrauen assoziiert, gehört die Pflanze zu den „klassischen Frauenkräutern" und wird gegen Menstruationsbeschwerden und Krämpfe im kleinen Becken, aber auch gegen Hämorrhoiden eingesetzt. So schreibt Sebastian Kneipp, den Frauen bliebe viel Unheil erspart, wenn sie häufiger zur Schafgarbe greifen würden. Er empfiehlt deren Einsatz auch gegen Appetitlosigkeit und leber- und gallebedingte Oberbauchbeschwerden. In der Erfahrungsheilkunde haben sich hier Leberwickel bewährt, die mit Schafgarbentee getränkt wurden. Prinzipiell wird dies bereits im oben aufgeführten Zitat von Adam Lonitzer beschrieben, der Oberbauchbeschwerden auf einen „erkalten Magen" zurückführt und eine mit Schafgarbenwasser getränkte Auflage empfiehlt.

Primärqualitäten Leicht erwärmend und trocknend nach Hildegard von Bingen und Adam Lonitzer.

16.39.3 Heutige Verwendung

Arzneilich genutzte Pflanzenteile

Millefoliae herba bzw. *Millefoliae flos:* Kraut bzw. Blüte der Schafgarbe

Inhaltsstoffe und Wirkweise

In der Heilkunde werden alle Teile des blühenden Krauts, mit Ausnahme der Wurzeln, verwendet. Für die Behandlung von Entzündungen sowie für Leberwickel werden Zubereitungen ausschließlich aus den Blüten bevorzugt, da deren ätherisches Öl einen höheren Gehalt an Azulen enthält als die Blätter. Das entzündungshemmende Azulen kann durch Wasserdampf gewonnen werden und ist blau gefärbt („Blauöl"). In Schafgarbenblüten kann es in höherer Konzentration enthalten sein als in Kamillenblüten. Weiterhin sind neben Flavonoiden und Phenolkarbonsäuren Bitterstoffe enthalten, die für die appetit- und verdauungsfördernde Wirkung verantwortlich sind. Die Arzneidroge muss einen Bitterwert von mindestens 3000 erreichen. Während die choleretische Wirkung auf bestimmte Inhaltsstoffe zurückgeführt werden kann (u. a. Dicaffeoylchinasäurederivate), ist dies für die nachweisbare hepatoprotektive sowie die spasmolytische Wirkung noch nicht eindeutig gelungen.

Indikationen

Anerkannt ist der innerliche Einsatz der Schafgarbe als Amarum bei Appetitlosigkeit und dyspeptischen Beschwerden, vor allem in Verbindung mit Krämpfen. Schafgarbenbäder werden bei Krämpfen im kleinen Becken und Menstruationsbeschwerden empfohlen. Die äußere Anwendung bei kleinen, oberflächlichen Wunden ist nach wie vor anerkannt, dies vor allem wegen der enthaltenen entzündungshemmenden Stoffe.

In der Erfahrungsheilkunde wird Schafgarbe zudem innerlich bei chronisch entzündlichen Lebererkrankungen, äußerlich für Leberwickel empfohlen. Die WHO-Monografie bestätigt als einzige die innere Anwendung der Schafgarbe bei Fieber und Erkältungen.

Kontraindikationen

Bei allen Bitterstoffdrogen ist die Einnahme bei Gastritiden kontraindiziert, da die Sekretion von Magensäure durch Bitterstoffe gefördert wird. Erfahrungsgemäß ist Schafgarbe wegen ihrer milden Wirkung aber recht gut verträglich, so dass ein Versuch unternommen werden kann, vor allem bei der Einnahme als Tee in Kombination, z. B. mit Kamille. Bei Gallensteinleiden sollte die Anwendung nur nach Rücksprache mit dem Arzt erfolgen.

Neben- und Wechselwirkungen

Wie bei allen Korbblütlern sind mögliche allergische Reaktionen zu beachten, selten kann es bei oberflächlichen Kontakten zu einer Wiesendermatitis kommen.

Anwendungen

Tee bei Verdauungsbeschwerden 2 Teelöffel Schafgarbenkraut mit 1 Tasse kochendem Wasser übergießen, zugedeckt 10 Min. ziehen lassen und abseihen. Jeweils eine Tasse vor den Mahlzeiten trinken.

Tagesdosis: 4,5 g getr. Schafgarbenkraut oder 3 g getr. Schafgarbenblüten

Alternativ: 3 TL Frischpflanzenpresssaft

Zusatzinfo

Bei Wildsammlungen ist der Gehalt an arzneilich wirksamen Inhaltsstoffen ungewiss, da in der Natur eine Vielzahl unterschiedlicher Chemotypen von *Achillea millefolium* existiert.

Fertigarzneimittel Zum Beispiel: Schoenenberger Schafgarben-Frischpflanzenpresssaft: 3-mal täglich 10 ml vor den Mahlzeiten.

16.40 Süßholz

16.40.1 Kurzporträt

Systematische Einordnung *Glycyrrhiza glabra* (Fam. Fabaceae)

Die Süßholzwurzel stammt von einer verholzenden Staude, die eine Höhe von bis zu einem Meter erreicht und zu den Schmetterlingsblütlern (Fabaceae) gehört. Die Pflanze ist im Mittelmeerraum, Kleinasien und Kaukasus bis Iran, Afghanistan, Zentralasien und Südrussland (*G. glabra*) bzw. in Ostasien (*G. inflata*, *G. uralensis*) heimisch. Süßholz wird in seinem gesamten Verbreitungsgebiet aus der Wildnis gesammelt. Die Pflanze wird außerdem in der Türkei, China, Russland, Bulgarien, Italien, Spanien sowie Südfrankreich für die Arznei- und Genussmittelherstellung angebaut.

In der westlichen Hemisphäre stammen die ersten Zeugnisse über die Eigenschaften und Wirkungen der **Lakritze** von den Griechen, die der Pflanze ihren heute noch gültigen botanischen Namen gaben: Er wurde aus einer Zusammensetzung von *glukos* (Süße) und *riza* für Wurzel gebildet. Das Epitheton *glabra* bedeutet klebrig.

16.40.2 Historische Verwendung

Die ersten Berichte über die medizinische Anwendung der Süßholzwurzel stammen aus Assyrien. Die Ägypter verwendeten sie bei ihren Kulthandlungen, in China und Indien gehört Süßholz (**Abb. 16.28**) zu den traditionellen Heilpflanzen. Die frühen Hippokratiker haben die Süßholzwurzel anscheinend ausschließlich äußerlich verwendet. Sie nutzen dabei die entzündungshemmende Wirkung. **Dioskurides** be-

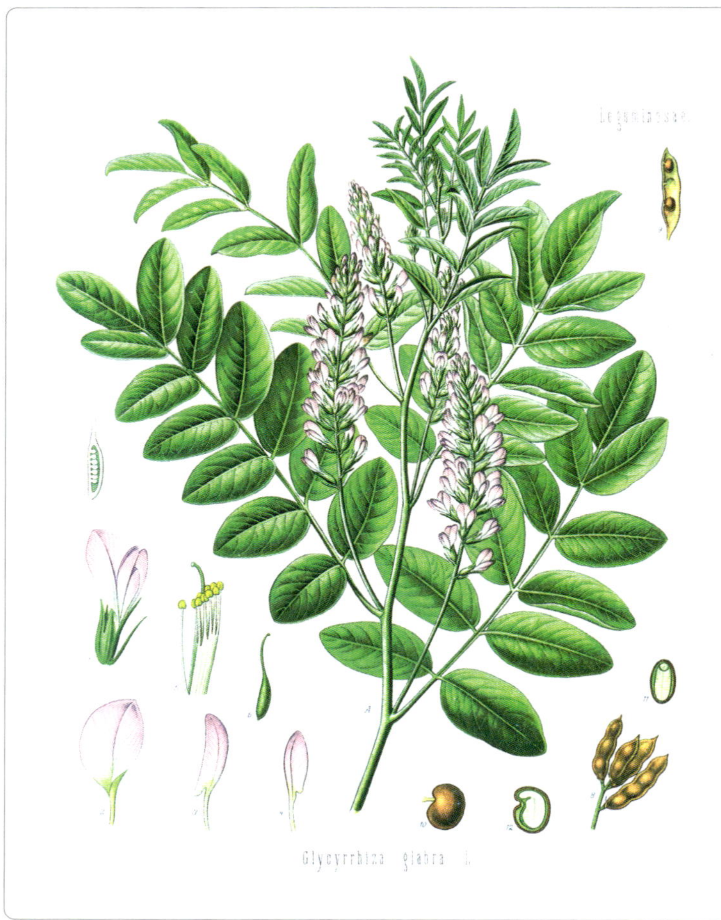

Abb. 16.28 Süßholz
Tafelbeschreibung: A oberer Theil der blühenden Pflanze, natürl. Grösse; 1 Blüthe, vergrössert; 2, 3, 4 Kronentheile, desgl.; 5 Staubgefässe mit dem Griffel, desgl.; 6 Stempel, desgl.; 7 Fruchtknoten im Längsschnitt, desgl.; 8 Früchte, natürl. Grösse; 9 eine Klappe der Hülse mit Samen, desgl.; 10 Same, vergrössert; 11, 12 derselbe im Längs- und Querschnitt, desgl. Nach einer Originalzeichnung des Herrn Professor Schmidt in Berlin (Quelle: Papst G, Hrsg. Köhler's Medizinal-Pflanzen in naturgetreuen Abbildungen mit kurz erläuterndem Texte: Atlas zur Pharmacopoea germanica, austriaca, belgica, danica, helvetica, hungarica, rossica, suecica, Neerlandica, British pharmacopoeia, zum Codex medicamentarius, sowie zur Pharmacopoeia of the United States of America. Gera-Untermhaus: Fr. Eugen Köhler; 1883–1914. Foto: Kirsten Oborny, Thieme Gruppe)

schreibt die Süßholzwurzel in der *Materia medica* (III,5). Demnach wurde vorwiegend der „Saft" der Wurzel eingesetzt. Dazu wurden die Wurzeln zerstoßen, viele Tage mazeriert und gekocht, bis die Masse eine Konsistenz wie Honig hatte. Dieser „Saft", eine Art Lakritze, wirke gegen Rauheit der Luftröhre, man müsse ihn dazu unter die Zunge legen und zergehen lassen. Es sei auch ein gutes Mittel bei Magenbrennen, bei Brust- und Leberleiden, mit süßem Wein getrunken bei Blasenkrätze und Nierenleiden anzuwenden. Fast gleich äußert sich auch **Plinius d. Ä.** in seiner *Naturalis historia* (1. Jh. n. Chr.). Der aus Nordafrika stammende **Constantinus Africanus** (gest. 1087) schuf im Kloster Monte Cassino ein umfangreiches medizinisches Schrifttum. In seinem *Liber graduum* bezeichnet er das Süßholz als ein optimales Mittel für die Atemwege und den Magen. Das ***Circa instans*** nennt ebenso alle Schädigungen der Atmungsorgane und der Brust, wie Husten, aber auch „raue Trockenheit" von Kehle und Magen als Indikationen (Kap. 117).

Hildegard von Bingen befasst sich in ihrer *Physica* im (1.19) nur kurz mit dem Süßholz. Es soll nicht nur eine klare Stimme bewirken, die Sehkraft verbessern und den Magen für eine gute Verdauung vorbereiten, sondern sogar „Wahnsinnigen" hilfreich sein.

> *„Süßholz ist von gemäßigter Wärme und verschafft dem Menschen eine klare Stimme, wie immer er gegessen wird, und es macht sein Gemüt sanft und seine Augen hell und seinen Magen weich für die Verdauung, weil seine Wärme gut ist und nützlich und nicht schädlich, und deshalb nützt es in all diesen Fällen."*
>
> Hildegard von Bingen: Physica (1.19)

Bis zur Mitte des 20. Jahrhunderts war Süßholz ganz vorwiegend ein Mittel bei Husten, Bronchitis, Lungenleiden, sogar bei beginnender Tuberkulose. 1946 führte der niederländische Apotheker Revers klinische Studien zur Wirkung von Süßholzwurzelextrakten bei Magengeschwüren durch. Dies war der Ausgangspunkt für intensive Forschungen, die sich auf Süßholz als Magentherapeutikum fokussierten.

Primärqualitäten Nach *Circa instans* erwärmend und befeuchtend, ausgleichend auf die Komplexion des Menschen.

16.40.3 Heutige Verwendung

Arzneilich genutzte Pflanzenteile

Liquiritiae radix: Süßholzwurzel

Inhaltsstoffe und Wirkweise

Es wurden bisher über 400 Inhaltsstoffe aus der Süßholzwurzel isoliert. Die wichtigsten sind Triterpensaponine, darunter die Salze der Glycyrrhizinsäure (2–15 %), weiterhin Flavonoide wie Licochalcone A (bis 2 %), Polysaccharide (10 %) und Kumarine (bis 0,06 %). Glycyrrhizin und Glycyrrhizinsäure haben einen intensiven süßen Geschmack (ca. 50-mal stärker als Saccharose).

Die Wirkungen der Inhaltsstoffe sind vielfältig: Sie beschleunigen das Abheilen von Magen- und Zwölffingerdarmgeschwüren (Ulzera) und sind schleimhautprotektiv. Sie wirken sekretolytisch (schleimlösend), expektorierend und spasmolytisch; weiterhin sind sie entzündungshemmend, antiallergisch, antiviral, antioxidativ, schleimhautschützend, und keimhemmend gegenüber *Helicobacter pylori.*

In jüngerer Zeit neu entdeckte Inhaltsstoffe der Süßholzwurzel sind Amorfrutine, die möglicherweise gegen Diabetes Typ II einsetzbar sind. Ihre Moleküle aktivieren offenbar Gene, die eine Senkung der Plasmakonzentrationen von Glukose und Fettsäuren steuern. Die Konzentration der Amorfrutine in Süßholzwurzeltee oder -saft reicht aber nicht aus, um diesen Mechanismus auszulösen.

Indikationen

Anerkannt ist die Anwendung bei Katarrhen der oberen Atemwege. Süßholz ist eines der besten Mittel gegen Husten und Halsschmerzen, dies aufgrund seiner schleimhautschützenden, schleimlösenden, expektorierenden, krampflösenden und entzündungshemmenden Wirkungen. Auch bei Asthma hat sich die Anwendung bewährt.

Die Indikation zur Behandlung von Magen- und Zwölffingerdarmgeschwüren (Ulzera) wurde erweitert auf Sodbrennen und säurebedingte Magenbeschwerden und Gastritiden.

Kontraindikationen

Nicht anzuwenden bei cholestatischen Lebererkrankungen, Leberzirrhose, Bluthochdruck, Hypokaliämie, Niereninsuffizienz, Schwangerschaft und Stillzeit.

Neben- und Wechselwirkungen

Bei Langzeitanwendung (mehr als 6 Wochen) oder einer täglichen Dosierung von über 500 mg Glycyrrhizin treten mineralokortikoide Effekte auf, d. h., es kommt zu Kaliumverlust, Natrium- und Wasserretention mit der möglichen Folge von Bluthochdruck und Ödemen.

Wechselwirkung mit anderen Medikamenten: Unter Kaliumverlust nimmt die Empfindlichkeit gegenüber Digitalisglykosiden zu. Kaliumverluste durch Thiazid- und Schleifendiuretika können verstärkt werden.

Anwendungen

Dekokt 1 knapper TL (2–4 g) zerkleinerte Süßholzwurzel mit 1 Tasse kaltem Wasser übergießen, aufkochen, 15–20 Min. ziehen lassen und abseihen. Täglich 3- bis 5-mal 1 Tasse trinken.

Tageshöchstdosis: 5–15 g Droge (entspricht 200–600 mg Glycyrrhizin)

> *Zusatzinfo*
>
> Der Gehalt an Glycyrrhizinsäure liegt in handelsüblichen Lakritzwaren zwischen 34 und 500 Milligramm pro 100 Gramm. Wenn ihr Gehalt in Lebensmitteln über 200 Milligramm pro 100 Gramm liegt, muss die Süßigkeit als „Stark-Lakritze" gekennzeichnet und eine Höchstverzehrmenge auf der Packung angegeben sein.

Saft Gegen Gastritis und Magengeschwüre empfiehlt sich die Einnahme als Saft (Succus Liquiritiae; eingestellter, äthanolischer Süßholzwurzel-Fluidextrakt; Apothekenware): 1 g Süßholzsaft in 100 ml heißem Wasser auflösen und trinken.

Mittlere Tagesdosis bei

- Katharren der oberen Luftwege: 0,5–1 g Succus Liquiritiae
- Magen- oder Zwölffingerdarmgeschwür: 1,5–3g

Fertigpräparat Zum Beispiel: Rabro Aktiv Kautabletten (400 mg Süßholzwurzelextrakt, zusammen mit 500 mg Kalziumkarbonat und 100 mg leichtem Magnesiumoxid).

> *Merke*
>
> Nicht länger als 6 Wochen ohne ärztlichen Rat einnehmen, wegen der Gefahr einer Hypokaliämie.

16.41 Wegwarte

16.41.1 Kurzporträt

Systematische Einordnung *Cichorium intybus L.* (Fam. Asteraceae)

Die Gemeine Wegwarte oder Zichorie ist eine ausdauernde, krautige Pflanzenart aus der Familie der Korbblütler (Asteraceen) und gehört wie der Löwenzahn zum Tribus *Cichorieae.* Sie kann Wuchshöhen von 30 bis zu 140 cm erreichen und besitzt eine tiefe, rübenartige Pfahlwurzel. Die Stängel stehen sparrig und verästeln. Die Blütenköpfchen bestehen nur aus hellblauen Zungenblüten. Die Blütenstände sind nur am Vormittag und nur für einen Tag geöffnet. Die Blütezeit reicht von Juni bis August. Heimisch ist die Pflanze in Europa, Westasien und Nordwestafrika, in Nord- und Südamerika wurde sie eingeschleppt.

Der als Salat oder Gemüse angebotene Chicorée sind die Knospen dieser Pflanze, die aus den „Rüben" austreiben. Zu diesem Zweck werden von im Herbst geernteten Pflanzen die Blätter eingekürzt und die Wurzeln eingeschlagen. Aus den Blattachseln und Terminalknospen schlagen die Pflanzen während des Winters erneut aus; unter Lichtschutz bleiben die kräftigen Knospen bleich und sind beim Genuss weniger bitter.

Intybus und *Zichorion* heißt die Pflanze schon bei Dioskurides (II, 159), wobei *Zichorion* vielleicht aus dem Ägyptischen übernommen wurde, möglicherweise geht der Name aber auch auf das griechische *kio* (= gehe) und *chorion* (= Feld) zurück, was den Standort bezeichnen würde. *Intybus* kann aus den lateinischen *in* und *tubus* (= Röhre) entstanden sein, was durch die auffälligen hohlen Stängel zu erklären wäre. Nach Dioskurides war *intybus* schon bei den Römern der Name der Pflanze. Der deutsche Name Wegwarte bezeichnet ebenfalls den bevorzugten Standort an Wegesrändern. Nach einer Sage ist die Pflanze eine verwunschene Prinzessin, die am Wege auf ihren Liebsten wartet.

16.41.2 Historische Verwendung

Dioskurides (II, 159) bezeichnet die Wegwarte als etwas bitter mit adstringierender, kühlender Wirkung und gibt an, dass sie gut für den erhitzten und den schwachen Magen sei. Gekocht stille sie den Durchfall. Als Umschlag wurde die Wegwarte bei Herzleiden, Gicht und Augenentzündungen verwendet sowie gegen den Stich des Skorpions. **Plinius** berichtet bereits, dass die Wegwarte auch als Gemüse verspeist wurde (XX, 73). Das ***Circa instans*** empfiehlt das Kraut (unter „Sponsa solis“, Kap. 216) als Mittel gegen eingenommene Gifte, Bisse und Verstopfung der Milz (Mangel an Verdauungssäften). Und Hildegard von Bingen schreibt unter „Sonnenwirbel“ und „solsequium minor“ (= Kleiner Sonnenfolger), dass die Wegwarte bei Heiserkeit und Verstopfung helfe.

> *„Die Wegwarte ist warm und feucht, und war mehr feucht als warm, und sie strebt in ihrer Natur nach Ansehen und ist eitel. Und jener, der sie bei sich trägt, wird von den anderen Menschen gehasst. […] Und wer keine rechte Verdauung haben kann, soll Wegwarte und gleich viel Klette nehmen und an der Sonne oder auf dem feuerheißen Stein trocknen lassen und so zu Pulver machen. Diesem Pulver füge man ein Drittel von der Wegwarte an weißem oder getrocknetem salz hinzu. Dann soll man mit Honig daraus eine Honigwürze machen und diese oft nach dem Essen und zur Nacht trinken, und er wird seine Verdauung zur rechen Zeit haben.“*
>
> Hildegard von Bingen: Physica (1.60)

In der Neuzeit gilt die Zichorie nicht nur als Heilmittel bei Magenproblemen, sondern auch als Leber- und Gallenmittel.

Primärqualitäten Nach *Circa instans* ist *Sponsa solis* kühlend und befeuchtend im zweiten Grad.

16.41.3 Heutige Verwendung

Arzneilich genutzte Pflanzenteile

Cichoriae radix: Wegwartenwurzel

Inhaltsstoffe und Wirkweise

In der Heilkunde wird heute vor allem die Wurzel verwendet, selten auch die Blätter. Für die Wirkungen verantwortlich sind vor allem die Bitterstoffe, daneben auch Zichoriensäure sowie Inulin und Gerbstoffe. Aufgrund der Inhaltsstoffe gilt die Wegwartenwurzel als bitteres Anregungs- und Kräftigungsmittel (Tonikum-Amarum).

Indikationen

Anerkannt ist die Anwendung bei Appetitlosigkeit und dyspeptischen Beschwerden, bei mangelhaftem Gallenfluss und Blähungen.

Kontraindikationen

Wie bei allen Bitterstoffdrogen ist die Einnahme von Zichorienwurzel-Zubereitungen bei Gastritiden kontraindiziert, da die Sekretion von Magensäure durch Bitterstoffe gefördert wird. Bei Gallensteinleiden sollte die Anwendung nur nach Rücksprache mit dem Arzt erfolgen.

Neben- und Wechselwirkungen

Wie bei allen Korbblütlern sind mögliche allergische Reaktionen zu beachten.

Anwendungen

Dekokt bei Verdauungsbeschwerden 1 TL zerkleinerte Wegwartenwurzel mit 1 Tasse kochendem Wasser übergießen, 20 Min. knapp unter dem Siedepunkt köcheln lassen und abseihen. Täglich 2- bis 3-mal 1 Tasse vor den Mahlzeiten schluckweise trinken.

Tagesdosis: 4–6 g Droge

Fertigpräparat Nicht erhältlich.

16.42 Wermut

16.42.1 Kurzporträt

Systematische Einordnung *Artemisia absinthium L.* (Fam. Asteraceae)

Der Wermut ist eine ausdauernde, vorwiegend krautige Pflanze aus der Familie der Korbblütler (*Asteraceen*). Er erreicht Wuchshöhen von 100 bis 150 cm. Aus einem waagrecht wachsenden Rhizom sprießen dicht belaubte Sprossen hervor, die ganz unten verholzen können. Markant sind die mattgrünen, silbergrauen, dicht behaarten Blätter. Die unteren Laubblätter sind 2- bis 3-lappig und bis zu 15 cm lang, bei den kleineren oberen Blättern sind die Lappen stärker lanzettlich geformt. Die gelben Blüten stehen in pyramidenförmigen, rispenartigen Gruppen zusammen.

Die Pflanze ist in den gemäßigten Zonen Europas und Asiens heimisch sowie in Marokko und Algerien.

Der Gattungsname *Artemisia* geht auf die jungfräuliche Göttin der Jagd Artemis (römisch Diana) zurück, der die Pflanze geweiht war. In der Antike und im Mittelalter wurde allerdings mit *Artemisia* der **Beifuß** bezeichnet, dessen Heilwirkung die Göttin der Jagd als Erste entdeckt haben sollte. Der Wermut dagegen hieß *Absinthium*. Dieses Wort, das heutige Artepitheton, leitet sich vom griechischen *apinthos* her, was „untrinkbar" bedeutet – ein Hinweis auf den sehr bitteren Geschmack von Wermutauszügen. Der deutsche Name Wermut kommt aus den westgermanischen Sprachen, altsächsisch *wermoda*, althochdeutsch *wer(i)muota*, im Altenglischen *wermod*. Diese Wörter könnten etwa „Erhalter der Sinne" bedeuten, möglicherweise, weil der Genuss von Wermut traditionell den Zechern zur Bekämpfung eines Katers empfohlen wurde. Symbolisch steht der Wermut heute als „Wermutstropfen" für ein bitteres oder trauriges Ereignis.

16.42.2 Historische Verwendung

In der historischen Bedeutung steht der Wermut (**Abb. 16.29**) weit hinter dem verwandten Beifuß (*Artemisia vulgaris*) zurück, der im *Macer floridus* als „Mutter der Kräuter" bezeichnet wurde. Dennoch schreibt schon **Dioskurides** dem Wermut eine ungewöhnlich hohe Anzahl vor Wirkungen zu (*Materia media*, III,23). Er befördere die Verdauung, reinige den Magen und helfe bei Blähungen und Bauchschmerzen, Appetitlosigkeit und Gelbsucht. Gegen Entzündungen in der Mundhöhle, Zahn-, Ohren-, Augen- und Leberschmerzen sowie Wassersucht wird er empfohlen, außerdem habe er eine diuretische und emmenagoge Wirkung. Sogar gegen Vergiftungen durch Pilze, den Schierling und Tierbisse soll Wermut wirksam sein. Außerdem soll das Kraut vor Mücken und Motten schützen.

Im ***Lorscher Arzneibuch*** findet sich der Wermut in den Rezepten häufiger als der Beifuß, und Odo verfasste in seinem ***Macer floridus*** ein sehr großes Kapitel (Kap. 3), das alle Indikationen des Dioskurides ausführlich wiedergibt, zudem wird Wermut bei Seekrankheit empfohlen.

> *„Absinthium ist, wie es heißt, im ersten Grade warm, und trocken im zweiten. Das Kraut, ganz gleich, wie man es nimmt, kräftigt den Magen; doch besser wirkt es noch, wenn es in Regenwasser abgekocht und, unter freiem Himmel abgekühlt, getrunken wird. So kann es verschiedene Leiden von Magen oder Bauch zu Hilfe kommen; es treibt Spulwürmer aus erweicht den Leib und stillt daher, wenn man es nimmt, auch unmäßiges Bauchgrimmen."*
>
> Odo Magdunensis: Macer floridus (Kap. 3)

Auch **Hildegard von Bingen** widmet der Pflanze ein großes Kapitel in ihrer *Physica* (1.109). Sie schreibt, er sei sehr wirkungsstark und meistere am besten alle Erschöpfungszustände. Eine Art Universalmittel gegen Herz- und Lungenschwäche, Nierenschmerzen und eine gute Verdauung besteht aus Wermutsaft mit Honig und Wein. Außerdem soll die Pflanze bei Kopf- und Zahnschmerz, Gichtanfall und Ohrenentzündung („Würmer in den Ohren") hilfreich sein. Im ***Circa instans*** wird „Absinthium" als Mittel für

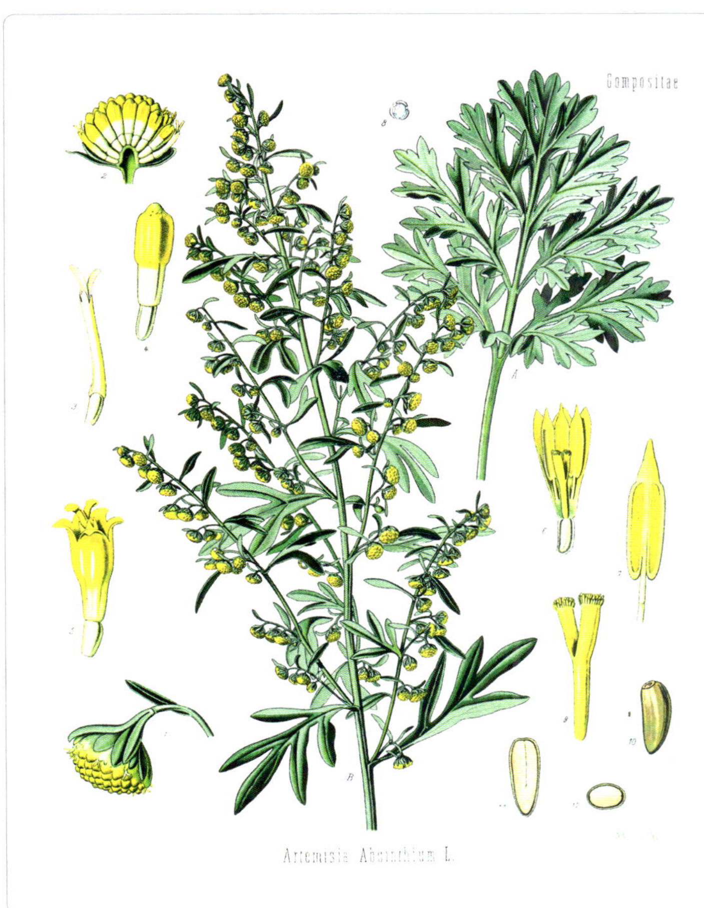

Abb. 16.29 Wermut
Tafelbeschreibung: A Wurzelblatt und B blühender Stengel eines im Garten gezogenen Exemplars; 1 Blüthenköpfchen, vergrössert; 2 dasselbe im Längsschnitt, desgl.; 3 Randblüthe, desgl.; 4 und 5 Scheibenblüthe auf verschiedenen Entwickelungsstufen, desgl.; 6 dieselbe zerschnitten, desgl.; 7 Staubgefäss, desgl.; 8 Pollen, desgl.; 9 Griffel mit Narben, desgl.; 10 Frucht, desgl.; 11, 12 dieselbe im Längs- und Querschnitt. Nach der Natur von W. Müller (Quelle: Papst G, Hrsg. Köhler's Medizinal-Pflanzen in naturgetreuen Abbildungen mit kurz erläuterndem Texte: Atlas zur Pharmacopoea germanica, austriaca, belgica, danica, helvetica, hungarica, rossica, suecica, Neerlandica, British pharmacopoeia, zum Codex medicamentarius, sowie zur Pharmacopoeia of the United States of America. Gera-Untermhaus: Fr. Eugen Köhler; 1883–1914. Foto: Kirsten Oborny, Thieme Gruppe)

Leber und Milz, gegen Darmwürmer, bei Pilzvergiftungen und Kopfschmerzen vorgestellt (Kap. 16).

Zu zweifelhaftem Ruf kam der Wermut am Ende des 19. und Anfang des 20. Jahrhunderts, als der Absinth, ein alkoholisches Getränk aus Wermut, Fenchel, Anis und Melisse, zur Modedroge wurde. Weil man ein Abhängigkeitspotenzial und Gesundheitsschäden durch das enthaltene Thujon vermutete, war Absinth in einigen europäischen Ländern für längere Zeit verboten. Auch die Bedeutung des Wermuts in der Heilkunde ging dadurch zurück. So hat Gerhard Madaus für sein riesiges *Lehrbuch der biologischen Heilmittel* (1938) keine Monografie vorgesehen.

Primärqualitäten Nach *Circa instans* wärmend im ersten, trocknend im zweiten Grad.

16.42.3 Heutige Verwendung

Arzneilich genutzte Pflanzenteile

Absinthi herba: Wermutkaut

Inhaltsstoffe und Wirkweise

In der Heilkunde wird heute das Kraut, genauer die Zweigspitzen der blühenden Pflanze, verwendet. Für die arzneiliche Verwendung sollte das Kraut einen Mindestgehalt von 0,3 % an ätherischem Öl besitzen. Das ätherische Öl enthält Thujone, Mono- und Sesquiterpene. Für die Wirkungen sind außerdem Bitter- und Gerbstoffe mitverantwortlich, wobei die Droge einen Bitterwert von 15 000 besitzen muss.

Als typisches aromatisches Bittermittel (*Amarum aromaticum*) hat Wermutkaut eine anregende Wirkung auf den Magen und die Gallenwege und krampflösende, blähungstreibende, entzündungs- und bakterienhemmende Effekte.

Indikationen

Anerkannt ist die Anwendung von Wermutkraut bei Appetitlosigkeit und Verdauungsbeschwerden, vor allem wenn diese durch eine gestörte Gallenproduktion der Leber oder durch gestörte Gallenausscheidung aus der Gallenblase verursacht sind. Bei Völlegefühl, Blähungen und Krämpfen im Magen-Darm-Trakt hat sich die Einnahme von Wermutkraut nach den Mahlzeiten bewährt.

In der Erfahrungsheilkunde wird Wermutkraut darüber hinaus bei einem Mangel an Verdauungssäften (Achylie) und bei Magenträgheit (Magenatonie) genutzt.

Kontraindikationen

Keine bekannt.

Neben- und Wechselwirkungen

Keine bekannt.

Anwendungen

Wermutkraut kann als wässriger Auszug (Tee) oder als Tinktur genutzt werden, das reine (isolierte) ätherische Öl aber kann wegen des hohen Gehalts an dem Nervengift Thujon (40 %) nicht verwendet werden.

Tee 1 knapper TL Wermutkraut mit ⅛ Liter kochendem Wasser übergießen, zugedeckt 10 Min. ziehen lassen und abseihen. Bei Appetitlosigkeit eine halbe Stunde vor den Mahlzeiten eine Tasse trinken, bei dyspeptischen Beschwerden 2-mal täglich 1 Tasse nach den Mahlzeiten.

Tinktur 15 Tropfen in 1 Glas Wasser einnehmen.

Tagesdosis:

- 3 g Wermutkraut pro Tag als Teezubereitung
- 50 Tropfen Tinktur

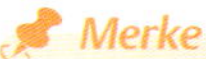

Merke

Wermutkraut sollte **nicht über mehr als 4 Wochen hinweg ohne Unterbrechung** eingenommen werden.

Fertigpräparat Nicht erhältlich.

17 Literatur zu den Heilpflanzenporträts

Weiterführende Literatur findet sich auch in Kap. 18.

17.1 Historische Werke

Die Autoren des Mittelalters vor 1500 sind – wie üblich – nach dem Vornamen gelistet, Autoren nach 1500 nach dem Nachnamen.

[18] Albertus Magnus: De vegetabilibus: Klaus Biewer: „De vegetabilibus“. Buch VI. Traktat 2. Lat.-dt., Übersetzung und Kommentar (= Quellen und Studien zur Geschichte der Pharmazie, 62). Stuttgart: Wissenschaftliche Verlagsgesellschaft; 1992

[19] Angelikatraktat: Johannes Gottfried Mayer: Die ersten gedruckten Kräuterbücher und das Angelika-Wasser der Donaueschinger Taulerhandschrift. In: Würzburger Fachprosa-Studien. Beiträge zur mittelalterlichen Medizin-, Pharmazie- und Standesgeschichte aus dem Würzburger medizinhistorischen Institut. Festschrift Michael Holler. Hrsg. von Gundolf Keil, Redaktion Johannes Gottfried Mayer und Christian Naser (Würzburger medizinhistorische Forschungen, 38). Würzburg 1995, 156–177

[20] Bock, Hieronymus: Das Kreütter Buch, Darinn Underscheidt, Namen vnnd Würckung der Kreutter, Stauden, Hecken vnnd Beumen, sampt jhren Früchten, so inn Deutschen Landen wachsen Durch H. Hieronymum Bock auss langwiriger vnd gewisser erfarung beschrieben. Zweite (jetzt illustrierte) Auflage. Straßburg: Wendel Rihel; 1539 (genutzt: Auflage von 1560)

[21] Brunschwig, Hieronymus: Liber de arte distillandi. de Simplicibus. Das buch der rechten kunst zü distilieren die einzigen ding. Straßburg: Hans Grüninger; 1500

[22] Clarus, Julius: Handbuch der speciellen Arzneimittellehre. 3 Auflagen. Leipzig; 1852–1860

[23] Constantinus Africanus: Liber graduum: Constantini Africani post Hippocratem et Galenum, quorum – Graece linguae doctus – sedulus fuit lector, medicorum nulli prorsus, multis doctissimis testibus, posthabendi opera [...]. Basel: Heinrich Petrus; 1536, 341–387

[24] Dioskurides, Pedanios: Des Pedanios Dioskurides aus Anazarbos Arzneimittellehre in fünf Büchern [De materia medica], übersetzt und erläutert von Julius Berendes, Stuttgart 1902 (Nachdrucke Wiesbaden 1970, Vaduz/Lichtenstein 1987)

[25] Fuchs, Leonhart: New Kreüterbuch, Michael Isingrin Basel 1543. Neudruck Köln: Taschenverlag; 2001

[26] Gart der Gesundheit, Texte Johann Wonnecke von Kaub, bei Peter Schöffer Mainz; 1485

[27] Hildegard von Bingen: Physica. Liber subtilitatem diversarum naturarum creaturarum. Textkritische Ausgabe, hrsg. von Reiner Hildebrandt und Thomas Gloning. Band 1. Berlin und New York: De Gruyter; 2010. Deutsche Übersetzung: Hildegard von Bingen: Heilsame Schöpfung – Die natürliche Wirkkraft der Dinge. Physica. Vollständig neu übersetzt und eingeleitet von Ortrun Riha (Hildegard von Bingen Werke Band II). Hrsg. von der Abtei St. Hildegard. Rüdesheim/Eibingen: Beuroner Kunstverlag; 2012

[28] Hildegard von Bingen: Das Buch von den Pflanzen. Nach den Quellen übersetzt und erläutert von Peter Riethe. Salzburg: Otto Müller; 2007

[29] Hildegard von Bingen: Ursprung und Behandlung der Krankheiten. Causae et Curae. Vollständig neu übersetzt und eingeleitet von Ortrun Riha (Hildegard von Bingen Werke Band II). Hrsg. von der Abtei St. Hildegard. Rüdesheim/Eibingen: Beuroner Kunstverlag; 2011

[30] Hufeland, Christoph Wilhelm: Enchiridion medicum oder Anleitung zur medizinischen Praxis. Vermächtniss einer funfzigjährigen Erfahrung. 1836; 3. Aufl. Berlin: Jonas; 1837

[31] Ibn Butlan (Eluchasem Elimitar): Tacuinim sanitatis in medicina. Cod. Vindob. S. n. 2644 der Österreichischen Nationalbibliothek. Glanzlichter der Buchkunst Band 13. Graz: Akademische Druck- und Verlagsanstalt; 2004

[32] Ibn Butlan (Eluchasem Elimitar) und Ibn Gazla: Schachtafelen der Gesuntheyt. Faksimile Reprint der Ausgabe Strassburg, Johann Schott, 1533. Weinheim: VHC Verlagsgesellschaft; 1988

[33] Kneipp, Sebastian: Meine Wasserkur. 54. Aufl. Kempten: Verlag der Kösel'schen Buchhandlung; 1894

[34] Köhler's Medizinal-Pflanzen. Pflanzen in naturgetreuen Abbildungen mit kurz erläuterndem Texte: Atlas zur Pharmacopoea germanica, austriaca, belgica, danica, helvetica, hungarica, rossica, suecica, Neerlandica, British pharmacopoeia, zum Codex medicamentarius, sowie zur Pharmacopoeia of the United States of America. Hrsg. von G. Papst und Friedrich von Zezschwitz. 3 Bde. Gera-Untermhaus: Fr. Eugen Köhler; 1883–1914

[35] Konrad von Megenberg: Franz Pfeiffer, Hrsg. Konrad von Megenberg, Das Buch der Natur. Die erste Naturgeschichte in deutscher Sprache. Stuttgart 1861. Neudruck: Hildesheim, New York: Olms Verlag; 1971

[36] Leipziger Drogenkunde: Leipzig, Universitätsbibliothek, Hs. 1224

[37] Lonitzer, Adam: Kreuterbuch. Künstliche Conterfeytunge der Baeume, Stauden, Hecken, Kraeuter, Getreyd, Gewuertze, etc. Mit eigentlicher Beschreibung derselben Nahmen in sechserley Sprachen [...]. Nunmehr aber durch PETRUM UFFENBACHIUM, Med[icinae] D[octorem] und Ordinarium Physicum in Franckfurt, auf das allerfleissigste uebersehen. Corrigirt und verbessert [...]. (Frankfurt am Main 1557, weitere Ausgabe ebenda 1630; letzte Ausgabe Augsburg 1783). Neudruck Leipzig 1934 und Konrad Kölbl, Grünwald bei München 1962

[38] Lorscher Arzneibuch: Ulrich Stoll. Das „Lorscher Arzneibuch". Ein medizinisches Kompendium des 8. Jahrhunderts (Codex bambergensis medicinalis 1). Text Übersetzung und Fachglossar (= Sudhoffs Archiv, Beiheft 28). Stuttgart: Franz Steiner; 1992

[39] Das Lorscher Arzneibuch. Keil G. Faksimile der Handschrift Msc.Med.1 der Staatsbibliothek Bamberg. Stuttgart: Wissenschaftliche Verlagsgesellschaft mbH; 1989

[40] Madaus, Gerhard. Lehrbuch der biologischen Heilmittel. Leipzig: Georg Thieme; 1938. Nachdruck Hildesheim New York: Georg Olms; 1976

[41] Matthäus Platearius: Circa instans. Konrad Goehl. Das „Circa Instans". Die erste große Drogenkunde des Abendlandes. Baden-Baden: Deutscher Wissenschafts-Verlag (DWV); 2015

[42] Matthiolus, Petrus Andreas (Pietro Andrea Mattioli): New Kreüterbuch mit den allerschönsten und artlichsten Figuren aller Gewechsz, dergleichen vormals in keener sprach nie an tag kommen. Prag: Georg Melantrich von Aventin; 1563

[43] Odo Magdunensis: Macer floridus: Höhepunkte der Klostermedizin. Der „Macer floridus" und das Herbarium des Vitus Auslasser. Hrsg. mit einer Einleitung und deutschen Übersetzung von Johannes Gottfried Mayer und Konrad Goehl. Holzminden: Reprint-Verlag Leipzig; 2001 (Auch: Johannes Gottfried Mayer, Konrad Goehl: Kräuterbuch der Klostermedizin – der „Macer floridus". Darmstadt: Reprint Verlag Leipzig; 2013)

[44] Rößlin, Eucharius, der Jüngere: Kräuterbuch von aller Kräuter Getier, Gestein und Metall Natur. (Zweite überarbeitete vermehrte Auflage.) Frankfurt/Main: Christian Egenolff; 1535

[45] Walahfrid Strabo: Hans-Dieter Stoffler, Hrsg. Der Hortulus des Walahfrid Strabo. Aus dem Kräutergarten des Klosters Reichenau. Mit einem Beitrag von Theodor Fehrenbach. Sigmaringen: Thorbecke; 1978 (2. Aufl. Darmstadt 1985, 3. Aufl. Sigmaringen 1989, 4. Aufl. ebenda 1996), S. 74–102

[46] Wirsung, Christoph: Das Heidelberger Artzneybuch des Christoph Wirsung von 1568. Naturheilkunde in der frühen Neuzeit. Herausgegeben von Ulrike Schofer und Kathrin Pfister. Knittlingen: Bibliotheca Palatina Faksimile; 2011

17.2 Fachliteratur

[47] Bäumler S. Heilpflanzenpraxis heute. München: Urban & Fischer; 2007

[48] Blaschek W, Hrsg. Wichtl – Teedrogen und Phytopharmaka: Ein Handbuch für die Praxis. 6. Aufl. Stuttgart: Wissenschaftliche Verlagsgesellschaft; 2016

[49] Blaschek W, Hänsel R, Keller K, Reichling J, Rimpler H, Schneider G, Hrsg. Hagers Handbuch der Pharmazeutischen Praxis. Folgeband 2. Drogen A–K. 5. Aufl. Berlin/Heidelberg/New York: Springer; 2012, S. 18–33

[50] Brown A. Die Kunst der botanischen Illustration. 1. Aufl. München: DVA; 2016

[51] ESCOP-Monografie: Monografie der European Scientific Cooperative on Phytotherapy (ESCOP), Dachgesellschaft nationaler Gesellschaften für Phytotherapie, gegründet 1989. Online verfügbar: www.escop.com/monographs

[52] EFSA Journal 30. Juni 2011: Scientific Opinion on the substantiation of health claims related to beta-glucans from oats and barley and maintenance of normal blood LDL-cholesterol concentrations (ID 1236, 1299), increase in satiety leading to a reduction in energy intake (ID 851, 852), reduction of post-prandial glycaemic responses (ID 821, 824), and 'digestive function' (ID 850) pursuant to Article 13(1) of Regulation (EC) No 1924/2006

[53] Eisenmann-Tappe I. Hafer – vom Unkraut zum Alleskönner. Zeitschrift für Komplementärmedizin 2017; 4: 48 ff.

[54] Genaust H. Etymologisches Wörterbuch der botanischen Pflanzennamen. 3. Aufl. Basel, Bonn, Berlin: Birkhäuser; 1996

[55] HMPC-Monografien: Monografie des Committee on Herbal Medicinal Products (HMPC) bei der Europäischen Arzneimittelagentur (European Medicines Agency, EMA, London), gegründet 2004. Online verfügbar: www.ema.europa.eu; Auswahlfeld „find medicine"; Auswahlfeld „herbal medicine"

[56] Kommission E: selbstständige, wissenschaftliche Sachverständigenkommission für pflanzliche Arzneimittel des ehemaligen Bundesgesundheitsamtes (BGA) und des heutigen Bundesinstitutes für Arzneimittel und Medizinprodukte (BfArM) in Deutschland. Gegründet 1978. Die Monografien wurden im Bundesanzeiger veröffentlicht. Online: buecher.heilpflanzen-welt.de/BGA-Kommission-E-Monographien/

[57] Leclerc H. Précis de phytothérapie: essais de thérapeutique par les plantes françaises. Paris: Masson; 1927

[58] Marzell H. Wörterbuch der deutschen Pflanzennamen. 5 Bde. Bd. 1S. Leipzig: Hirzel; 1943; Bd. 2S. Leipzig: Hirzel; 1972; Bd. 3S. Stuttgart: Hirzel; 1977; Bd. 4S. Stuttgart: Hirzel; 1979; Bd. 5S. Leipzig: Hirzel; 1958

[59] Mayer JG, Goehl K, Englert K. Die Pflanzen der Klostermedizin in Darstellung und Anwendung. Baden-Baden: Deutscher Wissenschaftsverlag (DWV); 2009

[60] Mayer JG, Uehleke B, Saum K. Das große Buch der Klostermedizin. München: ZS; 2013

[61] Revers FZ. Ned. T. Geneesk. 1946; 90: 135–37

[62] Rosenthal R et al. Myrrh exerts barrier-stabilising and -protective effects in HAT-29/B6 ans Caco-2 intestinal epithelial cells. International Journal of Colorectal disease 2017; 32: 623–634

[63] Schilcher H, Hrsg. Leitfaden Phytotherapie. 5. Aufl. München: Urban & Fischer; 2016

[64] Ullmann M. Die Medizin im Islam. In: Handbuch der Orientalistik. 1. Abt. Erg. Bd. VI. 1. Abschnitt. Leiden: E. J. Brill; 1970

[65] Weidner C et al. Amorfrutins are potent antidiabetic dietary natural products. PNAS. first published April 16, 2012. doi:10.1073/pnas.1116971109

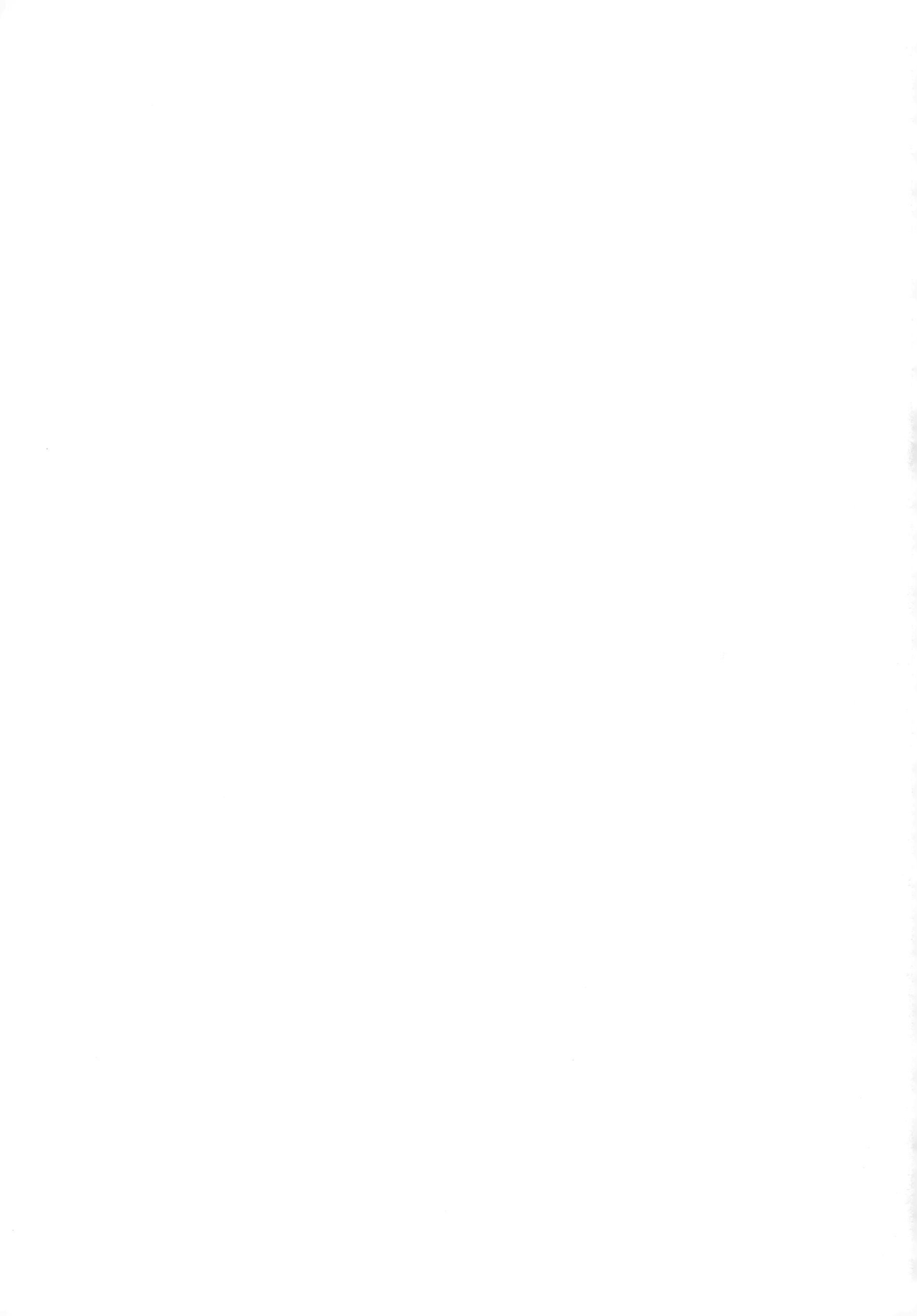

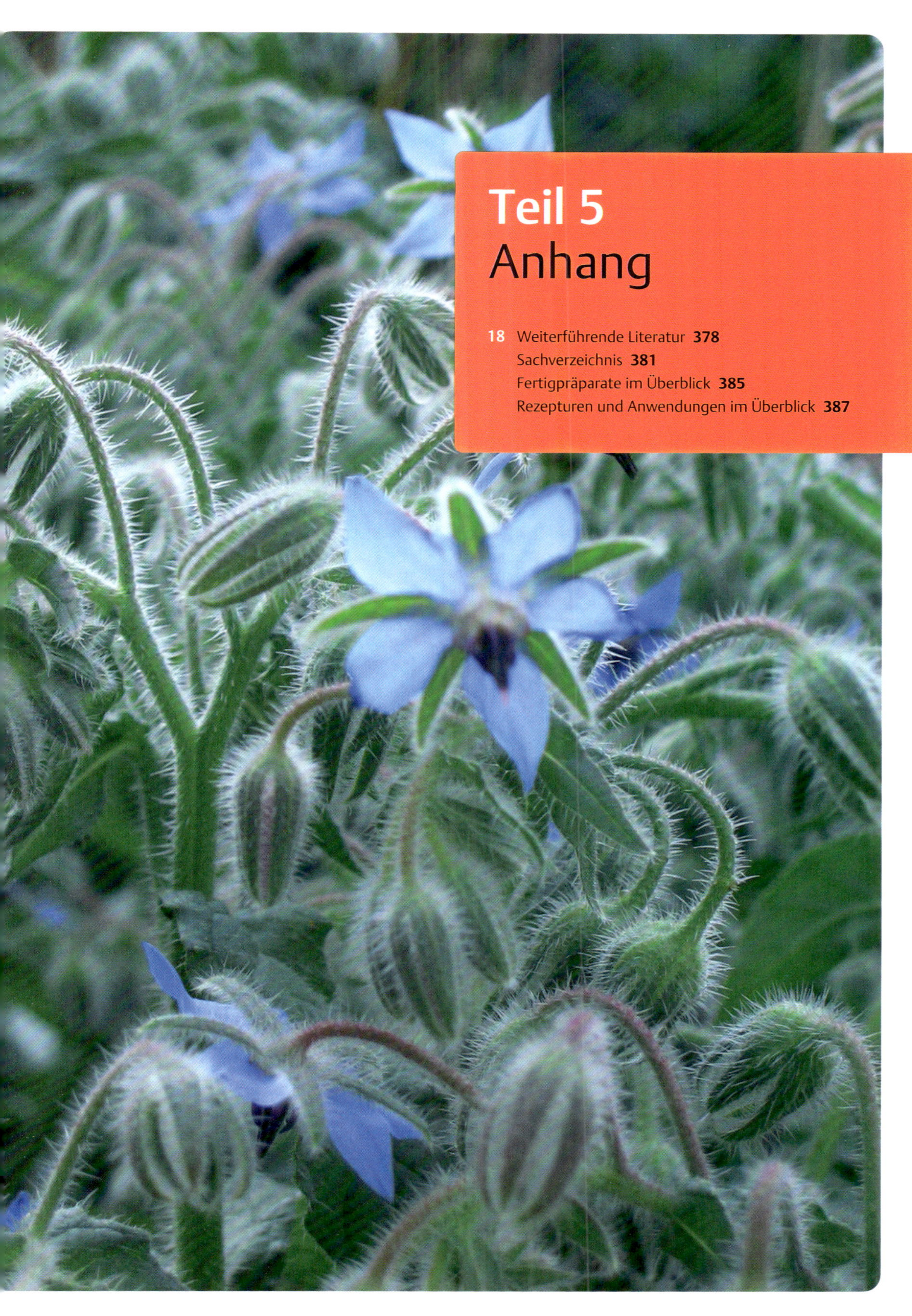

Teil 5
Anhang

18 Weiterführende Literatur

18.1 Fachliteratur Phytotherapie

[66] Clarus J. Handbuch der speciellen Arzneimittellehre. 3. Aufl. Leipzig: Wigand; 1852–1860

[67] Germann P, Germann G. Pflanzen der Aromatherapie. Stuttgart: Franckh-Kosmos; 2012

[68] Leipziger Drogenkunde. Leipzig: Universitätsbibliothek, Hs. 1224

[69] Wabner D, Beier C, Hrsg. Aromatherapie. Grundlagen, Wirkprinzipien, Praxis. 1. Aufl. München: Urban & Fischer; 2009

[70] Wiesenauer M. Phytopraxis. 6. Aufl. Berlin: Springer; 2016

18.2 Fachliteratur Botanik

[71] Brown A. Die Kunst der botanischen Illustration. 1. Aufl. München: DVA; 2016

[72] Genaust H. Etymologisches Wörterbuch der botanischen Pflanzennamen. 3. Aufl. Basel, Bonn, Berlin: Birkhäuser; 1996

[73] Pabst G, Hrsg. Köhler's Medizinal-Pflanzen in naturgetreuen Abbildungen mit kurz erläuterndem Texte: Atlas zur Pharmacopoea germanica, austriaca, belgica, danica, helvetica, hungarica, rossica, suecica, Neerlandica, British pharmacopoeia, zum Codex medicamentarius, sowie zur Pharmacopoeia of the United States of America. Gera-Untermhaus 1883–1914

[74] Marzell H. Wörterbuch der deutschen Pflanzennamen. 5 Bde. Bd. 1S. Leipzig: Hirzel; 1943; Bd. 2S. Leipzig: Hirzel; 1972; Bd. 3S. Stuttgart: Hirzel; 1977; Bd. 4S. Stuttgart: Hirzel; 1979; Bd. 5S. Leipzig: Hirzel; 1958

18.3 Fachliteratur Klostermedizin

[75] Büchner C. Hildegard von Bingen. Eine Lebensgeschichte. 3. Aufl. Berlin: Insel; 2018

[76] Goltz D. Veröffentlichungen der Internationalen Gesellschaft für Geschichte der Pharmazie. Bd. 44. 1976. Mittelalterliche Pharmazie und Medizin, S. 180 ff.

[77] Goltz D. Mittelalterliche Pharmazie und Medizin, dargestellt an Geschichte und Inhalt des Antidotarium Nicolai. Stuttgart: Wissenschaftliche Verlagsgesellschaft MBH; 1976

[78] Kooperation Phytopharmaka, Hrsg. Arzneipflanzen in der Traditionellen Medizin. 3. Aufl. Bonn: Krahe; 2000

[79] Madaus G. Lehrbuch der biologischen Heilmittel. Leipzig: Georg Thieme; 1938. Nachdruck Hildesheim New York: Georg Olms; 1976

[80] Mayer JG, Goehl K, Englert K. Die Pflanzen der Klostermedizin in Darstellung und Anwendung. Baden-Baden: Deutscher Wissenschaftsverlag (DWV); 2009

[81] Mayer JG, Uehleke B, Saum K. Das große Buch der Klostermedizin. München: ZS; 2013

[82] Mayer JG, Englert K. Warme und trockene Arzneipflanzen. Eine Untersuchung zum Verständnis der Primärqualitäten in der Humoralpathologie. Zeitschrift für Phytotherapie 2005; 26: 113–118

[83] Mayer JG, Goehl K, Englert K. Die Pflanzen der Klostermedizin in Darstellung und Anwendung mit Pflanzenbildern des Benediktiners Vitus Auslasser (15. Jh.), aus dem Clm 5905 der Bayerischen Staatsbibliothek München. Baden-Baden: Deutscher Wissenschaftsverlag; 2009

[84] Müller I. Die pflanzlichen Heilmittel bei Hildegard von Bingen. Neuausgabe. Freiburg: Herder; 2008

[85] Schedl B. Der Plan von St. Gallen. Ein Modell europäischer Klosterkultur. Wien: Böhlau; 2014

[86] Schipperges H. Die Welt der Hildegard von Bingen. Leben, Wirken, Botschaft. Erfstadt: Hohe; 2007

[87] Schipperges H. Der Garten der Gesundheit. Medizin im Mittelalter. München: Artemis; 1985

[88] Stoffler HD, Hrsg. Der Hortulus des Walahfrid Strabo. Aus dem Kräutergarten des Klosters Reichenau. Mit einem Beitrag von Theodor Fehrenbach. Sigmaringen: Thorbecke; 1978 (2. Aufl. Darmstadt 1985, 3. Aufl. Sigmaringen 1989, 4. Aufl. ebenda 1996)

[89] Sulzer E. Darmgesundheit im Mittelalter. Mediävistik zwischen Forschung, Lehre und Öffentlichkeit. Bd. 11. Frankfurt, Bern, Brüsel, NewYork: Peter Lang Edition; 2016

18.4 Weitere (Fach-)Literatur

[90] Aerzteblatt.de. Acht Prozent der Europäer nehmen Antidepressiva. 21. Juni 2011

[91] Ärzte Zeitung. Ärzte trauen Laxantien wenig zu. 23.11.2012

[92] Bamberger P. Lehrbuch der Kinderheilkunde. 3. Aufl. Berlin, Heidelberg: Springer; 2013

[93] DIE BIBEL oder die ganze HEILIGE SCHRIFT des Alten und Neuen Testaments. Nach der Übersetzung Martin Luthers. Stuttgart: Württembergische Bibelanstalt 1963

[94] Bundesinstitut für Arzneimittel und Medizinprodukte. www.bfarm.de/SharedDocs/Risikoinformationen/Pharmakovigilanz/DE/RI/2013/RI-chlorhexidin.html

[95] Bundesinstitut für Risikobewertung (BfR): Stellungnahme Nr. 030/2016 vom 28. September 2016. Pyrrolizidinalkaloide: Gehalte in Lebensmitteln sollen nach wie vor so weit wie möglich gesenkt werden. bfr.bund.de/cm/343/pyrrolizidinalkaloide-gehalte-in-lebensmitteln-sollen-nach-wie-vor-so-weit-wie-moeglich-gesenkt-werden.pdf

[96] Cheney G. Anti-peptic ulcer dietary factor [vitamin 'U'] in the treatment of peptic ulcer. J Am Diet Assoc 1950; 26 (9): 668–72

[97] Clin Gastroenterol Hepatol. A Gastroenterologist's Guide to Probiotics. 2012; 10(9): 960–968

[98] DAZ online. 22.07.2019

[99] deutsche-apotheker-zeitung.de/daz-az/2012/daz-15-2012/opioide-und-magenmotilitaet

[100] Deutsches Ärzteblatt International 2018; 115: 222–32. doi:10.3238/arztebl.2018.0222

[101] Deutsches Ärzteblatt International 2014; 111(40): 665–73. doi:10.3238/arztebl.2014.0665

[102] Deutsche Gesellschaft für Ernährung (DGE), Österreichische Gesellschaft für Ernährung, Schweizerische Gesellschaft für Ernährungsforschung, Schweizerische Vereinigung für Ernährung, Hrsg. Referenzwerte für die Nährstoffzufuhr. 2. Aufl. 5. akt. Ausgabe. Bonn; 2019

[103] Deutsche Gesellschaft für Ernährung (DGE), Österreichische Gesellschaft für Ernährung, Schweizerische Gesellschaft für Ernährungsforschung, Schweizerische Vereinigung für Ernährung, Hrsg. Referenzwerte für die Nährstoffzufuhr. 2016

[104] Deutsche Hauptstelle für Suchtfragen. Medikamentenabhängigkeit. Suchtmedizinische Reihe. Bd. 5. 2013

[105] Deutsche Heilpraktiker-Zeitschrift. Mikrobiologische Therapie. 2014; Sonderausgabe 1: 4 ff.

[106] doccheck.com/de/detail/articles/24279-die-toedliche-seite-der-ppis. 03.12.2019

[107] dw.com/de/wie-gefährlich-ist-titandioxid/a-48387575. 18.04.2019

[108] Engelhardt U, Hildenbrand G, Zumfelde-Hüneburg C. Leitfaden Qi Gong. München: Urban & Fischer; 2014

[109] Farrel B et al. Deprescribing proton pump inhibitors. Canadian Family Physician May 2017; 63 (5): 354–364

[110] Frankfurter Allgemeine Zeitung. Reizdarm ist die neue Volkskrankheit. 29.12.2015

[111] Fischer-Dückelmann A. Die Frau als Hausärztin. Süddeutsches Verlags-Institut Julius Müller. Dritte-Million-Ausgabe: Neue Dritte-Million-Ausgabe mit Einführungen in die deutsche Rassenpflege, hrsg. v. E. A. Müller u. O. Väth, 1040 S., mit 402 Original-Illustrationen, 47 schwarzen und farbigen Tafeln und einem zerlegbaren Modell des menschlichen Körpers. Stuttgart: Süddeutscher Verlag; nach 1930

[112] gesundheit.de/ernaehrung/lebensmittel/suesses/lakritze-als-suessigkeit

[113] Goerg KJ et al. A new approach in pseudomembraneous colitis: probiotic E. coli Nissle 1917 after intestinal lavage. Eur J Gastroenterol Hepatol 2008; 20 (2): 155–156

[114] Gomm W et al. Association of Proton Pump Inhibitors With Risk of Dementia: A Pharmacoepidemiological Claims Data Analysis. JAMA Neurol. 2016 Apr; 73(4): 410–6. doi:10.1001/jamaneurol.2015.4791

[115] Hänsel R, Sticher O. Pharmakognosie – Phytopharmazie. Berlin/Heidelberg: Springer; 2003

[116] Henker J et al. Successful treatment of gut-caused halitosis with a suspension of living non-pathogenic Escherichia coli bacteria – a case report. Eur J Pediatr 2001; 160: 592–594

[117] Heseker H. Häufigkeit, Ursachen und Folgen der Mangelernährung im Alter. Ernährungs-Umschau 2003; 50: 444–446

[118] Hoffmann-Axthelm W. Die Geschichte der Zahnheilkunde. Berlin, Chicago, London, Rio de Janeiro, Tokio: Quintessenz; 1985

[119] Janowski B, Schwemer D, Hrsg. Texte zur Heilkunde. Texte aus der Umwelt des Alten Testaments (TUAT.NF 5, 233/ Kolumne 8, Nr. 25, Zeile 12–16). Gütersloh: Gütersloher Verlagshaus; 2010

[120] Layer P et al. S 3-Leitlinie für das Reizdarmsyndrom. 2011

[121] LeKer H. Intervallfasten: „Nach zwei Wochen ist der Hunger weg“. In: Spiegel Online. 28. Februar 2017

[122] Leven KH. Antike Medizin. Lexikon. München: C.H. Beck; 2005

[123] Li XS, Obeid S, Klingenberg R, Gencer B, Mach F, Räber L, Lüscher TF. Gutmicrobiota-dependent trimethylamine N-oxide in acute coronary syndromes: A prognostic marker for incident cardiovascular events beyond traditional risk factors. European Heart Journal 2017; 38(11): 814–824. doi:10.1093/eurheartj/ehw582

[124] Nature 2018. doi:10.1038/nature25979

[125] Madaus G. Lehrbuch der biologischen Heilmittel. Bd. 3. Hildesheim: Georg Olms; 1976: 2417

[126] McColl K, Gillen D. Evidence that proton-pump inhibitor therapy induces the symptoms it is used to treat. Gastroenterology 2009; 137: 20–22

[127] Parsch S. Länger leben mit Rotwein? Von wegen! WELT digital. 13.05.2014

[128] Patel AD, Prajapati NK. Review on Biochemical Importance of Vitamin-U. Journal of Chemical and Pharmaceutical Research 2012; 4 (1): 209–215

[129] ptaforum.pharmazeutische-zeitung.de/ausgabe-062012/wider-den-grimmigen-zahnwurm. 25.05.2012

[130] Reimer C et al. Proton-pump inhibitor therapy induces acid-related symptoms in healthy volunteers after withdrawal of therapy. Gastroenterology 2009; 137: 80–87

[131] S 3-Leitlinie Diagnostik und Therapie der Colitis ulcerosa. 2018

[132] Schempp CM. Die Haut mag’s bitter. DHZ 2017; 3: 22–25

[133] Schmidt JM, Kaiser D, Hrsg. Samuel Hahnemann. Gesammelte kleine Schriften. Heidelberg: Haug; 2001, 552–637

[134] Schubert E. Essen und Trinken im Mittelalter. 3. Aufl. Darmstadt: wbg Philipp von Zabern; 2016

[135] spektrum.de/frage/uebergaben-sich-die-roemer-um-mehr-essen-zu-koennen/1648544. 30.05.2019

[136] Strehlow W, Hertzka G. Die Küchengeheimnisse der Hildegard-Medizin. Freiburg: Bauer; 1984

[137] Winkle S. Geißeln der Menschheit. Mannheim: Artemis & Winkler; 2005, 339 ff.

[138] Zeitschrift für Chemotherapie 2004; 2

[139] Ziegler O, Petzold A. Drogenkunde. Eberswalde: Verlagsgesellschaft R. Müller mbH; 1929

Sachverzeichnis

Fertigpräparate im Überblick

Rezepturen und Anwendungen im Überblick